U0320620

深圳市慢性非传染性疾病流行病学调查研究

2018 年

主编 彭 绩 余卫业

科学出版社

北 京

内 容 简 介

　　深圳建市以来人口增长迅速，且以机械增长为主，是典型的移民城市。深圳市分别于1997年、2009年和2018年开展了3次大型慢性非传染性疾病及其危险因素调查。随着社会的经济发展与转型，居民健康行为模式发生了巨大转变，面临双重疾病负担，亟须建立持续、高效的慢性非传染性疾病及其危险因素监测系统，分析、评价深圳市慢性非传染性疾病及其危险因素变化趋势及影响因素。本书结合2018年流行病学调查结果进行分析、讨论，为深圳市政府制定慢性非传染性疾病防控策略和今后慢性非传染性疾病调查提供科学依据。

　　本书可供慢性非传染性疾病专业的医务人员、科研工作者及调查人员参考使用。

图书在版编目（CIP）数据

深圳市慢性非传染性疾病流行病学调查研究. 2018年 / 彭绩，余卫业主编.
—北京：科学出版社，2021.10
　　ISBN 978-7-03-070025-4

　　Ⅰ. ①深…　Ⅱ. ①彭…　②余…　Ⅲ. ①慢性病–流行病学调查–深圳–2018
Ⅳ. ①R442.9

中国版本图书馆CIP数据核字（2021）第204479号

责任编辑：丁慧颖 / 责任校对：张小霞
责任印制：赵　博 / 封面设计：黄华斌

科学出版社 出版
北京东黄城根北街16号
邮政编码：100717
http://www.sciencep.com

三河市春园印刷有限公司　印刷
科学出版社发行　各地新华书店经销

*

2021年10月第　一　版　开本：787×1092　1/16
2021年10月第一次印刷　印张：25 1/4
字数：580 000
定价：168.00元
（如有印装质量问题，我社负责调换）

编 委 会

前　言

伴随我国社会经济的高速发展和快速转型，慢性非传染性疾病（简称慢性病）流行形势日益严峻，其导致的疾病负担给我国卫生服务体系带来沉重压力。有效遏制慢性病的发生和发展的迅猛势头，是现阶段卫生健康工作一项重大任务，已得到了全球的高度重视。2011 年第 66 届联合国大会预防和控制非传染性疾病高级别会议通过了《预防和控制非传染性疾病问题大会高级别会议的政治宣言》，大会让世界各国开始关注慢性病及其影响因素以及对国家公共卫生、经济和社会发展的影响。同年世界银行《创建健康和谐生活：遏制中国慢性病流行》报告称，未来 10 年对于中国防控慢性病流行是一个关键时期。我国政府也高度重视慢性病的预防与控制，2016 年中共中央、国务院发布了《"健康中国 2030" 规划纲要》，为今后 15 年推进健康中国建设制定了宏伟蓝图和行动纲领；2017 年 2 月国务院办公厅下发《中国防治慢性病中长期规划（2017—2025 年）》，全面部署未来 5～10 年慢性病防治工作，为我国慢性病防控工作提供了指引；2019 年 7 月国务院成立健康中国行动推进委员会，负责统筹推进《健康中国行动（2019—2030 年）》组织实施、监测和考核相关工作，确定了慢性病防控的实施路线图。

为全面而及时掌握深圳市居民慢性病及其危险因素流行状况和发展趋势，综合评价慢性病防控工作效果。深圳市分别于 1997 年、2009 年开展了第一次、第二次慢性病流行病学调查，本次为 2018 年开展的第三次慢性病流行病学调查。本次调查方案经多轮论证，得到相关领导和专家大力支持。调查涉及深圳市 10 个行政区/功能新区，收集有效调查表10 046 份。

本次调查获得了深圳市最新的慢性病及其相关危险因素数据和信息，在此基础上，对深圳市居民行为模式、膳食及营养状况、高血压、糖尿病、血脂异常等慢性病流行特征进行系统分析，并提出慢性病预防控制的政策建议和措施。希望本书的出版，能为慢性病防控工作决策提供坚实的循证依据。

最后，衷心感谢深圳市卫生健康委员会和各区卫生行政部门的大力支持；感谢国内相关领域专家的指导和帮助，全市 10 家区级慢病防治机构和 100 家社区健康服务中心近 700 余名工作人员参加了本次调查，对他们的辛勤工作表示由衷感谢！

由于编者水平有限，难免有不当或疏漏之处，敬请读者谅解与指正。

编　者

2021 年 5 月

目　　录

第一章　调查背景、目的和意义

第一节　调查背景

一、慢性病流行形势

慢性非传染性疾病（noncommunicable disease，NCD，以下简称"慢性病"）是一种起病隐匿、潜伏期长、病因复杂、常难治愈、预后差及经济负担较大的一组非传染性疾病。常见的慢性病主要有心脑血管疾病、癌症、糖尿病、慢性呼吸系统疾病等。其中，心脑血管疾病主要包括高血压、脑卒中和冠心病等。慢性病的主要危害是造成心、脑、肾等重要器官的病变，严重的可危及生命。

慢性病是全球内导致早亡的主要原因，每年约有 4100 万人死于心脏病、脑卒中、癌症、慢性呼吸系统疾病和糖尿病等慢性病。世界范围内慢性病死亡占全部死亡的比例超过 70%，预计 2030 年每年因慢性病死亡的人数将增至 5500 万。2016～2030 年，世界卫生组织（WHO）年度报告中的可持续发展目标（sustainable development goal，SDG）包括将慢性病造成的死亡率降低 30%。

中共中央、国务院印发的《"健康中国 2030"规划纲要》中，慢性病防控目标是将重大慢性病造成的死亡率降低 30%，并要求以人为本、以健康为核心进行全周期管理，到 2030 年人均期望寿命达到 79 岁。基本实现高血压、糖尿病患者管理干预全覆盖，推动癌症、脑卒中、冠心病等慢性病的机会性筛查，总体癌症 5 年生存率提高 15%，15 岁以上人群吸烟率降低到 20%，居民营养知识素养明显提高，营养缺乏疾病发生率显著下降，全国人均每日食盐摄入量降低 20%，超重、肥胖人口增长速度明显放缓等。

国务院新闻办公室发布的《中国居民营养与慢性病状况报告（2015）》指出：2012 年全国 18 岁及以上的成年人高血压的患病率为 25.2%，糖尿病的患病率为 9.7%，40 岁以上人群慢性呼吸系统疾病的患病率达到 9.9%。全国居民慢性病的死亡率为 533/10 万，占总死亡人数的 86.6%。慢性病是国民健康头号杀手：慢性病患者近 3 亿人，每年增加 1000 万人，超重和肥胖患者 3.5 亿人，高血压患者超 2 亿人，糖尿病患者达到 9240 万人，高血脂患者有 1 亿多人，血脂异常患者有 1.6 亿人。2015 年全国共新发恶性肿瘤约 392.9 万例，死亡约 233.8 万例，恶性肿瘤死亡占我国居民全部死因的 23.9%，且近年来恶性肿瘤的发病和死亡率均呈持续上升态势，肺癌、肝癌、食管癌、结直肠癌和乳腺癌在我国发病率和死亡率占顺位前五位，肺癌居男性发病率首位，乳腺癌为女性发病率首位。

中国心脑血管疾病（CVD）患病率处于持续上升阶段。《中国心脑血管疾病报告 2018》

推算 CVD 现患人数 2.9 亿，其中高血压 2.7 亿，脑卒中 1300 万，冠心病 1100 万，肺源性心脏病 500 万，心力衰竭 450 万，风湿性心脏病 250 万，先天性心脏病 200 万。《中国高血压防治指南（2018 年修订版）》指出，2015 年中国 18 岁及以上人群的高血压知晓率、治疗率和控制率分别为 51.6%、45.8% 和 16.8%。全国历年高血压调查显示，成年人高血压患病率、治疗率和控制率不断提高，但控制率目前仍不理想。

我国历史上进行过多次全国范围内人群高血压抽样调查，1991～2017 年间共开展 6 次全国范围内高血压专题或慢性病相关抽样调查。近 30 年间研究对象年龄在 15 岁以上、18 岁及以上和 35 岁及以上均有调查和记录。高血压患病率不断升高，成年人高血压患病率由 2002 年的 18.8% 上升到 2010～2012 年的 25.2%，35 岁及以上调查人群的高血压检出率由 2004～2009 年的 32.5% 上升到 2014～2017 年的 44.7%（表 1-1）。高血压患病率升高的同时，高血压知晓率、控制率等近 30 年也有较大幅度提高。两次 35 岁及以上人群大规模高危筛查研究显示，高血压患病率均较高，但是知晓率、控制率和达标率却低于 18 岁及以上人群调查结果（2012～2015 年），这也提示我们要重点把居民高血压的筛查和管理提前到 18 岁，这样防治效果会更明显，同时需要进一步加强 35 岁及以上人群高血压的管理和控制。

表 1-1　我国人群高血压患病情况和控制情况

项目名称	全国高血压抽样调查	中国营养与慢病调查	中国慢病前瞻研究	中国营养与健康监测	"十二五"高血压调查	高危筛查项目（China PEACE MPP）
调查年份	1991	2002	2004～2009	2010～2012	2012～2015	2014～2017
调查对象年龄（岁）	＞15	≥18	35～74	≥18	≥18	35～75
样本量	95 万	15 万	50 万	10 万	45 万	170 万
患病率（%）	13.6	18.8	32.5	25.2	23.2	44.7
知晓率（%）	27.0	30.2	30.5	46.5	46.9	44.7
治疗率（%）	12.0	24.7	46.4	41.1	40.7	30.1
控制率（%）	3.0	6.1	4.2	13.8	15.3	7.2

据全球糖尿病联盟估计，2040 年成年人糖尿病患者人数将增加到 6.42 亿，占全球总人数的 10%，糖尿病的健康投入占全球总投入的 12%，糖尿病已成为 21 世纪全球疾病负担最重的疾病之一。

2013 年中国 31 个省（自治区、直辖市）17 万居民的流行病学调查显示，中国成年人糖尿病标化患病率为 10.9%，男性高于女性（11.7% VS 10.2%）；老年人、城市居民、经济发达地区居民、超重和肥胖者糖尿病患病率较高；糖尿病前期检出率为 35.7%，老年人、超重和肥胖者以及农村居民的糖尿病前期检出率较高。老年人、女性和城市居民糖尿病知晓率和治疗率较高，年轻患者和城市居民糖尿病治疗率、控制率较高。

我国在 1979～2013 年间共组织过 9 次全国糖尿病相关流行病学调查（表 1-2）。1979～2013 年糖尿病患病率增长了约 15 倍，且各年龄组的患病率均有增长。中国成年人合并糖尿病患病率为 6.3%，患病率呈非线性增长。城市居民合并患病率高于农村居民，男性糖尿病合并患病率略高于女性。2000 年前的合并患病率为 3.5%，每年增长约 0.17%；2000 年后的合并患病率为 8.0%，每年增长约 0.72%；2000 年后我国未诊断糖尿病比例达到 60%～

70%。2013 年 18 岁及以上成人糖尿病知晓率、治疗率、控制率分别为 36.5%、32.2%、49.2%，控制率较好，知晓率和治疗率依然有待提高。

表 1-2　我国不同时期糖尿病相关流行病学调查及结果

调查时间	研究机构或项目	地区	抽样情况	样本量（万例）	糖尿病患病率（%）
1979 年	全国糖尿病研究协作组	全国	14 省（自治区、直辖市）全年龄组随机抽样	30.5	0.7
1994 年	全国糖尿病防治协作组	全国	19 省（自治区、直辖市）≥25 岁人口随机抽样	23.2	2.5
1996 年	中国预防医学科学院糖尿病中心	全国	11 省（自治区、直辖市）20～74 岁随机抽样	4.3	3.2
2000 年	中国医学科学院阜外医院	全国	10 省（自治区、直辖市）35～74 岁人口分层整群随机抽样	1.6	6.4
2002 年	中国居民营养与健康状况调查技术执行组	全国	31 省（自治区、直辖市）≥20 岁人口多阶段分层整群随机抽样	2.7	2.7
2008 年	中国糖尿病和代谢综合征研究组	全国	14 省（自治区、直辖市）≥20 岁人口多阶段分层整群随机抽样	4.7	9.7
2010 年	中国慢病监测暨糖尿病专题调查	全国	31 省（自治区、直辖市）≥18 岁人口多阶段分层整群随机抽样	9.9	11.6
2012 年	中国居民营养与健康状况调查技术执行组	全国	31 省（自治区、直辖市）≥18 岁人口多阶段分层整群随机抽样	11.6	6.8
2013 年	全国慢性病及其危险因素监测研究	全国	31 省（自治区、直辖市）≥18 岁人口多阶段分层整群随机抽样	17.0	10.9

深圳市卫生健康委员会官网数据表明，2018 年深圳市主要死因中，死因谱前十位中慢性病占了 7 位（新生儿死亡按传染病计），占全死因构成的 76.1%，死因顺位前三位分别为恶性肿瘤（2.67/万）、心脏病（2.00/万）及脑血管病（1.19/万）（表 1-3）。如果按心脏病和脑血管病合并统计为心脑血管病估计，2013～2018 年近 6 年间深圳市主要疾病死亡率变化中，心脑血管病死亡率始终保持第一位，恶性肿瘤死亡率为第二位，而且 2016～2018 年近 3 年间心脑血管病、恶性肿瘤、损伤和中毒、呼吸系统疾病死亡率增长较明显。传染病、寄生虫病也呈低水平上升趋势（图 1-1）。

表 1-3　2018 年深圳市主要疾病死亡率及构成比

疾病名称	顺位	死亡率（万）	构成比（%）
恶性肿瘤	1	2.67	27.8
心脏病	2	2.00	20.9
脑血管病	3	1.19	12.4
损伤和中毒	4	1.18	12.3
呼吸系统疾病	5	0.81	8.4

续表

疾病名称	顺位	死亡率（/万）	构成比（%）
内分泌、营养代谢及免疫疾病	6	0.32	3.3
消化系统疾病	7	0.21	2.2
传染病、寄生虫病	8	0.16	1.7
新生儿疾病	9	0.14	1.5
神经系统疾病	10	0.14	1.4
泌尿、生殖系统疾病	11	0.10	1.1

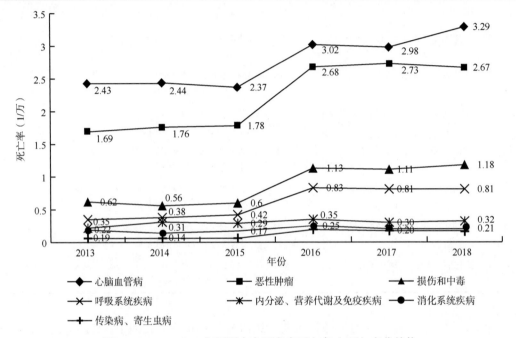

图 1-1　2013～2018 年深圳市主要疾病死亡率（/万）变化趋势

　　虽然传染性疾病死亡率和死亡占比处于较低位，但并未得到根本控制。2019 年年末，各国遭遇历史罕见的新型呼吸系统传染病——新型冠状病毒肺炎（COVID-19）世界大流行，虽然其病死率没有 2003 年严重急性呼吸综合征（SARS）高，但是新型冠状病毒肺炎的传染性很强、死亡人数较多，截至 2021 年 6 月，全球累计确诊病例 1 亿 7541 万余人，死亡人数超过 380 万人，且累计确诊人数和死亡人数仍在持续攀升。《新英格兰医学杂志》研究发现，虽然人们对该病毒普遍易感，但老年人和患有慢性病的人群受感染后更有可能发展为危重症患者。在《柳叶刀》上发表的关于新型冠状病毒感染的研究发现武汉早期患病人群中，糖尿病、高血压、冠心病等慢性病患者占 51%。中国疾病控制中心公布的新型冠状病毒肺炎病死率（CFR）数据表明，总体 CFR 为 2.3%，有慢性非传染性基础疾病患者的 CFR 尤其高——心血管疾病患者为 10.5%，糖尿病患者为 7.3%，慢性呼吸系统疾病患者为 6.3%，高血压患者为 6.0%，癌症患者为 5.6%。慢性病危险因素的普遍存在以及快速老龄化、城镇化、工业化和全球化导致生活方式的变化，更增加了我国慢性病防控的难度，我们应重点防控与慢性病发生有关的明确危险因素，把慢性病作为严重危害深圳市居民健康的重要卫生问题进行全面防控和长远规划。

二、慢性病监测现况

公共卫生监测（public health surveillance）是连续地、系统地收集卫生问题的资料，经过分析、解释后及时将信息反馈给所有相关者（如决策者、卫生部门工作者和公众等），并且利用监测信息的过程。公共卫生监测是制订、实施、评价疾病和公共卫生事件预防控制策略与措施的重要信息来源。最早的监测活动是对疾病的发生和死亡进行观察，故称疾病监测（surveillance of disease），也有人称为流行病学监测（epidemiological surveillance），随着公共卫生活动的发展，公共卫生监测的内容不断丰富，方法不断完善，内涵也随之发生改变。

公共卫生监测可分为疾病监测、症状监测、行为及行为危险因素监测和其他公共卫生监测。疾病监测主要包括传染病监测、慢性病监测和死因监测，又可分为主动监测、被动监测和哨点监测等。公共卫生监测主要包括资料收集、资料管理和分析、信息反馈和信息利用四部分，有以人群为基础的监测、以医院为基础的监测和以实验室为基础的监测三种具体方式。国家及全国各级疾病预防控制中心是负责管理全国公共卫生监测系统的机构。WHO 是负责全球公共卫生监测的机构。

疾病监测能够帮助人们从时间和空间维度探究卫生事件的分布情况及作用规律，帮助人们了解卫生事件的发展趋势，并对可能发生的卫生事件提供预警，进而辅助相关机构及时开展防疫和诊疗工作。疾病监测范围已从传染病逐渐扩展到非传染病，对于肿瘤、伤害、高血压和心脑血管病的监测也已经成为当前疾病监测的重要部分。

大数据对于慢性病监测的主要优势在于其能够通过一些可穿戴设备动态获取慢性病患者或者高危人群的健康状况，并且通过数据挖掘能够对大量的健康数据进行综合分析，将监测结果与建议准确及时地传递给用户，实现健康监护和实时预警，有利于用户接受及早干预。

纵观我国疾病监测工作的历史，大致可以分为三个阶段：第一阶段，疾病监测工作的萌芽期（1978 年以前）；第二阶段，疾病监测工作的发展期（1978～2002 年）；第三阶段，疾病监测系统的完善与巩固期（2003 年以后）。我国疾病监测的发展趋势：①由单病监测向综合监测发展；②由各自为政向综合利用发展；③由被动监测向主动监测发展；④经费由自给自足向国家拨款发展；⑤由数据收集向数据分析发展；⑥由单纯报道数据向疾病预测预警发展。

2000 年，世界卫生大会通过了一项关于预防和控制慢性病的决议，目的是支持 WHO 成员国在减少与慢性病有关的发病率、残疾率和死亡率方面所做的努力。2001 年 WHO 提出并推荐了慢性病阶梯式监测（STEPS）模式，为不同地区、不同阶段开展慢性病危险因素监测、发病率监测和死亡率监测提供了操作性较强的工作框架。STEPS 对于死亡、疾病和危险因素的监测方法主要分为三步（表 1-4），其中危险因素的评价步骤也分三步（表 1-5）。

表 1-4　世界卫生组织慢性病阶梯式监测方法

慢性病	第 1 步	第 2 步	第 3 步
死亡（既往）	年龄别和性别死亡率	年龄别、性别和死因别死亡率（死因推断）	年龄别、性别和死因别死亡率（死因证明书）
疾病（目前）	年龄别和性别入院率或就诊率	三组主要疾病的患病率和主要症状：传染病、慢性病和伤害	病因别发病率或患病率
危险因素（未来）	主要危险因素问卷调查报告	问卷调查+身体测量	问卷调查+身体测量+生物化学评价

表 1-5　阶梯式监测方法中危险因素的评价步骤

模块	第 1 步问卷调查	第 2 步身体测量	第 3 步生物化学评价
核心	社会经济和人口统计学变量、烟草、乙醇、体力活动、营养等	身高、体重、腰围、血压等	空腹血糖、总胆固醇等
扩展核心	饮食方式、教育、家庭指标等	臀围等	高密度脂蛋白-胆固醇、三酰甘油
可选择性增加	与健康有关的其他行为、精神卫生、残疾、伤害等	计时步行、步程器检测、皮褶厚度、脉率等	口服葡萄糖耐量试验、尿液检验等

随着我国社会经济的发展和人们生活方式的改变，以心脑血管疾病、恶性肿瘤、糖尿病等为主的慢性病已成为影响我国居民健康的重要因素和社会经济发展面临的严重挑战。开展慢性病及其危险因素监测，建立慢性病及其危险因素监测数据库，动态地掌握慢性病及其危险因素、主要慢性病流行现状和变化趋势，为科学制定慢性病预防控制策略及措施与评价其效果奠定基础。

中共中央、国务院《关于深化医药卫生体制改革的意见》中要求，"应完善重大疾病防控体系和突发公共卫生事件应急机制，加强对严重威胁人民健康的传染病、慢性病、地方病、职业病和出生缺陷等疾病的监测与预防控制"。《中国防治慢性病中长期规划（2017—2025 年）》提出建立完善的监测评估体系，定期发布慢性病相关监测信息。WHO 一直把慢性病及其危险因素监测作为发展中国家慢性病预防控制的优先领域。

深圳市分别于 1997 年、2009 年和 2018 年开展了 3 次大型慢性病及其危险因素调查，随着经济社会的高速发展与转型，居民健康行为模式发生了巨大转变，面临双重疾病负担，亟须建立持续、高效的慢性病及其危险因素监测系统，分析、评价深圳市慢性病及其危险因素变化趋势和影响因素。本书将结合 3 次流行病学调查结果，尤其是 2018 年开展的第 3 次调查的结果进行分析、讨论，为政府制定慢性病防控策略和今后慢性病调查提供依据。

第二节　调查目的和意义

一、调 查 目 的

（1）了解慢性病及其相关危险因素在全市不同地区、不同人群中的流行状况。

（2）分析全市慢性病相关危险因素流行水平，探索主要慢性病及其危险因素之间的内在联系，预测慢性病流行趋势。

（3）掌握全市居民营养与健康状况及其影响因素，并提出可行的改善及控制措施。

（4）为制定和评价卫生政策、干预措施提供基础数据。

二、调 查 意 义

慢性病危险因素的流行早于疾病本身，因此慢性病控制以预防和减少相关危险因素为重点，通过对已有危险因素的人群进行识别和干预，从而减少相关危险因素，达到针对性预防控制的目的。

因此，对深圳市居民慢性病及其危险因素进行调查和分析，可为制定政策、干预措施和财政支持等提供指导，降低个体和群体对慢性病共同危险因素的暴露水平，具有重要的意义。

（赵仁成　彭　绩）

第二章 调查方法

第一节 资料来源和质量控制

一、调查地区与对象

深圳 10 个区为本次调查实施区域，调查对象为 18 岁及以上常住居民。本次监测中常住居民定义为调查前 12 个月内在监测地区居住 6 个月以上的中国籍居民，排除居住功能区中的居民，如工棚、军队、学生宿舍、养老院等。

二、样本选择与抽取

为保证监测结果的区级代表性，兼顾抽样的可操作性，应调查足够样本量，并采用多阶段分层随机抽样方法等容抽取各区级抽样单元。具体样本量计算和抽样方法如下。

（一）样本计算

（1）根据 2015 年深圳市慢性病及其危险因素调查结果，以糖尿病患病率 8.3%为样本量测算依据。

（2）允许误差 r 控制在 10%以内，以保证精确度。

（3）置信水平取 95%（双侧），相应的 u=1.96，以保证准确度。

（4）调查效率 deff 设定为 2.0，以控制调查效率。

采用现况调查率的样本量计算公式 $N=deff\dfrac{u^2 p(1-p)}{d^2}$ 进行测算。根据以上参数取值，计算得到需调查约 8489 人，考虑 15%的无应答率，实际调查样本量应为 9761 人，各区实际调查样本量应约为 1000 人，10 个区总计目标调查 10 000 人。各区样本量分配见表 2-1。

表 2-1 深圳市各区调查样本量分配情况

区名称	街道	居委会	常住人口（万人）	社区	调查样本
福田区	10	115	150.17	10	1000
罗湖区	10	115	100.40	10	1000
盐田区	4	23	22.65	10	1000
南山区	8	105	135.63	10	1000
宝安区	6	140	301.71	10	1000

续表

区名称	街道	居委会	常住人口（万人）	社区	调查样本
龙岗区	8	119	214.38	10	1000
龙华区	6	101	154.94	10	1000
坪山区	2	30	40.79	10	1000
光明新区	2	28	56.08	10	1000
大鹏新区	3	25	14.09	10	1000
合计	74	801	1190.84	100	10 000

注：人口数据引自《深圳市统计年鉴（2017）》。

（二）抽样方法

以社区为基本抽样单位（PSU），为了扩大调查的覆盖面，减少抽样误差，按每个PSU调查100户计算，每区需要调查10个PSU。各区按社区数量和人口规模，以等概率抽样原则分配到辖区街道社区。在每个抽中的居民户内，按照KISH表方法，随机抽取18岁及以上常住居民1人。

三、调查内容与方法

（一）询问调查

1. 询问调查内容 个人问卷包括基本情况、吸烟、饮酒、膳食、身体活动、体重、血压、血糖、血脂、主要慢性病疾病史等内容。

2. 询问调查方法 家庭问卷和个人问卷均由经过统一培训的调查员面对面询问并填写，不可由调查对象自己填写。

（二）身体测量

1. 身体测量内容 包括身高、体重、腰围、血压和心率等。

2. 身体测量方法 体重、腰围的测量需在清晨空腹状态下进行，应在体检前一天通知调查对象；体检所用设备采用指定型号产品；每种体检项目需由两名调查员完成。

（三）实验室检测

1. 实验室检测内容 实验室检测工作包括现场血样和尿样的采集和处理，生物样本的保存和运输以及血常规、血糖、血脂、肌酐、尿酸和氨基转移酶等的检测工作。

2. 实验室检测方法 本次调查中血常规和血生化等检测全部委托广州某医学检验中心有限公司进行，每批样本检测前均严格进行实验室质控。

（四）伦理学备案

2018年调查方案由深圳市慢性病防治中心伦理学委员会审定，调查对象在告知并签署知情同意书后接受调查。

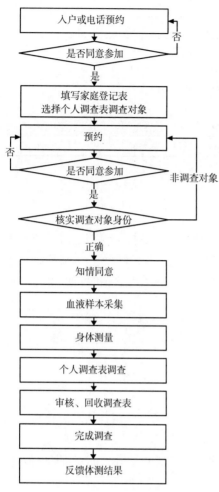

图 2-1　现场调查工作流程

四、现场工作流程

现场调查开始前，要做好充分的准备工作，取得当地社区的支持和调查对象的配合，做好现场调查的场所、物资等方面的准备工作。

现场调查工作分两步进行：第一步，预约家庭主要成员或入户调查，填写家庭问卷，抽取符合条件的调查对象，并预约调查对象参加集中现场调查。第二步，集中现场调查，首先登记、核对调查对象是否为抽样对象，确认后填写知情同意书，然后采集空腹血样，开始身体测量和询问调查，回收调查问卷和体检表，并核对信息是否完整和准确，审核无误后结束现场调查。现场调查工作流程参见图 2-1。

五、质量控制措施

数据质量是调查工作的生命。影响数据质量的因素、环节众多，从整个调查的过程看，从调查方案的设计与修订、抽样、培训、现场调查到数据录入和处理各个环节均可能产生误差，降低调查数据的质量。因此，明确调查中不同人员的职责，控制每个环节影响数据质量的关键因素，可以大大提高数据质量。

（一）设计阶段的质量控制

深圳市慢性病防治中心参照 2012 年中国营养与健康监测及 2015 年深圳市慢性病危险因素调查方案对本次调查方案与问卷进行设计，经有关专家论证，通过预调查后修改为正式版本；本次调查所需工具由深圳市慢性病防治中心统一提供，并负责各种调查工具的质量控制。

（二）培训阶段的质量控制

培训是影响整个调查结局的关键环节，在现场实施中，从抽样到现场询问和身体测量，都需要工作人员对整体调查技术的充分理解和掌握，尤其是针对责任心、调查技巧的培训，是整个调查成功与否的关键。因此各级质量控制人员要对每个环节进行控制，以保证培训质量。

（三）抽样阶段的质量控制

是否按照抽样方案准确确定调查对象是调查工作的一个重要环节，而顺利完成抽样的关键在于基础人口资料是否准确。

（1）调查点在抽样前收集样本所在居委会住户名单，注意剔除集体户、无人居住户、过去一年在深居住 6 个月以下住户。

（2）深圳市慢性病防治中心随机分配 KISH 码，各调查点在抽样前核实被抽取的居委会各户家庭成员资料，按照实际常住人口情况进行剔除和增补成员。

（3）必须熟悉并正确使用 KISH 表法，严格按照 KISH 表法使用说明进行抽样。

（4）对特殊情况严格按照置换原则进行置换。

（四）现场调查阶段的质量控制

此次调查工作量大，持续时间长，为了有利于质量控制，根据调查时间顺序将现场调查环节的质量控制分为调查前质量控制、现场调查质量控制和调查后质量控制 3 个环节。

1. 调查前质量控制

（1）召开各居委会相关人员动员会，在当地新闻媒体上宣传，调动基层人员工作积极性。

（2）调查点负责人要熟悉并掌握调查方案，合理制订、实施计划。

（3）一定要进行预约并保证较高的一次预约成功率。要求至少三次预约不成功才可放弃，并且一天之内的多次预约只计为一次。

（4）去现场前按现场调查物资清单清点调查工具，每队设专人负责调查工具的管理。

2. 现场调查质量控制

（1）现场调查要加强组织领导和协调，明确工作流程，合理安排调查进度。调查队成员应相对稳定，所负责的工作应相对固定，其性别和年龄搭配合理。

（2）集中调查时，问卷调查与身体测量需分开在不同的房间进行。询问调查员之间应保持 3m 以上距离以避免相互干扰。身体测量的房间需相对隔绝、室温适宜。如条件允许，身体测量分男女测量间进行，测量时注意保护好被调查者的隐私。

（3）调查队长核实调查对象，判断调查员询问顺序是否正确，调查所花的时间，调查表填写是否规范、正确；对拒绝回答者，判断是什么原因所致，由调查队长再访；判断身体测量员的测量方法是否正确；把发现的问题告诉调查员和身体测量员，帮助其改进技术，提高工作责任心。

（4）调查表调查员如遇到疑问及无法自行解决的问题时应及时向调查队长反映，调查队长应及时解决，当时解决不了的，应请示深圳市慢性病防治中心后予以解决。调查员应注意问题的跳转，避免遗漏问题；调查员不能做任何倾向性的提示和诱导，在被调查者拒绝回答时，适当探查以获得答案，不能轻易放弃；调查员根据调查对象情况选用调查语言，如果使用方言调查，应严格准确表述调查表问题，忠于问题原意，不得随意解释。每完成对一个调查对象的调查，调查员应对调查表进行自查，检查调查表是否有错项、漏项及明显的逻辑错误，及时纠正。

（5）身体测量员应严格按照各类测量要求进行测量。每天调查结束后，要检查、登记体检仪器，尤其体重计和血压计的情况。发现问题及时记录并上报区级调查组。

（6）质控员每天调查结束后应做好调查表的回收和保管工作，检查调查表是否丢失，及时复查、审核调查员完成的调查表，检查是否有缺漏项并记录，对发现的问题及时处理。当日审核率应达到 100%。

（7）区级慢性病防治机构派督导员随各调查点进入现场督导，对调查员的询问技术和测量技术进行现场把关，发现问题及时纠正，帮助调查员提高技术和责任心。

（8）深圳市慢性病防治中心根据调查点的工作制订督导计划，在调查的前期、中期和后期都要对现场进行督导，提供技术支持和咨询，及时解决现场调查中出现的问题，并了解调查进展情况。市级督导员应以调查点为单位，抽查至少 5 名实际参与调查的工作人员的资质及培训情况，了解调查人员的情况；抽取 5% 的调查户，核实其家庭成员的情况，确认是否正确选择调查对象；于调查前、中、后期共抽取 10% 的调查表，了解调查表完成情况，同时询问调查表中的几个问题进行二次调查，计算二次符合率，发现问题及时纠正。

（9）根据需要及时召开现场总结会，收集调查中遇到的问题，予以解决，并把结果及时反馈给市、区慢性病防治机构。

质控指标：①督导员抽查调查表情况，完整率应达到 90%，合格率达到 95%；②督导员现场核查调查员资质及培训情况；③督导员抽查调查对象资格，二次符合率应为 100%；④查调查表二次符合情况，二次符合率应该为 100%。

相关指标计算方法：

$$完整率 = \frac{按照要求完整填写的调查表份数}{抽查调查表总份数} \times 100\%$$

$$合格率 = \frac{不超出5项缺失的调查表份数}{抽查调查表总份数} \times 100\%$$

3. 调查后质量控制

（1）调查点应设专人负责调查表的收集、整理、装订和保存，并按要求及时交到区慢性病防治机构。

（2）各调查点及时进行总结，并撰写工作总结提交至区慢性病防治机构。

（3）区慢性病防治机构严格审核各调查点资料，按要求及时送交至深圳市慢性病防治中心。

（五）检测结果和数据的质量控制

血生化样品等统一由广州某医学检验中心有限公司的深圳实验室收集和检测，检测前统一严格质控，检测结果及时反馈和核对。确保调查数据的及时性、完整性，调查表的数据由调查员在现场询问调查和测量后直接填写，然后上报至监测点质控员，质控员对调查数据的合理性和完整性做到当日调查当日质控。利用 EpiData 3.1 软件建库，根据问卷和检测结果实际情况设置逻辑核查和自动跳转等，逻辑错误及时报错并更正，所有调查问卷均采取双录入。

（六）数据整理的质量控制

确保调查数据的及时性、完整性，调查表的数据由调查员在现场直接填写，然后上报至监测点质控员，质控员对调查数据的合理性和完整性做到当日调查、当日质控。利用 EpiData 3.1 软件建库，根据问卷实际情况设置逻辑核查和自动跳转等，逻辑错误及时报错并更正，所有调查问卷均采取双录入。

六、数据质量和代表性评估

（一）数据质量

本次流行病学调查共收集有效问卷 10 046 份，经过对原始问卷进行核对、数据清洗及逻辑错误校正，最终可用于分析的问卷数为 10 043 份，问卷合格率为 99.9%。数据质量主要指标见表 2-2。

表 2-2 关键变量缺失率及逻辑错误率

变量	缺失率（%）	逻辑错误率（%）	异常值率（%）
个人编码	0	0	0
出生日期	0	0	0
性别	0	0	0
民族	0	0	0
籍贯	0	0	0
文化程度	0	0	0
婚姻	0.1	0	0
职业	0.1	0	0

（二）样本分布与总体的一致性检验

为检验抽取样本的代表性，本研究以年龄指标进行样本与总体的一致性检验。

玛叶（Myer）指数是判断调查样本代表性的一种指标。它假设在一个不存在任何数据偏好的人口中，以 0～9 中任何一个数字结尾的年龄别人数应该占总人口的 1/10，实际人口年龄分布与理论分布差值的绝对值之和，称为玛叶指数。玛叶指数的取值范围为 0～99，一般情况下认为玛叶指数在 60 以下则样本的代表性较好，大于 60 可以肯定该调查人口数据存在严重的年龄偏好即堆积现象。本次调查人口玛叶指数为 4.15（表 2-3）。因此从年龄分布的随机性上来看样本的代表性较好。

表 2-3 调查人口玛叶指数计算表

年龄结尾数字	20～59 岁区间			30～69 岁区间			(4)+(7)	占累计人口的百分比	与 10% 的离差
	混合人口（2）	权重（3）	（2）×（3）（4）	混合人口（5）	权重（6）	（5）×（6）（7）	（8）	（9）	（10）
0	834	1	834	934	9	8406	9240	10.39	0.39
1	773	2	1546	867	8	6936	8482	9.54	0.46
2	843	3	2529	940	7	6580	9109	10.24	0.24

续表

年龄结尾数字	20～59 岁区间			30～69 岁区间			（4）+（7）（8）	占累计人口的百分比（9）	与 10%的离差（10）
	混合人口（2）	权重（3）	（2）×（3）（4）	混合人口（5）	权重（6）	（5）×（6）（7）			
3	879	4	3516	936	6	5616	9132	10.27	0.27
4	899	5	4495	941	5	4705	9200	10.34	0.34
5	911	6	5466	910	4	3640	9106	10.24	0.24
6	949	7	6643	926	3	2778	9421	10.59	0.59
7	818	8	6544	760	2	1520	8064	9.07	0.93
8	874	9	7866	729	1	729	8595	9.66	0.34
9	859	10	8590	699	0	0	8590	9.66	0.34
合计	—	—	—	—	—	—	88 939	100.00	4.15

（三）血压测量的同一性

血压测量的准确性关系到高血压患者的筛查和确诊。因此，市质控组要求各级质控员进入调查现场，对血压测量环节进行严格的质量控制，保证血压测量的准确性。

同一人两次血压测量值一般来说应有一定差异，只有少数人两次血压测量值一样（指两次血压测量差值≤5mmHg），因此采用同一性检测（proportion of identical results，PIR）评估同一人两次血压测量的质量。计算公式：

$$PIR = 100 \times \frac{两次血压测量值 > 5mmHg的人数(n)}{调查总数(N)}$$

评价标准：PIR＜33 为优；33≤PIR≤50 为中；PIR＞50 为差。由图 2-2 可见，此次调查 PIR 为 17.0～41.5，表明血压测量同一性全部在中上水平。

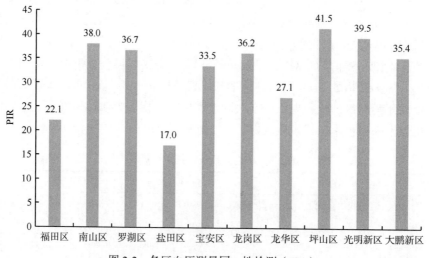

图 2-2　各区血压测量同一性检测（PIR）

（四）实验室质控情况

本次调查的实验室生化检测项目包括血糖、总胆固醇、三酰甘油、高密度脂蛋白-胆固醇、血尿酸、氨基转移酶等，血生化和血常规检测均委托广州某医学检验中心有限公司进行，每批样本检测前均严格进行实验室质控。其中三酰甘油为判断血脂异常的定量指标，以三酰甘油为例，介绍实验室内质控结果。由图 2-3 可知，在实验室测量期间，三酰甘油测定值均在警告线界值范围内。

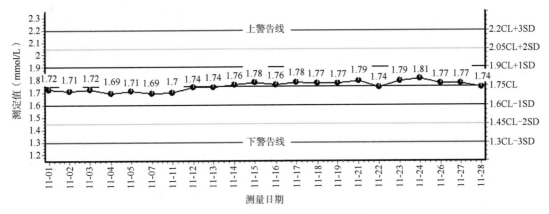

图 2-3　三酰甘油检测实验室质控
CL：中实线、控制线；SD：标准差

第二节　资料分析和调整

一、主要分析指标及定义

（一）吸烟标准

（1）每天吸一支以上并连续或累计 6 个月以上定义为吸烟。

（2）每天吸烟是指一个月或者更长时间内每天或者几乎每天都至少吸食一种烟草产品。

（3）现在吸烟指符合吸烟者条件，调查时正在每天吸烟者。

（4）二手烟是指吸烟时，吸烟者呼出的以及卷烟末端散发出的烟雾。

（5）戒烟者是指过去曾经吸烟但调查时不再吸烟者。

（二）饮酒标准

（1）饮酒指每周饮酒至少一次，连续半年以上。

（2）戒酒指以前饮酒现在不饮酒半年以上。

（3）危险饮酒指饮酒量或饮酒模式使饮酒者面临健康问题的风险，定义为男性平均每天摄入 4~6 个标准饮酒单位，女性平均每天摄入 2~4 个标准饮酒单位。

（4）过量饮酒指可导致精神或身体损害的酒精消耗，定义为男性平均每天摄入 6 个以上的标准饮酒单位，女性平均每天摄入 4 个以上标准饮酒单位。

（三）体力活动

（1）工作性体力活动是指在日常工作、农活或家务中所涉及的体力活动，包括诸如有酬劳或无酬劳的工作、学习/培训、家务活动等。

（2）休闲性体力活动是指在工作、学习之余，以休闲、健身为主要目的的体力活动，包括所有不以竞赛为目的的运动和锻炼。

（3）静态生活方式指人们无论从事任何类型的体力活动，每周少于 3 次，每次少于 20 分钟。

（四）肥胖标准

以体质指数（body mass index，BMI）作为衡量肥胖程度的指标，根据《中国超重/肥胖医学营养治疗专家共识（2016 年版）》，$24kg/m^2 \leq BMI < 28kg/m^2$ 为超重，$BMI \geq 28kg/m^2$ 为肥胖，男性腰围≥90cm、女性腰围≥85cm 为向心性肥胖。

（五）高血压诊断标准

高血压患者包括两部分：①自报确诊有高血压病史者；②在不同时间测量两次血压，两次血压测量结果收缩压（SBP）≥140mmHg 和（或）舒张压（DBP）≥90mmHg 者，确定为高血压患者。

（六）糖尿病诊断标准

主要根据既往史或 1999 年 WHO 标准，既往有医生诊断其为糖尿病或服用降糖药物，则为糖尿病患者，其他人均进行空腹血糖检测（FGT）和空腹口服 75g 葡萄糖后 2 小时血糖值试验，即口服葡萄糖耐量试验（OGTT）。

（1）若 FGT≥7.0mmol/L 或 OGTT≥11.1mmol/L，则诊断为糖尿病（DM）。

（2）若 FGT<7.0mmol/L 且 7.8mmol/L≤OGTT<11.1mmol/L，则诊断为糖耐量损害（IGT）。

（3）若 7.0mmol/L>FGT≥6.1mmol/L 且 OGTT<7.8mmol/L，则诊断为空腹血糖损害（IFG）。

（4）若 FGT<6.1mmol/L 且 OGTT<7.8mmol/L，则为正常。

（七）高血脂标准

参照《中国成人血脂异常防治指南（2016 年修订版）》对我国人群血脂成分合适水平及异常切点的建议，对深圳市居民血脂各个指标的异常分布情况进行分析。建议如下（单位 mmol/L）：①总胆固醇（TC），<5.2 为合适水平，≥5.2 且<6.2 为边缘升高，≥6.2 为升高；②低密度脂蛋白-胆固醇（LDL-C），<2.6 为理想水平，<3.4 为合适水平，≥3.4 且<4.1 为边缘升高，≥4.1 为升高；③高密度脂蛋白-胆固醇（HDL-C），<1.0 为降低；④非高密度脂蛋白-胆固醇（非 HDL-C），<3.4 为理想水平，<4.1 为合适水平，≥4.1 且<4.9 为边缘升高，≥4.9 为升高；⑤三酰甘油（TG），<1.7 为合适水平，≥1.7 且<2.3 为边缘升高，≥2.3 为升高。其中，血脂四项出现任意一个指标异常，即为血脂异常。同时，根据

指南的建议，对血脂异常进行临床分类：①高胆固醇血症，TC≥6.2，而 TG<2.3；②高 TG 血症，TG≥2.3，而 TC<6.2；③混合型高脂血脂，TC≥6.2 且 TG≥2.3；④低 HDL-C 血症，HDL-C<1.0，而 TC<6.2，TG<2.3。

二、资料的校正和调整

由于本次调查样本为等容抽样，各区的常住人口不同，为使本次调查结果能真实反映深圳市水平，调查结果进行加权调整，才能进行全市代表性估计。权重值采用"事后分层"方式计算处理，各组权重的计算方式如下。

（一）患病率的计算和方差估计

（1）第 k 层抽样样本患病率的估计：$\hat{p}_k = \dfrac{n_k(+)}{n_k}$。

（2）第 k 层抽样样本的方差估计：$S_{p_i}^2 = \left(1 - \dfrac{n_k}{N_k}\right)\dfrac{\hat{p}_k(1-\hat{p}_k)}{n_k}$。

（3）抽样获得的总患病率估计：$\hat{p} = \dfrac{\sum_{k=1} n_k \hat{p}_k}{\sum_{k=1} n_k}$。

（4）抽样获得的总体方差估计：$S_p^2 = \sum_{k=1} W_k^2 S_{\hat{p}_k}^2$

其中，$\hat{p}_k$：第 k 层样本人群患病率估计值；$\hat{p}$：总体患病率估计值；$n_k(+)$：调查期间第 k 层样本人群患病人数；$S_{p_i}^2$：第 k 层样本人群患病率的方差估计值；n_k：样本地区第 k 层人口数；$W_k = \dfrac{N_k}{\sum_{k=1} N_k}$：第 k 层人口数与总人口数之比。

加权的分组（i）是以性别、年龄和区等三个变量为依据，率的加权采用 SUDAAN 软件进行计算。

（二）患病率的标化

为减少样本人群年龄构成对患病率估计的影响，调查的患病率采用 2000 年中国人口和世界人口年龄构成情况对样本人群的年龄构成进行标化后比较，患病率标化的公式如下：

$$P = \frac{\sum N_i p_i}{N}$$

其中，P：标化患病率；p_i：某年龄段实际患病率；N_i：某年龄段标准组年龄别人口数；N：标准组人口总数。

三、与历史资料的比较

为描述深圳市居民慢性病患病情况及行为危险因素变化趋势，探讨慢性病变迁的影响因素，本研究主要结果应与 1997 年和 2009 年深圳市第一、二次慢性病流行病学调查结果进行比较。

（一）1997年深圳市第一次慢性病流行病学调查

1. 抽样方法　1997年慢性病流行病学调查采用多阶段整群随机抽样方法，将深圳市分为特区内（3个行政区）和特区外（2个行政区），在每个行政区中随机抽取1～2个街道或乡镇；特区内以居委会作为最终抽样单位（LSU），农村以行政村作为LSU，在抽中的街道/乡镇中随机抽取1～2个LSU；最后将抽取的16个LSU中20～69岁常住居民（在深居住5年及以上）纳为调查对象，共计7956人。

2. 调查方法与内容　采用询问调查、身体测量与实验室检查相结合的方法。询问调查采用入户面对面方式进行，内容包括社会人口学特征、慢性病主要危险因素及患病情况等；身体测量内容包括身高、体重、腰臀围、血压和心率等；实验室检查包括血糖、总胆固醇（TC）、三酰甘油（TG）和高密度脂蛋白-胆固醇（HDL-C）等。

3. 诊断标准　采用国内外慢性病相关指南中统一的流行病学调查关于疾病（或行为危险因素）的诊断标准，对1997年调查结果进行统计和分析。

（二）2009年深圳市第二次慢性病流行病学调查

1. 抽样方法　遵循随机、经济、有效的原则，以2007年深圳市常住人口为设计总体，采用多阶段随机整群抽样方法。第一阶段：以行政区为初级抽样单位，在深圳市7个行政区55个街道中，采取按规模大小成比例的概率（PPS）抽样法，随机抽取34个街道。第二阶段：以居民社区为最终抽样单位，在34个目标街道中，采取PPS抽样法，随机抽取72个社区，占全市社区总数的10%。第三阶段：在抽中的72个社区中，采取随机整群抽样法，在每个目标社区中抽取120户居民家庭户。第四阶段：采用KISH表法，在每个目标家庭户中随机抽取1名15～69岁常住居民（在深居住5年及以上）为调查对象，共调查8600人。

2. 调查方法与内容　采用问卷调查、身体测量与实验室检查相结合的方法，调查采用集中调查和入户调查结合的方式进行，内容包括社会人口学特征、慢性病主要危险因素及患病情况等；身体测量内容包括身高、体重、腰围、血压和心率等；实验室检查包括血糖、总胆固醇（TC）、三酰甘油（TG）、高密度脂蛋白-胆固醇（HDL-C）、血尿酸、氨基转移酶等。

3. 诊断标准　采用国内外慢性病相关指南中统一的流行病学调查关于疾病（或行为危险因素）的诊断标准，对2009年调查结果进行统计和分析。

1997年、2009年、2018年三次调查均拥有相似的抽样方法和调查内容，对调查时深圳市的研究总体具有良好的代表性，诊断标准一致，研究结果具有可比性。

四、统计分析方法

全部原始资料经核对无误后，采用EpiData 3.1软件对数据进行录入，并采用SAS 9.1和Stata 15.1软件进行数据分析。率的加权采用SUDAAN软件进行计算。

统计学描述：以人口学特征（主要为年龄和性别）为分类变量，对患病率及危险因素流行率进行描述性分析。

统计学推断：对不同人口学特征之间的患病率（或流行率）分布水平进行 χ^2 检验或 Fisher 精确检验以判断差别是否存在统计学意义，对部分人口学特征（主要为年龄组、文化程度、月家庭收入等）进行 χ^2 趋势检验，以观察不同年份间特征等级的患病率（或流行率）等指标是否存在变化趋势。对计量资料采用方差分析观察患病率（或流行率）分布水平在不同特征人群间均数是否存在统计学差异，组间比较采用 Dunnett 检验。

（赵仁成　雷　林）

第三章　调查对象特征

第一节　人口学特征

一、年龄及性别

深圳市 2018 年慢性病及其危险因素调查获得有效样本 10 043 人，其中男性 4346 人，占 43.27%；女性 5697 人，占 56.73%，性别比为 1∶1.31；平均年龄（43.35±12.64）岁，年龄范围为 18～95 岁。样本人群平均年龄较 1997 年［（36.38±13.38）岁］和 2009 年［（39.39±12.02）岁］上升。

年龄构成高峰出现在 35～39 岁年龄组，占 18.04%，其次为 30～34 岁年龄组，占 16.21%，18～24 岁年龄组比例最低，占 2.96%。调查人群年龄、性别构成见表 3-1。

表 3-1　调查对象不同性别年龄构成

年龄（岁）	男性		女性		合计	
	人数	构成比（%）	人数	构成比（%）	人数	构成比（%）
18～24	121	2.78	176	3.09	297	2.96
25～29	367	8.44	450	7.90	817	8.14
30～34	678	15.60	950	16.68	1628	16.21
35～39	862	19.84	950	16.68	1812	18.04
40～44	658	15.14	826	14.49	1484	14.78
45～49	520	11.97	624	10.95	1144	11.39
50～54	362	8.33	489	8.58	851	8.47
55～59	236	5.43	402	7.06	638	6.35
60～64	226	5.20	429	7.53	655	6.52
≥65	316	7.27	401	7.04	717	7.14
合计	4346	100	5697	100	10 043	100

二、民　　族

本次抽样调查所得的样本人口中，汉族 9706 人，占比 96.65%；少数民族 337 人，占比 3.35%。

三、籍贯与在深居住时间

调查人群中，户籍为深圳市者共有 3934 人，占比 39.17%；户籍为广东省其他地市者有 1972 人，占比 19.64%；粤户籍者合计 5906 人，占比 58.81%。其他省户籍者 4137 人，占比 41.19%。调查样本人口在深圳平均居住年限为（16.60±13.21）年。与 2009 年调查比较，粤户籍者减少 4.80%，在深居住年限缩短 3.20 年，见表 3-2。

表 3-2　主要人口学特征比较

调查时间	人数	性别比	平均年龄（岁）	粤户籍占比（%）	在深年限（年）
1997 年	8792	1∶1.56	36.38±13.38	84.37	24.13±16.89
2009 年	8757	1∶1.29	39.39±12.02	63.61	19.80±14.77
2018 年	10 043	1∶1.31	43.35±12.64	58.81	16.60±13.21

第二节　社会学特征

一、文 化 程 度

调查人群文化程度，以"大专及以上"文化程度人数所占比例最大，占比 35.34%，共计 3549 人，其次分别为"高中/中专"文化程度（占 28.09%）、"初中"文化程度（占 24.21%）、"小学"文化程度（占 10.05%）以及"文盲"（占 2.31%）。2018 年调查对象整体文化程度高于 2009 年和 1997 年调查对象，见表 3-3。

表 3-3　调查对象文化程度情况

文化程度	2018 年		2009 年		1997 年	
	人数	构成比（%）	人数	构成比（%）	人数	构成比（%）
文盲	232	2.31	140	1.60	647	7.36
小学	1010	10.05	867	9.90	1564	17.79
初中	2431	24.21	2426	27.70	2377	27.04
高中/中专	2821	28.09	2896	33.07	2598	29.55
大专及以上	3549	35.34	2428	27.73	1606	18.27

二、职 　 业

调查人群职业或工作情况分布主要为"商业、服务业人员"（占 20.30%），"家务人员"（占 16.44%），"专业技术人员"（占 12.99%），"离退休人员"（占 10.18%）和"生产、运输设备操作人员及有关人员"（占 9.78%）。其余分别为未就业人员（占 5.72%）、办事人员和有关人员（占 5.59%）、单位负责人（占 4.35%）和其他职业人员（占 14.65%），见图 3-1。

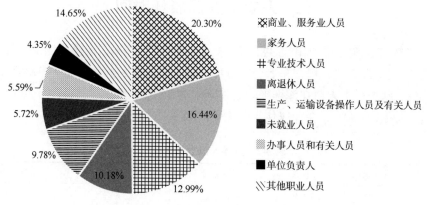

图 3-1　调查对象职业或工作情况

三、婚 姻 状 况

多数调查对象婚姻状况为"已婚"，共计 8886 人，占 88.48%。其次为"未婚"，共计 765 人，占 7.62%，见表 3-4。

表 3-4　调查对象婚姻状况构成

婚姻状况	2018 年		2009 年		1997 年	
	人数	构成比（%）	人数	构成比（%）	人数	构成比（%）
未婚	765	7.62	913	10.43	1333	16.15
已婚	8886	88.48	7555	86.28	6727	81.51
再婚	189	1.88	42	0.48	32	0.39
丧偶	188	1.87	108	1.23	149	1.81
离婚/其他	15	0.15	138	1.58	12	0.15

四、医 疗 保 险

调查对象人群中，参与城镇职工基本医疗保险的人数为 4991 人，占比 49.73%；参加城镇居民基本医疗保险的人数为 2514 人，占比 25.05%；参加新型农村合作医疗的人数为 1761 人，占比 17.55%；参加商业医疗保险的人数为 1425 人，占比 14.20%；表示没有参加任何一种医疗保险的人数为 312 人，占比 3.11%。

五、收入与医疗支出

本次调查通过问卷询问调查对象在前一年（即 2017 年）的总收入、总支出和家庭医疗保健支出情况，根据应答者提供的数据显示，调查对象人群 2017 年平均家庭总收入为 23.11

万元，总支出为 14.31 万元，占总收入的 61.92%；家庭医疗保健支出为 1.60 万元，占总收入的 6.92%，占总支出的 11.18%。见表 3-5。

表 3-5 调查对象经济状况

项目	应答人数（n）	金额（万元/年）	占总收入比例（%）	占总支出比例（%）
家庭总收入	5183	23.11	—	—
家庭总支出	4796	14.31	61.92	—
家庭医疗保健支出	4017	1.60	6.92	11.18

（王云锋　雷　林）

第四章　行为危险因素

随着我国社会经济的快速发展和人们生活方式的改变，心脑血管病、糖尿病、高血压等慢性病已成为危害居民健康状况的重要公共卫生问题。研究指出，吸烟、饮酒、体力活动参与情况及静态行为等和慢性病的发生与发展密切相关。对这些行为危险因素进行探究，可为公共卫生政策的制定提供数据支持。

第一节　吸烟相关行为

中国是目前全球最大的烟草生产和消费国，现有吸烟者超过 3 亿人，男性吸烟率高达52.9%，7.4 亿非吸烟者遭受二手烟暴露风险，导致巨大的疾病负担和经济负担。据统计，我国每年有近 136.6 万人死于吸烟相关疾病，其中超过 10 万人死于二手烟暴露。

吸烟是影响个人健康状况的重要因素。研究指出，烟草相关疾病是全世界面临的最大的公共卫生威胁之一。本节利用深圳市 2018 年慢性病及其危险因素调查的数据，了解深圳市 18 岁及以上居民的吸烟相关行为并分析不同人群的吸烟分布特征。此外，结合深圳市1997 年、2009 年及 2018 年三次横断面的慢性病及其危险因素调查的数据，对深圳市居民的吸烟相关行为在这 20 多年间的变化进行比较分析。

一、定　　义

吸烟者指每天吸烟一支以上并连续或累计 6 个月以上者。

戒烟者指过去曾经吸烟但调查时已不再吸烟者。

二、吸　烟　情　况

（一）整体流行情况

2018 年调查结果显示，深圳市 18 岁及以上居民的吸烟率为 16.88%，未加权率（粗率）、中标率（采用 2000 年的中国人口结构进行标化）、世标率（采用 2000 年的世界人口结构进行标化）分别为 17.56%、19.79%、19.65%，见图 4-1。

（二）性别吸烟情况

从性别分布来看，男性吸烟率为 38.40%，未加权率、中标率、世标率分别为 39.44%、

38.52%、38.22%；女性吸烟率为 0.95%，未加权率、中标率、世标率分别为 0.88%、1.05%、1.07%。男性吸烟率明显高于女性，且差异具有统计学意义（$\chi^2=2531.73$，$P<0.001$），见图 4-1。

（三）不同年龄吸烟情况

从年龄分布来看，40～49 岁年龄组的吸烟率高于其他年龄组人群，而

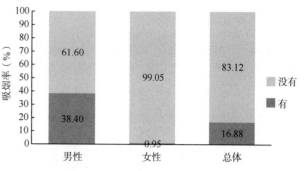

图 4-1 深圳市居民的吸烟情况

≥70 岁年龄组的吸烟率最低。男性、女性吸烟率最高和最低的年龄组与总体分布一致，不同年龄组的吸烟率在男性群体中的差异具有统计学意义（$\chi^2=49.32$，$P<0.001$），但在女性群体中则没有统计学差异（$\chi^2=3.93$，$P=0.560$），见图 4-2 与图 4-3。

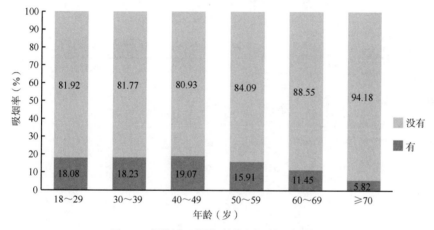

图 4-2 深圳市不同年龄组居民的吸烟情况

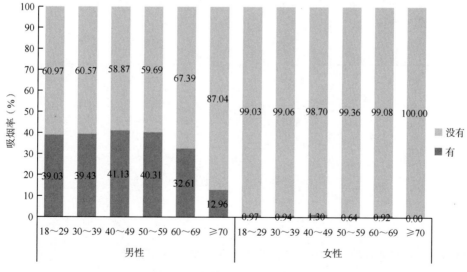

图 4-3 深圳市不同性别、年龄组居民的吸烟情况

（四）不同文化程度群体吸烟情况

从文化程度分布来看，高中/中专文化程度者吸烟率高于其他人群，而文盲者的吸烟率最低。其中，男性群体中以初中文化程度者的吸烟率最高，而女性群体中则以文盲者最高。不同年龄组的吸烟率在男性群体中的差异具有统计学意义（χ^2=96.92，$P<0.001$），但在女性群体中则没有统计学差异（χ^2=6.78，P=0.238），见图4-4与图4-5。

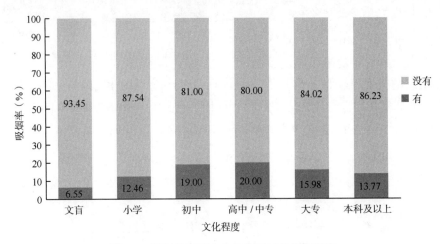

图4-4　深圳市不同文化程度居民的吸烟情况

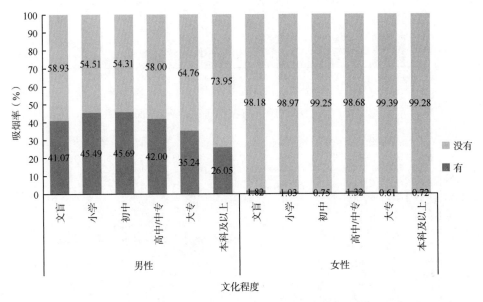

图4-5　深圳市不同性别、文化程度居民的吸烟情况

（五）不同职业人群吸烟情况

从职业分布情况来看，生产、运输设备操作人员及有关人员的吸烟率明显高于其他职业人群。其中，男性群体中以办事人员和有关人员的吸烟率最高，而女性群体中则以商业、服务业人员最高。不同职业人群的吸烟率在男性群体中的差异具有统计学意义（χ^2=75.26，

$P<0.001$），但在女性群体中则没有统计学差异（$\chi^2=5.86$，$P=0.556$），见图4-6与图4-7。

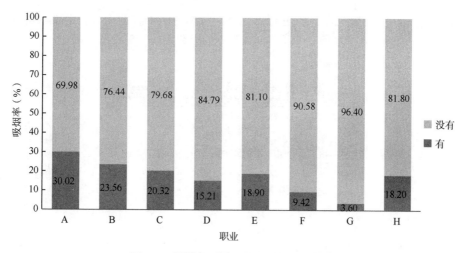

图 4-6　深圳市不同职业人群的吸烟情况

A：生产、运输设备操作人员及有关人员；B：商业、服务业人员；C：国家机关、党群组织、企业、事业单位负责人；D：办
事人员和有关人员；E：专业技术人员；F：离退休人员；G：家务人员；H：其他

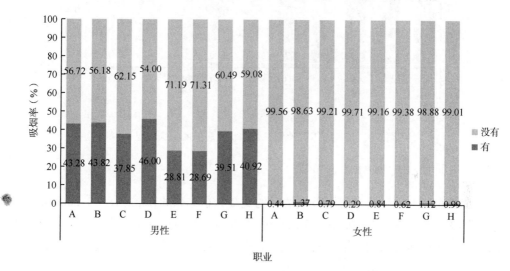

图 4-7　深圳市不同性别、职业人群的吸烟情况

A：生产、运输设备操作人员及有关人员；B：商业、服务业人员；C：国家机关、党群组织、企业、事业单位负责人；D：办
事人员和有关人员；E：专业技术人员；F：离退休人员；G：家务人员；H：其他

（六）不同婚姻状况人群吸烟情况

从婚姻状况分布来看，未婚者的吸烟率高于其他群体，而丧偶者的吸烟率最低。男性、女性群体均以离婚者的吸烟率最高。不同婚姻状况者的吸烟率在男性群体中的差异具有统计学意义（$\chi^2=9.63$，$P=0.047$），但在女性群体中则没有统计学差异（$\chi^2=5.23$，$P=0.265$），见图4-8与图4-9。

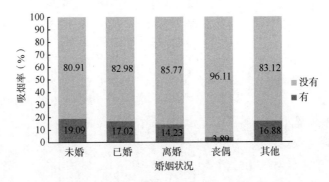

图4-8　深圳市不同婚姻状况居民的吸烟情况

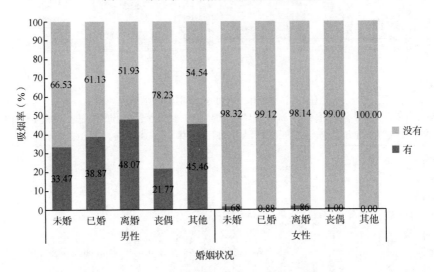

图4-9　深圳市不同性别、婚姻状况居民的吸烟情况

（七）不同调查时间的吸烟情况

三次横断面调查中深圳市居民吸烟情况的比较分析结果显示，2018年、2009年、1997年的总人群吸烟率分别为19.79%、15.12%和15.30%，差异具有统计学意义（χ^2=12.51，$P<0.05$）。从1997年到2018年，无论总体还是分性别，深圳市居民的吸烟率出现了先下降后上升的情况，见图4-10。

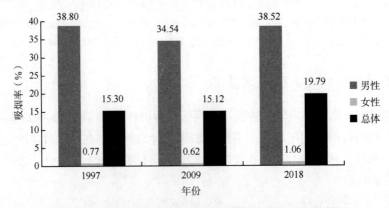

图4-10　1997年、2009年和2018年深圳市居民的吸烟情况

三、开始吸烟年龄与吸烟量

（一）开始吸烟年龄

2018 年调查结果显示，2018 年深圳市吸烟者的平均开始吸烟年龄为（20.34±5.10）岁。男性开始吸烟年龄早于女性，男性、女性开始吸烟年龄分别为（20.29±5.02）岁与（23.03±7.74）岁，差异具有统计学意义（t=3.05，$P<0.01$）。从 1997 年到 2018 年，无论总体还是分性别，深圳市居民的平均开始吸烟年龄呈现年轻化趋势。具体结果见表 4-1。

表 4-1 1997 年、2009 年与 2018 年深圳市吸烟居民的平均开始吸烟年龄

调查年份	男性		女性		总体	
	调查人数	开始吸烟年龄	调查人数	开始吸烟年龄	调查人数	开始吸烟年龄
1997	1368	22.27±8.14	35	33.60±14.22	1403	22.55±8.52
2009	1395	20.50±5.18[1]	36	25.22±7.91[1]	1431	20.62±5.32[1]
2018	1565	20.29±5.02[2]	33	23.03±7.74[2]	1598	20.34±5.10[2]

1，2 均为与 1997 年相比，差异具有统计学意义（$P<0.05$）。

（二）吸烟量

调查数据显示，吸烟者平均每天吸烟量为（13.69±8.78）支。男性吸烟者平均每天吸烟量高于女性，男性、女性分别为（13.80±8.78）支与（10.35±7.86）支，差异具有统计学意义（t=2.87，$P<0.01$）。从年龄分布来看，吸烟量基本随着年龄的增长而呈现增加趋势，≥70 岁组吸烟者平均每天吸烟量最高，为（17.03±8.43）支。男性的变化情况与总人群一致，而女性群体以 40～49 岁组的吸烟量最高。具体结果见表 4-2。

表 4-2 2018 年深圳市不同年龄吸烟居民平均每天吸烟支数（$\bar{x}\pm s$）

年龄组（岁）	男性	女性	总体
18～29	11.60±7.74	5.00±4.13	11.40±7.73
30～39	12.33±8.61	8.62±5.72	12.22±8.56
40～49	15.23±9.07	14.09±9.26	15.19±9.07
50～59	16.04±8.36	9.15±11.72	15.87±8.49
60～69	15.07±8.98	11.00±4.56	14.85±8.84
≥70	17.03±8.43	0	17.03±8.43
合计	13.80±8.78	10.35±7.86	13.69±8.78

与 2009 年相比，总人群或男性吸烟者平均每天吸烟量有所下降，但女性吸烟者平均每天吸烟量则出现增加。具体结果见表 4-3。

表 4-3　2009 年与 2018 年深圳市吸烟居民平均每天吸烟支数（$\bar{x} \pm s$）

调查年份	男性	女性	总体
2009	16.33±9.42	9.81±6.85	16.17±9.41
2018	13.80±8.78[1]	10.35±7.86	13.69±8.78[1]

1 为与 2009 年相比，差异具有统计学意义（$P<0.05$）。

四、戒 烟 行 为

（一）戒烟情况

2018 年调查结果显示，深圳市居民的戒烟率为 22.63%，未加权率、中标率、世标率分别为 22.22%、22.40%、23.78%。从性别分布来看，男性戒烟率为 21.98%，未加权率、中标率、世标率分别为 21.63%、21.80%、23.23%；女性戒烟率为 38.17%，未加权率、中标率、世标率分别为 38.27%、39.33%、39.33%。男性戒烟率明显低于女性，且差异具有统计学意义（$\chi^2=12.83$，$P<0.001$）。从年龄分布来看，戒烟率基本随着年龄的增长而呈现增加趋势，≥70 岁年龄组的戒烟率最高。男性的变化情况与总人群一致，而女性群体以 18～29 岁年龄组的戒烟率最高。具体结果见图 4-11、图 4-12 与图 4-13。

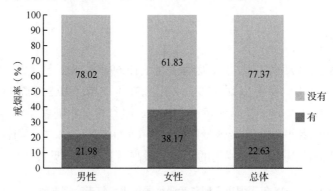

图 4-11　深圳市居民的戒烟情况

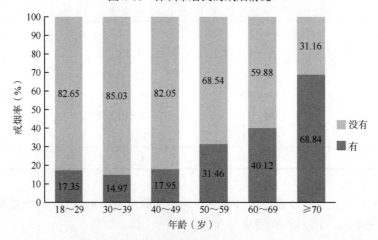

图 4-12　深圳市不同年龄组居民的戒烟情况

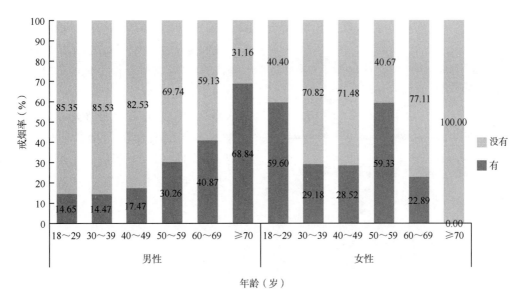

图 4-13 深圳市不同性别、年龄组居民的戒烟情况

（二）不同调查时间的戒烟情况

三次横断面调查中深圳市居民戒烟情况的比较分析结果显示，从 1997 年、2009 年和 2018 年，总人群的戒烟率呈现上升的趋势，分别为 13.49%、21.87% 和 22.40%（中标率），2018 年和 2009 年的戒烟率均与 1997 年的戒烟率存在统计学差异（$P<0.05$）。男性、女性群体的戒烟率也出现不同程度的变化。具体结果见图 4-14。

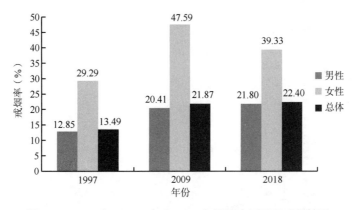

图 4-14 1997 年、2009 年和 2018 年深圳市居民的戒烟情况

五、二手烟暴露

（一）二手烟暴露情况

2018 年调查结果显示，深圳市居民的二手烟暴露率为 42.36%，未加权率、中标率、世标率分别为 44.23%、44.51%、43.70%。从性别分布来看，男性二手烟暴露率为 52.77%，未加权率、中标率、世标率分别为 53.91%、52.33%、51.20%；女性二手烟暴露率为

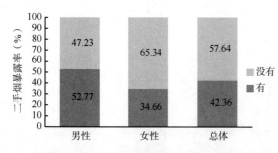

图 4-15　深圳市居民的二手烟暴露情况

34.66%，未加权率、中标率、世标率分别为 36.84%、36.69%、36.21%。男性二手烟暴露率明显高于女性，且差异具有统计学意义（χ^2=329.86，$P<0.001$）。从年龄分布来看，无论总体还是分性别，二手烟暴露率基本均随着年龄的增长而呈现减低趋势，以 18～29 岁组的二手烟暴露率最高，见图 4-15～图 4-17。

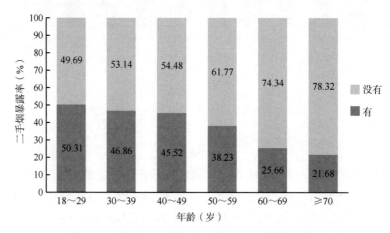

图 4-16　深圳市不同年龄组居民的二手烟暴露情况

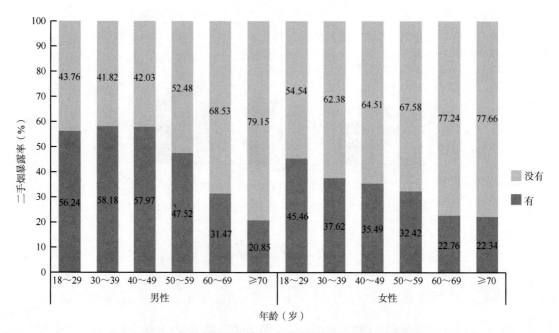

图 4-17　深圳市不同性别、年龄组居民的二手烟暴露情况

（二）二手烟暴露严重程度

基于不吸烟者每周的二手烟暴露天数，将二手烟暴露程度分为轻度（1～3 天/周）、中度（4～6 天/周）和重度（7 天/周）。分析结果显示，无论总体还是分性别，二手烟暴露程度均以轻度和重度为主。从年龄分布来看，重度的二手烟暴露在各个年龄组均超过 40%。具体结果见表 4-4。

表 4-4　深圳市居民二手烟暴露率的性别与年龄别分布情况

年龄组（岁）	男性				女性				总体			
	调查人数	轻度（%）	中度（%）	重度（%）	调查人数	轻度（%）	中度（%）	重度（%）	调查人数	轻度（%）	中度（%）	重度（%）
18～29	286	31.47	17.83	50.70	292	47.26	11.30	41.44	578	39.45	14.53	46.02
30～39	899	42.83	13.01	44.16	746	48.12	11.13	40.75	1645	45.23	12.16	42.61
40～49	678	38.05	14.60	47.35	545	41.83	13.03	45.14	1223	39.74	13.90	46.36
50～59	299	36.12	14.05	49.83	308	37.34	8.44	54.22	607	36.74	11.20	52.06
60～69	145	40.69	12.41	46.90	171	37.43	15.20	47.37	316	38.92	13.92	47.16
≥70	35	40.00	14.29	45.71	36	38.89	8.33	52.78	71	39.44	11.26	49.30
合计	2342	39.03	14.18	46.80	2098	43.76	11.53	44.71	4440	41.26	12.93	45.81

（三）不同调查时间的二手烟暴露情况

与 2009 年的调查结果相比，无论总体还是分性别，2018 年深圳市居民的二手烟暴露率均较高，且差异具有统计学意义（$P<0.001$）。此外，2018 年的调查结果显示，无论总体还是分性别，二手烟暴露严重程度为重度所占的比例均明显高于 2009 年的调查结果，见图 4-18 与图 4-19。

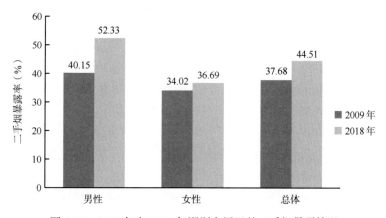

图 4-18　2009 年和 2018 年深圳市居民的二手烟暴露情况

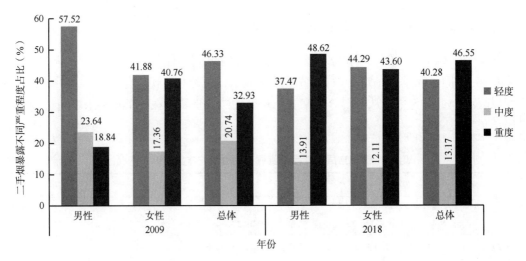

图 4-19 2009 年和 2018 年深圳市居民二手烟暴露的严重程度

六、小 结

深圳市居民的吸烟率出现反弹趋势。2018 年调查结果显示，深圳市 18 岁及以上居民吸烟率为 16.88%，中标率为 19.79%。其中，男性吸烟率为 38.40%，中标率、世标率分别为 38.52%、38.22%，女性吸烟率为 0.95%，中标率、世标率分别为 1.05%、1.07%。从这一结果看，无论总体还是分性别，深圳市居民的吸烟率高于 2009 年与 1997 年的调查结果（除了男性的吸烟率稍低于 1997 年的调查结果之外）。此外，从 1997 年到 2018 年，无论总体还是分性别，深圳市居民的吸烟率均出现了先下降后上升的情况。我们应该对这种趋势给予足够重视。

深圳市吸烟居民呈现年轻化趋势。2018 年深圳市吸烟者的平均开始吸烟年龄为（20.34±5.10）岁，且男性开始吸烟年龄早于女性。从 1997 年到 2018 年，无论总体还是分性别，深圳市居民的平均开始吸烟年龄有所提前。此外，吸烟者平均每天吸烟量为（13.69±8.78）支，且男性吸烟者平均每天吸烟量高于女性。与 2009 年相比，2018 年深圳市总体人群或男性吸烟者平均每天吸烟量有所下降，但女性吸烟者平均每天吸烟量则出现增加。在年龄分布方面，吸烟者平均每天吸烟量基本随着年龄的增长而呈现增加趋势。

深圳市居民的总体戒烟率呈现上升趋势，但中青年群体的戒烟率较低。2018 年调查结果显示，深圳市居民的戒烟率为 22.63%，中标率、世标率分别为 22.40%、23.78%。该结果高于 1997 年与 2009 年的调查结果。从性别分布来看，男性戒烟率明显低于女性。从年龄分布来看，戒烟率基本随着年龄的增长而呈现增加趋势。其中以≥70 岁年龄组的戒烟率最高，而 50 岁以下中青年群体的戒烟率却不足 20%。产生这一现象的原因可能是老年群体多伴有慢性疾病而听从医嘱进行戒烟。这也提示我们要加强健康教育，增强人们对吸烟危害的正确认知，远离烟草，特别是中青年群体。

二手烟暴露情况不容乐观。2018 年调查结果显示，深圳市居民的二手烟暴露率为 42.36%，中标率、世标率分别为 44.51%、43.70%。从性别分布来看，男性二手烟暴露率明显高于女性。从年龄分布来看，无论总体还是分性别，二手烟暴露率均随着年龄的增长而呈现减低趋势，以 18～29 岁年龄组的二手烟暴露率最高。此外，二手烟暴露严重程度均以轻度和重度为主，且重度的二手烟暴露在各个年龄组均超过 40%。与 2009 年相比，2018 年深圳市居民的二手烟暴露率较高，且暴露程度更为严重。这说明二手烟暴露问题依然严重。

综上，深圳市的控烟形势依然相当严峻。我们应针对目前存在的主要问题，制定并实施相应的控烟措施。比如，进一步提高烟草税是预防和控制青少年群体吸烟的重要举措；定期在学校举办控烟知识课堂和主题活动，提高学生对烟草危害的正确认识；利用烟草外包装进行信息披露和健康警示，并结合新媒体播放控烟广告，提示吸烟所带来的健康危害；全面推进控烟履约，加大控烟力度，减少室内公共场所二手烟暴露情况；加强宣传教育，提高公众的知悉程度，增加控烟的实效。

第二节　饮　酒　行　为

饮酒是影响个人健康状况的重要因素，可给躯体、精神带来严重危害。研究指出，饮酒可增加高血压、糖尿病等慢性病的发病或死亡风险。本节利用深圳市 2018 年慢性病及其危险因素调查的数据，了解深圳市 18 岁及以上居民的饮酒情况并分析不同人群的饮酒分布特征。此外，结合深圳市 1997 年、2009 年及 2018 年三次横断面的慢性病及其危险因素调查的数据，对深圳市居民的饮酒情况在这 20 多年间的变化进行比较分析。

一、定　　义

根据 WHO 标准，饮酒有关定义如下：

1. 饮酒　指每周饮酒至少一次，连续半年以上。

2. 标准饮酒单位　WHO 为了标准化不同类型含乙醇成分的饮料，规定测量饮酒的量度单位。本次调查中，1 个标准饮酒单位=10g 乙醇。

本报告对不同饮酒类型的标准饮酒单位进行换算，具体换算方法如下：

（1）高度白酒（酒精度：≥42%）：1 两高度白酒（以酒精度 52%为例）中乙醇的质量=$50\times0.52\times0.789=20.5g$，则 1 两高度白酒=2.05 个标准饮酒单位。

（2）低度白酒（酒精度：<42%）：1 两低度白酒（以酒精度 38%为例）中乙醇的质量=$50\times0.38\times0.789=15.0g$，则 1 两低度白酒=1.50 个标准饮酒单位。

（3）啤酒（酒精度：4%）：1 两啤酒中乙醇的质量=$50\times0.04\times0.789=1.6g$，则 1 两啤酒=0.16 个标准饮酒单位。

（4）黄酒、糯米酒（酒精度：18%）：1 两黄酒、糯米酒中乙醇的质量=$50\times0.18\times0.789=7.1g$，则 1 两黄酒、糯米酒=0.71 个标准饮酒单位。

（5）葡萄酒（酒精度：10%）：1 两葡萄酒中乙醇的质量=$50\times0.10\times0.789=3.9g$，则 1 两葡萄酒=0.39 个标准饮酒单位。

（6）青稞酒（酒精度：3%）：1 两青稞酒中乙醇的质量=$50\times0.03\times0.789=1.2g$，则 1 两葡萄酒=0.12 个标准饮酒单位。

二、饮 酒 情 况

（一）整体流行情况

2018 年调查结果显示，深圳市居民的饮酒率为 39.35%，未加权率、中标率、世标率分别为 39.67%、41.81%、40.67%。具体结果见图 4-20。

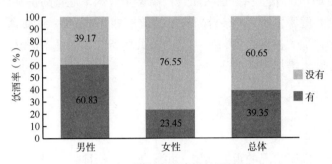

图 4-20　深圳市居民的饮酒情况

（二）不同性别饮酒情况

从性别分布来看，男性饮酒率为 60.83%，未加权率、中标率、世标率分别为 61.23%、59.38%、57.77%；女性饮酒率为 23.45%，未加权率、中标率、世标率分别为 23.22%、24.24%、23.57%。男性饮酒率明显高于女性，且差异具有统计学意义（χ^2=1437.75，$P<0.001$）。具体结果见图 4-20。

（三）不同年龄饮酒情况

从年龄分布来看，30～39 岁年龄组的饮酒率高于其他年龄组人群，而≥70 岁年龄组的饮酒率最低。男性、女性饮酒率在不同年龄组的分布情况与总体一致，且男性、女性群体的饮酒率在不同年龄组中的差异均具有统计学意义（χ^2=184.22，$P<0.001$；χ^2=108.58，$P<0.001$）。具体结果见图 4-21 与图 4-22。

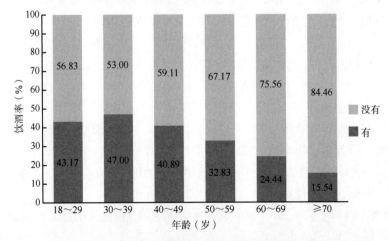

图 4-21　深圳市不同年龄组居民的饮酒情况

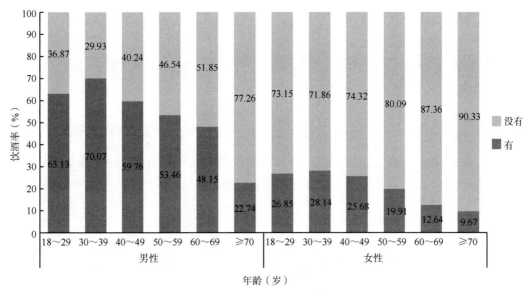

图 4-22　深圳市不同性别、年龄组居民的饮酒情况

（四）不同文化程度群体饮酒情况

从文化程度分布来看，深圳市居民的饮酒率随文化程度的增高而上升，以本科及以上文化程度者的饮酒率最高，文盲者的饮酒率最低。不同文化程度者的最高与最低饮酒率在男性群体中的分布情况和总体一致，女性群体以本科及以上文化程度者的饮酒率最高，小学文化程度者的饮酒率最低。男性、女性群体的饮酒率在不同文化程度者中的差异均具有统计学意义（$\chi^2=110.07$，$P<0.001$；$\chi^2=119.53$，$P<0.001$）。具体结果见图 4-23 与图 4-24。

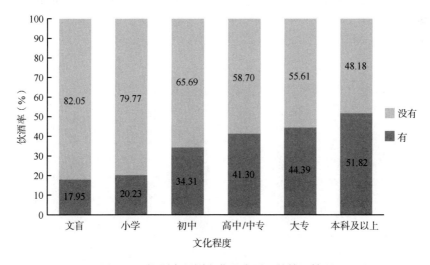

图 4-23　深圳市不同文化程度居民的饮酒情况

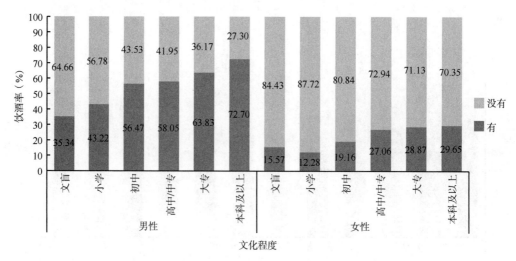

图 4-24　深圳市不同性别、文化程度居民的饮酒情况

（五）不同职业人群饮酒情况

从职业分布情况来看，生产、运输设备操作人员及有关人员的饮酒率明显高于其他职业人群。其中，男性群体饮酒率最高的职业群体与总体一致，而女性群体则以办事人员和有关人员最高。不同职业人群的饮酒率在男性、女性群体中的分布均具有统计学差异（χ^2=125.85，P<0.001；χ^2=114.65，P<0.001）。具体结果见图 4-25 与图 4-26。

（六）不同婚姻状况人群饮酒情况

从婚姻状况分布来看，未婚者的饮酒率高于其他群体，而丧偶者的饮酒率最低。其中，男性、女性群体饮酒率最高与最低者均与总体分布一致。不同婚姻状况者的饮酒率在男性、女性群体中的分布均没有统计学差异（χ^2=7.89，P=0.096，χ^2=8.67，P=0.070），见图 4-27 与图 4-28。

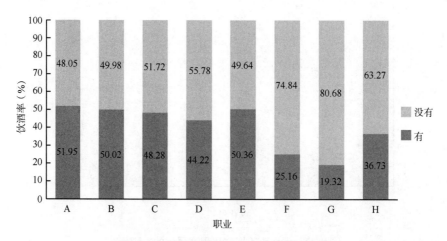

图 4-25　深圳市不同职业人群的饮酒情况

A：生产、运输设备操作人员及有关人员；B：商业、服务业人员；C：国家机关、党群组织、企业、事业单位负责人；D：办事人员和有关人员；E：专业技术人员；F：离退休人员；G：家务人员；H：其他

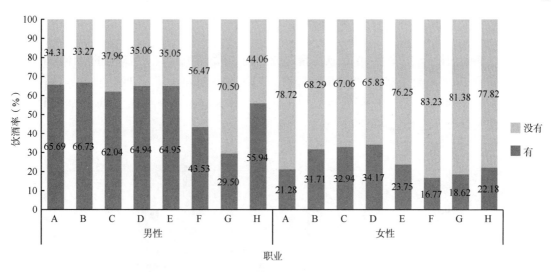

图 4-26　深圳市不同性别、职业人群的饮酒情况

A：生产、运输设备操作人员及有关人员；B：商业、服务业人员；C：国家机关、党群组织、企业、事业单位负责人；D：办事人员和有关人员；E：专业技术人员；F：离退休人员；G：家务人员；H：其他

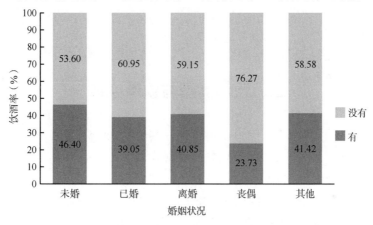

图 4-27　深圳市不同婚姻状况居民的饮酒情况

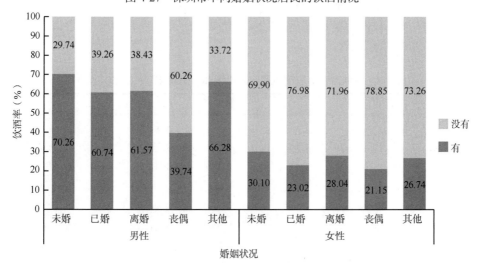

图 4-28　深圳市不同性别、婚姻状况居民的饮酒情况

（七）不同调查时间的饮酒情况

三次横断面调查中深圳市居民饮酒情况的比较分析结果显示，2018年的总体人群饮酒率明显高于2009年与1997年的结果，分别为41.81%、21.40%、7.72%，且差异具有统计学意义（$P<0.001$）。从1997年到2018年，无论总体人群还是分性别，深圳市居民的饮酒率均出现明显上升的情况，见图4-29。

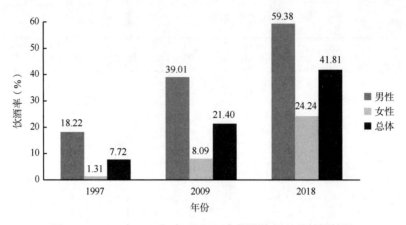

图4-29 1997年、2009年和2018年深圳市居民的饮酒情况

三、饮酒类型与饮酒频率

在2018年调查的深圳市饮酒者中，44.83%（男性48.60%，女性37.20%）喝两种及以上的酒，25.22%（男性27.72%，女性20.17%）只喝啤酒，13.47%（男性17.30%，女性5.73%）只喝白酒，13.14%（男性5.25%，女性29.11%）只喝葡萄酒。不同性别的饮酒类型存在差异，且具有统计学意义（$\chi^2=635.44$，$P<0.001$）。在饮酒频率方面，74.41%饮酒者每周饮酒的天数≤2天，每周饮酒天数为3～4天者所占比例为10.22%，每周饮酒天数为5～6天者所占比例为6.62%，而每天饮酒者所占比例为8.75%。女性饮酒者每周饮酒的天数≤2天者所占比例最高，男性饮酒者每周饮酒的天数>2天者所占比例较女性高，且不同性别的饮酒频率存在统计学差异（$\chi^2=33.40$，$P<0.001$），见表4-5。

表4-5 深圳市饮酒居民不同饮酒类型和饮酒频率所占比例（%）

饮酒情况	男性	女性	总体
饮酒类型			
白酒	17.30	5.73	13.47
啤酒	27.72	20.17	25.22
黄酒	0.53	5.81	2.27
米酒	0.57	1.68	0.94
葡萄酒	5.25	29.11	13.14
青稞酒	0.04	0.31	0.13
两种及以上	48.60	37.20	44.83

饮酒情况	男性	女性	总体
饮酒频率			
每天	9.82	4.89	8.75
5～6 天/周	6.84	5.83	6.62
3～4 天/周	11.60	5.26	10.22
≤2 天/周	71.73	84.02	74.41

四、酒精消耗量

将不同类型的酒按乙醇含量换算为标准杯（标准饮酒单位）。分析结果显示，深圳市饮酒者的酒精消耗量中位数为 0.21 标准杯，其中男性饮酒者的酒精消耗量中位数为 0.39 标准杯，女性饮酒者为 0.11 标准杯。男性饮酒者的酒精消耗量高于女性饮酒者，且差异具有统计学意义（$Z=25.914$，$P<0.001$）。从年龄分布上来看，总体和女性中 50～59 岁年龄组群体的酒精消耗量最高，见表 4-6。

表 4-6　深圳市不同年龄组饮酒居民的酒精消耗量中位数（标准杯）

年龄组（岁）	男性		女性		总体	
	调查人数	酒精消耗量	调查人数	酒精消耗量	调查人数	酒精消耗量
18～29	306	0.25	165	0.11	471	0.16
30～39	1043	0.36	526	0.10	1569	0.19
40～49	669	0.44	353	0.11	1022	0.24
50～59	325	0.41	164	0.12	489	0.27
60～69	175	0.32	84	0.08	259	0.21
≥70	33	0.30	15	0.08	48	0.21
合计	2551	0.39	1307	0.11	3858	0.21

与 2009 年相比，无论总体还是分性别，2018 年深圳市饮酒居民的酒精消耗量及饮酒频率均出现下降。具体结果见表 4-7 与表 4-8。

表 4-7　2009 年与 2018 年深圳市饮酒居民的酒精消耗量中位数（标准杯）

调查年份	男性	女性	总体
2009 年	0.97	0.24	0.73
2018 年 [1]	0.39	0.11	0.21

1 为与 2009 年相比，差异具有统计学意义（$P<0.05$）。

表 4-8　2009 年与 2018 年深圳市饮酒居民不同饮酒频率所占比例（%）

饮酒频率	男性	女性	总体
2009 年			
每天	14.99	6.99	13.42
5～6 天/周	13.35	5.44	11.80
3～4 天/周	29.91	24.35	28.82
≤2 天/周	41.75	63.21	45.95
2018 年[1]			
每天	9.82	4.89	8.75
5～6 天/周	6.84	5.83	6.62
3～4 天/周	11.60	5.26	10.22
≤2 天/周	71.73	84.02	74.41

1 为与 2009 年相比，差异具有统计学意义（$P < 0.05$）。

五、小　结

WHO 的统计数据显示，全世界每年因酗酒导致 300 万例死亡，占所有死亡数的 5.3%。总体而言，用伤残调整寿命年来衡量，由乙醇导致的全球疾病和损伤负担比例为 5.1%。研究表明，乙醇会对人体造成多种损害，诸如酒精依赖、肝硬化、癌症、心脑血管疾病、精神行为异常等疾病以及由暴力和交通事故及碰撞等引起的伤害。随着我国经济的发展和人们生活水平的提高，饮酒人群日益增多，饮酒问题也日趋显著。饮酒成了一个不可忽视的公共卫生问题。

本次调查结果显示，深圳市 18 岁及以上居民饮酒率为 39.35%，中标率、世标率分别为 41.81%、40.87%。其中，男性饮酒率为 60.83%，中标率、世标率分别为 59.38%、57.77%；女性饮酒率为 23.45%，中标率、世标率分别为 24.24%、23.57%。与前两次调查结果相比，2018 年深圳市居民的饮酒率显著增加，以女性群体的增长最为明显，而与最近的一项研究数据相比，深圳市居民的饮酒率明显高于全国水平。从年龄分布来看，30～39 岁年龄组的饮酒率最高，且明显高于全国平均水平。此外，2018 年深圳市饮酒者的饮酒频率和酒精消耗量均少于 2009 年的调查结果。

"限量饮酒、科学饮酒、维护健康"是我国提倡的饮酒之德。控制乙醇消费行为需要个体和社会的共同努力。个人应树立正确的饮酒观念、培养良好的饮酒文化、掌握健康饮酒知识；监管乙醇饮料的销售（特别是针对年轻人的销售），限制乙醇的可及性，以控制青少年群体饮酒；酒类生产企业不应宣传和诱导公众过量饮酒；社会媒体应积极传播和倡导文明饮酒的健康意识，加强饮酒相关安全知识的宣传；加大对酒后驾驶行为的控制力度，通过征税和价格机制减少乙醇需求，并采取相关措施提高公众对政策的认识和支持力度等。针对乙醇消费水平、模式和背景以及导致健康问题的较广泛社会决定因素采取相关行动，可有效减少乙醇造成的健康、安全和社会经济问题。

第三节 体力活动与静态行为

体力活动是指由骨骼肌肉产生的任何会导致能量消耗的体力活动，且其与体能呈正相关。体力活动包括锻炼、运动与休闲娱乐活动等，它主要分为工作性、交通性与休闲性体力活动三个维度。研究指出，体力活动有利于人们的身心健康发展。一方面，体力活动可促进心肺及骨骼肌肉健康发育、提高骨骼密度并改善认知功能；另一方面，体力活动可降低糖尿病、高血压、冠心病等慢性病，焦虑与抑郁等精神疾病以及跌倒的发生风险，有效预防乳腺癌、结肠癌等癌症的发生，并有助于降低人群全因死亡率等。相反，不参与体力活动或久坐行为被认为是导致慢性病高发病率与高病死率的主要危险因素之一。基于此，全球大部分国家或地区将促进公众积极参与体力活动作为一项优先的公共卫生举措。一些国家及 WHO 发布了关于不同群体参与体力活动频率和时间的指南。例如，WHO 与美国针对 18 岁及以上群体参与体力活动的推荐如下：每周进行不少于 150 分钟的中等强度有氧体力活动，或每周进行不少于 75 分钟的高强度有氧体力活动，或中等强度与高强度两种体力活动相当量的组合，且每周进行不少于 2 次的肌肉锻炼。我国则推荐国民每天参与至少 60分钟的体力活动。

本节将以深圳市 2018 年慢性病及其危险因素调查的数据为基础，聚焦深圳市居民的体力活动参与、静态行为与睡眠等情况，分析人群不同维度体力活动的参与情况以及静态行为与睡眠时间等。本节还将结合深圳市 1997 年、2009 年及 2018 年三次横断面的慢性病及其危险因素调查的数据，对深圳市居民的体力活动参与情况在这 20 多年间的变化进行比较分析。

一、工作性体力活动

工作性体力活动主要指工作、农业及家务性体力活动，其中学生在学习/培训期间的体力活动、运动员的日常训练活动、步行或骑自行车送递物品/货物的邮递人员或快递人员等的步行或骑车活动等均属于工作性体力活动。高强度工作性体力活动是指要求付出很大体力或能够引起呼吸或心率显著增加的活动；中等强度工作性体力活动是指要求付出中等体力或能够引起呼吸或心率轻度增加的活动。

（一）总人群参与情况

调查结果显示，深圳市 2018 年 18 岁及以上居民的高强度工作性体力活动参与率为10.15%，中等强度工作性体力活动参与率为 65.12%。参与中等强度工作性体力活动的频率、每天的时间与总时长均显著高于高强度工作性体力活动。平均每周参与中等到高强度工作性体力活动的时间为（319.00±590.06）分钟，中位时间为 120 分钟，见图 4-30与表 4-9。

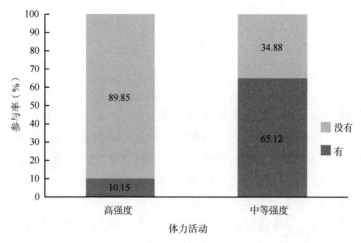

图 4-30　深圳市居民工作性体力活动的参与情况

表 4-9　深圳市居民参与工作性体力活动的情况

体力活动情况	$\bar{x}\pm s$	M（IQR）
高强度		
频率（天/周）	0.37±1.48	0（0，0）
时间（分钟/天）	10.03±49.20	0（0，0）
总时长（分钟/周）	44.24±274.26	0（0，0）
中等强度		
频率（天/周）	3.21±3.01	2（0，7）
时间（分钟/天）	51.74±78.48	30（0，60）
总时长（分钟/周）	274.75±490.00	90（0，420）
中等到高强度		
总时长（分钟/周）	319.00±590.06	120（0，120）

注：$\bar{x}\pm s$，平均数±标准差；M，median，中位数；IQR，inter-quartile range，四分位数间距。

（二）不同性别参与情况

从性别分布来看，男性居民的高强度工作性体力活动参与率高于女性（χ^2=134.51，P<0.001），分别为 14.21% 与 7.15%，且参与频率、每天的时间与总时长均显著高于女性（P<0.001）。女性居民的中等强度工作性体力活动参与率则高于男性（χ^2=214.17，P<0.001），女性与男性中等强度工作性体力活动参与率分别为 71.11% 与 57.04%，且参与频率、每天的时间和总时长均显著高于男性（P<0.001）。另外，女性居民的中等到高强度工作性体力活动参与总时长高于男性，差异具有统计学意义（P<0.001），见图 4-31 与表 4-10。

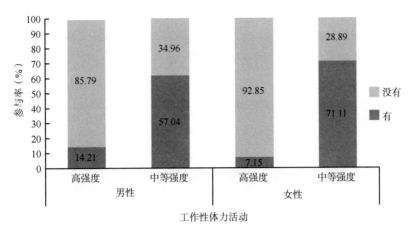

图 4-31 不同性别工作性体力活动的参与情况

表 4-10 不同性别参与工作性体力活动的情况

体力活动情况	男性		女性	
	$\bar{x} \pm s$	M（IQR）	$\bar{x} \pm s$	M（IQR）
高强度				
频率（天/周）	0.51±1.79	0（0，0）	0.28±1.18	0（0，0）
时间（分钟/天）	15.41±63.30	0（0，0）	6.04±34.78	0（0，0）
总时长（分钟/周）	66.17±346.89	0（0，0）	28.01±203.01	0（0，0）
中等强度				
频率（天/周）	2.33±2.70	1（0，5）	3.86±3.07	1（0，5）
时间（分钟/天）	38.10±70.68	20（0，60）	61.84±82.36	30（0，88）
总时长（分钟/周）	171.55±407.34	30（0，180）	351.17±530.40	210（0，420）
中等到高强度				
总时长（分钟/周）	237.71±586.29	60（0，210）	379.18±585.66	210（0，440）

注：$\bar{x} \pm s$，平均数±标准差；M，median，中位数；IQR，inter-quartile range，四分位数间距。

（三）不同年龄群体参与情况

从年龄分布来看，40～49 岁年龄组在高强度工作性体力活动的参与率、频率、每天的时间和总时长方面均高于其他年龄组，而这四个指标在≥70 岁年龄组最低。60～69 岁年龄组参与中等强度工作性体力活动的频率较高，为（4.02±3.14）天/周，中位频率为 5 天/周，但 50～59 岁年龄组的参与率、每天的时间与总时长均高于其他年龄组。另外，50～59 岁年龄组参与中等到高强度工作性体力活动的总时长显著高于其他年龄组（$P<0.001$），见图 4-32、图 4-33、表 4-11 与表 4-12。

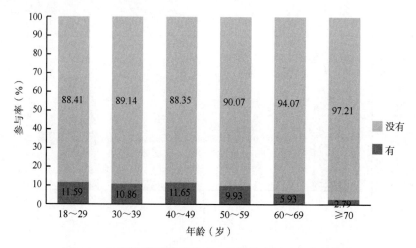

图 4-32　不同年龄群体高强度工作性体力活动的参与情况

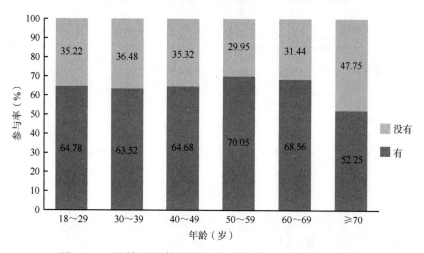

图 4-33　不同年龄群体中等强度工作性体力活动的参与情况

表 4-11　不同年龄人群参与工作性体力活动的情况（$\bar{x}\pm s$）

体力活动情况	18～29 岁	30～39 岁	40～49 岁	50～59 岁	60～69 岁	≥70 岁
高强度						
频率（天/周）	0.37±1.27	0.38±1.71	0.45±1.46	0.42±1.44	0.23±1.09	0.09±0.66
时间（分钟/天）	9.33±43.45	9.10±41.85	13.89±63.52	12.68±62.39	4.63±25.95	1.56±10.32
总时长（分钟/周）	34.72±211.27	38.95±247.37	63.52±345.99	60.53±345.67	20.38±139.19	5.68±44.92
中等强度						
频率（天/周）	2.76±2.82	2.88±2.90	3.10±2.97	3.93±3.09	4.02±3.14	3.04±3.20
时间（分钟/天）	42.05±75.68	44.53±71.00	56.05±88.50	65.53±84.27	60.14±74.81	39.03±54.10
总时长（分钟/周）	185.32±397.63	222.79±440.77	282.19±540.37	387.76±552.16	370.06±506.91	240.58±371.29
中等到高强度						
总时长（分钟/周）	220.04±476.54	261.75±513.80	345.71±707.10	448.29±677.26	390.43±528.85	246.26±370.87

注：$\bar{x}\pm s$，平均数±标准差。

表 4-12　不同年龄人群参与工作性体力活动的情况［M（IQR）］

体力活动情况	18～29 岁	30～39 岁	40～49 岁	50～59 岁	60～69 岁	≥70 岁
高强度						
频率（天/周）	0（0，0）	0（0，0）	0（0，0）	0（0，0）	0（0，0）	0（0，0）
时间（分钟/天）	0（0，0）	0（0，0）	0（0，0）	0（0，0）	0（0，0）	0（0，0）
总时长（分钟/周）	0（0，0）	0（0，0）	0（0，0）	0（0，0）	0（0，0）	0（0，0）
中等强度						
频率（天/周）	2（0，6）	2（0，7）	2（0，7）	5（0，7）	5（0，7）	2（0，7）
时间（分钟/天）	30（0，60）	30（0，60）	30（0，60）	60（0，90）	30（0，88）	20（0，60）
总时长（分钟/周）	60（0，210）	60（0，240）	105（0，360）	210（0，440）	210（0，440）	60（0，420）
中等到高强度						
总时长（分钟/周）	70（0，210）	90（0，300）	120（0，420）	210（0，616）	210（0，440）	73（0，420）

注：M，median，中位数；IQR，inter-quartile range，四分位数间距。

（四）不同文化程度者参与情况

从文化程度分布来看，高中/中专文化程度者的高强度工作性体力活动参与率高于其他文化程度者，为 12.07%。小学文化程度者参与高强度工作性体力活动的频率较高，但初中文化程度者每天的时间和总时长则高于其他文化程度者。此外，文盲者的中等强度工作性体力活动参与率较高，为 71.47%，但小学文化程度者参与中等强度工作性体力活动的频率、每天的时间与总时长，以及参与中等到高强度工作性体力活动的总时长均高于其他文化程度者（$P<0.001$），见图 4-34、图 4-35、表 4-13 与表 4-14。

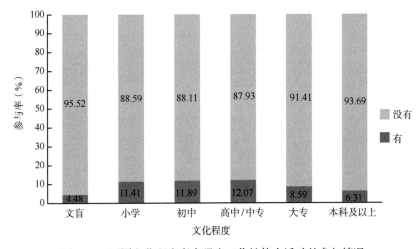

图 4-34　不同文化程度者高强度工作性体力活动的参与情况

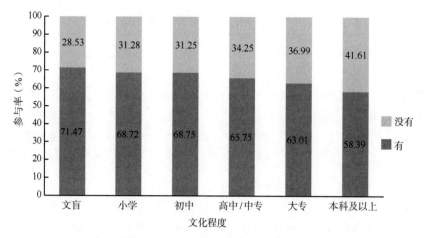

图4-35　不同文化程度者中等强度工作性体力活动的参与情况

表4-13　不同文化程度者参与工作性体力活动的情况（$\bar{x} \pm s$）

体力活动情况	文盲	小学	初中	高中/中专	大专	本科及以上
高强度						
频率（天/周）	0.11±0.66	0.51±1.61	0.47±1.52	0.47±1.90	0.25±0.99	0.19±0.88
时间（分钟/天）	2.25±15.29	13.85±62.17	15.11±68.09	10.37±42.72	6.72±37.41	4.65±27.13
总时长（分钟/周）	9.44±85.68	68.98±351.15	72.68±394.59	44.29±234.49	25.19±192.44	14.72±118.62
中等强度						
频率（天/周）	3.98±3.11	4.15±3.14	3.70±3.07	3.29±3.00	2.79±2.86	2.21±2.64
时间（分钟/天）	64.54±80.14	65.29±89.23	61.37±97.94	51.88±73.78	43.86±63.77	36.80±55.71
总时长（分钟/周）	384.39±547.79	412.06±603.99	352.16±625.53	275.03±448.93	205.44±360.29	145.01±287.74
中等到高强度						
总时长（分钟/周）	393.84±557.85	481.04±736.62	424.84±772.83	319.31±532.67	230.62±435.62	159.72±313.81

注：$\bar{x} \pm s$，平均数±标准差。

表4-14　不同文化程度者参与工作性体力活动的情况[M（IQR）]

体力活动情况	文盲	小学	初中	高中/中专	大专	本科及以上
高强度						
频率（天/周）	0（0，0）	0（0，0）	0（0，0）	0（0，0）	0（0，0）	0（0，0）
时间（分钟/天）	0（0，0）	0（0，0）	0（0，0）	0（0，0）	0（0，0）	0（0，0）
总时长（分钟/周）	0（0，0）	0（0，0）	0（0，0）	0（0，0）	0（0，0）	0（0，0）
中等强度						
频率（天/周）	5（0，7）	6（0，7）	4（0，7）	3（0，7）	2（0，6）	1（0，4）
时间（分钟/天）	30（0，90）	30（0，90）	30（0，60）	30（0，60）	30（0，60）	20（0，60）
总时长（分钟/周）	192（0，440）	210（0，440）	140（0，420）	120（0，420）	60（0，240）	30（0，180）
中等到高强度						
总时长（分钟/周）	210（0，440）	210（0，630）	180（0，440）	140（0，420）	90（0，240）	40（0，210）

注：M，median，中位数；IQR，inter-quartile range，四分位数间距。

（五）不同职业人群参与情况

从职业分布情况来看，生产、运输设备操作人员及有关人员的高强度工作性体力活动参与率、频率、每天的时间和总时长均较高，差异具有统计学意义（$P<0.001$）。家务人员在中等强度工作性体力活动的参与率、频率、每天的时间、总时长，以及参与中等到高强度工作性体力活动的总时长方面均明显高于其他职业人群，且差异具有统计学意义（$P<0.001$），见图 4-36、图 4-37、表 4-15 与表 4-16。

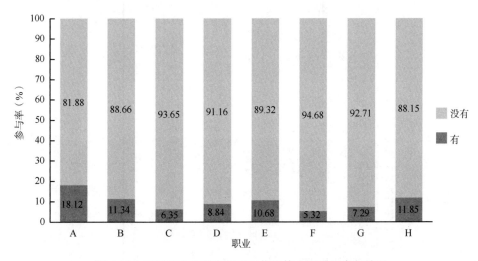

图 4-36　不同职业人群高强度工作性体力活动的参与情况

A：生产、运输设备操作人员及有关人员；B：商业、服务业人员；C：国家机关、党群组织、企业、事业单位负责人；
D：办事人员和有关人员；E：专业技术人员；F：离退休人员；G：家务人员；H：其他

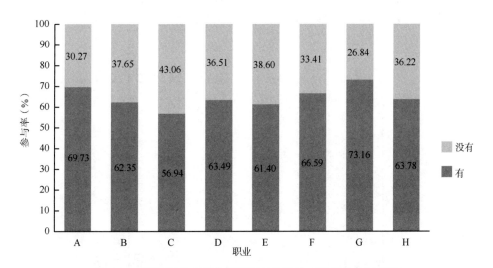

图 4-37　不同职业人群中等强度工作性体力活动的参与情况

A：生产、运输设备操作人员及有关人员；B：商业、服务业人员；C：国家机关、党群组织、企业、事业单位负责人；
D：办事人员和有关人员；E：专业技术人员；F：离退休人员；G：家务人员；H：其他

表 4-15 不同职业人群参与工作性体力活动的情况（$\bar{x} \pm s$）

体力活动情况	生产、运输设备操作人员及有关人员	商业、服务业人员	国家机关、党群组织、企业、事业单位负责人	办事人员和有关人员	专业技术人员	离退休人员	家务人员	其他[1]
高强度								
频率（天/周）	0.65±1.69	0.42±1.99	0.17±0.77	0.24±1.01	0.36±1.26	0.19±0.90	0.32±1.33	0.47±1.52
时间（分钟/天）	23.75±84.50	8.96±40.06	4.90±22.38	5.99±23.69	9.42±46.97	4.28±25.21	5.59±26.57	15.44±69.47
总时长（分钟/周）	108.84±479.99	34.92±210.43	14.12±82.69	19.10±108.65	36.75±218.50	17.38±127.53	27.74±155.19	76.95±414.11
中等强度								
频率（天/周）	3.32±2.93	2.88±2.92	2.39±2.77	2.46±2.68	2.33±2.63	3.94±3.17	4.39±3.05	3.15±3.01
时间（分钟/天）	51.36±97.48	48.38±84.49	37.24±54.19	42.93±60.84	39.74±66.05	61.14±75.53	66.79±78.83	52.07±80.01
总时长（分钟/周）	256.76±579.51	241.19±526.92	171.07±320.56	177.20±343.93	164.28±361.68	377.89±509.93	408.70±504.65	278.03±500.22
中等到高强度								
总时长（分钟/周）	365.59±777.63	276.12±595.25	185.18±343.65	196.30±372.19	201.03±443.13	395.27±526.81	436.44±545.62	354.98±713.34

注：$\bar{x} \pm s$，平均数±标准差。
1 包括农林牧渔水利业生产人员、军人、其他劳动者、在校生、未就业人员等。

表 4-16 不同职业人群参与工作性体力活动的情况[M（IQR）]

体力活动情况	生产、运输设备操作人员及有关人员	商业、服务业人员	国家机关、党群组织、企业、事业单位负责人	办事人员和有关人员	专业技术人员	离退休人员	家务人员	其他¹
高强度								
频率（天/周）	0（0，0）	0（0，0）	0（0，0）	0（0，0）	0（0，0）	0（0，0）	0（0，0）	0（0，0）
时间（分钟/天）	0（0，0）	0（0，0）	0（0，0）	0（0，0）	0（0，0）	0（0，0）	0（0，0）	0（0，0）
总时长（分钟/周）	0（0，0）	0（0，0）	0（0，0）	0（0，0）	0（0，0）	0（0，0）	0（0，0）	0（0，0）
中等强度								
频率（天/周）	3（0，7）	2（0，7）	1（0，5）	5（0，7）	1（0，5）	5（0，7）	7（0，7）	2（0，7）
时间（分钟/天）	30（0，60）	30（0，60）	20（0，60）	30（0，90）	30（0，60）	30（0，88）	60（0，90）	30（0，60）
总时长（分钟/周）	90（0，210）	67（0，240）	40（0，210）	192（0，440）	60（0，210）	210（0，440）	280（0，600）	90（0，420）
中等到高强度								
总时长（分钟/周）	120（0，300）	90（0，300）	45（0，210）	210（0，440）	60（0，210）	210（0，450）	300（0，630）	120（0，420）

注：M, median, 中位数；IQR, inter-quartile range, 四分位数间距。

1 包括农林牧渔水利业生产人员、军人、其他劳动者、在校生、未就业人员等。

（六）不同婚姻状况人群参与情况

从婚姻状况分布来看，未婚者的高强度工作性体力活动参与率较高（12.40%），但离婚者参与高强度工作性体力活动的频率、每天的时间和总时长均明显高于其他婚姻状况者，差异具有统计学意义（$P<0.001$）。离婚者的中等强度工作性体力活动参与率较高（72.00%），但丧偶者在参与频率、每天的时间和总时长方面均高于其他婚姻状况者，且差异具有统计学意义（$P<0.001$），见图4-38、图4-39、表4-17与表4-18。

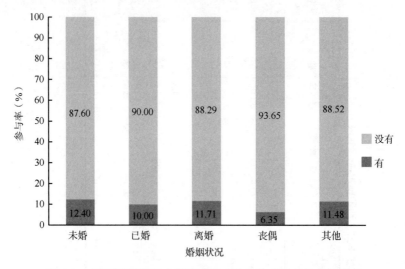

图4-38 不同婚姻状况人群高强度工作性体力活动的参与情况

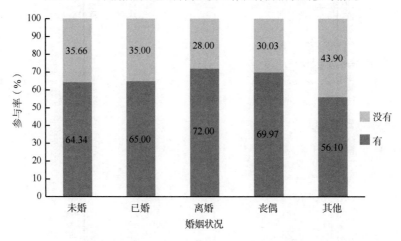

图4-39 不同婚姻状况人群中等强度工作性体力活动的参与情况

表4-17 不同婚姻状况参与工作性体力活动的情况（$\bar{x}\pm s$）

体力活动情况	未婚	已婚	离婚	丧偶	其他[1]
高强度					
频率（天/周）	0.41±1.34	0.37±1.49	0.58±1.73	0.23±1.03	0.40±1.25
时间（分钟/天）	9.49±41.45	9.77±47.99	25.27±99.57	9.54±59.32	8.31±31.09
总时长（分钟/周）	34.39±305.17	42.71±263.59	151.35±646.40	51.64±375.02	32.22±140.65

续表

体力活动情况	未婚	已婚	离婚	丧偶	其他[1]
中等强度					
频率（天/周）	2.70±2.79	3.23±3.02	3.64±2.95	3.91±3.12	2.42±2.73
时间（分钟/天）	36.22±55.37	52.86±79.98	52.64±74.24	59.50±82.78	51.23±79.77
总时长（分钟/周）	148.44±281.95	283.49±500.39	288.94±495.03	359.00±558.84	241.02±501.76
中等到高强度					
总时长（分钟/周）	182.83±356.00	326.20±592.74	440.29±896.42	410.63±742.77	273.24±517.05

注：$\bar{x}±s$，平均数±标准差。1 包括同居、分居等。

表 4-18　不同婚姻状况参与工作性体力活动的情况[M（IQR）]

体力活动情况	未婚	已婚	离婚	丧偶	其他[1]
高强度					
频率（天/周）	0（0，0）	0（0，0）	0（0，0）	0（0，0）	0（0，0）
时间（分钟/天）	0（0，0）	0（0，0）	0（0，0）	0（0，0）	0（0，0）
总时长（分钟/周）	0（0，0）	0（0，0）	0（0，0）	0（0，0）	0（0，0）
中等强度					
频率（天/周）	2（0，5）	2（0，7）	4（0，7）	5（0，7）	2（0，4）
时间（分钟/天）	20（0，60）	30（0，60）	30（0，60）	30（0，60）	20（0，60）
总时长（分钟/周）	60（0，210）	105（0，420）	140（0，420）	180（0，420）	60（0，230）
中等到高强度					
总时长（分钟/周）	70（0，210）	120（0，420）	180（0，420）	180（0，420）	102（0，360）

注：M，median，中位数；IQR，inter-quartile range，四分位数间距。1 包括同居、分居等。

（七）不同调查时间的参与情况

三次横断面调查中总人群的工作性体力活动参与情况的比较分析结果显示，2018 年、2009 年、1997 年的总人群参与率分别为 66.90%、83.52% 和 67.22%。2018 年的调查问卷未将工作性体力活动分为轻强度、中等强度与高强度，但数据显示，高强度工作性体力活动的参与率明显高于前两次调查结果，见图 4-40 与图 4-41。

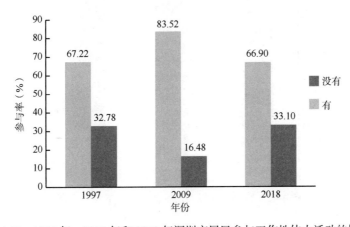

图 4-40　1997 年、2009 年和 2018 年深圳市居民参与工作性体力活动的情况

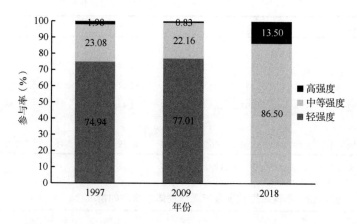

图 4-41　1997 年、2009 年和 2018 年深圳市居民参与不同强度工作性体力活动的情况

二、交通性体力活动

交通性体力活动指与出行交通相关的体力活动，如步行、骑车上/下班或上/下学、去购物等。对于步行或骑自行车送递物品/货物的邮递人员或快递人员等的步行或骑车活动计入工作性体力活动；对于以锻炼身体为目的的步行或骑自行车则计入休闲性体力活动。

（一）总人群参与情况

调查结果显示，深圳市 2018 年 18 岁及以上居民的交通性体力活动参与率为 80.25%。平均参与频率、每天的时间和总时长分别为（4.60±2.88）天/周、（50.50±59.71）分钟/天和（298.08±385.17）分钟/周，中位数分别为 6 天/周、30 分钟/天与 210 分钟/周，见图 4-42与表 4-19。

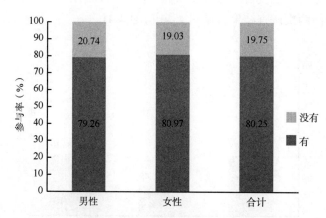

图 4-42　深圳市居民交通性体力活动的参与情况

表 4-19 深圳市居民参与交通性体力活动的情况

体力活动情况	$\bar{x}\pm s$	M（IQR）
频率（天/周）	4.60±2.88	6（2，7）
时间（分钟/天）	50.50±59.71	30（15，60）
总时长（分钟/周）	298.08±385.17	210（60，420）

注：$\bar{x}\pm s$，平均数±标准差；M，median，中位数；IQR，inter-quartile range，四分位数间距。

（二）不同性别参与情况

女性居民的交通性体力活动参与率稍高于男性（χ^2=4.53，P=0.033），女性与男性分别为 80.97%与 79.26%，且女性参与频率、每天的时间与总时长均高于男性，差异具有统计学意义（P<0.001），见图 4-42 与表 4-20。

表 4-20 不同性别参与交通性体力活动的情况

体力活动情况	男性		女性	
	$\bar{x}\pm s$	M（IQR）	$\bar{x}\pm s$	M（IQR）
频率（天/周）	4.40±2.97	6（1，7）	4.74±2.81	6（2，7）
时间（分钟/天）	48.38±64.24	30（15，60）	52.06±56.07	30（20，60）
总时长（分钟/周）	277.76±408.23	164（40，420）	313.13±366.48	210（60，420）

注：$\bar{x}\pm s$，平均数±标准差；M，median，中位数；IQR，inter-quartile range，四分位数间距。

（三）不同年龄群体参与情况

不同年龄群体的交通性体力活动参与率存在差异，且具有统计学意义（χ^2=13.93，P=0.016）。60～69 岁年龄组的参与率最高，为 82.38%，而≥70 岁年龄组最低（74.94%）。另外，60～69 岁年龄组在参与频率、总时长方面高于其他年龄组，而 50～59 岁年龄组平均每天的参与时间较长，差异具有统计学意义（P<0.001），见图 4-43、表 4-21 与表 4-22。

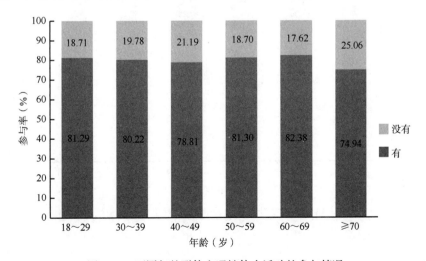

图 4-43 不同年龄群体交通性体力活动的参与情况

表 4-21   不同年龄群体参与交通性体力活动的情况（$\bar{x} \pm s$）

体力活动情况	18~29 岁	30~39 岁	40~49 岁	50~59 岁	60~69 岁	≥70 岁
频率（天/周）	4.36±2.82	4.37±2.83	4.50±3.03	4.93±2.79	5.26±2.73	4.73±2.98
时间（分钟/天）	45.35±58.11	43.90±50.73	52.56±69.05	59.32±65.77	58.74±57.04	55.07±50.86
总时长（分钟/周）	254.08±375.91	246.13±316.29	306.33±448.87	362.62±405.708	382.28±393.52	356.94±347.34

注：$\bar{x} \pm s$，平均数±标准差。

表 4-22   不同年龄群体参与交通性体力活动的情况[M（IQR）]

体力活动情况	18~29 岁	30~39 岁	40~49 岁	50~59 岁	60~69 岁	≥70 岁
频率（天/周）	5（2，7）	5（2，7）	6（2，7）	7（3，7）	7（4，7）	7（3，7）
时间（分钟/天）	30（15，60）	30（15，60）	30（15，60）	53（20，70）	60（30，85）	60（20，90）
总时长（分钟/周）	140（40，350）	150（40，360）	210（45，420）	240（90，420）	300（120，420）	280（80，630）

注：M，median，中位数；IQR，inter-quartile range，四分位数间距。

（四）不同文化程度者参与情况

不同文化程度者的交通性体力活动参与率存在差异，且具有统计学意义（χ^2=35.94，P<0.001）。本科及以上文化程度者的交通性体力活动参与率高于其他文化程度者，为83.08%，而文盲者的参与率最低，为 76.82%。小学及以下文化程度者在参与频率、每天的时间和总时长方面均高于其他文化程度者，且差异具有统计学意义（P<0.001），见图 4-44、表 4-23 与表 4-24。

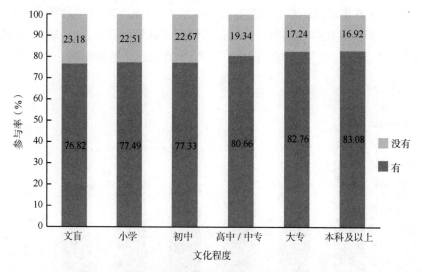

图 4-44   不同文化程度者交通性体力活动的参与情况

表 4-23　不同文化程度者参与交通性体力活动的情况($\bar{x} \pm s$)

体力活动情况	文盲	小学	初中	高中/中专	大专	本科及以上
频率（天/周）	4.86±2.94	4.84±2.92	4.61±2.97	4.58±2.83	4.52±2.75	4.51±2.94
时间（分钟/天）	57.01±61.05	59.13±65.83	51.36±65.92	52.69±63.21	49.28±56.37	41.26±39.55
总时长（分钟/周）	371.48±421.03	377.78±447.22	309.29±419.89	307.83±400.90	280.56±365.29	229.73±250.69

注：$\bar{x} \pm s$，平均数±标准差。

表 4-24　不同文化程度者参与交通性体力活动的情况[M（IQR）]

体力活动情况	文盲	小学	初中	高中/中专	大专	本科及以上
频率（天/周）	7（1，7）	7（2，7）	7（1，7）	6（2，7）	6（2，7）	5（2，7）
时间（分钟/天）	30（10，60）	40（15，90）	30（10，60）	30（20，60）	30（20，60）	30（20，60）
总时长（分钟/周）	210（45，420）	210（60，550）	210（40，420）	210（60，420）	180（60，420）	160（60，315）

注：M，median，中位数；IQR，inter-quartile range，四分位数间距。

（五）不同职业人群参与情况

不同职业人群的交通性体力活动参与率存在差异，且具有统计学意义（χ^2=20.29，P<0.01）。国家机关、党群组织、企业、事业单位负责人的交通性体力活动参与率高于其他职业人群，为 83.26%，而办事人员和有关人员的参与率最低，为 77.50%。离退休人员和家务人员在参与频率、每天的时间和总时长方面较高，且具有统计学意义（P<0.001），见图 4-45、表 4-25 与表 4-26。

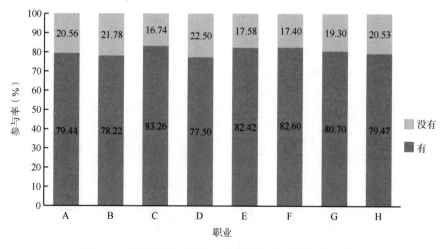

图 4-45　不同职业人群参与交通性体力活动的分布情况

A：生产、运输设备操作人员及有关人员；B：商业、服务业人员；C：国家机关、党群组织、企业、事业单位负责人；
D：办事人员和有关人员；E：专业技术人员；F：离退休人员；G：家务人员；H：其他

表 4-25 不同职业人群参与交通性体力活动的情况（x̄±s）

体力活动情况	生产、运输设备操作人员及有关人员	商业、服务业人员	国家机关、党群组织、企业、事业单位负责人	办事人员和有关人员	专业技术人员	离退休人员	家务人员	其他[1]
频率（天/周）	4.43±2.91	4.29±2.88	4.77±3.51	4.01±2.86	4.47±2.72	5.20±2.74	4.98±2.79	4.53±2.88
时间（分钟/天）	46.21±63.67	45.86±62.58	51.43±51.68	43.44±53.06	42.47±50.42	56.59±48.60	57.24±56.01	55.32±71.04
总时长（分钟/周）	266.54±423.82	255.79±376.88	305.48±348.16	235.36±296.44	236.49±314.98	362.49±329.81	359.81±378.05	325.59±464.55

注：x̄±s，平均数±标准差。1 包括农林牧渔水利业生产人员、军人、其他劳动者、在校生、未就业人员等。

表 4-26 不同职业人群参与交通性体力活动的情况[M（IQR）]

体力活动情况	生产、运输设备操作人员及有关人员	商业、服务业人员	国家机关、党群组织、企业、事业单位负责人	办事人员和有关人员	专业技术人员	离退休人员	家务人员	其他[1]
频率（天/周）	6（1，7）	5（1，7）	6（2，7）	5（1，7）	5（2，7）	7（4，7）	7（3，7）	6（2，7）
时间（分钟/天）	30（11，60）	30（10，60）	30（20，60）	30（10，60）	30（15，60）	60（30，80）	50（20，90）	30（15，60）
总时长（分钟/周）	140（30，360）	150（30，360）	210（60，420）	150（20，360）	150（60，300）	300（120，420）	210（100，420）	210（50，420）

注：M，median，中位数；IQR，inter-quartile range，四分位数间距。1 包括农林牧渔水利业生产人员、军人、其他劳动者、在校生、未就业人员等。

（六）不同婚姻状况人群参与情况

不同婚姻状况人群的交通性体力活动参与率存在差异，但没有统计学意义（$\chi^2=7.17$，$P=0.127$）。未婚者的参与率最高，为82.15%，其他婚姻状况者的参与率最低，为73.96%。数据显示，丧偶者每周参与交通性体力活动的频率较高且总时长较长，而离婚者的每天参与时间较长，差异具有统计学意义（$P<0.05$），见图4-46、表4-27与表4-28。

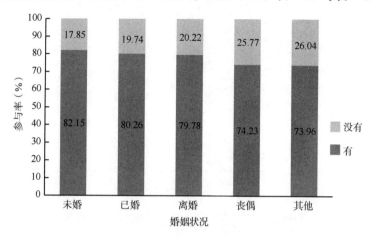

图4-46　不同婚姻状况人群交通性体力活动的参与情况

表4-27　不同婚姻状况人群参与交通性体力活动的情况（$\bar{x}\pm s$）

体力活动情况	未婚	已婚	离婚	丧偶	其他[1]
频率（天/周）	4.37±2.79	4.62±2.89	4.49±2.81	4.80±3.03	3.98±2.94
时间（分钟/天）	46.01±58.85	50.63±59.26	59.83±84.89	54.59±56.47	43.71±44.67
总时长（分钟/周）	257.85±379.73	299.54±381.40	342.70±560.68	361.13±384.91	242.60±266.28

注：$\bar{x}\pm s$，平均数±标准差。1包括同居、分居等。

表4-28　不同婚姻状况人群参与交通性体力活动的情况［M（IQR）］

体力活动情况	未婚	已婚	离婚	丧偶	其他[1]
频率（天/周）	5（2，7）	6（2，7）	6（2，7）	7（0，7）	5（0，7）
时间（分钟/天）	30（15，60）	30（15，60）	30（15，60）	40（0，65）	30（0，60）
总时长（分钟/周）	140（40，300）	210（60，420）	180（60，420）	250（0，430）	180（0，410）

注：M，median，中位数；IQR，inter-quartile range，四分位数间距。1包括同居、分居等。

三、休闲性体力活动

休闲性体力活动指锻炼身体、体育课和休闲娱乐等相关活动，包括所有不以竞赛为目的的运动和锻炼。高强度休闲性体力活动是指要求付出很大体力或能够引起呼吸或心率显著增加的活动，如长跑、游泳、踢足球等；中等强度休闲性体力活动是指要求付出中等体力或引起呼吸或心率轻度增加的活动，如步行、打太极等。每次活动至少持续10分钟，不足10分钟的活动不计入。

（一）总人群参与情况

调查结果显示，深圳市 2018 年 18 岁及以上居民的高强度休闲性体力活动参与率为 19.49%，中等强度休闲性体力活动参与率为 31.50%，体育锻炼率为 26.24%。参与中等强度休闲性体力活动的频率、每天的时间与总时长均显著高于高强度休闲性体力活动。平均每周参与中等到高强度休闲性体力活动的时间为（134.28±288.32）分钟，中位时间为 0 分钟，见图 4-47 与表 4-29。

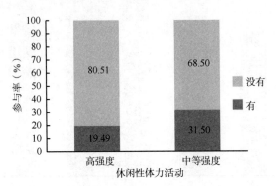

图 4-47　深圳市居民休闲性体力活动的参与情况

表 4-29　深圳市居民参与休闲性体力活动的情况

体力活动情况	$\bar{x}\pm s$	M（IQR）
高强度		
频率（天/周）	0.59±1.50	0（0，0）
时间（分钟/天）	12.71±34.86	0（0，0）
总时长（分钟/周）	39.14±139.14	0（0，0）
中等强度		
频率（天/周）	1.34±2.34	0（0，2）
时间（分钟/天）	21.34±44.91	0（0，30）
总时长（分钟/周）	95.14±230.89	0（0，70）
中等到高强度		
总时长（分钟/周）	134.28±288.32	0（0，150）

注：$\bar{x}\pm s$，平均数±标准差；M，median，中位数；IQR，inter-quartile range，四分位数间距。

（二）不同性别参与情况

从性别分布来看，男性居民的体育锻炼率高于女性（χ^2=24.07，$P<0.001$），分别为 27.33% 与 25.41%。男性的高强度休闲性体力活动参与率明显高于女性（χ^2=366.06，$P<0.001$），分别为 28.27% 与 12.98%，且参与频率、每天的时间与总时长均显著高于女性（$P<0.001$）。在参与中等强度休闲性体力活动方面，男性居民的参与率也高于女性（χ^2=6.44，P=0.011），分别为 32.87% 与 30.49%。参与频率在不同性别间基本一致，但男性参与中等强度休闲性体力活动每天的时间稍长于女性，而女性在参与总时长方面则长于男性，差异没有统计学

意义。另外，男性居民的中等到高强度休闲性体力活动的参与总时长高于女性，差异具有统计学意义（$P<0.001$），见图 4-48 与表 4-30。

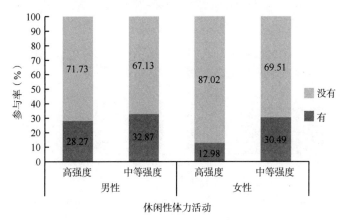

图 4-48　不同性别休闲性体力活动的参与情况

表 4-30　不同性别参与休闲性体力活动的情况

体力活动情况	男性		女性	
	$\overline{x}\pm s$	M（IQR）	$\overline{x}\pm s$	M（IQR）
高强度				
频率（天/周）	0.79±1.63	0（0，1）	0.44±1.38	0（0，0）
时间（分钟/天）	18.39±39.80	0（0，30）	8.51±30.02	0（0，0）
总时长（分钟/周）	51.34±145.77	0（0，30）	30.11±133.31	0（0，0）
中等强度				
频率（天/周）	1.34±2.30	0（0，2）	1.34±2.37	0（0，2）
时间（分钟/天）	21.84±46.17	0（0，30）	20.97±43.95	0（0，30）
总时长（分钟/周）	90.53±221.86	0（0，90）	98.55±237.32	0（0，60）
中等到高强度				
总时长（分钟/周）	141.87±284.20	0（0，180）	128.66±291.22	0（0，120）

注：$\overline{x}\pm s$，平均数±标准差；M，median，中位数；IQR，inter-quartile range，四分位数间距。

（三）不同年龄群体参与情况

从年龄分布来看，不同年龄组人群的高强度休闲性体力活动参与率存在统计学差异（$\chi^2=269.93$，$P<0.001$），且随着年龄增加而逐渐下降。18～29 岁年龄组的参与率最高，为 25.31%，而 ≥70 岁年龄组的参与率仅为 4.41%。数据显示，50 岁以下年龄组的高强度休闲性体力活动参与频率、每天的时间和总时长方面均较高，且不同年龄组之间存在统计学差异（$P<0.001$）。在中等强度休闲性体力活动参与方面，40～49 岁年龄组的参与率（34.96%）较高、每天参与时间较长，而 60～69 岁年龄组在参与频率与总时长方面则高于其他年龄组，且不同年龄组之间存在统计学差异（$P<0.001$）。另外，60～69 岁年龄组参与中等到高强度休闲性体力活动的总时长显著高于其他年龄组，而 18～29 岁年龄组的参与总时长则最短，且不同年龄组之间存在统计学差异（$P<0.001$），见图 4-49、图 4-50、表 4-31 与表 4-32。

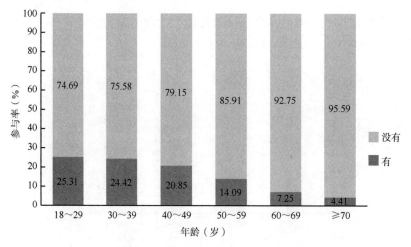

图 4-49　不同年龄群体高强度休闲性体力活动的参与情况

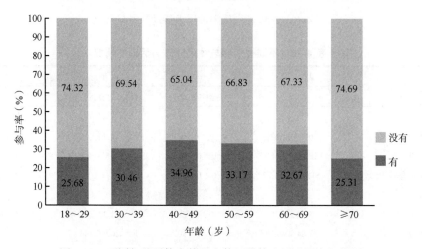

图 4-50　不同年龄群体中等强度休闲性体力活动的参与情况

表 4-31　不同年龄群体参与休闲性体力活动的情况（$\bar{x} \pm s$）

体力活动情况	18～29 岁	30～39 岁	40～49 岁	50～59 岁	60～69 岁	≥70 岁
高强度						
频率（天/周）	0.70±1.53	0.63±1.42	0.70±1.68	0.51±1.49	0.34±1.37	0.20±1.06
时间（分钟/天）	16.45±38.86	15.32±34.68	14.33±40.91	9.40±28.48	4.74±25.11	3.31±18.41
总时长（分钟/周）	45.10±124.93	38.74±103.63	49.66±185.80	35.65±125.51	24.02±154.67	15.01±97.30
中等强度						
频率（天/周）	0.91±1.90	1.10±2.03	1.43±2.31	1.66±2.63	1.90±2.92	1.40±2.59
时间（分钟/天）	15.29±37.25	18.85±42.07	24.80±49.11	24.49±47.06	24.62±418.04	17.39±40.25
总时长（分钟/周）	53.93±146.12	71.38±201.08	106.80±249.97	124.34±248.08	143.99±290.68	99.38±244.04
中等到高强度						
总时长（分钟/周）	99.03±209.39	110.12±254.70	156.46±331.22	159.99±298.11	168.02±334.53	114.38±258.46

注：$\bar{x} \pm s$，平均数±标准差。

表 4-32　不同年龄群体参与休闲性体力活动的情况［M（IQR）］

体力活动情况	18～29 岁	30～39 岁	40～49 岁	50～59 岁	60～69 岁	≥70 岁
高强度						
频率（天/周）	0（0，1）	0（0，0）	0（0，0）	0（0，0）	0（0，0）	0（0，0）
时间（分钟/天）	0（0，10）	0（0，0）	0（0，0）	0（0，0）	0（0，0）	0（0，0）
总时长（分钟/周）	0（0，10）	0（0，0）	0（0，0）	0（0，0）	0（0，0）	0（0，0）
中等强度						
频率（天/周）	0（0，1）	0（0，2）	0（0，2）	0（0，3）	0（0，5）	0（0，1）
时间（分钟/天）	0（0，10）	0（0，30）	0（0，30）	0（0，30）	0（0，40）	0（0，15）
总时长（分钟/周）	0（0，10）	0（0，60）	0（0，120）	0（0，150）	0（0，210）	0（0，40）
中等到高强度						
总时长（分钟/周）	0（0，120）	0（0，120）	0（0，180）	0（0，210）	0（0，270）	0（0，100）

注：M，median，中位数；IQR，inter-quartile range，四分位数间距。

（四）不同文化程度者参与情况

从文化程度分布来看，不同文化程度人群的高强度与中等强度休闲性体力活动参与率存在统计学差异（χ^2=449.18，$P<0.001$ 和 χ^2=120.34，$P<0.001$），且随着文化程度的增加而逐渐增加。其中，本科及以上文化程度者的参与率最高，分别为 32.47%与 38.12%，而文盲者的参与率分别为 2.43%与 20.40%。数据显示，本科及以上文化程度者的高强度休闲性体力活动参与频率、每天的时间和总时长方面均高于其他人群，且不同文化程度者之间的差异具有统计学意义（$P<0.001$）。在中等强度休闲性体力活动参与方面，不同文化程度者有所不同，且差异具有统计学意义（$P<0.001$）。另外，高中/中专文化程度者参与中等到高强度休闲性体力活动的总时长显著高于其他年龄组，且不同年龄组之间存在统计学差异（$P<0.001$），见图 4-51、图 4-52、表 4-33 与表 4-34。

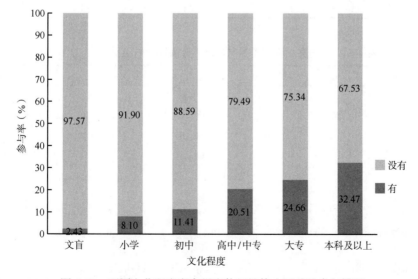

图 4-51　不同文化程度者高强度休闲性体力活动的参与情况

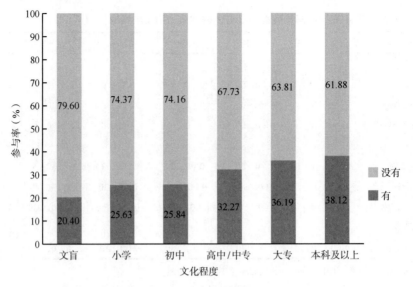

图 4-52　不同文化程度者中等强度休闲性体力活动的参与情况

表 4-33　不同文化程度者参与休闲性体力活动的情况（$\bar{x} \pm s$）

体力活动情况	文盲	小学	初中	高中/中专	大专	本科及以上
高强度						
频率（天/周）	0.12±0.87	0.33±1.28	0.39±1.32	0.66±1.60	0.73±1.63	0.82±1.55
时间（分钟/天）	3.39±35.84	6.57±32.06	6.63±23.44	12.54±33.21	17.16±41.97	21.61±40.96
总时长（分钟/周）	20.71±248.13	23.76±115.78	24.09±105.97	41.44±145.16	51.72±170.09	54.70±123.45
中等强度						
频率（天/周）	1.11±2.39	1.40±2.60	1.21±2.35	1.36±2.32	1.44±2.29	1.40±2.21
时间（分钟/天）	12.88±30.10	21.76±50.71	17.17±40.36	23.85±48.78	23.60±45.86	21.64±40.85
总时长（分钟/周）	75.42±192.86	120.25±290.49	83.35±224.08	106.80±249.67	93.61±197.91	82.54±202.37
中等到高强度						
总时长（分钟/周）	96.13±311.51	144.01±332.16	107.44±261.74	148.24±309.42	145.34±283.75	137.23±258.80

注：$\bar{x} \pm s$，平均数±标准差。

表 4-34　不同文化程度者参与休闲性体力活动的情况［M（IQR）］

体力活动情况	文盲	小学	初中	高中/中专	大专	本科及以上
高强度						
频率（天/周）	0（0，0）	0（0，0）	0（0，0）	0（0，0）	0（0，0）	0（0，1）
时间（分钟/天）	0（0，0）	0（0，0）	0（0，0）	0（0，0）	0（0，0）	0（0，30）
总时长（分钟/周）	0（0，0）	0（0，0）	0（0，0）	0（0，0）	0（0，0）	0（0，60）
中等强度						
频率（天/周）	0（0，0）	0（0，1）	0（0，1）	0（0，2）	0（0，2）	0（0，2）
时间（分钟/天）	0（0，0）	0（0，15）	0（0，10）	0（0，30）	0（0，30）	0（0，30）
总时长（分钟/周）	0（0，0）	0（0，30）	0（0，30）	0（0，90）	0（0，100）	0（0，90）
中等到高强度						
总时长（分钟/周）	0（0，0）	0（0，100）	0（0，90）	0（0，180）	0（0，180）	40（0，180）

注：M，median，中位数；IQR，inter-quartile range，四分位数间距。

（五）不同职业人群参与情况

不同职业人群的高强度休闲性体力活动参与率存在差异，且具有统计学意义（$\chi^2=329.28$，$P<0.001$）。专业技术人员的参与率最高，为30.21%，而离退休人员的参与率最低，为8.70%。专业技术人员平均每天参与时间长于其他职业人群，而国家机关、党群组织、企业、事业单位负责人在参与频率和总时长方面较高，差异具有统计学意义（$P<0.001$）。在中等强度休闲性体力活动的参与方面，不同职业人员的参与率存在统计学差异（$\chi^2=55.04$，$P<0.001$）。其中，办事人员和有关人员的参与率最高，为37.92%，而生产、运输设备操作人员及有关人员的参与率最低，为26.60%。离退休人员在中等强度休闲性体力活动参与频率、每天的时间和总时长，以及中等到高强度休闲性体力活动的总时长方面均高于其他职业人群，差异具有统计学意义（$P<0.001$），见图4-53、图4-54、表4-35与表4-36。

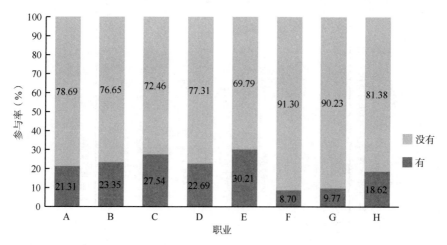

图 4-53　不同职业人群高强度休闲性体力活动的参与情况

A：生产、运输设备操作人员及有关人员；B：商业、服务业人员；C：国家机关、党群组织、企业、事业单位负责人；
D：办事人员和有关人员；E：专业技术人员；F：离退休人员；G：家务人员；H：其他

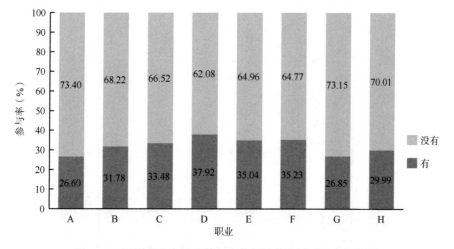

图 4-54　不同职业人群中等强度休闲性体力活动的参与情况

A：生产、运输设备操作人员及有关人员；B：商业、服务业人员；C：国家机关、党群组织、企业、事业单位负责人；
D：办事人员和有关人员；E：专业技术人员；F：离退休人员；G：家务人员；H：其他

表 4-35 不同职业人群参与休闲性体力活动的情况（$\bar{x} \pm s$）

体力活动情况	生产、运输设备操作人员及有关人员	商业、服务业人员	国家机关、党群组织、企业、事业单位负责人	办事人员和有关人员	专业技术人员	离退休人员	家务人员	其他[1]
高强度								
频率（天/周）	0.64±1.59	0.70±1.59	0.80±1.71	0.69±1.61	0.74±1.48	0.38±1.37	0.39±1.36	0.55±1.44
时间（分钟/天）	12.76±30.15	15.49±38.07	16.83±33.28	14.30±32.97	20.06±42.48	5.85±23.27	6.49±27.88	12.35±37.37
总时长（分钟/周）	37.28±110.61	47.68±156.63	50.82±124.70	43.78±114.73	46.94±117.20	25.87±115.54	27.67±143.60	38.56±160.38
中等强度								
频率（天/周）	0.96±1.95	1.24±2.16	1.25±2.16	1.48±2.34	1.28±2.15	1.97±2.89	1.28±2.39	1.32±2.35
时间（分钟/天）	16.13±40.55	21.02±43.19	20.04±38.35	25.32±53.94	21.63±44.44	26.59±47.02	19.79±44.95	20.91±45.59
总时长（分钟/周）	61.11±171.38	83.23±198.79	80.47±182.83	107.43±317.13	79.24±186.86	148.97±273.65	100.58±251.96	96.39±239.90
中等到高强度								
总时长（分钟/周）	98.39±219.93	130.91±279.92	131.28±232.22	151.21±342.81	126.18±238.38	174.84±310.96	128.25±311.83	134.94±310.61

注：$\bar{x} \pm s$，平均数±标准差。1 包括农林牧渔水利业生产人员、军人、其他劳动者、在校生、未就业人员等。

表 4-36 不同职业人群参与休闲性体力活动的情况[M（IQR）]

体力活动情况	生产、运输设备操作人员及有关人员	商业、服务业人员	国家机关、党群组织、企业、事业单位负责人	办事人员和有关人员	专业技术人员	离退休人员	家务人员	其他[1]
高强度								
频率（天/周）	0（0，0）	0（0，0）	0（0，1）	0（0，0）	0（0，1）	0（0，0）	0（0，0）	0（0，0）
时间（分钟/天）	0（0，0）	0（0，0）	0（0，30）	0（0，0）	0（0，30）	0（0，0）	0（0，0）	0（0，0）
总时长（分钟/周）	0（0，0）	0（0，0）	0（0，30）	0（0，0）	0（0，40）	0（0，0）	0（0，0）	0（0，0）
中等强度								
频率（天/周）	0（0，1）	0（0，2）	0（0，2）	0（0，2）	0（0，2）	0（0，5）	0（0，1）	0（0，2）
时间（分钟/天）	0（0，10）	0（0，30）	0（0，30）	0（0，30）	0（0，30）	0（0，45）	0（0，30）	0（0，30）
总时长（分钟/周）	0（0，20）	0（0，70）	0（0，60）	0（0，120）	0（0，60）	0（0，210）	0（0，45）	0（0，60）
中等到高强度								
总时长（分钟/周）	0（0，90）	0（0，150）	0（0，180）	0（0，180）	0（0，164）	0（0，280）	0（0，100）	0（0，135）

注：M，median，中位数；IQR，inter-quartile range，四分位数间距。1 包括农林牧渔水利业生产人员、军人、其他劳动者、在校生、未就业人员等。

（六）不同婚姻状况者参与情况

从婚姻状况分布来看，不同婚姻状况人群的高强度与中等强度休闲性体力活动参与率存在统计学差异（$\chi^2=72.06$，$P<0.001$；$\chi^2=22.86$，$P<0.001$）。其中，其他婚姻状况者的高强度与中等强度休闲性体力活动参与率均较高，分别为 29.33%与 40.00%，而丧偶者的参与率最低，分别为 6.13%与 24.49%。数据显示，未婚者在高强度休闲性体力活动的参与频率、每天的时间和总时长方面均高于其他人群，而其他婚姻状况者在中等强度休闲性体力活动参与频率、每天的时间和总时长，以及中等到高强度休闲性体力活动的总时长方面均高于其他人员，差异具有统计学意义（$P<0.001$），见图4-55、图4-56、表4-37与表4-38。

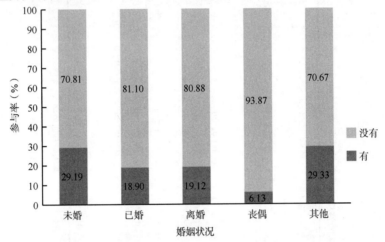

图 4-55　不同婚姻状况者高强度休闲性体力活动的参与情况

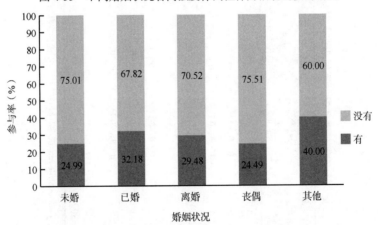

图 4-56　不同婚姻状况者中等强度休闲性体力活动的参与情况

表 4-37　不同婚姻状况者参与休闲性体力活动的情况（$\bar{x}\pm s$）

体力活动情况	未婚	已婚	离婚	丧偶	其他[1]
高强度					
频率（天/周）	0.78±1.55	0.58±1.50	0.64±1.65	0.26±1.14	0.76±1.71
时间（分钟/天）	21.30±48.84	12.16±33.67	12.56±32.47	3.82±15.82	16.19±34.46
总时长（分钟/周）	53.55±134.52	38.18±140.08	46.00±156.78	17.25±80.98	49.97±127.74

续表

体力活动情况	未婚	已婚	离婚	丧偶	其他[1]
中等强度					
频率（天/周）	0.92±1.93	1.38±2.36	1.23±2.12	1.33±2.55	1.92±2.73
时间（分钟/天）	14.90±36.58	21.91±45.50	24.70±53.54	15.07±33.23	26.07±44.96
总时长（分钟/周）	55.46±156.62	98.22±235.90	104.00±252.30	86.54±197.39	132.13±240.80
中等到高强度					
总时长（分钟/周）	109.01±222.25	136.39±292.89	149.99±349.57	103.79±208.87	182.11±316.97

注：$\bar{x}\pm s$，平均数±标准差。1 包括同居、分居等。

表 4-38　不同婚姻状况者参与休闲性体力活动的情况［M（IQR）］

体力活动情况	未婚	已婚	离婚	丧偶	其他[1]
高强度					
频率（天/周）	0（0，1）	0（0，0）	0（0，0）	0（0，0）	0（0，1）
时间（分钟/天）	0（0，30）	0（0，0）	0（0，0）	0（0，0）	0（0，26）
总时长（分钟/周）	0（0，60）	0（0，0）	0（0，0）	0（0，0）	0（0，26）
中等强度					
频率（天/周）	0（0，0）	0（0，2）	4（0，7）	0（0，2）	0（0，4）
时间（分钟/天）	0（0，0）	0（0，30）	30（0，60）	0（0，30）	0（0，30）
总时长（分钟/周）	0（0，0）	0（0，90）	140（0，420）	0（0，70）	0（0，150）
中等到高强度					
总时长（分钟/周）	0（0，120）	0（0，150）	180（0，420）	0（0，120）	0（30，265）

注：M，median，中位数；IQR，inter-quartile range，四分位数间距。1 包括同居、分居等。

（七）不同调查时间的参与情况

三次横断面调查的居民经常性休闲性体力活动参与率存在差异，且具有统计学意义（$P<$ 0.001）。本次调查数据显示，无论是总人群还是不同性别居民的经常性休闲性体力活动参与率均明显低于 2009 年的调查结果，但高于 1997 年的调查结果，见图 4-57 与图 4-58。

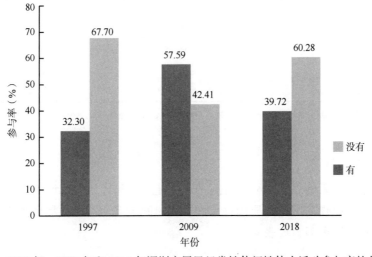

图 4-57　1997 年、2009 年和 2018 年深圳市居民经常性休闲性体力活动参与率的分布情况

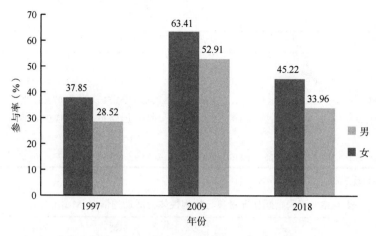

图 4-58　1997 年、2009 年和 2018 年不同性别居民的经常性休闲性体力活动参与率分布情况

四、静 态 行 为

静态行为是指在学校、宿舍、家里、交通工具上、办公室或其他场所坐着或躺着所花费的时间，包括学习、阅读、办公、看电视、使用手机或电脑、休息等，但不包括睡觉时间。

（一）总人群情况

调查结果显示，深圳市 2018 年 18 岁及以上居民平均每天的总静态行为时间为（344.68±196.99）分钟，中位时间为 300 分钟。其中，使用手机时间的占比最大，平均每天为（111.99±90.64）分钟，中位数为 120 分钟，见表 4-39。

表 4-39　深圳市居民的静态行为时间（分钟/天）

静态行为	$\bar{x} \pm s$	M（IQR）
总静态行为	344.68±196.99	300（180，480）
看电视	79.38±84.64	60（0，120）
使用电脑	82.64±115.62	30（0，120）
使用手机	111.99±90.64	120（60，164）
阅读纸质读物	37.05±49.67	20（0，60）

注：$\bar{x} \pm s$，平均数±标准差；M，median，中位数；IQR，inter-quartile range，四分位数间距。

（二）不同性别人群静态行为情况

男性居民平均每天的总静态行为时间多于女性，且差异具有统计学意义（$P<0.001$）。女性平均每天在看电视与阅读纸质读物方面所花时间较多，而男性居民则主要在使用电脑与手机方面所花时间更多，见表 4-40。

表 4-40　深圳市居民分性别的静态行为情况　　　　（单位：分钟/天）

静态行为	男性		女性	
	$\bar{x} \pm s$	M（IQR）	$\bar{x} \pm s$	M（IQR）
总静态行为	369.71±198.60	360（210，480）	326.16±193.73	300（180，480）
看电视	75.70±84.05	60（0，120）	82.10±84.98	60（0，120）
使用电脑	89.62±121.09	60（0，120）	77.49±111.13	30（0，120）
使用手机	116.82±93.11	120（60，164）	107.27±88.56	90（60，150）
阅读纸质读物	33.00±46.86	10（0，60）	40.05±51.45	30（0，60）

注：$\bar{x} \pm s$，平均数±标准差；M，median，中位数；IQR，inter-quartile range，四分位数间距。

（三）不同年龄人群体静态行为情况

不同年龄组人群平均每天的总静态行为时间存在差异，且具有统计学意义（$P<0.001$）。在 70 岁之前，各年龄组的总静态行为时间随着年龄的增加而减少，而在 70 岁以后则又出现增加。不同年龄组平均每天看电视、使用电脑、使用手机与阅读纸质读物时间存在差异，且具有统计学意义（$P<0.001$）。18~49 岁群体平均每天使用手机时间的占比最大，而 50 岁及以上群体则在看电视方面平均每天所用时间最多。另外，各年龄组平均每天阅读纸质读物的时间最少，但随着年龄的增加而增长，见表 4-41。

（四）不同文化程度人群静态行为情况

不同文化程度人群平均每天的总静态行为时间存在统计学差异（$P<0.001$），且随着文化程度的增加而增加。不同文化程度人群平均每天看电视、使用电脑、使用手机与阅读纸质读物时间存在差异，且具有统计学意义（$P<0.01$）。小学及以下文化程度者平均每天看电视时间的占比最大，而中学及以上文化程度者则主要在使用手机方面占比较大。另外，不同文化程度人群平均每天阅读纸质读物的时间最少，见表 4-42。

（五）不同职业人群静态行为情况

不同职业人群平均每天的总静态行为时间存在统计学差异（$P<0.001$）。其中，专业技术人员平均每天的总静态行为时间最长，为（429.30±206.36）分钟，中位数为 450 分钟。不同职业人群平均每天看电视、使用电脑、使用手机与阅读纸质读物时间存在差异，且具有统计学意义（$P<0.001$）。其中，离退休人员与家务人员平均每天看电视时间的占比最大，而其余职业人群平均每天使用手机的时间最多。另外，不同职业人群平均每天阅读纸质读物的时间最少，见表 4-43 与表 4-44。

（六）不同婚姻状况人群静态行为情况

不同婚姻状况人群平均每天的总静态行为时间存在统计学差异（$P<0.001$）。其中，未婚者平均每天的总静态行为时间明显高于其他群体，为（458.74±207.54）分钟，中位数为 480 分钟。不同婚姻状况人群平均每天看电视、使用电脑、使用手机与阅读纸质读物时间不同。另外，未婚人群平均每天阅读纸质读物的时间最少，见表 4-45。

表 4-41　深圳市不同年龄人群的静态行为情况

（单位：分钟/天）

年龄组（岁）	总静态行为		看电视		使用电脑		使用手机		阅读纸质读物	
	$\bar{x}\pm s$	M（IQR）	$\bar{x}\pm s$	M（IQR）	$\bar{x}\pm s$	M（IQR）	$\bar{x}\pm s$	M（IQR）	$\bar{x}\pm s$	M（IQR）
18～29	432.25±210.93	460（295，600）	75.62±84.61	60（0，120）	119.96±151.91	60（0，180）	156.60±107.98	120（60，180）	33.14±47.35	0（0，60）
30～39	381.19±199.04	360（240，540）	69.93±79.77	60（0，120）	93.03±126.45	60（0，120）	126.28±89.81	120（60，180）	35.33±45.95	30（0，60）
40～49	345.70±193.93	300（180，480）	76.88±83.74	60（0，120）	77.64±105.25	30（0，120）	114.85±88.41	120（60，150）	36.28±49.73	15（0，60）
50～59	282.86±168.89	240（150，360）	93.54±90.80	60（30，120）	63.31±90.34	10（0，120）	82.13±68.49	60（30，120）	38.22±52.39	0（0，60）
60～69	245.73±148.55	240（120，360）	96.37±86.17	60（30，120）	57.11±79.46	0（0，120）	67.13±70.77	60（10，120）	43.02±55.23	20（0，60）
≥70	275.09±166.99	240（150，360）	88.11±91.13	60（0，120）	57.15±81.04	0（0，120）	57.44±69.73	30（0，120）	48.01±58.15	30（0，83）

注：$\bar{x}\pm s$，平均数±标准差；M，median，中位数；IQR，inter-quartile range，四分位数间距。

表 4-42　深圳市不同文化程度人群的静态行为情况

（单位：分钟/天）

文化程度	总静态行为		看电视		使用电脑		使用手机		阅读纸质读物	
	$\bar{x}\pm s$	M（IQR）	$\bar{x}\pm s$	M（IQR）	$\bar{x}\pm s$	M（IQR）	$\bar{x}\pm s$	M（IQR）	$\bar{x}\pm s$	M（IQR）
文盲	239.17±162.24	180（120，300）	93.80±87.00	60（30，120）	41.81±73.42	0（0，60）	49.92±73.90	15（0，90）	35.88±60.08	0（0，60）
小学	255.08±165.57	240（120，360）	99.30±91.82	80（30，120）	50.33±83.78	0（0，60）	68.44±72.36	60（0，120）	32.48±53.65	0（0，60）
初中	302.82±181.24	270（180，420）	89.69±88.37	60（20，120）	61.24±92.26	0（0，120）	109.21±92.32	90（60，164）	35.44±51.97	0（0，60）
高中/中专	328.90±189.26	300（180，480）	79.32±82.08	60（0，120）	79.62±106.07	50（0，120）	116.67±87.13	120（60，180）	38.61±49.07	20（0，60）
大专	392.63±193.99	360（240，500）	70.52±79.24	60（0，120）	105.99±130.07	60（0，164）	129.22±96.08	120（60，180）	37.68±45.87	30（0，60）
本科及以上	444.16±200.26	480（300，600）	60.96±79.24	30（0，120）	117.21±146.14	60（0，180）	120.30±88.60	120（60，164）	38.92±46.95	30（0，60）

注：$\bar{x}\pm s$，平均数±标准差；M，median，中位数；IQR，inter-quartile range，四分位数间距。

表 4-43 深圳市不同职业人群的静态行为情况（$\bar{x} \pm s$）

（单位：分钟/天）

静态行为	生产、运输设备操作人员及有关人员	商业、服务业人员	国家机关、党群组织、企业、事业单位负责人	办事人员和有关人员	专业技术人员	离退休人员	家务人员	其他[1]
总静态行为	358.32±210.07	370.27±193.23	378.03±197.22	424.60±195.75	429.30±206.36	273.45±151.19	258.32±157.97	334.56±198.37
看电视	69.72±76.64	72.93±85.76	71.84±76.77	67.31±76.03	60.79±77.55	95.66±93.41	90.71±82.51	89.45±87.65
使用电脑	75.86±117.76	81.38±112.44	94.28±116.97	108.93±138.01	117.35±146.61	57.21±81.92	63.41±84.10	82.45±117.54
使用手机	116.41±89.86	126.26±97.88	118.76±87.47	127.06±91.64	117.87±86.34	75.23±71.38	99.04±84.88	113.96±94.40
阅读纸质读物	26.47±42.81	32.38±45.34	41.54±45.59	37.03±46.54	32.74±45.09	42.78±54.34	45.45±55.70	37.78±51.69

注：$\bar{x} \pm s$，平均数±标准差。1 包括农林牧渔水利业生产人员、军人、其他劳动者、在校生、未就业人员等。

表 4-44 深圳市不同职业人群的静态行为情况[M（IQR）]

（单位：分钟/天）

静态行为	生产、运输设备操作人员及有关人员	商业、服务业人员	国家机关、党群组织、企业、事业单位负责人	办事人员和有关人员	专业技术人员	离退休人员	家务人员	其他[1]
总静态行为	300（180，540）	360（240，480）	360（240，480）	420（300，480）	450（240，600）	240（180，360）	240（120，360）	300（180，480）
看电视	60（0，120）	60（0，120）	60（0，120）	60（0，120）	30（0，120）	60（30，120）	60（30，120）	60（20，120）
使用电脑	20（0，120）	50（0，120）	60（0，120）	60（0，180）	60（0，180）	0（0，120）	20（0，120）	30（0，120）
使用手机	120（60，180）	120（60，180）	120（60，164）	120（60，180）	120（60，164）	60（30，120）	60（30，120）	100（60，164）
阅读纸质读物	0（0，30）	10（0，60）	30（0，60）	30（0，60）	20（0，60）	30（0，60）	30（0，60）	20（0，60）

注：M，中位数；IQR，inter-quartile range，四分位数间距。1 包括农林牧渔水利业生产人员、军人、其他劳动者、在校生、未就业人员等。

表 4-45 深圳市居民不同婚姻状况人群的静态行为情况

（单位：分钟/天）

婚姻状况	总静态行为		看电视		使用电脑		使用手机		阅读纸质读物	
	$\bar{x}\pm s$	M（IQR）	$\bar{x}\pm s$	M（IQR）	$\bar{x}\pm s$	M（IQR）	$\bar{x}\pm s$	M（IQR）	$\bar{x}\pm s$	M（IQR）
未婚	458.74±207.54	480（300，600）	81.15±93.26	60（0，120）	131.50±150.34	73（0，180）	160.64±112.38	120（60，180）	35.79±52.60	0（0，60）
已婚	335.79±193.26	300（180，480）	78.34±83.10	60（0，120）	79.15±111.96	30（0，120）	107.23±86.51	90（60，150）	36.86±49.10	20（0，60）
离婚	392.37±198.09	400（240，540）	93.88±102.16	60（0，120）	86.61±120.55	30（0，140）	146.67±118.17	120（60，180）	38.18±47.15	30（0，60）
丧偶	265.34±164.23	240（120，360）	98.71±90.61	83（20，120）	51.44±77.50	0（0，65）	67.19±70.04	60（0，120）	44.03±60.09	0（0，98）
其他[1]	354.64±198.45	300（180，480）	105.33±104.50	83（30，151）	79.43±89.18	60（0，175）	135.81±107.91	120（60，180）	56.16±62.94	30（0，120）

注：$\bar{x}\pm s$，平均数±标准差；M，median，中位数；IQR，inter-quartile range，四分位数间距。1 包括同居、分居等。

五、睡 眠 时 间

睡眠时间指一般情况下，一天内睡眠的累计时间，包括午睡时间。

2018年调查结果显示，深圳市18岁及以上居民平均每天的睡眠时间为（440.81±65.79）分钟，中位时间为 420 分钟。不同性别群体平均每天睡眠时间的差异没有统计学意义（P=0.251），而不同年龄、文化程度、职业及婚姻状况者平均每天的睡眠时间存在差异，且具有统计学意义（$P<0.01$），见表4-46。

表 4-46 深圳市居民的睡眠时间分布情况 （单位：分钟/天）

人口学类别	$\bar{x} \pm s$	M（IQR）
性别		
男性	439.94±63.05	420（420，480）
女性	441.46±67.75	440（420，480）
年龄（岁）		
18～29	459.18±59.09	480（420，480）
30～39	447.93±57.14	450（420，480）
40～49	437.98±61.56	420（420，480）
50～59	427.43±70.70	420（360，480）
60～69	425.05±80.32	420（360，480）
≥70	438.44±92.97	420（360，480）
文化程度		
文盲	423.26±97.60	420（360，480）
小学	434.50±78.26	420（360，480）
初中	442.16±69.04	440（420，480）
高中/中专	439.89±66.55	420（420，480）
大专	445.68±57.86	450（420，480）
本科及以上	441.42±52.67	420（420，480）
职业人群		
生产、运输设备操作人员及有关人员	440.64±57.79	420（420，480）
商业、服务业人员	443.59±61.50	450（420，480）
国家机关、党群组织、企业、事业单位负责人	441.70±62.91	450（420，480）
办事人员和有关人员	447.47±57.61	450（420，480）
专业技术人员	438.28±52.89	420（420，480）
离退休人员	427.67±82.51	420（360，480）
家务人员	442.87±74.60	480（420，480）
其他[1]	443.54±64.54	450（420，480）
婚姻状况		
未婚	452.73±57.97	480（420，480）
已婚	440.24±65.79	420（420，480）
离婚	432.92±61.52	420（420，480）
丧偶	424.40±89.08	420（360，480）
其他[2]	454.36±65.44	480（420，480）

注：$\bar{x} \pm s$，平均数±标准差；M，median，中位数；IQR，inter-quartile range，四分位数间距。1 包括农林牧渔水利业生产人员、军人、其他劳动者、在校生、未就业人员等。2 包括同居、分居等。

六、小　结

相关研究数据表明，定期、规律地参与体力活动与身心健康密切相关，可降低慢性病、精神疾病与癌症的发生风险，预防超重、肥胖的发生，改善认知功能并促进心理健康，降低人群全因死亡率。相反，缺乏体力活动被认为是导致非传染性疾病发生的第四大危险因素，且每年可引起超过 300 万可预防性死亡的发生。WHO 的数据显示，全球约有 31.1% 的青年群体参与体力活动不足。

研究指出，体力活动与社会发展密切相关，这一点在中低等收入国家中尤为明显且值得关注。工业革命促进了新技术的发展，但也使人们减少了完成日常生活中许多任务所需的体力活动。随着新设备的可用性不断增加，其对人们的体力活动和能量消耗的影响日益扩大，且涉及越来越多人的生活中的方方面面。在这些新技术中，像火车、汽车和高铁等对人们体力活动的影响是显而易见的，而像电视、计算机、电子设备、互联网和无线通信设备等对人们体力活动的影响则是更为微妙且复杂。

在中低等收入国家中，工作性和交通性体力活动在总身体能量消耗中所占比例可能比休闲性体力活动更大。本次调查结果指出，深圳市 18 岁及以上居民参与不同维度体力活动的情况基本与此相一致：工作性与交通性体力活动的各项参与指标（参与率、频率、每天的时间和总时长）基本均高于休闲性体力活动。

1. 工作性体力活动的参与情况　本次调查数据显示，深圳市 18 岁及以上居民的工作性体力活动参与率明显低于 2009 年的调查结果，与 1997 年基本持平。其中，高强度工作性体力活动的参与率显著低于中等强度工作性体力活动的参与率。深圳市居民参与工作性体力活动有以下特点：①男性的高强度工作性体力活动参与率、频率、每天的时间和总时长更高，而女性以参与中等强度体力活动为主；②不同年龄组在不同强度工作性体力活动参与方面存在差别，且≥70 岁组在高强度、中等强度工作性体力活动参与方面均低于其他年龄组；③文化程度越高参与工作性体力活动强度越低，高中/中专及以下者在不同强度工作性体力活动的参与指标方面均高于其他文化程度者；④生产、运输设备操作人员及有关人员的高强度工作性体力活动参与率、频率、每天的时间和总时长均较高，而家务人员在中等强度工作性体力活动的参与率、频率、每天的时间、总时长，以及参与中等到高强度工作性体力活动的总时长方面均明显高于其他工作人群；⑤不同婚姻状况人群在不同强度工作性体力活动参与方面有所差别。

2. 交通性体力活动的参与情况　本次调查数据显示，深圳市居民的交通性体力活动参与率较高，平均参与频率、时间和总时长分别为（4.60±2.88）天/周、（50.50±59.71）分钟/天和（298.08±385.17）分钟/周。不同人群的交通性体力活动参与情况有所不同：①女性的参与率、频率、每天的时间和总时长均高于男性；②50 岁及以上年龄组在各项参与指标方面均较高；③尽管本科及以上文化程度者的参与率较高，但小学及以下者在参与频率、每天的时间和总时长方面均高于其他文化程度者；④国家机关、党群组织、企业、事业单位负责人的交通性体力活动参与率较高，而离退休人员和家务人员在参与频率、每天的时间和总时长方面高于其他职业人群；⑤不同婚姻状况人群的交通性体力活动参与情况存在差别。

3. 休闲性体力活动的参与情况　与工作性、交通性体力活动相比，深圳市居民的休闲性体力活动参与情况较差。本次调查数据显示，无论是总人群还是不同性别居民的体育锻炼率均明显低于 2009 年的调查结果，但高于 1997 年的调查结果。此外，与前两次调查相比，本次调查结果表明，深圳市居民参与高强度休闲性体力活动的比例明显更高。深圳市居民参与休闲性体力活动有以下特点：①中等强度休闲性体力活动的总体参与率、频率、每天的时间和总时长均较高；②男性的高强度休闲性体力活动参与率、频率、每天的时间和总时长更高，而女性主要在中等强度体力活动参与程度方面较高；③高强度休闲性体力活动的参与率随着年龄增加而逐渐下降，且 50 岁以下年龄组的参与频率、每天的时间和总时长方面均较高；不同年龄组的中等强度休闲性体力活动参与情况有所差别；④高强度与中等强度休闲性体力活动的参与率随着文化程度增加而增加；本科及以上文化程度者的高强度休闲性体力活动参与指标均高于其他人群，而不同文化程度者的中等强度休闲性体力活动参与情况有所不同；⑤不同职业、婚姻状况人群在不同强度休闲性体力活动参与方面存在差别。

4. 静态行为与睡眠情况　静态生活方式是一个日益普遍的全球性公共卫生问题，且具有严重的健康后果。本次调查数据显示，深圳市 18 岁及以上居民平均每天的总静态行为时间超过 300 分钟，其中使用手机时间的占比最大。不同人群的静态行为存在差异，主要有以下特点：①男性的总静态行为时间多于女性。②在 70 岁之前，各年龄组的总静态行为时间随着年龄的增加而减少，而在 70 岁以后则又出现增加；以 18～29 岁群体的静态行为时间最长。③文化程度越高，静态行为时间越长；本科及以上文化程度者每天的静态行为时间显著多于其他群体。④专业技术人员每天的总静态行为时间多于其他职业人群。⑤未婚者每天的总静态行为时间明显多于其他群体。⑥手机的使用是深圳市居民的主要静态行为，而不同特征人群均以每天阅读纸质读物的时间最少。此外，不同人群特征的深圳市居民每天的睡眠时间均超过 400 分钟。

体力活动参与不足与静态行为时间过长是目前深圳市居民的主要问题。科技进步、城市化、对交通的依赖性与电视和计算机的普及性等是造成该问题的重要原因。促进公众增加体力活动时间并减少静态行为时间以降低其对公众健康的负面影响是目前的公共卫生工作重点。利用社区活动、大众传媒、基础设施设计等手段开展多部门合作，做好健康宣传教育并制订针对性的干预措施，综合不同人群特点提出合适的体力活动方案。研究指出，城市环境属性如净居住密度、公共交通密度与公共交通数量等与体力活动参与显著正相关且呈线性关系。在卫生领域以外（如交通、城市规划和通讯等）制订支持性政策是促进全民参与体力活动的重要举措。目前手机的使用在全球范围内愈发普遍，利用该技术对人们参与体力活动进行干预也是一种重要的方式。研究指出，利用手机信息推送服务是对公众提供干预措施以改变其健康相关行为（包括体力活动参与）的低成本手段。此外，在利用综合措施促进公众积极参与体力活动的同时，必须确保环境安全并对公众健康与福祉提供支持，减少体力活动参与过程中伤害发生的潜在风险。

（蔡伟聪　彭　绩）

第五章　膳食及营养状况

营养与人民生活息息相关，合理营养是健康的基础。随着经济发展和人民生活水平的提高，不合理的膳食结构和不良的生活方式仍是慢性病发生发展的重要危险因素，营养相关慢性病的发生呈上升趋势，日益威胁着人类健康。定期监测居民营养与健康状况变化趋势，评价人群膳食模式与营养状况对健康的影响，加强健康教育和健康促进工作，多部门配合，动员全民参与，提高居民健康素养，养成良好的生活方式对于慢性病的预防和控制具有重要意义。

第一节　调查方法及样本特征

一、调查方法

（一）膳食调查方法

调查采用了食物频率法。将食物分成13类，分别询问过去一年里，每类食物的摄入频率及平均每次食用量。食用油和调味品以家庭为单位询问全家每月的食用量。

（二）分析方法及结果表述

1. 计算标准人系数　标准人是指18岁、从事轻体力劳动的男性，能量需要量为2250kcal。

参照膳食营养素参考摄入量（dietary reference intake，DRI），按照每个人的年龄、性别、劳动强度、生理状况以及妊娠阶段所对应的推荐摄入量（RNI）除以2250，所得到的即为标准人系数（表5-1）。

表5-1　中国居民能量推荐摄入量及标准人系数

年龄（岁）	男性		女性	
	RNI（kcal/d）	标准人系数	RNI（kcal/d）	标准人系数
15～17	2500	1.11	2 000	0.89
18～49				
轻体力活动	2250	1.00	1800	0.80
中体力活动	2600	1.16	2100	0.93
重体力活动	3000	1.33	2400	1.07

续表

年龄（岁）	男性		女性	
	RNI（kcal/d）	标准人系数	RNI（kcal/d）	标准人系数
50～59				
轻体力活动	2100	0.93	1750	0.78
中体力活动	2450	1.09	2050	0.91
重体力活动	2800	1.24	2350	1.04
≥60				
轻体力活动	2050	0.91	1700	0.76
中体力活动	2350	1.04	1950	0.87

2. 食用油和调味品的摄入量　食用油和调味品摄入情况是以家庭为单位询问的，需要利用家庭成员的三餐就餐情况来计算，按照家庭成员每人日均分配。

3. 个人食物摄入量计算

（1）根据年龄、性别、体力活动水平查找标准人系数。

（2）根据食用频率及平均每次食用量计算日均摄入量。

（3）每标准人日均食物摄入量=日均食物摄入量/标准人系数。

（4）每组食物的摄入总量。根据《中国食物成分表（第 6 版）》，计算每人每组食物的摄入总量。奶类食物摄入量以每 100g 各种奶类中蛋白质的含量与每 100g 鲜奶中蛋白质的含量（3.3g）的比为系数，折算成鲜奶的量。

4. 营养素摄入量　应用个人每日所有食物的摄入数据库结合食物成分表数据库计算。

（1）摄入量的单位折合成百克。

（2）按照食物成分表中的可食部将实际摄入量折合成百克可食部的量（AMOUNT）。

（3）以食物编码链连接食物成分表数据库：

AMOUNT×可食部×百克可食部中的营养素含量=所摄入每种食物的营养素含量。

（4）将每人所摄入的所有食物中的营养素的量累加得到每人每日的营养素摄入量。

5. 能量及营养素摄入量来源分布

（1）能量的食物来源百分比：将食物分为六大类，即粮谷类、动物性食物（禽肉、畜肉、水产品、蛋类）、奶类、果汁饮料、食用油和其他。按照六类食物分别计算各类食物提供的能量摄入量及能量总量，得到各类食物提供的能量占总能量的百分比。

（2）能量的营养素来源百分比：

蛋白质供能百分比：蛋白质摄入量×4÷能量摄入量×100%。

脂肪供能百分比：脂肪摄入量×9÷能量摄入量×100%。

碳水化合物供能百分比：碳水化合物摄入量×4÷能量摄入量×100%。

（3）蛋白质的食物来源百分比：将食物分为四大类，即粮谷类、奶类、动物性食物、其他。按照四类食物分别计算各类食物提供的蛋白质摄入量及蛋白质总量，得到各类食物提供的蛋白质占总蛋白质的百分比。

（4）脂肪的食物来源百分比：将食物分为动物性食物（禽肉、畜肉、水产品、蛋类）、食用油、奶类、粮谷类和其他共五类，分别计算各类食物提供的脂肪摄入量和脂肪总量，得到各类食物提供的脂肪占总脂肪的百分比。

（5）其他营养素的食物来源百分比：各种营养素主要来源分为粮谷类、动物性食物、奶类、新鲜蔬菜、新鲜水果、果汁饮料、食用油、其他。食物来源顺位是将某种食物提供营养素的量所占的比例进行排序。

6. 能量及营养素摄入量与 DRI 的比较　膳食营养素参考摄入量（DRI）是一组每日平均膳食营养素摄入量的参考值，包括四项内容：平均需要量（estimated average requirement，EAR）、推荐摄入量（recommended nutrient intake，RNI）、适宜摄入量（adequate intake，AI）、可耐受最高摄入量（tolerable upper intake level，UL）。

二、样　本　特　征

本次调查共纳入 10 043 名调查对象，被调查人群性别年龄分布见表 5-2。

表 5-2　膳食调查人群的性别年龄分布

年龄（岁）	男性		女性		合计	
	人数	占比（%）	人数	占比（%）	人数	占比（%）
18～44	2735	64.0	3344	58.0	6079	60.5
45～59	996	23.4	1471	25.5	2467	24.6
≥60	542	12.6	955	16.5	1497	14.9
合计	4273	42.5	5770	57.5	10 043	100.0

第二节　就　餐　行　为

就餐行为是指受有关食物和健康观念支配的人群的摄食活动，包括食物的选择、购买、吃什么、吃的频度、如何吃、在哪里吃、和谁一起吃、吃多少等，这些都会影响到人群营养的摄入，从而对营养和健康产生影响。为了解深圳市居民饮食行为现况，本次调查采集了 18 岁及以上居民是否吃早餐、午餐、晚餐，一日三餐就餐地点等数据。

一、不吃三餐的天数

深圳市居民每周中有 0～2 天、3～4 天、5～7 天不吃早餐的比例分别为 96.03%、0.77%、3.20%。其中深圳市男性居民每周中有 0～2 天、3～4 天、5～7 天不吃早餐的比例分别为94.83%、1.04%、4.13%，女性居民每周中有 0～2 天、3～4 天、5～7 天不吃早餐的比例分别为 96.92%、0.56%、2.52%，见表 5-3。

深圳市居民每周中有 0～2 天、3～4 天、5～7 天不吃午餐的比例分别为 99.11%、0.26%、0.63%。其中深圳市男性居民每周中有 0～2 天、3～4 天、5～7 天不吃午餐的比例分别为98.97%、0.33%、0.70%，深圳市女性居民每周中有 0～2 天、3～4 天、5～7 天不吃午餐的比例分别为 99.22%、0.21%、0.57%，见表 5-3。

深圳市居民每周中有 0～2 天、3～4 天、5～7 天不吃晚餐的比例分别为 98.89%、0.22%、0.89%。其中深圳市男性居民每周中有 0～2 天、3～4 天、5～7 天不吃晚餐的比例分别为 99.26%、0.19%、0.55%，深圳市女性居民每周中有 0～2 天、3～4 天、5～7 天不吃晚餐的比例分别为 98.61%、0.24%、1.15%，见表 5-3。

表 5-3　每周不吃早餐、午餐和晚餐的分布

分组	天数	男性（%）				女性（%）				男性和女性（%）			
		18～44 岁	45～59 岁	≥60 岁	合计	18～44 岁	45～59 岁	≥60 岁	合计	18～44 岁	45～59 岁	≥60 岁	合计
早餐	0～2	93.75	95.59	98.89	94.83	96.21	97.30	98.84	96.92	95.1	96.6	98.86	96.03
	3～4	1.30	0.75	0.30	1.04	0.79	0.21	0.31	0.56	1.02	0.43	0.31	0.77
	5～7	4.95	3.66	0.81	4.13	3.00	2.50	0.85	2.52	3.88	2.97	0.83	3.20
午餐	0～2	99.10	98.61	98.99	98.97	99.08	99.31	99.59	99.22	99.09	99.03	99.37	99.11
	3～4	0.42	0.13	0.23	0.33	0.13	0.25	0.40	0.21	0.26	0.20	0.34	0.26
	5～7	0.48	1.26	0.78	0.70	0.79	0.44	0.01	0.57	0.65	0.77	0.29	0.63
晚餐	0～2	99.15	99.40	99.56	99.26	98.73	97.85	99.36	98.61	98.92	98.48	99.43	98.89
	3～4	0.24	0.05	0.23	0.19	0.25	0.16	0.31	0.24	0.25	0.11	0.29	0.22
	5～7	0.61	0.55	0.21	0.55	1.02	1.99	0.33	1.15	0.83	1.41	0.28	0.89

二、就餐地点

就餐地点包括在家、餐馆、单位食堂。以下列出深圳市居民在家、餐馆和单位食堂就餐的详细情况。

（一）在家

深圳市居民每周中有 0～2 天、3～4 天、5～7 天在家吃早餐的比例分别为 30.99%、6.93% 和 62.08%。其中深圳市男性居民每周中有 0～2 天、3～4 天、5～7 天在家吃早餐的比例分别为 41.95%、7.71%、50.34%，深圳市女性居民每周中有 0～2 天、3～4 天、5～7 天在家吃早餐的比例分别为 22.87%、6.35%、70.78%，见表 5-4。

深圳市居民每周中有 0～2 天、3～4 天、5～7 天在家吃午餐的比例分别为 33.45%、5.34%、61.21%。其中深圳市男性居民每周中有 0～2 天、3～4 天、5～7 天在家吃午餐的比例分别为 46.23%、6.58%、47.19%，深圳市女性居民每周中有 0～2 天、3～4 天、5～7 天在家吃午餐的比例分别为 24.00%、4.42%、71.58%，见表 5-4。

深圳市居民每周中有 0～2 天、3～4 天、5～7 天在家吃晚餐的比例分别为 16.83%、6.15%、77.02%。其中深圳市男性居民每周中有 0～2 天、3～4 天、5～7 天在家吃晚餐的比例分别为 24.36%、8.23%、67.41%，深圳市女性居民每周中有 0～2 天、3～4 天、5～7 天在家吃晚餐的比例分别为 11.25%、4.62%、84.13%，见表 5-4。

表 5-4　每周三餐在家就餐天数分布

分组	天数	男性（%）				女性（%）				男性和女性（%）			
		18～44 岁	45～59 岁	≥60 岁	合计	18～44 岁	45～59 岁	≥60 岁	合计	18～44 岁	45～59 岁	≥60 岁	合计
早餐	0～2	52.5	31.19	8.25	41.95	32.35	14.43	2.78	22.87	41.41	21.29	4.75	30.99
	3～4	9.48	5.89	2.10	7.71	8.89	3.80	1.37	6.35	9.16	4.65	1.64	6.93
	5～7	38.02	62.71	89.65	50.34	58.76	81.77	95.85	70.78	49.43	74.06	93.61	62.08
午餐	0～2	56.94	37.91	7.52	46.23	34.31	14.77	2.17	24.00	44.49	24.13	4.10	33.45
	3～4	8.21	4.43	2.33	6.58	5.81	3.12	1.54	4.42	6.89	3.65	1.83	5.34
	5～7	34.85	57.66	90.15	47.19	59.88	82.11	96.29	71.58	48.62	72.22	94.07	61.21
晚餐	0～2	30.60	18.35	4.01	24.36	15.16	8.40	2.00	11.25	22.10	12.42	2.73	16.83
	3～4	10.50	5.52	1.75	8.23	6.42	2.93	0.92	4.62	8.26	3.98	1.22	6.15
	5～7	58.90	76.13	94.24	67.41	78.42	88.67	97.08	84.13	69.64	83.60	96.05	77.02

（二）在餐馆

深圳市居民每周三餐在餐馆就餐天数分布：深圳市居民每周中有 0～2 天、3～4 天、5～7 天在餐馆吃早餐的比例分别为 76.57%、5.82% 和 17.61%。其中深圳市男性居民每周中有 0～2 天、3～4 天、5～7 天在餐馆吃早餐的比例分别为 70.31%、6.46% 和 23.23%，深圳市女性居民每周中有 0～2 天、3～4 天、5～7 在餐馆吃早餐的比例分别为 81.22%、5.35% 和 13.43%，见表 5-5。

表 5-5　每周三餐在餐馆就餐天数分布

分组	天数	男性（%）				女性（%）				男性和女性（%）			
		18～44 岁	45～59 岁	≥60 岁	合计	18～44 岁	45～59 岁	≥60 岁	合计	18～44 岁	45～59 岁	≥60 岁	合计
早餐	0～2	62.00	80.67	93.19	70.31	73.04	89.19	97.53	81.22	68.07	85.74	95.96	76.57
	3～4	8.03	4.63	1.87	6.46	7.52	3.27	1.06	5.35	7.75	3.82	1.35	5.82
	5～7	29.97	14.70	4.94	23.23	19.44	7.54	1.41	13.43	24.18	10.44	2.69	17.61
午餐	0～2	66.55	81.92	95.56	73.82	82.05	92.94	97.79	87.44	75.08	88.48	96.99	81.65
	3～4	6.85	3.53	1.61	5.41	4.63	2.44	1.26	3.51	5.63	2.88	1.39	4.32
	5～7	26.60	14.55	2.83	20.77	13.32	4.62	0.95	9.05	19.29	8.64	1.62	14.03
晚餐	0～2	75.61	87.73	97.71	81.25	87.59	95.79	97.98	91.40	82.2	92.53	97.89	87.07
	3～4	8.52	4.58	1.52	6.71	4.85	1.54	0.65	3.31	6.50	2.77	0.96	4.76
	5～7	15.87	7.69	0.77	12.04	7.56	2.67	1.37	5.29	11.3	4.70	1.15	8.17

深圳市居民每周中有 0～2 天、3～4 天、5～7 天在餐馆吃午餐的比例分别为 81.65%、4.32% 和 14.03%。其中深圳市男性居民每周中有 0～2 天、3～4 天、5～7 天在餐馆吃午餐的比例分别为 73.82%、5.41% 和 20.77%，深圳市女性居民每周中有 0～2 天、3～4 天、5～7 天在餐馆吃午餐的比例分别为 87.44%、3.51% 和 9.05%，见表 5-5。

深圳市居民每周中有 0～2 天、3～4 天、5～7 天在餐馆吃晚餐的比例分别为 87.07%、4.76%和 8.17%。其中深圳市男性居民每周中有 0～2 天、3～4 天、5～7 天在餐馆吃晚餐的比例分别为 81.25%、6.71%和 12.04%，深圳市女性居民每周中有 0～2 天、3～4 天、5～7 天在餐馆吃晚餐的比例分别为 91.40%、3.31%和 5.29%，见表 5-5。

（三）在单位食堂

深圳市居民每周三餐在单位食堂就餐天数分布：深圳市居民每周中有 0～2 天、3～4 天、5～7 天在单位食堂吃早餐的比例分别为 89.16%、2.07%、8.77%。其中深圳市男性居民每周中有 0～2 天、3～4 天、5～7 天在单位食堂吃早餐的比例分别为 84.77%、2.63%、12.60%，深圳市女性居民每周中有 0～2 天、3～4 天、5～7 在单位食堂吃早餐的比例分别为 92.42%、1.64%、5.94%，见表 5-6。

深圳市居民每周中有 0～2 天、3～4 天、5～7 天在单位食堂吃午餐的比例分别为 80.14%、2.26%、17.60%。其中深圳市男性居民每周中有 0～2 天、3～4 天、5～7 天在单位食堂吃午餐的比例分别为 74.05%、2.98%、22.97%，深圳市女性居民每周中有 0～2 天、3～4 天、5～7 天在单位食堂吃午餐的比例分别为 84.64%、1.73%、13.63%，见表 5-6。

深圳市居民每周中有 0～2 天、3～4 天、5～7 天在单位食堂吃晚餐的比例分别为 91.10%、1.80%、7.10%。其中深圳市男性居民每周中有 0～2 天、3～4 天、5～7 天在单位食堂吃晚餐的比例分别为 87.0%、2.55%、10.45%，深圳市女性居民每周中有 0～2 天、3～4 天、5～7 天在单位食堂吃晚餐的比例分别为 94.13%、1.25%、4.62%，见表 5-6。

表 5-6 每周三餐在单位食堂就餐天数分布

分组	天数	男性（%）				女性（%）				男性和女性（%）			
		18～44岁	45～59岁	≥60岁	合计	18～44岁	45～59岁	≥60岁	合计	18～44岁	45～59岁	≥60岁	合计
早餐	0～2	81.72	86.19	97.56	84.77	89.22	95.26	99.21	92.42	85.95	91.59	98.61	89.16
	3～4	3.55	1.56	0.00	2.63	2.40	0.90	0.17	1.64	2.91	1.16	0.11	2.07
	5～7	14.73	12.25	2.44	12.60	8.38	3.84	0.62	5.94	11.24	7.25	1.28	8.77
午餐	0～2	68.82	76.77	95.4	74.05	78.53	89.65	98.28	84.64	74.16	84.44	97.24	80.14
	3～4	4.01	1.71	0.15	2.98	2.40	1.10	0.35	1.73	3.13	1.35	0.28	2.26
	5～7	27.17	21.52	4.45	22.97	19.07	9.25	1.37	13.63	22.71	14.21	2.48	17.60
晚餐	0～2	84.39	88.75	96.97	87.0	92.03	95.52	99.31	94.13	88.59	92.78	98.46	91.10
	3～4	3.56	1.16	0.00	2.55	1.77	0.80	0.13	1.25	2.58	0.95	0.09	1.80
	5～7	12.05	10.09	3.03	10.45	6.20	3.68	0.56	4.62	8.83	6.27	1.45	7.10

第三节 食物消费行为

食物消费行为包括是否食用、食用频率及食用量。食物消费行为的变化直接影响居民的膳食结构，不合理的膳食结构会增加多种慢性病的患病风险。

一、粮　谷　类

深圳市粮谷类食用率为 98.7%。男性居民粮谷类的食用率（99.0%）与女性居民相当（98.4%）。不同年龄组的粮谷类食用率相差不大。近十年，深圳市居民粮谷类的食用率基本变化不大，见表 5-7。

表 5-7　2018 年深圳市居民粮谷类的食用率及与 2009 年比较

分组	2018 年深圳市居民粮谷类食用率（%）			2009 年深圳市居民粮谷类食用率（%）[1]		
	男性	女性	合计	男性	女性	合计
18～44 岁	99.0	98.3	98.6	99.9	100.0	100.0
45～59 岁	99.3	98.7	98.9	99.7	99.8	99.7
≥60 岁	98.1	98.7	98.5	100.0	99.3	99.6
合计	99.0	98.4	98.7	99.9	99.9	99.9

1 数据来源：摘自《深圳市慢性非传染性疾病及其相关危险因素流行病学研究（2009 年）》。2009 年调查的是大米和杂粮的摄入情况，因此此处数据参考第五章膳食及营养状况中大米和杂粮的食用率。

深圳市居民粮谷类食用频率为每周 16.0 次。男性居民粮谷类的每周食用频率（15.9 次）与女性居民（16.0 次）相当。2018 年深圳市居民粮谷类的每周食用频率（16.0 次）与 2009 年（15.6 次）相当，见表 5-8。

表 5-8　2018 年深圳市居民粮谷类每周食用频率及与 2009 年比较

分组	2018 年深圳市居民粮谷类每周食用频率（次）			2009 年深圳市居民粮谷类每周食用频率（次）[1]		
	男性	女性	合计	男性	女性	合计
18～44 岁	15.5	15.4	15.4	15.5	15.6	15.4
45～59 岁	16.3	16.5	16.4	15.5	15.9	15.8
≥60 岁	17.0	17.4	17.2	16.0	16.5	16.3
合计	15.9	16.0	16.0	15.5	15.6	15.6

1 数据来源：摘自《深圳市慢性非传染性疾病及其相关危险因素流行病学研究（2009 年）》。2009 年调查的是大米和杂粮的摄入情况，因此此处数据参考第五章膳食及营养状况中大米和杂粮的食用频率。

二、动物性食物

深圳市居民畜肉、禽肉、水产品和蛋类的食用率分别为 97.2%、93.9%、96.9% 和 97.3%。深圳市男性居民畜肉、禽肉、水产品和蛋类的食用率分别为 98.1%、95.0%、96.8% 和 97.3%，深圳市女性居民畜肉、禽肉、水产品和蛋类食用率分别为 96.6%、93.2%、97.0% 和 97.3%，男性的畜肉和禽肉食用率高于女性。18 岁及以上居民中，低年龄组禽肉、水产品和蛋类的食用率均高于高年龄组。2018 年深圳市居民畜肉的食用率低于 2009 年，水产品和蛋类的食用率高于 2009 年。具体结果见表 5-9 和表 5-10。

表 5-9 2018 年深圳市居民畜肉和禽肉的食用率及与 2009 年比较

分组	2018 年深圳市居民畜肉和禽肉食用率（%）		2009 年深圳市居民畜肉和禽肉食用率（%）[1]	
	畜肉	禽肉	畜肉	禽肉
男性				
18～44 岁	98.0	95.7	98.5	95.5
45～59 岁	98.8	94.3	98.7	93.4
≥60 岁	97.3	92.5	100.0	96.0
合计	98.1	95.0	98.7	95.2
女性				
18～44 岁	96.8	94.4	98.3	94.1
45～59 岁	96.0	92.9	98.7	91.6
≥60 岁	96.7	89.4	98.0	96.0
合计	96.6	93.2	98.3	93.7
男女合计				
18～44 岁	97.3	95.0	97.0	94.7
45～59 岁	97.2	93.4	98.7	92.3
≥60 岁	96.9	90.5	98.8	96.0
合计	97.2	93.9	98.5	94.4

1 数据来源：摘自《深圳市慢性非传染性疾病及其相关危险因素流行病学研究（2009 年）》。2009 年数据参考第五章膳食及营养状况中畜肉（猪肉、牛羊肉）和禽肉的食用率。

表 5-10 2018 年深圳市居民水产品和蛋类的食用率及与 2009 年比较

分组	2018 年深圳市居民水产品和蛋类食用率（%）		2009 年深圳市居民水产品和蛋类食用率（%）[1]	
	水产品	蛋类	水产品	蛋类
男性				
18～44 岁	97.0	97.9	95.7	92.6
45～59 岁	96.5	96.3	95.6	92.4
≥60 岁	96.2	96.2	94.0	93.7
合计	96.8	97.3	95.6	92.9
女性				
18～44 岁	97.7	97.9	95.4	93.2
45～59 岁	96.0	96.7	93.6	93.6
≥60 岁	96.0	96.1	90.5	91.9
合计	97.0	97.3	94.6	93.2
男女合计				
18～44 岁	97.4	97.9	95.5	92.9
45～59 岁	96.2	96.5	94.4	93.1
≥60 岁	96.1	96.2	91.9	92.8
合计	96.9	97.3	95.1	93.1

1 数据来源：摘自《深圳市慢性非传染性疾病及其相关危险因素流行病学研究（2009 年）》。2009 年数据参考第五章膳食及营养状况中水产品和蛋类的食用率。

深圳市居民畜肉、禽肉、水产品和蛋类的食用频率分别为每周 9.5 次、2.8 次、4.8 次和 4.0 次。深圳市男性居民畜肉和禽肉每周食用频率（9.7 次、3.0 次）高于女性居民（9.3 次、2.7 次），而水产品和蛋类的每周食用频率（4.7 次、3.9 次）低于女性居民（4.9 次、4.1 次）。2018 年深圳市居民的每周畜肉和蛋类食用频率（9.5 次、4.0 次）低于 2009 年（10.6 次、4.3 次），而禽肉和水产品的每周食用频率（2.8 次、4.8 次）高于 2009 年（1.8 次、3.2 次），见表 5-11 和表 5-12。

表 5-11　2018 年深圳市居民禽肉和畜肉每周食用频率及与 2009 年比较

分组	2018 年深圳市居民禽肉和畜肉每周食用频率（次）		2009 年深圳市居民禽肉和畜肉每周食用频率（次）[1]	
	畜肉	禽肉	畜肉	禽肉
男性				
18~44 岁	9.8	3.2	11.3	2.1
45~59 岁	9.6	2.7	10.7	1.8
≥60 岁	9.2	2.3	10.5	1.6
合计	9.7	3.0	11.0	2.0
女性				
18~44 岁	9.2	2.8	10.3	1.7
45~59 岁	9.5	2.7	10.6	1.6
≥60 岁	9.2	2.1	10.1	1.7
合计	9.3	2.7	10.3	1.7
男女合计				
18~44 岁	9.5	3.0	10.8	1.9
45~59 岁	9.5	2.7	10.7	1.7
≥60 岁	9.2	2.2	10.3	1.7
合计	9.5	2.8	10.6	1.8

1 数据来源：摘自《深圳市慢性非传染性疾病及其相关危险因素流行病学研究（2009 年）》。2009 年数据参考第五章膳食及营养状况中畜肉（猪肉、牛羊肉）和禽肉的食用频率。

表 5-12　2018 年深圳市居民水产品和蛋类每周食用频率及与 2009 年比较

分组	2018 年深圳市居民水产品和蛋类每周食用频率（次）		2009 年深圳市居民水产品和蛋类每周食用频率（次）[1]	
	水产品	蛋类	水产品	蛋类
男性				
18~44 岁	4.6	3.9	2.9	4.1
45~59 岁	4.9	3.7	3.2	4.2
≥60 岁	4.9	4.2	4.1	4.6
合计	4.7	3.9	3.0	4.3
女性				
18~44 岁	4.7	4.2	3.2	4.1
45~59 岁	5.1	4.0	3.7	4.3
≥60 岁	4.9	4.0	4.2	4.6
合计	4.9	4.1	3.3	4.3

续表

分组	2018 年深圳市居民水产品和蛋类每周食用频率（次）		2009 年深圳市居民水产品和蛋类每周食用频率（次）[1]	
	水产品	蛋类	水产品	蛋类
男女合计				
18～44 岁	4.7	4.1	3.0	4.1
45～59 岁	5.0	3.9	3.5	4.3
≥60 岁	4.9	4.1	4.2	4.6
合计	4.8	4.0	3.2	4.3

1 数据来源：摘自《深圳市慢性非传染性疾病及其相关危险因素流行病学研究（2009 年）》。2009 年数据参考第五章膳食及营养状况中水产品和蛋类的食用频率。

三、奶　类

2018 年深圳市居民奶类的食用率为 69.7%。深圳市男性居民奶类的食用率（66.5%）低于女性（72.1%），高年龄组奶类的食用率（59.0%）低于低年龄组（75.0%），见表 5-13。

2018 年深圳市居民奶类的每周食用频率为 3.0 次，深圳市男性居民奶类的每周食用频率（2.7 次）低于女性居民（3.2 次），见表 5-13。

表 5-13　2018 年深圳市居民奶类的食用率及每周食用频率

分组	食用率（%）			每周食用频率（次）		
	男性	女性	合计	男性	女性	合计
18～44 岁	70.4	78.7	75.0	2.9	3.5	3.2
45～59 岁	61.3	64.4	63.1	2.2	2.9	2.6
≥60 岁	56.0	60.7	59.0	2.4	2.7	2.6
合计	66.5	72.1	69.7	2.7	3.2	3.0

四、蔬菜水果类

深圳市居民新鲜蔬菜和水果的食用率分别为 99.5% 和 98.1%。深圳市男性居民新鲜水果的食用率（97.6%）低于女性居民（98.6%）。2018 年深圳市居民新鲜蔬菜和新鲜水果食用率和 2009 年相当，见表 5-14。

表 5-14　2018 年深圳市居民新鲜蔬菜和水果的食用率及与 2009 年比较

分组	2018 年深圳市居民新鲜蔬菜和水果的食用率（%）		2009 年深圳市居民新鲜蔬菜和水果的食用率（%）[1]	
	新鲜蔬菜	新鲜水果	新鲜蔬菜	新鲜水果
男性				
18～44 岁	99.0	98.1	99.6	98.0
45～59 岁	99.3	96.6	98.4	97.2
≥60 岁	99.6	96.4	99.0	95.0
合计	99.2	97.6	99.4	97.6

续表

分组	2018 年深圳市居民新鲜蔬菜和水果的食用率（%）		2009 年深圳市居民新鲜蔬菜和水果的食用率（%）[1]	
	新鲜蔬菜	新鲜水果	新鲜蔬菜	新鲜水果
女性				
18～44 岁	99.8	99.3	99.5	98.9
45～59 岁	99.7	98.2	99.3	98.0
≥60 岁	100.0	96.6	98.7	100.0
合计	99.8	98.6	99.4	98.7
男女合计				
18～44 岁	99.5	98.8	99.6	98.5
45～59 岁	99.5	97.6	99.0	97.7
≥60 岁	99.8	96.5	98.8	98.0
合计	99.5	98.1	99.4	98.2

1 数据来源：摘自《深圳市慢性非传染性疾病及其相关危险因素流行病学研究（2009 年）》。2009 年数据参考第五章膳食及营养状况中新鲜蔬菜和水果的食用率。

深圳市居民新鲜蔬菜和水果的每周食用频率分别为 13.6 次和 7.7 次。男性居民新鲜蔬菜和水果的每周食用频率（13.0 次、6.6 次）低于深圳市女性（14.0 次、8.6 次）。2018 年深圳市居民新鲜蔬菜和水果的每周食用频率（13.6 次、7.7 次）高于 2009 年（12.4 次、5.3 次）。见表 5-15。

表 5-15　2018 年深圳市居民新鲜蔬菜和水果每周食用频率及与 2009 年比较

分组	2018 年深圳市居民新鲜蔬菜和水果每周食用频率（次）		2009 年深圳市居民新鲜蔬菜和水果每周食用频率（次）[1]	
	新鲜蔬菜	新鲜水果	新鲜蔬菜	新鲜水果
男性				
18～44 岁	12.6	6.3	12.5	4.6
45～59 岁	13.5	6.9	12.5	4.7
≥60 岁	14.1	7.7	12.2	5.2
合计	13.0	6.6	12.4	4.8
女性				
18～44 岁	13.5	8.5	12.3	5.7
45～59 岁	14.5	8.7	12.6	5.3
≥60 岁	15.3	8.4	12.1	5.6
合计	14.0	8.6	12.4	5.6
男女合计				
18～44 岁	13.1	7.5	12.4	5.2
45～59 岁	14.1	8.0	12.6	5.1
≥60 岁	14.9	8.2	12.2	5.4
合计	13.6	7.7	12.4	5.3

1 数据来源：摘自《深圳市慢性非传染性疾病及其相关危险因素流行病学研究（2009 年）》。2009 年数据参考第五章膳食及营养状况中新鲜蔬菜和水果的食用频率。

五、饮　　料

深圳市居民果汁饮料和其他饮料的食用率分别为 44.2% 和 40.2%。男性居民果汁饮料和其他饮料的食用率（47.7%、50.1%）高于女性居民（41.5%、32.9%）。深圳市居民高年龄组果汁饮料和其他饮料的食用率低于低年龄组。2018 年深圳市居民果汁饮料和其他饮料的食用率（44.2%、40.2%）均低于 2009 年（57.1%、48.8%），见表 5-16。

表 5-16　2018 年深圳市居民果汁和其他饮料的食用率及与 2009 年比较

分组	2018 年深圳市居民果汁和其他饮料食用率（%）		2009 年深圳市居民果汁和其他饮料食用率（%）[1]	
	果汁饮料	其他饮料	果汁饮料	其他饮料
男性				
18～44 岁	59.4	63.0	63.7	62.1
45～59 岁	32.2	34.2	48.7	44.9
≥60 岁	17.1	14.5	33.0	32.0
合计	47.7	50.1	58.7	56.9
女性				
18～44 岁	52.7	43.7	62.2	50.0
45～59 岁	30.7	22.4	41.0	24.7
≥60 岁	19.3	11.2	37.8	22.3
合计	41.5	32.9	55.8	42.4
男女合计				
18～44 岁	55.7	52.4	62.8	55.5
45～59 岁	31.3	27.2	44.2	33.0
≥60 岁	18.5	12.4	35.9	26.2
合计	44.2	40.2	57.1	48.8

1 数据来源：摘自《深圳市慢性非传染性疾病及其相关危险因素流行病学研究（2009 年）》。2009 年数据参考第五章膳食及营养状况。

深圳市居民果汁饮料和其他饮料的食用频率均为每周 0.7 次。男性居民果汁饮料和其他饮料的每周食用频率（0.8 次、1.0 次）高于女性（0.6 次、0.5 次）。2018 年深圳市居民果汁饮料和其他饮料的每周食用频率（0.7 次、0.7 次）均低于 2009 年（1.3 次、1.3 次），见表 5-17。

表 5-17　2018 年深圳市居民饮料的每周食用频率及与 2009 年比较

分组	2018 年深圳市居民饮料每周食用频率（次）		2009 年深圳市居民饮料每周食用频率（次）[1]	
	果汁饮料	其他饮料	果汁饮料	其他饮料
男性				
18～44 岁	1.1	1.4	1.6	2.1
45～59 岁	0.5	0.6	0.9	1.3
≥60 岁	0.2	0.2	0.7	1.7
合计	0.8	1.0	1.4	1.9

续表

分组	2018 年深圳市居民饮料每周食用频率（次）		2009 年深圳市居民饮料每周食用频率（次）[1]	
	果汁饮料	其他饮料	果汁饮料	其他饮料
女性				
18～44 岁	0.8	0.7	1.3	1.0
45～59 岁	0.5	0.3	0.8	0.5
≥60 岁	0.3	0.2	0.5	0.2
合计	0.6	0.5	1.1	0.8
男女合计				
18～44 岁	0.9	1.0	1.4	1.5
45～59 岁	0.5	0.4	0.9	0.8
≥60 岁	0.3	0.2	0.6	0.8
合计	0.7	0.7	1.3	1.3

1 数据来源：摘自《深圳市慢性非传染性疾病及其相关危险因素流行病学研究（2009 年）》。2009 年数据参考第五章膳食及营养状况。

第四节　食物摄入状况

一、粮谷类

2018 年深圳市居民每标准人日粮谷类食物摄入量为 296.9g。深圳市男性粮谷类的每标准人日摄入量（300.3g）与女性（294.6g）相当。深圳市居民中高年龄组粮谷类的摄入量高于低年龄组，见表 5-18。

表 5-18　居民粮谷类摄入量（克/标准人日）

分组	男性	女性	合计
18～44 岁	299.1	279.7	288.1
45～59 岁	294.2	306.4	301.6
≥60 岁	316.7	328.7	324.4
合计	300.3	294.9	296.9

二、动物性食物

2018 年深圳市居民每标准人日动物性食物摄入量为 288.9g，其中畜肉 129.3g、禽肉 41.4g、水产品 76.5g、蛋类 41.7g。深圳市男性畜肉、水产品、蛋类的每标准人日摄入量（121.1g、70.4g、36.2g）低于女性（135.0g、80.8g、45.6g）。深圳市居民高年龄组禽肉的摄入量低于低年龄组，水产品的摄入量高于低年龄组，见表 5-19。

表 5-19　居民动物性食物摄入量（克/标准人日）

分组	畜肉	禽肉	水产品	蛋类
男性				
18～44 岁	124.5	44.9	68.2	36.2
45～59 岁	115.6	36.5	72.9	32.6
≥60 岁	115.2	32.5	75.9	42.6
合计	121.1	41.2	70.4	36.2
女性				
18～44 岁	133.3	43.4	78.7	46.5
45～59 岁	136.4	43.3	85.0	43.1
≥60 岁	138.4	33.3	81.9	46.2
合计	135.0	41.7	80.8	45.6
男女合计				
18～44 岁	129.5	44.1	74.1	42.1
45～59 岁	128.1	40.6	80.2	38.9
≥60 岁	130.1	33.0	79.8	44.9
合计	129.3	41.4	76.5	41.7

三、奶　类

2018 年深圳市居民每标准人日奶类的摄入量为 94.8g（折合为鲜奶量）。男性居民奶类的摄入量（79.9g）低于女性居民（105.3g）。深圳市居民高年龄组奶类的摄入量低于低年龄组，见表 5-20。

表 5-20　居民奶类摄入量（克/标准人日）

分组	男性	女性	合计
18～44 岁	85.8	116.5	103.2
45～59 岁	73.5	94.1	85.9
≥60 岁	64.9	85.4	78.0
合计	79.9	105.3	94.8

四、蔬菜水果类

2018 年深圳市居民每标准人日摄入新鲜蔬菜 332.6g、水果 192.8g。深圳市男性居民蔬菜、水果摄入量（271.9g、141.9g）低于女性（375.5g、228.7g）。深圳市居民高年龄组蔬菜、水果的摄入量均高于低年龄组，见表 5-21。

表 5-21　蔬菜水果摄入量（克/标准人日）

分组	蔬菜			水果		
	男性	女性	合计	男性	女性	合计
18～44 岁	250.7	348.3	306.0	131.4	223.4	183.5
45～59 岁	292.0	399.7	356.5	148.9	238.1	202.3
≥60 岁	333.3	430.8	395.8	177.9	232.6	213.0
合计	271.9	375.5	332.6	141.9	228.7	192.8

五、饮　料

　　2018 年深圳市居民每标准人日摄入果汁饮料 32.7g、其他饮料 33.8g。深圳市男性居民其他饮料的摄入量（44.8g）高于女性（26.0g）。深圳市居民中高年龄组果汁饮料和其他饮料的摄入量低于低年龄组人群，见表 5-22。

表 5-22　居民饮料摄入量（克/标准人日）

分组	果汁饮料			其他饮料		
	男性	女性	合计	男性	女性	合计
18～44 岁	43.5	38.2	40.5	59.0	33.6	44.6
45～59 岁	21.2	25.6	23.8	26.8	16.8	20.9
≥60 岁	9.0	21.8	17.2	11.5	14.0	13.1
合计	33.4	32.2	32.7	44.8	26.0	33.8

六、食用油和调味品

　　2018 年深圳市居民每标准人日摄入食用油 53.5g、盐 6.2g。深圳市男性居民食用油摄入量（59.8g）高于女性（49.1g），见表 5-23。

表 5-23　居民食用油和食用盐摄入量（克/标准人日）

分组	食用油			盐		
	男性	女性	合计	男性	女性	合计
18～44 岁	68.2	55.1	60.8	6.2	6.2	6.1
45～59 岁	53.6	45.1	48.6	6.1	6.2	6.2
≥60 岁	32.2	35.0	34.0	6.1	6.1	6.2
合计	59.8	49.1	53.5	6.2	6.1	6.2

七、与广东省比较

（一）粮谷类

　　2018 年深圳市居民每标准人日粮谷类摄入量为 296.9g，高于 2009 年摄入水平（257.8g）

以及 2009 年广东省平均水平（275.2g）。

（二）动物性食物

2018 年深圳市畜肉的摄入量（129.3 克/标准人日）较 2009 年摄入量（139.5 克/标准人日）低，较 2009 年广东省平均水平（118.5 克/标准人日）高。2018 年深圳市居民禽肉的摄入量（41.4 克/标准人日）较 2009 年深圳市（34.3 克/标准人日）和广东省平均水平（39.4 克/标准人日）高。水产品摄入量（76.5 克/标准人日）较 2009 年深圳市（62.0 克/标准人日）和 2009 年广东省平均水平（56.8 克/标准人日）高。蛋类的摄入（41.7 克/标准人日）较 2009 年深圳市（32.9 克/标准人日）和 2009 年广东省平均水平（24.9 克/标准人日）高。

（三）奶类

2018 年深圳市居民奶类摄入量为 94.8 克/每标准人日，为 2009 年摄入量（241.4 克/标准人日）的 39.3%，是 2009 年广东省平均水平（38.0 克/标准人日）的 2.5 倍。

（四）蔬菜水果类

2018 年深圳市居民新鲜蔬菜的摄入量（332.6 克/标准人日）与 2009 年深圳市摄入水平（332.1 克/标准人日）相当，较广东省平均水平高（296.4 克/标准人日）。2018 年深圳市居民新鲜水果的摄入量（192.8 克/标准人日）是 2009 年深圳市居民（159.4 克/标准人日）的 1.2 倍，是 2009 年广东省平均水平（65.2 克/标准人日）的 3.0 倍。

（五）食用油和调味品

2018 年深圳市居民食用油的摄入量（53.5 克/标准人日）较 2009 年深圳市（46.0 克/标准人日）及广东省平均水平（30.1 克/标准人日）高。深圳市居民盐的摄入量（6.2 克/标准人日）较 2009 年深圳市（6.6 克/标准人日）及广东省平均水平（7.8 克/标准人日）低（表 5-24）。

表 5-24 2018 年深圳市居民食物摄入量与 2009 年深圳市及广东省食物摄入量（克/标准人日）的比较

分组	2018 年深圳市	2009 年深圳市	2009 年广东省
粮谷类	296.9	257.8	275.2
畜肉	129.3	139.5	118.5
禽肉	41.4	34.3	39.4
水产品	76.5	62.0	56.8
蛋类	41.7	32.9	24.9
奶类	94.8	241.4	38.0
新鲜蔬菜	332.6	332.1	296.4
新鲜水果	192.8	159.4	65.2
食用油	53.5	46.0	30.1
盐	6.2	6.6	7.8

注：2009 年深圳市与广东省数据摘自《深圳市慢性非传染性疾病及其相关危险因素流行病学研究（2009 年）》和《广东省居民膳食营养与健康状况十年变化分析》。

八、2018年深圳市居民食物摄入量与中国居民平衡膳食宝塔推荐值的比较

与2009年比较，2018年深圳市居民食用油的摄入量较高，接近推荐量的两倍；盐的摄入量有下降趋势，但仍超过推荐量；奶类的摄入下降显著，是2009年摄入量的39.3%，未达到推荐量；畜禽肉类摄入量与2009年摄入量相当，达推荐量上限的2.3倍；蛋类的摄入量较2009年升高，达到推荐量下限；蔬菜的摄入量与2009年相当，略高于推荐量下限；水果的摄入量虽然较2009年上升20.95%，但仍未达到推荐量；粮谷类的摄入量高于2009年摄入量，达到了推荐量标准（表5-24，表5-25）。

表5-25 食物摄入量（克/标准人日）及与中国居民平衡膳食宝塔的比较

分组	2018年深圳市	中国居民平衡膳食宝塔推荐值[1]
食用油	53.5	25～30
盐	6.2	<6
奶类	94.8	300
畜禽肉类	170.7	40～75
水产品	76.5	40～75
蛋类	41.7	40～50
蔬菜类	332.6	300～500
水果类	192.8	200～350
粮谷类	296.9	250～400

1 数据来源：《中国居民膳食指南（2016）》。

第五节 能量和营养素摄入状况

一、能 量

（一）摄入量

2018年深圳市居民平均每标准人日能量摄入量为9248.6kJ（2209.5kcal），其中男性为9261.2kJ（2212.5kcal），女性为9239.7kJ（2207.4kcal）。2009年深圳市居民平均每标准人日能量摄入量为10 609.0kJ（2534.5kcal），2009年广东省居民平均每标准人日能量摄入量为8421.0kJ（2011.8kcal）。2018年深圳市居民每标准人日能量摄入水平低于2009年深圳市居民平均水平，但高于2009年广东省居民平均水平（图5-1）。

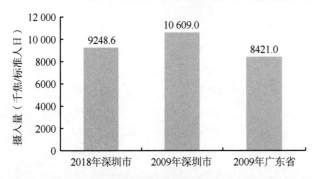

图5-1 2018年深圳市与2009年深圳市及2009年广东省居民能量摄入量的比较

（二）与 DRI 比较

深圳市居民能量摄入达到或超过 100%RNI 的比例为 54.6%（男性为 42.2%，女性为 63.3%），低于 2009 年深圳市居民水平（59.7%）。2018 年深圳市男性和女性能量摄入占 RNI 的百分比≥120%的居民所占比例最高，分别为 24.4%和 46.3%，2009 年深圳市居民整体为 34.7%，见表 5-26。

表 5-26　2018 年深圳市居民能量摄入量的分布及与 2009 年比较

占 RNI 的百分比	2018 年深圳市居民能量摄入量分布（%）			2009 年深圳市居民能量摄入量分布（%）
	男性	女性	合计	
＜60%	13.3	6.5	9.4	3.1
60%～79%[1]	22.3	13.0	16.8	13.8
80%～99%	22.2	17.2	19.2	23.4
100%～119%	17.8	17.0	17.3	25.0
≥120%	24.4	46.3	37.3	34.7

注：2009 年数据摘自《深圳市慢性非传染性疾病及其相关危险因素流行病学研究（2009 年）》。RNI（recommended nutrient intake），推荐摄入量。居民实际摄入量占推荐摄入量的百分比，根据统计分析，划分了 5 个等级。

1 以此行为例，表示居民实际摄入量占推荐摄入量 60%～79%的人口在调查人口中的比例，即 2018 年调查人口中有 16.8% 的人实际摄入量为 RNI 的 60%～79%，男性占比 22.3%，女性占比 13.0%。

（三）食物来源和营养素来源

从能量的食物来源看，深圳市居民粮谷类食物提供的能量占总能量的 47.5%，较 2009 年深圳市水平高 10.5%。动物性食物占 19.6%，较 2009 年深圳市水平低 7.4 个百分点，见图 5-2。

深圳市居民蛋白质提供能量比例为 15.0%，脂肪提供的能量比例为 36.5%。碳水化合物提供能量比例为 48.5%。三大类供能物质中，脂肪超过了推荐量，碳水化合物未达到推荐量，见图 5-3。

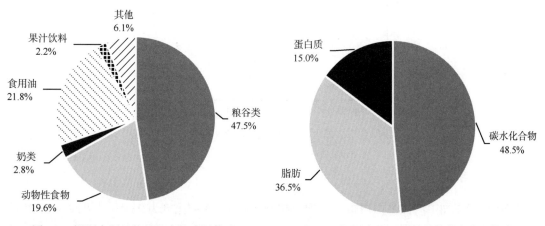

图 5-2　深圳市居民能量的食物来源构成　　　　图 5-3　深圳市居民能量的营养素来源构成

（四）2009 年、2018 年居民摄入变化趋势

过去 9 年，深圳市居民每标准人日能量摄入量呈下降趋势，2018 年比 2009 年减少 1360kJ，其中男性减少 1787kJ，女性减少 1051kJ，见图 5-4。

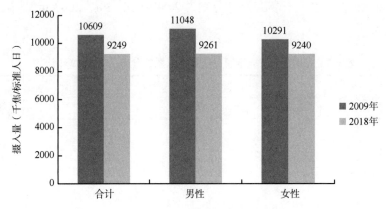

图 5-4　2009 年、2018 年深圳市居民能量摄入变化趋势

二、蛋　白　质

（一）摄入量

2018 年深圳市居民每标准人日蛋白质摄入量为 86.6g（其中男性 82.4g，女性 89.6g）。2018 年深圳市居民每标准人日蛋白质摄入量与 2009 年深圳市居民水平（86.0 克/标准人日）相当，高于 2009 年广东省居民平均水平（77.0 克/标准人日），见图 5-5。

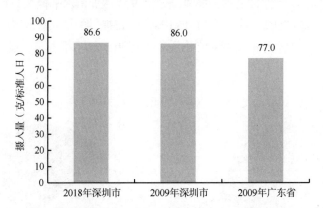

图 5-5　2018 年深圳市居民蛋白质摄入量与 2009 年深圳市及广东省的比较

（二）与 DRI 比较

2018 年深圳市居民蛋白质摄入达到或超过 100%RNI 的比例为 73.4%，男性为 65.3%，女性为 79.1%。2009 年深圳市居民蛋白质摄入量达到或超过 100%RNI 的比例为 62.4%，见表 5-27。

表 5-27　2018 年深圳市居民蛋白质摄入量的分布及与 2009 年比较

占 RNI 的百分比	2018 年深圳市居民蛋白质摄入量分布（%）			2009 年深圳市居民蛋白质摄入量分布（%）[1]
	男性	女性	合计	
<60%	6.3	3.4	4.6	5.1
60%～79%	11.6	6.9	8.8	12.9
80%～99%	16.8	10.6	13.2	19.6
≥100%	65.3	79.1	73.4	62.4

1 数据来源：摘自《深圳市慢性非传染性疾病及其相关危险因素流行病学研究（2009 年）》。

（三）食物来源

2018 年深圳市居民膳食蛋白质主要来源于动物性食物（48.6%），其次为粮谷类食物（40.5%）。由此可见，深圳市居民优质蛋白质摄入比例远超过推荐比例（30%～40%），见图 5-6。

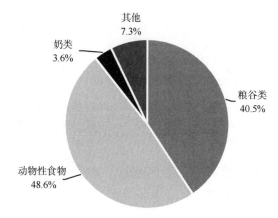

图 5-6　2018 年深圳市居民蛋白质的食物来源构成

（四）2009 年、2018 年居民摄入变化趋势

深圳市居民每标准人日蛋白质摄入量在过去 9 年中无明显变化。2018 年和 2009 年深圳市居民每标准人日蛋白质摄入量分别为 86.6g 和 86.0g，见图 5-7。

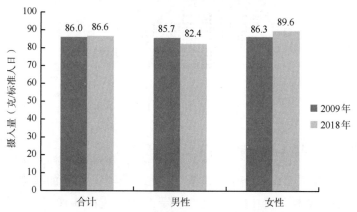

图 5-7　2009 年、2018 年深圳市居民蛋白质摄入变化趋势

三、膳 食 脂 肪

（一）摄入量

2018 年深圳市居民每标准人日膳食脂肪摄入为 91.0g（男性为 94.7g，女性为 88.3g），低于 2009 年深圳市居民摄入水平（110.7 克/标准人日），高于 2009 年广东省居民平均水平（80.5 克/标准人日），见图 5-8。

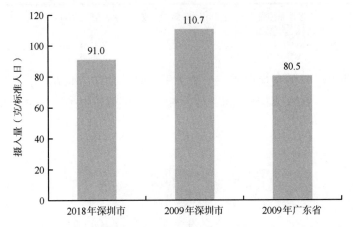

图 5-8　2018 年深圳市居民脂肪的摄入量与 2009 年深圳市及广东省的比较

（二）食物来源

2018 年深圳市居民膳食脂肪来源于食用油的比例达 58.8%，其次为动物性食物、粮谷类和奶类，分别为 30.5%、5.6%和 3.8%，见图 5-9。

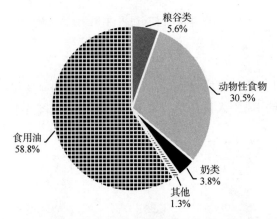

图 5-9　2018 年深圳市居民膳食脂肪的食物来源构成

（三）2009 年、2018 年居民摄入变化趋势

深圳市居民每标准人日膳食脂肪摄入量在过去 9 年中呈下降的趋势。2018 年比 2009 年下降了 19.7g。其中男性下降 17.6g，女性下降 21.2g，见图 5-10。

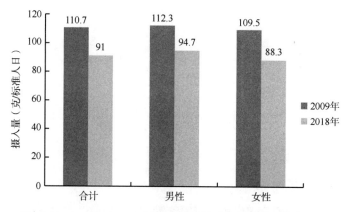

图 5-10　2009 年、2018 年深圳市居民膳食脂肪摄入变化趋势

四、碳水化合物

（一）摄入量

2018 年深圳市居民每标准人日碳水化合物摄入量为 271.2g（男性为 266.6g，女性为 274.5g），较 2009 年深圳市居民平均水平（293.2 克/标准人日）低，较 2009 年广东省居民平均水平（249.4 克/标准人日）高，见图 5-11。

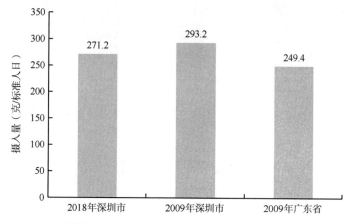

图 5-11　2018 年深圳市居民碳水化合物摄入量与 2009 年深圳市及广东省的比较

（二）食物来源

2018 年深圳市居民的碳水化合物主要来源于粮谷类、新鲜水果、新鲜蔬菜，见图 5-12。

（三）2009 年、2018 年居民摄入变化趋势

在过去 9 年内，居民碳水化合物摄入量呈下降趋势。2018 年相比 2009 年，碳水化合物摄入量下降 22.0g，其中男性摄入量下降 40.1g，女性摄入量下降 8.1g，见图 5-13。

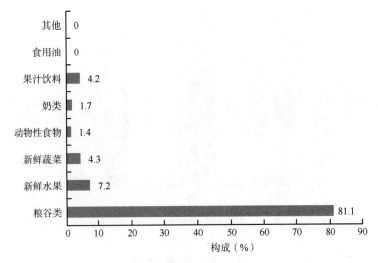

图 5-12　2018 年深圳市居民碳水化合物食物来源构成

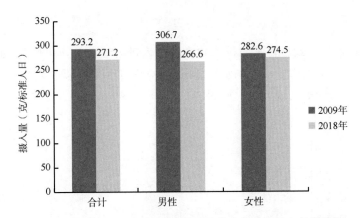

图 5-13　2009 年、2018 年深圳市居民碳水化合物摄入变化趋势

五、维　生　素

（一）视黄醇当量的摄入状况

1. 摄入量　2018 年深圳市平均每标准人日视黄醇当量摄入量为　485.5μg（男性为 407.4μg，女性为 540.6μg），较 2009 年深圳市居民平均水平（936.4 微克/标准人日）和 2009 年广东省居民平均水平（708.5 微克/标准人日）低，见图 5-14。

从视黄醇当量摄入量的百分位数分布可知，深圳市居民视黄醇当量摄入量的分布范围较广，深圳市居民视黄醇当量摄入量的第 5 和第 95 百分位数分别为 137.4μg 和 948.3μg。视黄醇最高可耐受摄入量为　3000μg，深圳市居民视黄醇当量摄入量第 95 百分位数低于 3000μg，摄入过量的危险较小。

2. 与 DRI 的比较　2018 年深圳市居民视黄醇当量达到或超过 RNI 的比例为 18.0%，其中 0.03% 达到 UL 水平，男性和女性达到或超过 RNI 的比例分别为 4.9%（其中 0.02% 达到

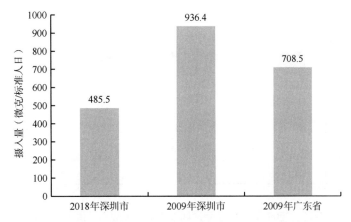

图 5-14　2018 年深圳市居民视黄醇当量摄入量与 2009 年深圳市及广东省的比较

UL 水平）和 27.3%（其中 0.04% 达到 UL 水平），女性高于男性。2018 年深圳市居民视黄醇当量达到或超过 RNI 的比例低于 2009 年深圳市居民，见表 5-28。

表 5-28　2018 年深圳市居民视黄醇当量摄入量分布及与 2009 年比较

摄入量	2018 年深圳市居民视黄醇当量摄入量分布（%）			2009 年深圳市居民视黄醇当量摄入量分布（%）[1]
	男性	女性	合计	
＜RNI	95.1	72.7	82.0	39.5
≥RNI	4.9	27.3	18.0	60.5
≥UL	0.02	0.04	0.03	0.5

1 数据来源：摘自《深圳市慢性非传染性疾病及其相关危险因素流行病学研究（2009 年）》。

3. 食物来源　2018 年深圳市居民的视黄醇当量主要来源于新鲜蔬菜、动物性食物、奶类和新鲜水果，分别占 60.1%、27.4%、10.5% 和 2.0%，见表 5-29。

表 5-29　2018 年深圳市居民视黄醇当量、硫胺素和核黄素的食物来源

食物种类	视黄醇当量		硫胺素（维生素 B_1）		核黄素（维生素 B_2）	
	占比（%）	顺位	占比（%）	顺位	占比（%）	顺位
粮谷类	—	—	63.7	1	18.4	2
动物性食物	27.4	2	17.2	2	43.6	1
奶类	10.5	3	2.0	6	14.1	4
新鲜蔬菜	60.1	1	8.1	3	18.2	3
新鲜水果	2.0	4	3.2	5	5.7	5
果汁饮料	—	—	5.8	4		
食用油	—	—				
其他	—	—				

4. 2009 年、2018 年居民摄入变化趋势　深圳市居民每标准人日视黄醇当量摄入量在过去 9 年呈下降的趋势。2018 年比 2009 年下降了 450.9μg。其中男性摄入量下降 435.9μg，女性下降了 469.8μg，见图 5-15。

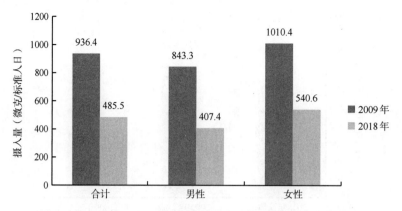

图 5-15　2009 年、2018 年深圳市居民视黄醇当量摄入变化趋势

（二）硫胺素（维生素 B$_1$）的摄入状况

1. 摄入量　2018 年深圳市平均每标准人日硫胺素摄入量为 1.5mg，高于 2009 年深圳市水平（1.0 毫克/标准人日）。从深圳市居民硫胺素摄入量的百分位数分布来看，硫胺素摄入量第 50 百分位数为 1.34mg，与硫胺素的 RNI 相当，见图 5-16。

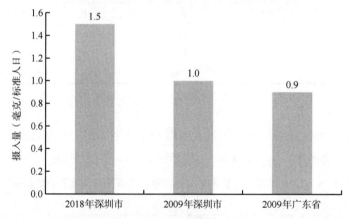

图 5-16　2018 年深圳市居民硫胺素摄入量与 2009 年深圳市及广东省的比较

2. 与 DRI 的比较　2018 年深圳市硫胺素摄入量达到或超过 RNI 的比例为 54.1%，男性为 46.0%，女性为 59.7%，高于 2009 年深圳市水平（17.1%），但是仍有 45.9% 的人摄入量小于 RNI，即有 45.9% 的居民有摄入不足的危险，见表 5-30。

表 5-30　2018 年深圳市居民硫胺素摄入量分布及与 2009 年比较

摄入量	2018 年深圳市居民硫胺素摄入量分布（%）			2009 年深圳市居民硫胺素摄入量分布（%）[1]
	男性	女性	合计	
<RNI	54.0	40.3	45.9	82.9
≥RNI	46.0	59.7	54.1	17.1

1 数据来源：摘自《深圳市慢性非传染性疾病及其相关危险因素流行病学研究（2009 年）》。

3. 食物来源 2018 年深圳市居民的硫胺素主要来源于粮谷类、动物性食物、新鲜蔬菜，分别占 63.7%、17.2% 和 8.1%，其次是果汁饮料、新鲜水果、奶类，分别占 5.8%、3.2% 和 2.0%，见表 5-29。

4. 2009 年、2018 年居民摄入变化趋势 深圳市居民每标准人日硫胺素摄入量在过去 9 年呈上升趋势。2018 年与 2009 年每标准人日硫胺素摄入量相比增加 0.5mg，其中男性增加 0.4mg，女性增加 0.5mg，见图 5-17。

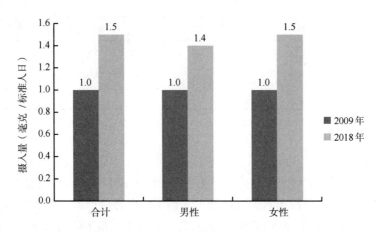

图 5-17　2009 年、2018 年深圳市居民硫胺素摄入变化趋势

（三）核黄素（维生素 B_2）的摄入状况

1. 摄入量 2018 年深圳市平均每标准人日核黄素摄入量为 0.8mg（男性为 0.7mg，女性为 0.9mg）。低于 2009 年深圳市居民平均水平（1.2mg），与 2009 年广东省居民平均水平一致（0.8mg）。从深圳市居民核黄素摄入的百分位数分布来看第 50 百分位数为 1.0mg，接近核黄素 EAR，见图 5-18。

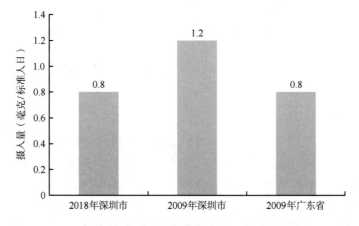

图 5-18　2018 年深圳市居民核黄素摄入量与 2009 年深圳市及广东省的比较

2. 与 DRI 的比较　2018 年深圳市居民核黄素摄入量达到或超过 RNI 的比例为 12.2%（男性为 3.7%，女性为 18.2%），较 2009 年深圳市水平（35.3%）低。深圳市有 76.8% 的居民硫胺素摄入量低于 EAR，男性和女性分别为 92.8% 和 68.8%。全市低于 RNI 的居民占87.8%，见表 5-31。

表 5-31　2018 年深圳市居民核黄素摄入量分布及其与 2009 年比较

摄入量	2018 年深圳市居民核黄素摄入量分布（%）			2009 年深圳市居民核黄素摄入量分布（%）[1]
	男性	女性	合计	
<EAR	92.8	68.8	76.8	46.7
≤EAR 且<RNI	3.5	13.0	11.0	18.0
≥RNI	3.7	18.2	12.2	35.3

1　数据来源：摘自《深圳市慢性非传染性疾病及其相关危险因素流行病学研究（2009 年）》。

3. 食物来源　2018 年深圳市居民的核黄素主要来源于动物性食物、粮谷类、新鲜蔬菜、奶类和新鲜水果，分别占 43.6%、18.4%、18.2%、14.1% 和 5.7%，见表 5-29。

4. 2009 年、2018 年居民摄入变化趋势　深圳市居民每标准人日核黄素摄入量在过去 9 年呈下降趋势。2018 年比 2009 年下降 0.4mg，其中男性摄入量下降 0.5mg，女性下降 0.4mg，见图 5-19。

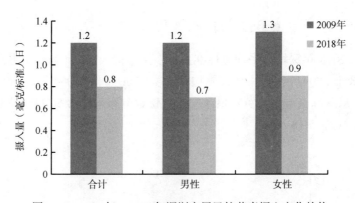

图 5-19　2009 年、2018 年深圳市居民核黄素摄入变化趋势

（四）烟酸的摄入状况

1. 摄入量　2018 年深圳市居民平均每标准人日烟酸摄入量为 16.0mg（男性和女性分别为 15.2mg 和 16.5mg）。2018 年深圳市居民平均每标准人日烟酸摄入量低于 2009 年深圳市及 2009 年广东省居民平均水平（18.4mg、18.7mg），见图 5-20。

2. 与 DRI 的比较　2018 年深圳市居民烟酸达到或超过 RNI 的比例为 57.7%，其中 2.0% 达到 UL 水平，男性和女性达到或超过 RNI 的比例分别为 46.3%（其中 1.6% 达到 UL 水平）和 65.7%（其中 2.4% 达到 UL 水平），男性低于女性，见表 5-32。

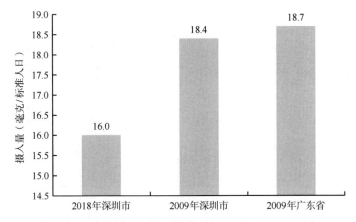

图 5-20　2018 年深圳市居民烟酸摄入量与 2009 年深圳市及广东省的比较

表 5-32　2018 年深圳市居民烟酸摄入量分布及其与 2009 年比较

摄入量	2018 年深圳市居民烟酸摄入量分布（%）			2009 年深圳市居民烟酸摄入量分布（%）[1]
	男性	女性	合计	
<RNI	53.7	34.3	42.3	23.7
≥RNI	46.3	65.7	57.7	76.3
≥UL	1.6	2.4	2.0	2.8

1　数据来源：摘自《深圳市慢性非传染性疾病及其相关危险因素流行病学研究（2009 年）》。

3. 食物来源　2018 年深圳市居民的烟酸主要来源于动物性食物、粮谷类、新鲜蔬菜、新鲜水果和奶类，分别为 52.9%、36.4%、7.8%、2.2% 和 0.7%，见表 5-33。

表 5-33　2018 年深圳市居民烟酸、抗坏血酸和维生素 E 的食物来源

食物种类	烟酸		抗坏血酸（维生素 C）		维生素 E	
	占比（%）	顺位	占比（%）	顺位	占比（%）	顺位
粮谷类	36.4	2	0.0	—	2.0	5
动物性食物	52.9	1	0.1	4	6.5	2
奶类	0.7	5	0.0	—	0.3	6
新鲜蔬菜	7.8	3	63.3	1	4.7	3
新鲜水果	2.2	4	18.3	3	2.2	4
果汁饮料	—	—	18.3	2	—	—
食用油	—	—	—	—	84.3	1
其他	—	—	—	—	—	—

4. 2009 年、2018 年居民摄入变化趋势　深圳市居民每标准人日烟酸摄入量在过去 9 年呈下降趋势。2018 年男性摄入量较 2009 年下降了 3.6mg，女性下降了 1.7mg，见图 5-21。

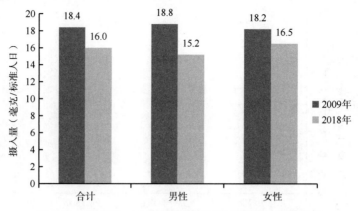

图 5-21　2009 年、2018 年深圳市居民烟酸摄入变化趋势

（五）抗坏血酸（维生素 C）的摄入状况

1.摄入量　2018 年深圳市居民平均每标准人日抗坏血酸摄入量为 115.8mg（男性为 97.3mg，女性为 128.9mg）。低于 2009 年深圳市居民水平（151.4 毫克/标准人日），高于 2009 年广东省居民水平（107.4 毫克/标准人日），见图 5-22。从抗坏血酸摄入量的百分位数可见，2018 年深圳市居民抗坏血酸摄入量的第 50 百分位数为 94.9mg，达到 EAR（85mg），而 2009 年深圳市居民抗坏血酸摄入量的第 25 百分位数为 96.3mg。

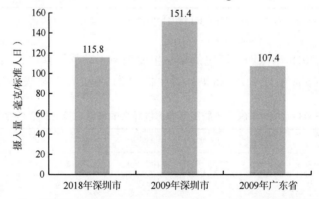

图 5-22　2018 年深圳市居民抗坏血酸摄入量与 2009 年深圳市及广东省的比较

2.与 DRI 的比较　2018 年深圳市居民抗坏血酸摄入量达到或超过 RNI 的比例为 47.2%（男性为 37.3%，女性为 54.2%），低于 2009 年深圳市水平（73.0%）。2018 年深圳市有 44.0% 的居民抗坏血酸摄入量低于 EAR，有 52.8%的居民低于 RNI，见表 5-34。

表 5-34　2018 年深圳市居民抗坏血酸摄入量分布及其与 2009 年比较

摄入量	2018 年深圳市居民抗坏血酸摄入量分布（%）			2009 年深圳市居民抗坏血酸摄入量分布（%）[1]
	男性	女性	合计	
<EAR	53.4	37.4	44.0	12.6
≤EAR 且<RNI	9.3	8.4	8.8	14.4
≥RNI	37.3	54.2	47.2	73.0

1 数据来源：摘自《深圳市慢性非传染性疾病及其相关危险因素流行病学研究（2009 年）》。

3. 食物来源 深圳市居民的抗坏血酸主要来源于新鲜蔬菜、果汁饮料、新鲜水果和动物性食物，分别为 63.3%、18.3%、18.3% 和 0.1%，见表 5-33。

4. 2009 年、2018 年居民摄入变化趋势 深圳市居民每标准人日抗坏血酸摄入量在过去 9 年呈下降的趋势。2018 年比 2009 年减少了 35.6mg。其中男性摄入量减少 34.1mg，女性减少 38.4mg，见图 5-23。

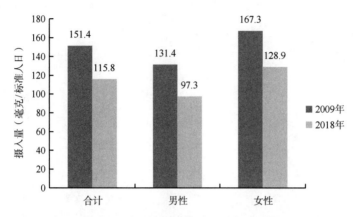

图 5-23 2009 年、2018 年深圳市居民抗坏血酸摄入变化趋势

（六）维生素 E 的摄入状况

1. 摄入量 2018 年深圳市每标准人日维生素 E 总摄入量为 55.6mg（男性为 60.7mg，女性为 52.0mg）。其中每标准人日 α-生育酚摄入量为 25.4mg，高于 AI 值。2018 深圳市每标准人日维生素 E 总摄入量高于 2009 年深圳市及广东省居民水平（27.0mg、20.0mg）。

2. α-生育酚摄入量与 DRI 比较 2018 年深圳市居民 α-生育酚摄入量达到或超过 100%AI 的比例为 71.9%，2009 年深圳市仅为 30.8%。2018 年深圳市有 6.4% 的居民 α-生育酚摄入量低于 60%AI。2018 年深圳市居民 α-生育酚摄入量占 AI 的百分比高于 140% 的居民所占比例最高，为 45.9%。2009 年深圳市居民 α-生育酚摄入量占 AI 的百分比为 60%～79% 的比例最高，为 29.5%，见表 5-35。

表 5-35　2018 年深圳市居民 α-生育酚摄入量分布及其与 2009 年比较

占 AI 的百分比	2018 年深圳市居民 α-生育酚摄入量分布（%）			2009 年深圳市居民 α-生育酚摄入量分布（%）[1]
	男性	女性	合计	
<60%	8.7	4.7	6.4	11.5
60%～79%	10.1	8.5	9.2	29.5
80%～99%	12.2	12.8	12.5	28.2
100%～119%	12.7	14.5	13.8	17.9
120%～139%	11.0	13.1	12.2	7.1
≥140%	45.3	46.4	45.9	5.8

1 数据来源：摘自《深圳市慢性非传染性疾病及其相关危险因素流行病学研究（2009 年）》。

3. 食物来源 2018 年深圳市居民的维生素 E 主要来源于食用油、动物性食物、新鲜蔬菜、新鲜水果和粮谷类，分别为 84.3%、6.5%、4.7%、2.2% 和 2.0%，见表 5-33。

4. 2009 年、2018 年居民摄入变化趋势　深圳市居民每标准人日维生素 E 摄入量在过去 9 年显著上升。2018 年比 2009 年增加了 28.6mg。其中男性摄入量增加 34.7mg，女性增加 24.1mg，见图 5-24。

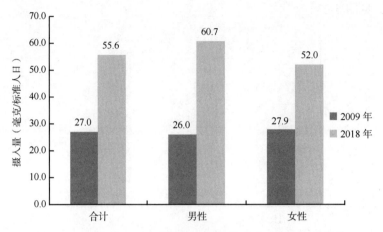

图 5-24　2009 年、2018 年深圳市居民维生素 E 摄入变化趋势

六、常 量 元 素

（一）钙的摄入状况

1. 摄入量　2018 年深圳市居民每标准人日钙摄入量为 429.6mg（男性居民为 374.8mg，女性居民为 468.2mg），低于 RNI 值（800mg/d），见图 5-25。2018 年深圳市居民平均每标准人日钙摄入量低于 2009 年深圳市居民摄入量，与 2009 年广东省居民平均摄入量相当（426.2mg）。在深圳市居民钙摄入量百分位数分布中，摄入量的第 50 百分位数为 537.8mg，达到了 50%RNI，第 95 百分位数为 853.1mg，达到了钙的 RNI 值。

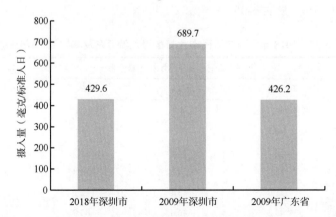

图 5-25　2018 年深圳市居民钙摄入量与 2009 年深圳市及广东省的比较

2. 与 DRI 的比较　2018 年深圳市居民钙摄入量达到或超过 100%RNI 的比例为 5.0%，

男性为 2.8%，女性为 6.4%，而 2009 年深圳市居民为 25.7%。2018 年深圳市有 71.9%的居民钙摄入量低于 60.0%RNI。男性居民钙摄入量占 RNI 的百分比为 20%～39%的比例最高，女性居民钙摄入量占 RNI 的百分比为 40%～59%的比例最高，分别为 39.7%和 32.8%，见表 5-36。

表 5-36　2018 年深圳市居民钙摄入量分布及其与 2009 年比较

占 RNI 的百分比	2018 年深圳市居民钙摄入量分布（%）			2009 年深圳市居民钙摄入量分布（%）[1]
	男性	女性	合计	
<20%	8.8	4.6	6.3	0.9
20%～39%	39.7	27.1	32.4	10.3
40%～59%	34.0	32.8	33.2	23.4
60%～79%	10.3	19.8	15.9	22.5
80%～99%	4.4	9.3	7.2	17.2
≥100%	2.8	6.4	5.0	25.7

1 数据来源：摘自《深圳市慢性非传染性疾病及其相关危险因素流行病学研究（2009 年）》。

3. 食物来源　2018 年深圳市居民的钙主要来源于新鲜蔬菜、奶类、动物性食物、粮谷类和新鲜水果，分别占 35.8%、23.7%、20.9%、13.5%和 3.7%，见表 5-37。

表 5-37　2018 年深圳市居民钙、镁的食物来源

食物种类	钙		镁	
	占比（%）	顺位	占比（%）	顺位
粮谷类	13.5	4	42.9	1
动物性食物	20.9	3	23.6	2
奶类	23.7	2	3.7	5
新鲜蔬菜	35.8	1	23.5	3
新鲜水果	3.7	5	4.8	4
果汁饮料	0.5	7	0.8	6
食用油	1.6	6	0.6	7
其他	0.3	8	0.1	8

4. 2009 年、2018 年居民摄入变化趋势　深圳市居民每标准人日钙摄入量在过去 9 年呈大幅下降的趋势。2018 年比 2009 年下降了 260.1mg，其中男性摄入量下降 238.9mg，女性下降 282.1mg，见图 5-26。

（二）镁的摄入状况

1. 摄入量　2018 年深圳市居民平均每标准人日镁摄入量为 280.2mg（其中男性居民为 260.2mg，女性居民为 294.3mg），深圳市居民镁摄入量百分位数分布中，摄入量的第 75 百分位数为 349.9mg，超过了 RNI 值（330 毫克/标准人日）。2018 年深圳市居民平均每标准人日镁摄入量较 2009 年深圳市居民水平（351.1 毫克/标准人日）低，与 2009 年广东省居

民平均水平相当（255.9毫克/标准人日）高，见图5-27。

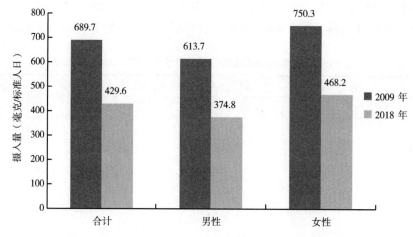

图 5-26　2009年、2018年深圳市居民钙摄入变化趋势

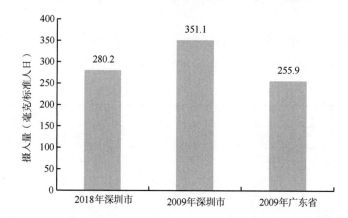

图 5-27　2018年深圳市居民镁摄入量与2009年深圳市及广东省的比较

2. 与DRI的比较　2018年深圳市居民镁摄入量达到或超过100%RNI的比例为29.3%，男性为22.7%，女性为34.0%。2009年深圳市居民镁摄入量达到或超过100%RNI的比例为41.8%，高于2018年深圳市居民平均水平，见表5-38。

表 5-38　2018年深圳市居民镁摄入量分布及与2009年比较

占RNI的百分比	2018年深圳市居民镁摄入量分布（%）			2009年深圳市居民镁摄入量分布（%）[1]
	男性	女性	合计	
<60%	29.7	24.5	26.7	9.3
60%~79%	27.7	23.9	25.5	22.8
80%~99%	19.9	17.6	18.5	26.1
100%~119%	13.4	11.9	12.5	19.1
≥120%	9.3	22.1	16.8	22.7

1 数据来源：摘自《深圳市慢性非传染性疾病及其相关危险因素流行病学研究（2009年）》。

3. 食物来源 2018 年深圳市居民的镁主要来源于粮谷类、动物性食物、新鲜蔬菜、新鲜水果和奶类，分别占 42.9%、23.6%、23.5%、4.8% 和 3.7%，见表 5-37。

4. 2009 年、2018 年居民摄入变化趋势 深圳市居民每标准人日镁摄入量在过去 9 年呈下降的趋势。2018 年比 2009 年下降了 70.9mg。其中男性摄入量下降 76.4mg，而女性下降 68.4mg，见图 5-28。

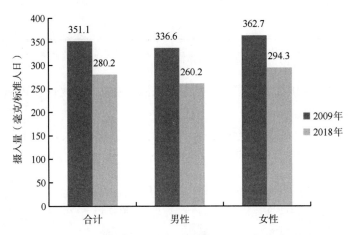

图 5-28　2009 年、2018 年深圳市居民镁摄入变化趋势

（三）钠的摄入状况

1. 摄入量 2018 年深圳市居民平均每标准人日钠摄入量为 2226.1mg（男性居民为 2149.7mg，女性居民为 2279.9mg），高于钠的推荐适宜摄入量（1500mg/d）。深圳市居民钠摄入水平较 2009 年深圳市居民平均水平（4129.9 毫克/标准人日）和 2009 年广东省居民平均水平（4701.7 毫克/标准人日）低，见图 5-29。

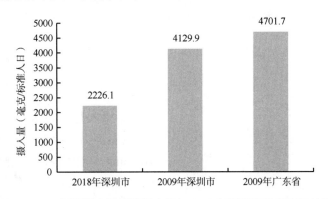

图 5-29　2018 年深圳市居民钠摄入量与 2009 年深圳市及广东省的比较

2. 与 DRI 的比较 2018 年深圳市居民钠摄入量达到或超过 100% 适宜摄入量的比例为 99.7%。男性为 99.5%，女性为 99.8%，2009 年深圳居民水平为 99.4%。从钠摄入量占 AI 百分比的比例可见，深圳市居民膳食钠摄入量均较高，2018 年男性不足 100%AI 的比例为 0.5%，女性不足 100% AI 的比例为 0.2%，见表 5-39。

表 5-39　2018 年深圳市居民钠摄入量分布及其与 2009 年比较

占 AI 的百分比	2018 年深圳市居民钠摄入量分布（%）			2009 年深圳市居民钠摄入量分布（%）[1]
	男性	女性	合计	
<80%	0	0	0	0.0
80%～99%	0.5	0.2	0.3	0.6
100%～119%	8.2	4.4	6.0	7.0
≥120%	91.3	95.4	93.7	92.4

1 数据来源：摘自《深圳市慢性非传染性疾病及其相关危险因素流行病学研究（2009 年）》。

3. 食物来源　2018 年深圳市居民的钠主要来源于食盐、动物性食物和新鲜蔬菜，分别占 69.4%、18.3% 和 8.8%。

4. 2009 年、2018 年居民摄入变化趋势　深圳市居民每标准人日钠摄入量在过去 9 年呈大幅下降的趋势。2018 年比 2009 年下降了 1903.8mg。其中男性摄入量下降 1970.2mg，女性下降 1857.7mg，见图 5-30。

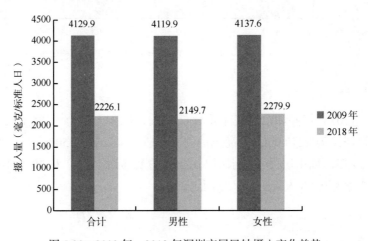

图 5-30　2009 年、2018 年深圳市居民钠摄入变化趋势

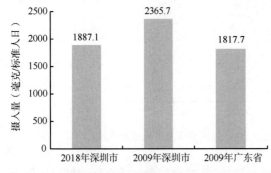

图 5-31　2018 年深圳市居民钾摄入量与 2009 年深圳市及广东省的比较

（四）钾的摄入状况

1. 摄入量　2018 年深圳市居民平均每标准人日钾摄入量为 1887.1mg（男性居民为 1695.6mg，女性居民为 2022.3mg）。深圳市居民钾摄入量百分位数分布中，摄入量的第 75 百分位数为 2341.5mg，超出钾的推荐适宜摄入量（2000mg）。2018 年深圳市居民平均每标准人日钾摄入量低于 2009 年深圳市居民水平（2365.7 毫克/标准人日），见图 5-31。

2. 与 DRI 的比较　2018 年深圳市居民钾摄入量达到或超过 100%AI 的比例为 36.6%，男性为 28.0%，女性为 42.6%，较 2009 年深圳市居民水平低（61.1%）。男性居民钾摄入量低于60%AI的比例高于女性，分别为27.6%和18.3%，见表5-40。

表 5-40　2018 年深圳市居民钾摄入量分布及其与 2009 年比较

占 AI 的百分比	2018 年深圳市居民钾摄入量分布（%）			2009 年深圳市居民钾摄入量分布（%）[1]
	男性	女性	合计	
＜60%	27.6	18.3	22.1	5.4
60%~79%	24.6	20.8	22.4	14.0
80%~99%	19.8	18.3	18.9	19.6
100%~119%	13.6	13.1	13.3	20.1
≥120%	14.4	29.5	23.3	41.0

1 数据来源：摘自《深圳市慢性非传染性疾病及其相关危险因素流行病学研究（2009 年）》。

3. 食物来源　2018 年深圳市居民的钾主要来源于动物性食物、粮谷类、新鲜蔬菜、奶类和新鲜水果，分别占 34.3%、23.8%、23.2%、9.1% 和 9.0%，见表 5-41。

表 5-41　2018 年深圳市居民钾、磷和铁的食物来源

食物种类	钾		磷		铁	
	占比（%）	顺位	占比（%）	顺位	占比（%）	顺位
粮谷类	23.8	2	41.1	1	15.0	3
动物性食物	34.3	1	38.6	2	43.3	1
奶类	9.1	4	8.5	4	1.7	7
新鲜蔬菜	23.2	3	9.2	3	19.3	2
新鲜水果	9.0	5	2.2	5	3.4	6
果汁饮料	0.5	6	0.1	7	10.4	4
食用油	0.1	7	0.3	6	6.4	5
其他	0.0	8	0.0	8	0.5	8

4. 2009 年、2018 年居民摄入变化趋势　深圳市居民每标准人日钾摄入量在过去 9 年呈下降的趋势。2018 年比 2009 年减少了 478.6mg。其中男性摄入量下降 512.7mg，女性下降 468.8mg，见图 5-32。

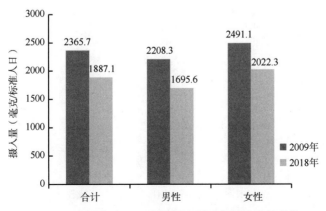

图 5-32　2009 年、2018 年深圳市居民钾摄入变化趋势

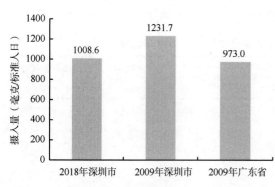

图 5-33　2018 年深圳市居民磷摄入量与 2009 年深圳市及广东省的比较

（五）磷的摄入状况

1. 摄入量　2018 年深圳市居民平均每标准人日磷摄入量为 1008.6mg（男性居民为 949.7mg，女性居民为 1050.2mg）。超出磷的推荐摄入量（720 毫克/标准人日）。低于 2009 年深圳市居民水平（1231.7 毫克/标准人日），见图 5-33。

深圳市居民磷摄入量百分位数分布中，磷摄入量的第 25 百分位数为 688.8mg，接近 RNI 值。

2. 与 DRI 的比较　2018 年深圳市居民磷摄入量达到或超过 100%RNI 的比例为 72.1%，男性为 69.4%，女性为 74.1%，低于 2009 年深圳市居民水平（91.6%），见表 5-42。

表 5-42　2018 年深圳市居民磷摄入量分布及其与 2009 年比较

占 RNI 的百分比	2018 年深圳市居民磷摄入量分布（%）			2009 年深圳市居民磷摄入量分布（%）[1]
	男性	女性	合计	
<60%	4.8	4.4	4.6	0.6
60%~79%	10.3	9.3	9.7	2.3
80%~99%	15.5	12.2	13.6	5.5
100%~119%	17.4	14.9	15.9	10.1
≥120%	52.0	59.2	56.2	81.5

1 数据来源：摘自《深圳市慢性非传染性疾病及其相关危险因素流行病学研究（2009 年）》。

3. 食物来源　2018 年深圳市居民的磷主要来源于粮谷类、动物性食物、新鲜蔬菜，分别占 41.1%、38.6% 和 9.2%，其次为奶类、新鲜水果，分别占 8.5%、2.2%，见表 5-41。

4. 2009 年、2018 年居民摄入变化趋势　深圳市居民每标准人日磷摄入量在过去 9 年呈下降的趋势。2018 年比 2009 年下降了 223.1mg。其中男性摄入量下降 254.4mg，女性下降 203.9mg，见图 5-34。

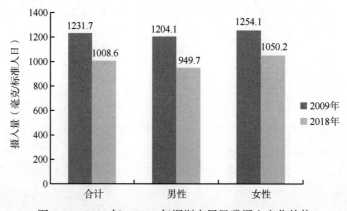

图 5-34　2009 年、2018 年深圳市居民磷摄入变化趋势

七、微量元素

（一）铁的摄入状况

1. 摄入量　2018 年深圳市居民平均每标准人日铁摄入量为 16.8mg（男性居民为 15.7mg，女性居民为 17.6mg）。较 2009 年深圳市居民水平（27.8 毫克/标准人日）及 2009 年广东省居民平均水平（28.6 毫克/标准人日）低，见图 5-35。深圳市居民铁摄入量百分位数分布中铁摄入量的第 75 百分位数为 20.49mg，超过 RNI 值。

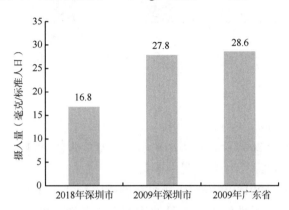

图 5-35　2018 年深圳市居民铁摄入量与 2009 年深圳市及广东省的比较

2. 与 DRI 的比较　2018 年深圳市居民铁摄入量达到或超过 100%RNI 的比例为 52.0%，男性为 65.1%，女性为 42.7%。从铁摄入量占 RNI 百分比的比例可见，深圳市居民膳食铁摄入量较低，男性不足 100%RNI 的比例为 34.9%，女性不足 100%RNI 的比例为 57.3%，见表 5-43。

表 5-43　2018 年深圳市居民铁摄入量分布及其与 2009 年比较

占 RNI 的百分比	2018 年深圳市居民铁摄入量分布（%）			2009 年深圳市居民铁摄入量分布（%）[1]
	男性	女性	合计	
＜80%	20.4	41.1	32.5	4.6
80%～99%	14.5	16.2	15.5	8.4
100%～119%	17.6	12.5	14.6	13.8
≥120%	47.5	30.2	37.4	73.1

1 数据来源：摘自《深圳市慢性非传染性疾病及其相关危险因素流行病学研究（2009 年）》。

3. 食物来源　2018 年深圳市居民的铁主要来源于动物性食物、新鲜蔬菜、粮谷类和果汁饮料，分别占 43.3%、19.3%、15.0% 和 10.4%，见表 5-41。

4. 2009 年、2018 年居民摄入变化趋势　深圳市居民每标准人日铁摄入量在过去 9 年呈下降的趋势。2018 年比 2009 年下降了 11.0mg。其中男性摄入量下降 11.3mg，女性下降 10.8mg，见图 5-36。

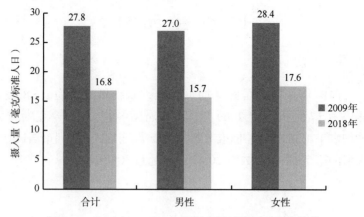

图 5-36　2009 年、2018 年深圳市居民铁摄入变化趋势

（二）锌的摄入状况

1.摄入量　2018 年深圳市居民平均每标准人日锌摄入量为 10.5mg（男性居民为 9.9mg，女性居民为 10.9mg），较 2009 年深圳市居民水平（13.8 毫克/标准人日）及 2009 年广东省居民水平（11.7 毫克/标准人日）低，见图 5-37。

2. 与 DRI 的比较　2018 年深圳市居民锌的摄入量低于 EAR 的占 35.2%，男性为 60.7%，女性为 17.1%，男性锌摄入不足的比例大于女性。深圳市锌摄入量达到或超过 RNI 的居民为 50.8%，男性为 21.1%，女性为 69.6%，2009 年深圳市锌摄入量达到或超过 RNI 的居民为 51.6%，见表 5-44。深圳市居民锌摄入量的第 75 百分位数为 13.2mg，达到了锌的 RNI 值。

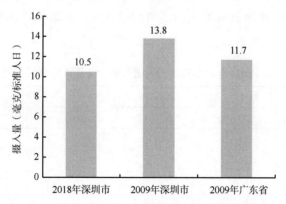

图 5-37　2018 年深圳市居民锌摄入量与 2009 年深圳市及广东省的比较

表 5-44　2018 年深圳市居民锌摄入量分布及其与 2009 年比较

摄入量	2018 年深圳市居民锌摄入量分布（%）			2009 年深圳市居民锌摄入量分布（%）[1]
	男性	女性	合计	
＜EAR	60.7	17.1	35.2	30.3
≤EAR 且＜RNI	18.2	13.3	14.0	18.1
≥RNI	21.1	69.6	50.8	51.6

1 数据来源：摘自《深圳市慢性非传染性疾病及其相关危险因素流行病学研究（2009 年）》。

3. 食物来源　2018 年深圳市居民的锌主要来源于动物性食物、粮谷类、新鲜蔬菜，分别占 53.2%、24.6% 和 12.3%，其次是食用油、奶类、新鲜水果，分别占 5.6%、2.5% 和 1.3%，见表 5-45。

表 5-45　2018 年深圳市居民锌、硒、锰和铜的食物来源

食物种类	锌		硒		锰		铜	
	占比（%）	顺位	占比（%）	顺位	占比（%）	顺位	占比（%）	顺位
粮谷类	24.6	2	26.4	2	58.0	1	34.1	2
动物性食物	53.2	1	65.7	1	9.7	3	37.4	1
奶类	2.5	5	2.2	4	0.3	8	0.7	6
新鲜蔬菜	12.3	3	1.7	5	21.4	2	12.7	3
新鲜水果	1.3	6	0.6	6	2.4	5	7.8	4
果汁饮料	0.3	7	0.1	7	0.4	7	0.5	8
食用油	5.6	4	3.1	3	7.2	4	6.2	5
其他	0.2	8	0.2	8	0.6	6	0.6	7

4. 2009 年、2018 年居民摄入变化趋势　深圳市居民每标准人日锌摄入量在过去 9 年呈下降的趋势。2018 年比 2009 年下降了 3.3mg。其中男性摄入量下降 3.9mg，女性下降 2.8mg，见图 5-38。

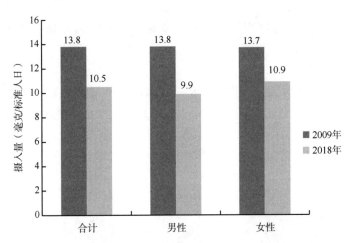

图 5-38　2009 年、2018 年深圳市居民锌摄入变化趋势

（三）硒的摄入状况

1. 摄入量　2018 年深圳市居民平均每标准人日硒摄入量为 57.6μg（男性居民为 54.6μg，女性居民为 59.8μg），低于硒的推荐摄入量（60μg/d）。低于 2009 年深圳市居民水平（64.4 微克/标准人日）以及高于 2009 年广东省居民水平（52.1 微克/标准人日），见图 5-39。深圳居民硒摄入量百分位数分布中，硒摄入量的第 75 百分位数为 68.9μg，超过硒的 RNI 值。

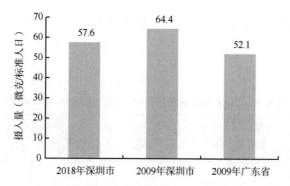

图 5-39　2018 年深圳市居民硒摄入量与 2009 年深圳市及广东省的比较

2. 与 DRI 的比较　2018 年深圳市居民硒的摄入量低于 EAR 的居民占 49.7%。硒摄入量达到或超过 RNI 的居民为 35.4%，较 2009 年深圳市居民（60.9%）低，见表 5-46。

表 5-46　2018 年深圳市居民硒摄入量分布及其与 2009 年比较

摄入量	2018 年深圳市居民硒摄入量分布（%）			2009 年深圳市居民硒摄入量分布（%）[1]
	男性	女性	合计	
<EAR	53.4	47.1	49.7	22.6
≤EAR 且<RNI	16.8	13.6	14.9	16.5
≥RNI	29.8	39.3	35.4	60.9

1 数据来源：摘自《深圳市慢性非传染性疾病及其相关危险因素流行病学研究（2009 年）》。

3. 食物来源　2018 年深圳市居民的硒主要来源于动物性食物、粮谷类、食用油，分别占 65.7%、26.4%、3.1%，奶类、新鲜蔬菜、新鲜水果分别占 2.2%、1.7%、0.6%，见表 5-45。

4. 2009 年、2018 年居民摄入变化趋势　深圳市居民每标准人日硒摄入量在过去 9 年呈下降的趋势。2018 年比 2009 年减少了 6.8μg。其中男性摄入量减少 9.1μg，女性摄入量减少 5.1μg，见图 5-40。

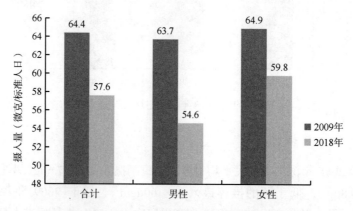

图 5-40　2009 年、2018 年深圳市居民硒摄入变化趋势

（四）铜的摄入状况

1. 摄入量　2018 年深圳市居民平均每标准人日铜摄入量为 1.4mg（男性居民为 1.3mg，女性居民为 1.5mg），是铜的推荐摄入量（0.8mg/d）的 1.8 倍，低于 2009 年深圳市及广东省居民平均水平（2.5mg、6.2mg）。深圳市居民铜摄入量百分位数分布中，铜摄入量的第 25 百分位数为 0.97mg，超过了铜的 RNI。

2. 与 DRI 的比较　2018 年深圳市居民铜摄入量达到或超过 100%RNI 的比例为 87.1%，男性为 85.7%，女性为 88.4%。值得一提的是深圳市有 62.7% 的居民铜摄入量达到或超过 140%RNI，不足 100%RNI 的比例为 12.9%，见表 5-47。

表 5-47　2018 年深圳市居民铜摄入量分布及其与 2009 年比较

占 RNI 的百分比	2018 年深圳市居民铜摄入量分布（%）			2009 年深圳市居民铜摄入量分布（%）[1]
	男性	女性	合计	
<80%	5.2	4.1	4.6	10.69
80%～99%	9.4	7.5	8.3	17.70
100%～119%	12.5	10.3	11.2	20.41
120%～139%	14.4	12.7	13.2	16.92
≥140%	58.8	65.4	62.7	34.28

1 数据来源：摘自《深圳市慢性非传染性疾病及其相关危险因素流行病学研究（2009 年）》。

3. 食物来源　2018 年深圳市居民的铜主要来源于动物性食物、粮谷类、新鲜蔬菜，分别占 37.4%、34.1%、12.7%，新鲜水果、食用油、奶类，分别占 7.8%、6.2%、0.7%，见表 5-45。

4. 2009 年、2018 年居民摄入变化趋势　深圳市居民每标准人日铜摄入量在过去 9 年呈下降的趋势。2018 年比 2009 年下降了 1.3mg。其中男性摄入量下降 1.3mg，女性摄入量下降 1.2mg，见图 5-41。

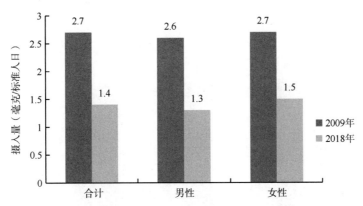

图 5-41　2009 年、2018 年深圳市居民铜摄入变化趋势

（五）锰的摄入状况

1. 摄入量　2018 年深圳市居民平均每标准人日锰摄入量为 3.2mg（男性居民为 3.1mg，

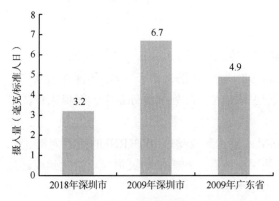

图 5-42　2018 年深圳市居民锰摄入量与 2009 年
深圳市及广东省的比较

女性居民为 3.3mg），较 2009 年深圳市水平（6.7 毫克/标准人日）低，见图 5-42。

深圳市居民锰摄入量百分位数分布中，锰摄入量的第 75 百分位数为 4.0mg，未达到锰的 AI 值。锰摄入量的第 95 百分位数为 5.43mg。

2. 与 DRI 的比较　2018 年深圳市居民锰摄入量达到或超过 100%AI 的比例为 16.6%，男性为 10.9%，女性为 20.5%，见表 5-48。

表 5-48　2018 年深圳市居民锰摄入量分布及其与 2009 年比较

占 AI 的百分比	2018 年深圳市居民锰摄入量分布（%）			2009 年深圳市居民锰摄入量分布（%）[1]
	男性	女性	合计	
＜60%	42.1	39.8	40.7	—
60%～79%	29.2	23.7	25.9	1.3
80%～99%	17.8	16.0	16.8	2.8
100%～119%	7.0	14.4	11.4	5.7
≥120%	3.9	6.1	5.2	90.2

1 数据来源：摘自《深圳市慢性非传染性疾病及其相关危险因素流行病学研究（2009 年）》。

3. 食物来源　2018 年深圳市居民的锰主要来源于粮谷类、新鲜蔬菜、动物性食物、食用油和新鲜水果，分别占 58.0%、21.4%、9.7%、7.2%和 2.4%，见表 5-45。

4. 2009 年、2018 年居民摄入变化趋势　深圳市居民每标准人日锰摄入量在过去 9 年总体呈下降的趋势。2018 年比 2009 年下降了 3.4mg。其中男性摄入量下降 3.6mg，女性摄入量下降了 3.2mg，见图 5-43。

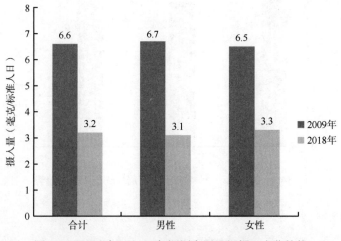

图 5-43　2009 年、2018 年深圳市居民锰摄入变化趋势

第六节　深圳市居民膳食结构现况

《中国居民膳食指南》是根据营养学原理，紧密结合我国居民膳食消费和营养状况的实际情况制定的，是指导广大居民实践平衡膳食，获得合理营养的科学文件。依据这个指南评价深圳市居民的膳食结构，从而科学认识深圳市居民的膳食状况、存在的差距，以更好地帮助深圳市居民合理选择食物，改善居民的营养和健康状况。

一、食物多样，谷类为主，粗细搭配

人类的食物是多种多样的。各种食物所含的营养成分不完全相同，每种食物都至少可提供一种营养物质。除母乳对 0～6 月龄婴儿外，任何一种天然食物都不能够提供人体所需的全部营养素。平衡膳食必须由多种食物组成，才能满足人体各种营养需求，达到合理营养，促进健康的目的，因而提倡人们广泛食用多种食物。

深圳市居民畜禽肉类、油脂摄入量远远高于推荐量，盐稍高于推荐量，奶类和水果都低于推荐量（图 5-44）。

粮谷类食物是我国传统膳食主体，是人体能量的主要来源，也是最经济的能源食物。深圳市居民粮谷类食物摄入量在推荐量范围内，其提供的能量占总能量的 47.5%，较 2009 年深圳市水平高 10.5%，动物性食物占 19.6%，较 2009 年深圳市水平低 7.4 个百分点。虽然粮谷类食物摄入比例有所上升，动物性食物摄入比例下降，但是碳水化合物提供的能量未达到推荐量，而脂肪超过了推荐量，对高血压、糖尿病等相关慢性病的预防不利。

二、多吃蔬菜、水果和薯类

新鲜蔬菜和水果是人类平衡膳食的重要组成部分，也是我国传统膳食重要特点之一。蔬菜和水果是维生素、矿物质、膳食纤维的主要来源之一，水分多、能量低。薯类含有丰富的淀粉、膳食纤维以及多种维生素和矿物质。富含蔬菜、水果和薯类的膳食对保持身体健康，维持肠道正常功能，提高免疫力，对降低肥胖、糖尿病、高血压等相关慢性病发生风险具有重要作用。推荐我国成人蔬菜摄入量为每天 300～500g，水果 200～350g。

深圳市居民蔬菜的摄入量处于推荐量的低限，水果的摄入量未达到推荐量，深圳市居民水果的摄入存在不足的问题，虽然蔬菜能达到推荐量，但是接近推荐量的低限，因此应提高这类食物的摄入。

三、常吃奶类、豆类或其制品

奶类营养成分齐全，组成比例适宜，容易消化吸收。奶类除含丰富的优质蛋白质和维生素外，含钙量较高，且利用率也很高，是膳食钙质的极好来源。为了提高优质蛋白质的比例，增强骨骼健康，预防骨质疏松，应该提高奶类的摄入。中国营养学会推荐我国居民每日饮用 300g 奶类。大豆含丰富的优质蛋白质、必需脂肪酸、维生素等营养素，而且含有磷脂、低聚糖，以及异黄酮、植物固醇等多种植物化学物质。大豆是重要的优质蛋白质的来源，为提高优质蛋白质的摄入比例并防止肉类摄入过多，应该多吃大豆及其制品。中国营养学会推荐我国居民每人每天摄入 25～35g 大豆或相当量的豆制品。

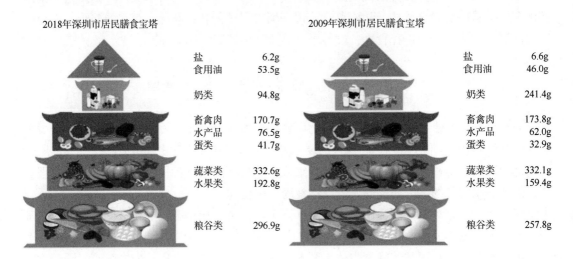

2018年深圳市居民膳食宝塔		2009年深圳市居民膳食宝塔	
盐	6.2g	盐	6.6g
食用油	53.5g	食用油	46.0g
奶类	94.8g	奶类	241.4g
畜禽肉	170.7g	畜禽肉	173.8g
水产品	76.5g	水产品	62.0g
蛋类	41.7g	蛋类	32.9g
蔬菜类	332.6g	蔬菜类	332.1g
水果类	192.8g	水果类	159.4g
粮谷类	296.9g	粮谷类	257.8g

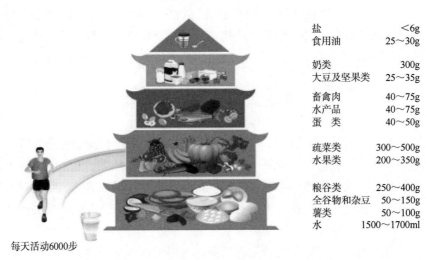

中国居民平衡膳食宝塔（2016）

盐	<6g
食用油	25～30g
奶类	300g
大豆及坚果类	25～35g
畜禽肉	40～75g
水产品	40～75g
蛋 类	40～50g
蔬菜类	300～500g
水果类	200～350g
粮谷类	250～400g
全谷物和杂豆	50～150g
薯类	50～100g
水	1500～1700ml

每天活动6000步

图 5-44　2009 年、2018 年深圳市居民膳食宝塔与平衡膳食宝塔

　　2018 年深圳市居民奶类的食用率为 69.7%，食用频率为 3.0 次/周，平均奶类的摄入量是 94.8 克/标准人日，远未达到推荐标准。2009 年深圳市奶类的摄入量为 241.4 克/标准人日，远高于 2018 年摄入量。2018 年深圳市居民钙的摄入量为 429.6mg，为钙推荐摄入量 RNI 的一半，摄入量达到或超过 100%RNI 的比例仅为 5.0%。深圳市居民存在钙摄入不足的风险，而且奶类在钙的食物来源中位于第二位，仅占 23.7%。除奶类之外，钙的最主要食物来源是新鲜蔬菜，人体对这类食物中的钙吸收是比较差的，因此，深圳市居民要提高

钙的摄入和利用率，必须提高奶类的摄入量和频次，对于饮奶量已达到推荐量或有高血脂和超重、肥胖倾向者应选择低脂或脱脂奶类。2018年深圳市居民平均每标准人日硫胺素摄入量为1.5mg，有45.9%的居民有摄入不足的危险。豆类是硫胺素重要来源，应加强豆制品的摄入。深圳市居民蛋白质的摄入量是充足的，优质蛋白质的比例也较高，但是同时脂类的供能比过高，肉类摄入过高，因此要保证优质蛋白质的比例，同时降低脂肪和能量的摄入，增加硫胺素的摄入，需要增加大豆及其制品的摄入。

四、经常吃适量鱼、禽、蛋和瘦肉

鱼、禽、蛋和瘦肉均属于动物性食物，是人类优质蛋白质、脂类、脂溶性维生素、B族维生素和矿物质的良好来源，是平衡膳食的重要组成部分。但是，动物性食物一般都含有一定量的饱和脂肪酸和胆固醇，摄入过多可能增加患心血管病的危险性。鱼类脂肪含量一般较低，且含有较多的多不饱和脂肪酸，有些海产鱼类富含二十碳五烯酸和二十二碳六烯酸，对预防血脂异常和心脑血管病等有一定作用。禽类脂肪含量也较低，且不饱和脂肪酸含量较高，其脂肪酸组成也优于畜类脂肪。蛋类富含优质蛋白质，各种营养成分比较齐全，是很经济的优质蛋白质来源。畜肉类一般含脂肪较多，能量高，但瘦肉脂肪含量较低，铁含量高且利用率好。推荐我国成人每日摄入量：畜禽肉类40～75g，蛋类40～50g。深圳市居民水产品和禽肉类的食用率均低于畜肉类，禽肉的食用频率达每周9.5次，而禽肉和水产品的食用频率仅为每周2.8次和4.8次。2018年深圳市居民平均每标准人日动物性食物摄入量为288.9g，其中畜肉类129.3g、禽肉类41.4g、水产品76.5g、蛋类41.7g。畜肉的摄入量接近推荐畜禽肉类总量上限的2倍，这也是深圳市居民脂肪供能比过高的原因之一。因此，要大力提倡减少畜肉类的摄入，减少猪肉类的消费比例。

五、减少烹调油用量，吃清淡少盐膳食

脂肪是人体能量的重要来源之一，并可提供必需脂肪酸，有利于脂溶性维生素的消化吸收，但是脂肪摄入过多是引起肥胖、高血脂、动脉粥样硬化等多种慢性疾病的危险因素之一。膳食盐的摄入量过高与高血压的患病率密切相关。《中国居民膳食指南（2016）》油脂的推荐量是25～30g，盐少于6g。

深圳市18岁及以上居民超重率与肥胖率分别为32.11%、8.65%，血脂异常患病率达39.70%，几乎5人中便有2人血脂水平异常，这两者的升高可能与脂类摄入过高密切相关。深圳市居民2018年平均每标准人日摄入油脂53.5g，接近推荐量的两倍。因此，为有效控制深圳市血脂异常和肥胖的高流行态势，必须加强油脂摄入的控制。

2018年深圳市盐的摄入量虽然较2009年有所下降，但是仍高于推荐量。深圳市居民平均每标准人日钠摄入量为2226.1mg，为钠的推荐摄入量的1.4倍。深圳市居民钠摄入量达到或超过100%AI的比例为99.7%。发病与盐摄入量密切相关的深圳市高血压的患病率为15.33%，较2009年上升两个百分点。因此，为有效遏制高血压的高流行局面，应进一步降低盐和含盐量高的咸菜和酸菜类食品的摄入。

六、食不过量，天天运动，保持健康体重

进食量和运动是保持健康体重的两个主要因素。如果进食量过大而运动量不足，多余的能量就会在体内以脂肪的形式积存下来，增加体重，造成超重或肥胖；相反若食量不足，可由能量不足引起体重过低或消瘦。体重过高或过低都是不健康的表现，成人的健康体重是指体质指数（body mass index，BMI）为 18.5～23.9kg/m²。

由于生活方式的改变，体力活动减少，进食量相对增加，导致超重和肥胖的发生率增加，这也是心血管疾病、糖尿病和某些肿瘤发病率增加的主要原因之一。深圳市居民能量摄入为 9248.6 千焦/标准人日，达到或超过 RNI 的比例为 54.6%。深圳市目前有近 400 万超重者，另有约 130 万肥胖患者。BMI 平均值为 23.43kg/m²，男女分别为 24.17kg/m²、22.87kg/m²，男性 BMI 的均值已处于超重范畴。因此，要将控制能量摄入、提高体力活动水平作为当前防控慢性病的重点之一。

七、三餐分配要合理，零食要适量

合理安排一日三餐的时间和食量，进餐定时定量。要天天吃早餐并保证其营养充足，午餐要吃好，晚餐要适量，不要暴饮暴食，不经常在外就餐，尽可能与家人共同进餐。在外就餐会增加脂肪和盐的摄入，引起肥胖、糖尿病等慢性病发生增加的危险。其次，许多餐馆的卫生条件不符合要求，在外就餐增加了疾病传播的机会。

调查显示，深圳市居民大多数吃早餐，有十分之一以上的居民早餐就餐不规律，其中3.20%的居民基本不吃早餐，其中男性不吃早餐的比例较女性高。深圳市居民三餐就餐地点，仅约一半是在家吃，其次是在餐馆和单位食堂。三餐中，晚餐在家就餐的比例最高。女性在家吃的比例较男性高。18～44 岁年龄组中，早餐有 24.18%，午餐和晚餐超过 10%在餐馆就餐。因此，应加强对深圳市居民的健康教育，使大家认识到早餐的重要性，坚持每天吃早餐并保证早餐的营养质量。在外就餐应该选择干净卫生的场所；点菜要注意食物多样、荤素搭配；尽量选择非煎炸食品和减少高脂肪菜肴的消费。

八、每天足量饮水，合理选择饮料

水是膳食的重要组成部分，是一切生命必需的物质，在生命活动中发挥着重要功能。饮水不足或过多都会对人体健康带来危害。饮水最好选择白开水。饮料种类繁多，需要合理选择，如果汁饮料含有一定量的营养素和有益膳食成分，适量饮用可以作为膳食的补充。大多数饮料都含有一定量的糖，大量饮用会在不经意间摄入过多能量，造成体内能量过剩。另外，饮后如不及时漱口刷牙，残留在口腔内的糖会在细菌作用下产生酸性物质，损害牙齿健康。有些儿童青少年，每天以喝大量含糖的饮料代替喝水，是一种不健康的习惯，应该改正。

深圳市居民饮料的饮用率较高，低年龄组饮用率较高年龄组高。饮料的饮用量达66.5 克/标准人日，其中果汁饮料 32.7 克/标准人日、其他饮料 33.8 克/标准人日。随着经济

的发展，市场上饮料产品的丰富，饮料已成为人们膳食的组成部分。目前，我国还没有饮料的推荐量标准，为了个人的健康，不宜摄入过多的饮料。如果需要饮用，应根据个人身体情况而定，对于肥胖或超重的人，应在同类饮料中选择能量低的产品。

膳食指南中推荐的膳食模式是我国居民膳食的理想模式，目前深圳市的膳食营养状况在某些方面正在趋向于膳食指南中的水平，但深圳市居民还存在许多偏离膳食指南的问题，如奶类摄入严重不足，水果摄入偏低，动物性食物、油脂、盐摄入过多等。因此，应加大合理膳食的宣传，引导人们合理选择和消费，以促进深圳市居民的身体健康。

第七节 小 结

一、就 餐 行 为

（1）有 3.20%的居民基本不吃早餐，其中男性不吃早餐的比例较女性高。不管男性还是女性，随着年龄的增长，就餐的比例增加。

（2）三餐就餐地点，仅约一半居民在家就餐，女性在家就餐的比例较男性高。不管男性还是女性，随着年龄的增长在家就餐的比例增加，18～44 岁年龄组，早餐有 24.18%的居民在餐馆就餐，超过 10%的居民在餐馆吃午餐、晚餐。

二、食物的摄入状况

（1）居民每标准人日粮谷类摄入量为 296.9g，接近推荐量的下限。

（2）每标准人日动物性食物摄入量为 288.9g，其中畜肉类 129.3g、禽肉类 41.4g、水产品 76.5g、蛋类 41.7g。畜肉类摄入量虽较 2009 年有所下降，但仍达推荐量上限的 1.7 倍，禽肉类、水产品和蛋类的摄入量较 2009 年升高。动物性食物的摄入以畜肉的食用率最高，其次为水产品、蛋类和禽肉类。畜肉类的食用频率超过了 1 次/日，而水产品 2 天摄入一次，禽肉类一周摄入 2.8 次。

（3）2018 年居民奶类的摄入下降显著（94.8 克/标准人日），显著低于 2009 年摄入量。

（4）2018 年居民新鲜蔬菜食用频率接近 2 次/日，每标准人日摄入量为 332.6g，与 2009 年相当，略高于推荐量标准的下限。水果的食用频率接近 1 次/日，摄入量为 192.8 克/标准人日，虽然较 2009 年上升 20.9%，但仍未达到推荐量标准。

（5）居民饮料的食用率较高，低年龄组饮用率较高年龄组高。饮料的饮用量达 66.5 克/标准人日，低于 2009 年摄入量。

（6）调味品：食用油的摄入量高于 2009 年摄入量，达 53.5 克/标准人日，盐的摄入量达 6.2 克/标准人日，较 2009 年稍下降，但是仍超过推荐量标准。

三、能量和营养素摄入状况及来源

1. 能量 深圳市居民能量摄入为 9248.6 千焦/标准人日，达到或超过 RNI 的比例为

54.6%。与 2009 年比较，深圳市居民每标准人日能量摄入量呈下降趋势。结合深圳市居民体质指数的变化，可以推断深圳市居民能量摄入是充足的。三大类供能物质中，脂肪的供能比超过了推荐量而碳水化合物未达到推荐量。

2. 宏量营养素

（1）深圳市居民每标准人日蛋白质摄入为 86.6g，其中优质蛋白质摄入比例高达 48.6%，有 65.3%的居民蛋白质摄入达到或超过 100%RNI。与 2009 年比较，蛋白质摄入量无明显变化。

（2）2018 年深圳市居民每标准人日膳食脂肪摄入为 91.0g，一半以上来源于食用油。与 2009 年比较，脂肪摄入量呈下降趋势，2018 年较 2009 年下降了 19.7g。

（3）深圳市居民每标准人日碳水化合物摄入量为 271.2g。居民的碳水化合物主要来源于粮谷类。2018 年碳水化合物摄入量高于 2009 年。

3. 常量与微量营养素　包括维生素、常量元素和微量元素。

（1）大部分居民摄入充足，仅部分居民摄入不足或过量的包括：硫胺素、烟酸、α-生育酚、磷、铜。①2009 年平均每标准人日硫胺素摄入量为 1.5mg，居民硫胺素摄入量达到或超过 RNI 的比例为 54.1%，摄入量较 2009 年高。②2018 年深圳市居民平均每标准人日烟酸摄入量为 16.0mg，有 42.3%的居民烟酸摄入量低于 RNI，深圳市居民烟酸摄入量在过去 9 年呈下降趋势。③2018 年深圳市居民平均每标准人日 α-生育酚摄入量为 25.4mg，达到或超过 100%AI 的比例为 71.9%，较 2009 年高。④2018 年深圳市居民平均每标准人日磷摄入量为 1008.6mg，磷摄入量达到或超过 100%AI 的比例为 72.1%，主要来源于粮谷类、动物性食物和新鲜蔬菜，与 2009 年比较每标准人日磷摄入量在过去 9 年呈下降的趋势。2009 年居民平均每标准人日铜摄入量为 1.4mg，高于铜的推荐摄入量。虽然铜摄入量在过去 9 年呈下降的趋势，但铜摄入量达到或超过 100%RNI 的比例仍高达 87.1%。

（2）摄入不足的营养素包括视黄醇、核黄素、抗坏血酸、钙、镁、钾、硒、锰。①2018 年深圳市居民平均每标准人日视黄醇当量摄入量为 485.5μg，居民视黄醇当量低于 RNI 的比例为 82.0%。与 2009 年比较摄入量呈下降趋势。②2018 年深圳市居民平均每标准人日核黄素摄入量为 0.8mg，有 76.8%的居民核黄素摄入量低于 EAR，低于 RNI 的居民占 87.8%。摄入量比 2009 年低。③2018 年深圳市居民平均每标准人日抗坏血酸摄入量为 115.8mg，有 44.0%的居民抗坏血酸摄入量低于 EAR，有 52.8%的居民低于 RNI，深圳市居民抗坏血酸摄入量在过去 9 年呈下降的趋势。④2018 年深圳市居民平均每标准人日钙摄入量为 429.6mg，低于 RNI，深圳市居民钙摄入量达到或超过 100%RNI 的比例仅为 5.0%，女性较男性高。钙主要来源于新鲜蔬菜、奶类和动物性食物。与 2009 年比较呈大幅度下降的趋势。⑤2018 年居民平均每标准人日镁摄入量为 280.2mg，达到或超过 100%RNI 的比例为 29.3%，较 2009 年低。⑥2018 年深圳市居民平均每标准人日钾摄入量为 1887.1mg，低于钾的推荐适宜摄入量，男性居民钾摄入量低于 AI 的比例为 72%，深圳市居民每标准人日钾摄入量在过去 9 年呈下降的趋势。⑦2018 年深圳市居民平均每标准人日硒摄入量为 57.6mg，低于硒的 RNI，深圳市有 49.7%的居民硒的摄入量低于 EAR，硒摄入量达到或超过 RNI 的居民为 35.4%，因此仍有超过 2/3 的居民有摄入不足的风险。与 2009 年比较，深圳市居民每标准人日硒摄入量呈下降的趋势。⑧2018 年居民平均每标准人日锰摄入量为 3.2mg，低于锰的 AI，与 2009 年比较，深圳市居民每标准人日锰摄入量呈显著下降的趋势。

（3）钠的摄入过量。虽然 2018 年与 2009 年比较深圳市居民每标准人日钠摄入量呈下降的趋势，但是深圳市居民平均每标准人日钠摄入量为 2226.1mg，高于钠的推荐适宜摄入量。深圳市居民钠摄入量达到或超过 100%AI 的比例为 99.7%。

综上所述，在 2009～2018 年这 9 年间，随着合理营养、平衡膳食观念的宣传教育，深圳市居民的膳食结构在某些方面较 2009 年有很大改善，如水果、水产品和蛋类的摄入量有不同程度的提高，但是，与平衡膳食相比较，还有比较大的差距，尤其油脂的摄入呈增长的趋势以及奶类的摄入呈下降趋势。不平衡的膳食结构导致我们面临营养缺乏与过剩的双重挑战，一方面能量、蛋白质、脂类和钠等摄入过剩，另一方面某些营养素如核黄素、钙等出现缺乏。居民营养知识欠缺、饮食习惯不良和缺乏适宜技术手段是产生上述现象的重要原因。因此，普及营养知识、改变落后的膳食习惯和开发、普及改善不合理膳食的适宜技术手段是改善人群营养状况和预防控制相关慢性病的重要手段之一。

（彭晓琳 余卫业）

第六章　超重/肥胖和向心性肥胖

肥胖已成为当今世界主要的公共卫生问题之一，世界卫生组织 2015 年数据显示，全世界近 19 亿成人超重或肥胖。超重、肥胖和向心性肥胖是高血压、冠心病、糖尿病和某些癌症等的主要风险因素，在过去三四十年，肥胖已成为影响公共健康的全球性问题，近年来，随着经济社会的发展和生活方式的改变，人群超重、肥胖和向心性肥胖率无论在发达国家还是发展中国家都以惊人的速度增长；经济迅速增长的国家，患病率增长更为突出，已经成为阻碍当地社会经济发展，人民生活水平提高的一个重要因素。

本章以深圳市 2018 年慢性病及其危险因素调查的数据为基础，聚焦深圳市居民超重、肥胖和向心性肥胖情况，深入分析人群体质指数水平、腰围水平和超重、肥胖和向心性肥胖患病率以及患病相关因素如生活方式等的情况。本章还结合深圳市 1997 年、2009 年、2018 年三次横断面的慢性病及其危险因素调查的数据，对深圳市居民 20 多年超重、肥胖和向心性肥胖的变化情况进行分析。

第一节　人群 BMI 水平及超重/肥胖

一、BMI 水 平

（一）总人群情况

调查显示，深圳市 18 岁及以上常住居民的平均 BMI 为（23.43±3.35）kg/m²。男性人群的平均 BMI 为（24.17±3.35）kg/m²，女性人群的平均 BMI 为（22.87±3.24）kg/m²，见表 6-1。

表 6-1　2018 年不同性别和年龄间的 BMI 情况（$\bar{x} \pm s$）

年龄组（岁）	男性（kg/m²）	女性（kg/m²）
18~29	22.60±4.01	21.19±3.31
30~39	24.16±3.36	22.13±3.01
40~49	24.54±3.09	23.26±2.97
50~59	24.82±3.08	23.89±3.25
60~69	24.40±2.91	23.99±3.14
≥70	23.75±2.95	23.99±3.32
合计	24.17±3.35	22.87±3.24

（二）性别年龄差异

随着年龄增长，BMI 呈上升趋势（$r=0.205$，$P<0.001$，其中男性 $r=0.108$，$P<0.001$，女性 $r=0.276$，$P<0.001$），男性 BMI 的均值高于女性（$t=19.49$，$P<0.001$），男性 30~69 岁 4 个年龄组的平均 BMI 均超重，且男性 50~59 岁年龄组达到高峰（24.82 ± 3.08）kg/m^2（图 6-1）。

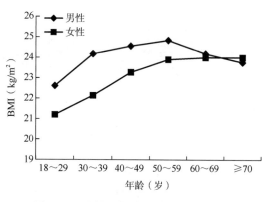

图 6-1　不同性别和年龄间的 BMI 情况

（三）调查时间差异

比较三次横断面调查时 BMI 的大小，先对每次调查的人口结构按照 2000 年世界标准人口结构进行调整，调整性别、年龄后再计算各次的 BMI，结果显示，不同年份的 BMI 的差异变化有统计学意义（$F=35.182$，$P<0.001$）。2009 年和 2018 年人群 BMI 水平较为接近，但较 1997 年分别升高 0.68kg/m^2 和 0.62kg/m^2，见表 6-2。

表 6-2　三次（2018 年、2009 年、1997 年）调查 BMI 水平的比较情况（$\bar{x}\pm s$）

性别	BMI（kg/m^2）			F	P
	2018 年	2009 年	1997 年		
男性	22.78±3.33	23.86±3.66	23.84±8.02	56.330	<0.001
女性	22.41±74.23	22.56±77.27	22.73±76.82	2.605	0.074
合计	23.22±3.59	23.28±9.04	22.60±3.41	35.182	<0.001

二、超　　重

（一）总人群情况

调查结果显示，深圳市 2018 年 18 岁及以上的居民的超重率为 32.25%，加权率、中标率、世标率分别为 32.11%、30.35%、30.81%；其中男性居民的超重率为 41.00%，其中加权率、中标率、世标率分别为 36.68%、37.37%、37.27%；女性居民的超重率为 25.53%，其中加权率、中标率、世标率分别为 24.06%、23.32%、24.35%。

（二）性别年龄差异

超重率在总体上男性（36.68%）显著高于女性（24.06%）（$\chi^2=1441.85$，$P<0.001$），且 30~39 岁年龄段人群，男女超重率差距最大；随着年龄增长，女性的超重率的增幅明显高于男性，男女超重率的差距逐步缩小，在 50~59 岁年龄段，男女超重率均处于最高峰，男性的超重率达到 46.55%，女性的超重率达到 37.17%。见表 6-3 和图 6-2。

表6-3　不同性别年龄人群的超重率

年龄组（岁）	超重率（%）			χ^2	P
	男性	女性	合计		
18～29	21.68	13.51	18.82	13.032	<0.01
30～39	39.15	18.01	26.96	195.712	<0.01
40～49	46.43	29.42	36.09	74.506	<0.01
50～59	46.55	37.17	40.44	12.299	<0.01
60～69	46.49	35.36	39.77	13.857	<0.01
≥70	39.15	36.97	39.06	0.159	0.690
合计	36.68	24.06	32.11	187.998	<0.01

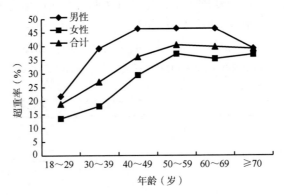

图6-2　不同性别年龄人群的超重率情况

（三）调查时间差异

比较三次横断面调查中总人群、男女不同性别人群、不同年龄段人群的超重率的情况。分析结果显示，2018 年、2009 年、1997 年三次横断面调查总人群的超重率粗率分别为32.11%、38.60%、24.63%，相对应的标化率分别为 30.34%、28.10%、26.02%，三次横断面调查的超重率的粗率和标化率差异有统计学意义（P<0.01），见表 6-4 和图 6-3。

男性人群，2018 年、2009 年、1997 年三次横断面调查的超重率粗率分别为 36.68%、35.85%、28.06%，相对应的标化率分别为 37.24%、33.38%、28.57%；三次横断面调查的男性超重率粗率和标化率差异有统计学意义（P<0.001）；且对于男性的所有年龄段人群，基本呈现 2018 年超重率>2009 年超重率>1997 年超重率，见表 6-4、图 6-4。

女性人群，2018 年、2009 年、1997 年三次横断面调查的超重率粗率分别为 24.06%、23.91%、22.50%，相对应的标化率分别为 23.45%、22.84%、23.44%，三次横断面调查的女性超重率标化率差异有统计学意义。对三次调查中女性的各个年龄段人群进行分析，发现 18～29 岁年龄段女性人群呈现 2018 年超重率>1997 年超重率>2009 年超重率，30～39 岁和 40～49 岁年龄段女性人群呈现 1997 年超重率>2009 年超重率>2018 年超重率，其余年龄段女性人群三次横断面的超重率基本变化不大，具体结果见表 6-4、图 6-5。

表 6-4　三次（2018 年、2009 年、1997 年）调查超重率比较

人群	年龄组（岁）	2018 年		2009 年		1997 年		χ^2	P
		调查人数（n）	超重率（%）	调查人数（n）	超重率（%）	调查人数（n）	超重率（%）		
男性	18～29	1464	20.63	1316	17.86	1261	14.43	17.783	<0.01
	30～39	1143	39.93	1000	36.90	962	32.95	10.838	<0.01
	40～49	962	43.82	852	39.32	819	37.48	8.105	0.017
	50～59	778	49.23	677	45.49	650	38.15	17.896	<0.01
	60～69	513	48.16	454	41.41	435	28.74	37.581	<0.01
	粗率	4208	36.68	3735	35.85	3157	28.06	118.956	<0.01
	标化率	4860	37.24	4299	33.38	4127	28.57	75.636	<0.01
女性	18～29	1466	14.46	1318	7.81	1265	8.54	38.939	<0.01
	30～39	1146	16.23	1000	18.20	960	20.52	6.462	0.040
	40～49	970	29.79	850	31.88	818	34.96	5.464	0.065
	50～59	758	35.49	676	37.87	646	35.76	1.016	0.602
	60～69	522	35.25	452	37.39	432	33.33	1.594	0.451
	粗率	5547	24.06	4860	23.91	5093	22.50	4.02	0.134
	标化率	4862	23.45	4296	22.84	4121	23.44	32.541	<0.001
合计	18～29	2930	17.54	2634	12.83	2526	11.48	46.43	<0.01
	30～39	2288	28.06	2001	27.54	1923	26.78	0.859	<0.01
	40～49	1932	36.78	1704	35.56	1638	36.20	0.601	0.741
	50～59	1537	42.42	1352	36.60	1297	37.01	8.606	0.014
	60～69	1035	41.64	906	41.72	866	31.06	28.537	<0.01
	粗率	9830	32.11	8597	38.60	8250	24.63	378.358	<0.01
	标化率	9722	30.34	8597	28.10	8250	26.02	41.244	<0.01

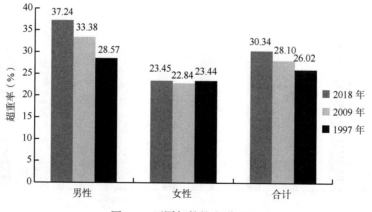

图 6-3　不同年份的人群 BMI

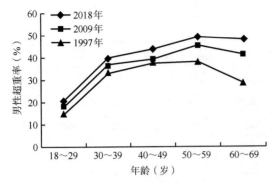

图 6-4　男性不同年份的各年龄段超重率情况

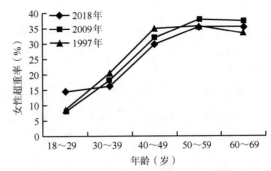

图 6-5　女性不同年份的各年龄段超重率情况

（四）不同文化程度人群超重率

2018 年调查的分析结果显示，不同文化程度人群超重率分布不同（ χ^2=86.233, P＜0.01 ），文化程度越低的人群，超重率越高，文化程度越高的人群，超重率越低；2018 年深圳市居民文化程度为文盲的人群，超重率为 40.52%；大专及以上文化程度的人群，超重率最低（29.20%）。且 2018 年除大专及以上人群外，各文化程度人群的超重率均高于 2009 年及 1997 年同一文化程度人群。结果见表 6-5 与图 6-6。

表 6-5　不同文化程度人群超重率的分布情况

文化程度	超重率（%）			χ^2	P
	2018 年	2009 年	1997 年		
文盲	40.52	30.22	29.13	10.563	＜0.01
小学	37.96	36.88	29.39	24.828	＜0.01
初中	33.42	30.35	22.42	68.852	＜0.01
高中/中专	31.88	25.83	21.96	66.871	＜0.01
大专及以上	29.20	25.35	32.31	23.204	＜0.01
合计	32.11	28.11	26.02	86.233	＜0.01

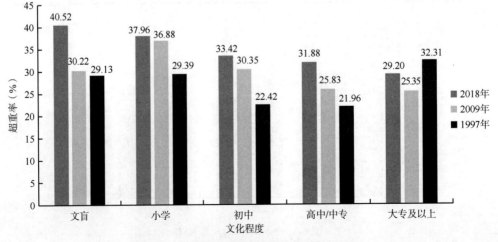

图 6-6　不同年份不同文化程度人群的超重率

由于年龄、性别是文化程度和体重超重和肥胖之间的混杂因素，性别、年龄结构的混杂不仅存在于同一年份的不同文化程度之间，也存在于不同年份的相同文化程度之间。因此，考虑文化程度与超重率的因果关联，需要充分考虑性别、年龄和其他因素的混杂，表 6-5 中的结果仅作为简单参考。

（五）不同职业人群超重率

2018 年调查的分析结果显示，不同职业人群超重率分布不同（$\chi^2=43.204$，$P<0.01$），离退休人员的超重率最高（34.90%），其次为生产、运输设备操作人员及有关人员，超重率最低的为办事人员及有关人员（20.85%）。因为 2009 年和 1997 年两次调查与 2018 年调查的职业分类不同较多，且无法进行归类融合，故不进行比较。具体结果见表 6-6。

表 6-6　2018 年不同职业人群超重率分布情况

职业人群	调查人数（例）	超重率（%）
生产、运输设备操作人员及有关人员	795	33.71
商业、服务业人员	2031	32.50
国家机关、党群组织、企业、事业单位负责人	489	31.49
办事人员和有关人员	585	20.85
专业技术人员	1378	32.00
未就业人员	556	29.32
家务人员	1624	32.82
离退休人员	1149	34.90
其他（农林牧渔水利业生产人员、军人、学生，其他劳动者）	1432	33.66
合计	10 039	32.10

（六）不同婚姻状况人群超重率

2018 年调查的分析结果显示，不同婚姻状况的人群超重率不同（$\chi^2=1335.989$，$P<0.01$），未婚、已婚、离婚、丧偶人群的超重率分别为 17.63%、33.43%、29.79%、29.79%。与前两次调查的结果相比，2018 年未婚、已婚人群的超重率较 2009 年与 1997 年同一婚姻状况人群的超重率偏高，且差异具有统计学意义；而离婚和丧偶人群的超重率的差异无统计学意义，见表 6-7 和图 6-7。

表 6-7　不同婚姻状况人群超重率分布情况

婚姻状况	超重率（%）			χ^2	P
	2018 年	2009 年	1997 年		
未婚	17.63	11.13	9.15	35.826	<0.01
已婚	33.43	31.69	29.95	20.973	<0.01
离婚	29.79	34.19	33.33	0.685	0.71
丧偶	29.79	31.53	28.99	0.208	0.801
其他	30.40	28.89	69.23	7.89	0.019
合计	8.66	28.11	26.06	1335.989	<0.01

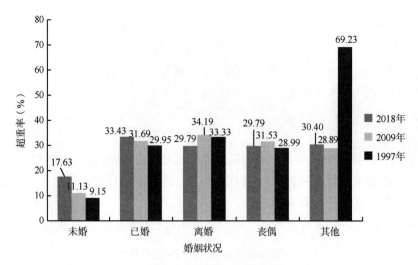

图 6-7　不同年份不同婚姻状况人群的超重率

三、肥　胖

（一）总人群情况

调查结果显示，深圳市 2018 年 18 岁及以上的居民的肥胖率为 9.13%，加权率、中标率、世标率分别为 8.65%、8.16%、8.25%；其中男性居民的肥胖率为 10.93%；女性居民的肥胖率为 6.56%。

（二）性别年龄差异

总体上随着年龄的增长，肥胖率先上升后下降（$r=268.723$，$P<0.01$），肥胖率男性（10.93%）显著高于女性（6.56%），且差异具有统计学意义（$\chi^2=51.09$，$P<0.01$）。在低年龄段，男性人群的肥胖率高于女性，随着年龄的增加，男性人群的肥胖率表现为先增加后降低，女性人群的肥胖率随着年龄的增加而增加，在 60～69 岁年龄段，女性人群的肥胖率高于男性人群，男性人群在 50～59 岁年龄段肥胖率达到峰值 13.93%，女性人群在 70 岁及以上年龄段肥胖率达到峰值 11.76%，且男性人群的肥胖率高峰值高于女性人群的肥胖率高峰值。具体结果见表 6-8 和图 6-8。

表 6-8　不同性别、年龄人群的肥胖率

年龄组（岁）	肥胖率（%）		
	男性	女性	合计
18～29	8.06	3.16	4.86
30～39	10.89	4.81	7.76
40～49	13.81	7.16	9.38
50～59	13.93	10.99	11.01
60～69	9.58	11.71	10.28
≥70	7.94	11.76	9.69
合计	10.93	6.56	8.65

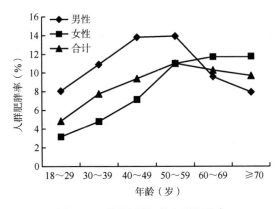

图 6-8　不同性别年龄人群肥胖率

（三）调查时间差异

比较三次横断面调查中总人群、男女不同性别人群、不同年龄段人群的肥胖率的情况。分析结果显示，2018 年、2009 年、1997 年三次横断面调查总人群的肥胖率粗率分别为 8.22%、9.30%、6.32%，相对应的标化率分别为 8.22%、9.12%、6.59%，三次横断面调查的肥胖粗率和标化率差异有统计学意义（$P<0.01$）。具体结果见表 6-9 和图 6-9。

男性人群，2018 年、2009 年、1997 年三次横断面调查的肥胖率粗率分别为 11.70%、11.83%、6.56%，相对应的标化率分别为 10.37%、11.10%、6.54%；三次横断面调查的男性肥胖率粗率和标化率差异有统计学意义（$P<0.01$）；对于男性的所有年龄段人群，基本呈现 2009 年肥胖率＞2018 年肥胖率＞1997 年肥胖率。具体结果见表 6-9、图 6-9、图 6-10。

女性人群，2018 年、2009 年、1997 年三次横断面调查的肥胖率粗率分别为 7.14%、7.30%、6.17%，相对应的标化率分别为 6.07%、7.12%、6.67%，三次横断面调查的女性肥胖率标化率差异有统计学意义（$P<0.01$）。除 18～29 岁年龄段女性人群呈现 2018 年肥胖率＞2009 年肥胖率＞1997 年肥胖率。具体结果见表 6-9、图 6-9、图 6-11。

表 6-9　不同年份不同年龄人群肥胖率情况

人群	年龄组（岁）	2018 年		2009 年		1997 年		χ^2	P
		调查人数（n）	肥胖率（%）	调查人数（n）	肥胖率（%）	调查人数（n）	肥胖率（%）		
男性	18～29	1464	7.17	1316	8.89	1261	3.97	25.596	<0.01
	30～39	1143	11.12	1000	11.50	962	8.42	5.965	0.051
	40～49	962	12.98	852	13.85	819	7.45	19.869	<0.01
	50～59	778	12.47	677	13.15	650	8.15	9.733	0.008
	60～69	513	9.75	454	8.37	435	5.75	5.168	0.075
	粗率	4208	11.70	3735	11.83	3157	6.56	66.327	<0.01
	标化率	4860	10.37	4299	11.10	4127	6.54	59.404	<0.01

续表

人群	年龄组（岁）	2018年		2009年		1997年		χ^2	P
		调查人数（n）	肥胖率（%）	调查人数（n）	肥胖率（%）	调查人数（n）	肥胖率（%）		
女性	18～29	1466	3.07	1318	2.35	1265	1.74	5.128	0.077
	30～39	1146	4.71	1000	5.60	960	4.69	1.157	0.056
	40～49	970	6.60	850	8.47	818	10.76	9.884	0.007
	50～59	758	9.89	676	12.57	646	10.22	3.056	0.217
	60～69	522	10.92	452	13.72	432	12.50	1.779	0.411
	粗率	5547	7.14	4860	7.30	5093	6.17	7114.941	<0.01
	标化率	4862	6.07	4296	7.12	4121	6.67	25.781	<0.01
合计	18～29	2930	5.12	2634	5.62	2526	2.85	25.781	<0.01
	30～39	2288	7.91	2001	8.60	1923	6.55	5.957	0.051
	40～49	1932	9.78	1704	11.21	1638	9.16	4.128	0.127
	50～59	1537	11.19	1352	12.87	1297	9.10	9.583	0.008
	60～69	1035	10.34	906	10.93	866	9.00	1.883	0.390
	粗率	9830	8.22	8597	9.30	8250	6.32	52.480	<0.01
	标化率	9722	8.22	8597	9.12	8250	6.59	37.429	<0.01

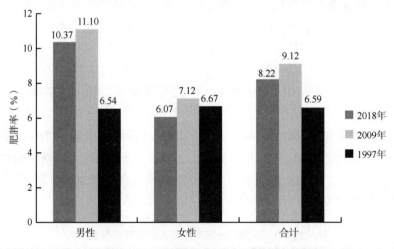

图6-9　不同年份不同性别人群的肥胖率情况

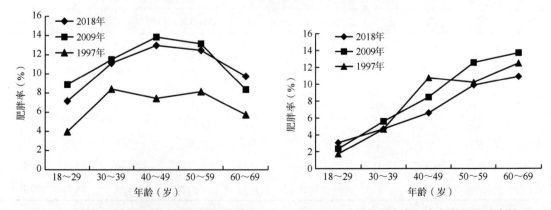

图6-10　男性不同年份的各年龄段肥胖率情况　　　图6-11　女性不同年份的各年龄段肥胖率情况

（四）不同文化程度人群肥胖率

2018 年调查的分析结果显示，不同文化程度人群肥胖率不同（χ^2=212.549，P<0.01），文化程度越低的人群，肥胖率越高，文化程度越高的人群，肥胖率越低；2018 年深圳市居民文化程度为文盲的人群，肥胖率最高（15.52%）；大专及以上文化程度的人群，肥胖率最低（6.71%）。除大专及以上文化程度外，肥胖率呈现出 2009 年各文化程度人群肥胖率＞2018 年各文化程度人群肥胖率＞1997 年各文化程度人群肥胖率，见表 6-10 和图 6-12。

表 6-10　不同文化程度人群肥胖率分布

文化程度	肥胖率（%）			χ^2	P
	2018 年	2009 年	1997 年		
文盲	15.52	20.86	11.16	10.564	0.005
小学	12.78	36.88	7.35	365.381	<0.01
初中	8.72	30.35	6.67	604.130	<0.01
高中/中专	8.97	25.83	4.63	578.592	<0.01
大专及以上	6.71	25.35	6.73	507.470	<0.01
合计	8.65	9.12	6.6	40.625	<0.01

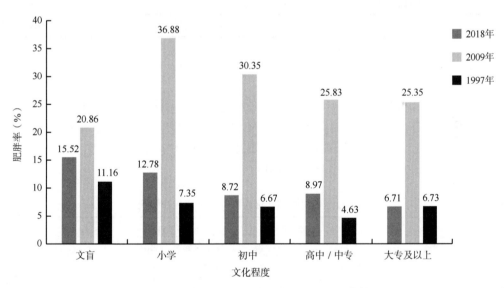

图 6-12　不同年份不同文化程度人群的肥胖率情况

由于年龄、性别是文化程度和肥胖之间的混杂因素，性别、年龄结构的混杂不仅存在于同一年份的不同文化程度之间，也存在于不同年份的相同文化程度之间。因此，考虑文化程度与肥胖率的因果关联，需要充分考虑性别、年龄和其他因素的混杂，表 6-10 中的结果仅作为简单参考。

（五）不同职业人群肥胖率

2018年调查的分析结果显示，不同职业人群肥胖率不同（χ^2=89.95，$P<0.001$），离退休人员的肥胖率最高（11.58%），其次为未就业人员，肥胖率最低的为国家机关、党群组织、企业、事业单位负责人，见表6-11。

因为2009年和1997年两次调查和2018年调查的职业分类不同较多，且无法进行归类融合，故不进行比较。具体结果见表6-11。

表6-11　2018年不同职业人群肥胖率分布

职业人群	调查人数	肥胖率（%）
生产、运输设备操作人员及有关人员	795	9.31
商业、服务业人员	2031	9.11
国家机关、党群组织、企业、事业单位负责人	489	6.54
办事人员和有关人员	585	8.21
专业技术人员	1378	6.97
未就业人员	556	9.53
家务人员	1624	7.76
离退休人员	1149	11.58
其他（农林牧渔水利业生产人员、军人、学生，其他劳动者）	1432	8.52
合计	10 039	8.66

（六）不同婚姻状况人群肥胖率

2018年调查的分析结果显示，不同婚姻状况的人群肥胖率不同（χ^2=901.290，$P<0.01$），未婚、已婚、离婚、丧偶人群的肥胖率分别为5.08%、8.95%、9.66%、12.34%。与前两次调查的结果相比，2018年离婚、丧偶人群的肥胖率较2009年与1997年同一婚姻状况人群的肥胖率偏高，具体结果见表6-12和图6-13。

表6-12　不同婚姻状况人群的肥胖率分布情况

婚姻状况	2018年		2009年		1997年		χ^2	P
	调查人数（n）	肥胖率（%）	调查人数（n）	肥胖率（%）	调查人数（n）	肥胖率（%）		
未婚	1989	5.08	1501	5.60	1562	2.30	23.705	<0.01
已婚	7707	8.95	6820	9.93	6464	7.53	23.814	<0.01
离婚	145	9.66	117	6.84	27	3.70	1.438	0.487
丧偶	154	12.34	111	10.81	169	9.47	0.687	0.709
其他	49	6.12	45	4.44	13	0.00	0.874	0.646
合计	10 044	8.23	8594	9.11	8235	6.56	38.442	<0.01

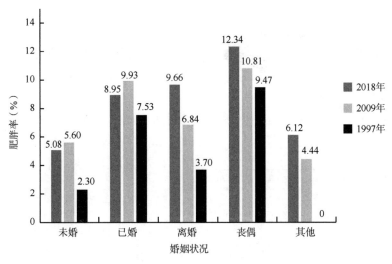

图 6-13 不同婚姻状况人群的肥胖率分布情况

第二节 向心性肥胖

向心性肥胖的诊断采用卫健委《中国成人超重和肥胖症预防控制指南》推荐的标准：男性腰围（WC）≥85cm 为向心性肥胖，女性 WC≥80cm 为向心性肥胖。

一、腰 围 水 平

（一）总人群情况

调查显示，深圳市 18 岁及以上常住居民腰围平均值为（81.61±9.79）cm。男性人群的平均腰围为（85.96±9.17）cm，女性人群的平均腰围为（78.39±8.96）cm，见表 6-13。

表 6-13　2018 年不同性别和年龄间的腰围情况

年龄组（岁）	腰围（$\bar{x} \pm s$, cm）			F	P
	男性	女性	合计		
18～29	80.88±9.58	72.95±8.67	76.51±9.91	213.524	<0.01
30～39	85.26±8.98	75.89±7.83	80.1±9.58	1091.266	<0.01
40～49	87.27±8.68	78.70±8.01	82.52±9.35	639.536	<0.01
50～59	88.09±8.94	81.24±8.45	83.88±9.26	213.978	<0.01
60～69	88.22±8.34	83.49±9.04	85.06±9.09	76.524	<0.01
≥70	87.15±8.61	85.24±9.56	86.10±9.18	3.462	<0.01
合计	85.96±9.17	78.39±8.96	81.61±9.79	1717.099	<0.01

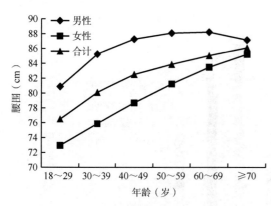

图 6-14　不同性别和年龄间的平均腰围情况

（二）性别年龄差异

腰围大体呈现随着年龄增加而升高的趋势，男性 60～69 岁年龄组达到高峰（88.22±8.34）cm，且男性 30 岁以上年龄段腰围平均值均达到向心性肥胖标准。具体结果见表 6-13 和图 6-14。女性腰围也随着年龄增加而增加，70 岁以上年龄组平均腰围最大。

（三）调查时间差异

比较三次横断面调查时腰围的大小，先对每次调查的人口结构按照 2000 年世界标准人口结构进行调整，调整性别、年龄后再计算各次的腰围，结果显示，不同年份的腰围的差异变化有统计学意义（$P<0.001$）。2018 年和 2009 年人群腰围约较 1997 年分别升高 5.86cm 和 4.60cm。具体结果见表 6-14。

表 6-14　不同年份腰围值水平

性别	腰围（$\bar{x}\pm s$, cm）			F	P
	2018 年	2009 年	1997 年		
男性	84.97±9.65	83.87±10.23	79.04±10.04	437.857	<0.001
女性	77.27±9.30	76.82±9.82	74.23±9.92	123.934	<0.001
合计	81.61±9.79	80.35±10.62	75.75±9.96	11.030	<0.001

二、向心性肥胖

（一）总人群情况

调查结果显示，深圳市 2018 年 18 岁及以上的居民的向心性肥胖率为 37.80%，加权率、中标率、世标率分别为 38.04%、36.16%、37.60%；其中男性居民的向心性肥胖率为 53.40%，女性居民的向心性肥胖率为 20.76%，见表 6-15。

表 6-15　2018 年 18 岁及以上居民不同性别向心性肥胖率情况

性别	向心性肥胖率（%）			
	粗率	加权率	中标率	世标率
男性	53.40	57.13	52.13	52.70
女性	20.76	23.48	20.20	22.40
合计	37.80	38.04	36.16	37.60

（二）性别年龄差异

男性（57.13%）向心性肥胖率显著高于女性（23.48%），且差异具有统计学意义

（χ^2=1181.773，P<0.01）；在低年龄段人群，男女向心性肥胖率差距大，在 18～29 岁年龄段人群，男性向心性肥胖率就达到 35.95%，而在女性人群，向心性肥胖率仅为 10.27%。随着年龄的增长，女性人群向心性肥胖率的增幅明显高于男性，男女向心性肥胖率的差距逐渐缩小，在 70 岁及以上人群，男性人群的向心性肥胖率达到 66.67%，女性人群向心性肥胖率也达到 56.25%，见表 6-16 和图 6-15。

表 6-16　不同年龄性别向心性肥胖率的情况

年龄组（岁）	向心性肥胖率（%）			χ^2	P
	男性	女性	合计		
18～29	35.95	10.27	21.91	108.293	<0.01
30～39	52.34	12.73	30.51	644.386	<0.01
40～49	63.23	21.13	39.96	443.494	<0.01
50～59	68.29	35.25	47.96	149.390	<0.01
60～69	67.59	43.55	51.55	61.439	<0.01
≥70	66.67	56.25	60.94	3.610	0.057
合计	57.13	23.48	37.81	1181.773	<0.01

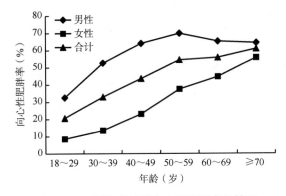

图 6-15　不同年龄性别向心性肥胖率的情况

（三）时间变化

比较三次横断面调查中总人群、男女不同性别人群、不同年龄段人群的肥胖率的情况。分析结果显示，2018 年、2009 年、1997 年三次横断面调查总人群的向心性肥胖率粗率分别为 38.04%、41.90%、25.83%，相对应的标化率分别为 36.16%、41.90%、27.97%。三次横断面调查的肥胖率粗率和标化率差异均有统计学意义（P<0.001），见表 6-17 和图 6-16。

男性人群，2018 年、2009 年、1997 年三次横断面调查的向心性肥胖粗率分别为 53.40%、47.19%、27.89%，相对应的标化率分别为 52.13%、47.19%、28.60%；三次横断面调查的男性向心性肥胖率粗率和标化率差异均有统计学意义（P<0.01）；且对于男性的所有年龄段人群，均为 2018 年向心性肥胖率>2009 年向心性肥胖率>1997 年向心性肥胖率，见表 6-17、图 6-16、图 6-17。

女性人群，2018 年、2009 年、1997 年三次横断面调查的向心性肥胖粗率分别为 20.76%、36.59%、24.56%，相对应的标化率分别为 20.20%、36.59%、27.34%，三次横断面调查的女性向心性肥胖粗率和标化率差异有统计学意义（$P<0.01$）。对三次调查中女性30岁及以上人群进行分析，发现女性人群向心性肥胖率总体呈现2009年向心性肥胖率＞1997年向心性肥胖率＞2018年向心性肥胖率，见表6-17、图6-16、图6-18。

表6-17　不同年份向心性肥胖率情况

人群	年龄组（岁）	2018年		2009年		1997年		χ^2	P
		调查人数（n）	向心性肥胖率（%）	调查人数（n）	向心性肥胖率（%）	调查人数（n）	向心性肥胖率（%）		
男性	18~29	1465	31.13	1317	25.28	1258	10.81	164.545	<0.01
	30~39	1142	51.75	1001	50.05	962	33.06	86.445	<0.01
	40~49	962	63.10	853	57.56	817	37.94	120.750	<0.01
	50~59	777	68.47	677	64.11	651	41.78	115.688	<0.01
	60~69	513	67.64	454	59.69	435	32.87	122.583	<0.01
	粗率	4997	53.40	4302	47.19	3152	27.89	523.696	<0.01
	标化率	4859	52.13	4302	47.19	4123	28.60	592.905	<0.01
女性	18~29	1465	9.35	1318	13.51	1262	3.88	73.246	<0.01
	30~39	1146	12.65	101	26.47	960	18.13	21.619	<0.01
	40~49	970	21.44	852	46.71	820	39.88	137.644	<0.01
	50~59	759	35.05	676	62.87	649	50.23	111.556	<0.01
	60~69	521	43.38	452	67.92	435	57.93	60.304	<0.01
	粗率	4836	20.76	4299	36.59	5097	24.56	312.083	<0.01
	标化率	4861	20.20	4299	36.59	4126	27.34	682.466	<0.01
合计	18~29	2930	20.24	2635	19.39	2521	7.34	203.051	<0.01
	30~39	2288	32.17	2001	38.28	1922	25.60	72.348	<0.01
	40~49	1932	42.18	1705	52.14	1637	38.91	65.197	<0.01
	50~59	1536	5.95	1353	63.49	1300	46.00	1089.326	<0.01
	60~69	1034	55.42	906	63.80	869	45.50	60.399	<0.01
	粗率	10 140	38.04	8600	41.90	8249	25.83	518.508	<0.001
	标化率	9720	36.16	8600	41.90	8249	27.97	360.066	<0.001

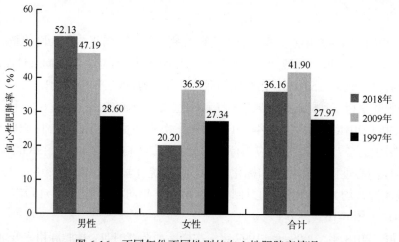

图6-16　不同年份不同性别的向心性肥胖率情况

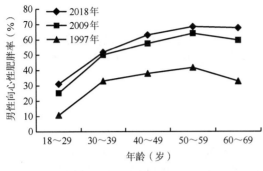

图 6-17　男性不同年份的各年龄段向心性肥胖率

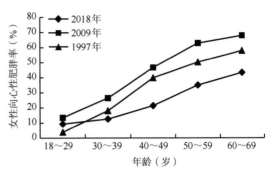

图 6-18　女性不同年份的各年龄段向心性肥胖率

（四）不同文化程度人群向心性肥胖率

2018 年调查的分析结果显示，不同文化程度人群向心性肥胖率不同（χ^2=102.67，$P<$0.01），文化程度越低的人群，向心性肥胖率越高，文化程度越高的人群，向心性肥胖率越低；2018 年深圳市居民文化程度为文盲的人群，向心性肥胖率为 53.88%；大专及以上文化程度的人群，向心性肥胖率最低，为 33.64%。向心性肥胖率大体呈现出 2009 年各文化程度人群向心性肥胖率＞2018 年各文化程度人群向心性肥胖率＞1997 年各文化程度人群向心性肥胖率的趋势（表 6-18，图 6-19）。

表 6-18　不同年份不同文化程度向心性肥胖率情况

文化程度	肥胖率（%）			χ^2	P
	2018 年	2009 年	1997 年		
文盲	53.88	66.21	42.34	30.556	0.005
小学	48.51	61.04	31.88	201.896	<0.01
初中	36.88	44.61	23.80	229.249	<0.01
高中/中专	38.66	36.85	20.49	6.665	0.036
大专及以上	33.64	36.93	34.68	327.240	<0.01
合计	37.80	41.90	27.97	374.240	<0.01

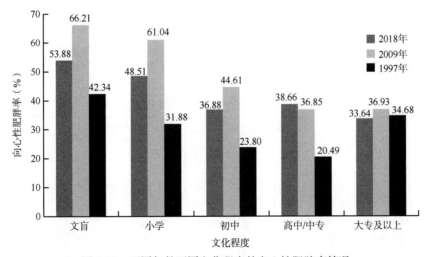

图 6-19　不同年份不同文化程度的向心性肥胖率情况

由于年龄、性别是文化程度和向心性肥胖率之间的混杂因素，性别、年龄结构的混杂不仅存在于同一年份的不同文化程度之间，也存在于不同年份的相同文化程度之间。因此，考虑文化程度与向心性肥胖率的因果关联，需要充分考虑性别、年龄和其他因素的混杂，表 6-18 中的结果仅作为简单参考。

（五）不同职业人群向心性肥胖率

2018 年调查的分析结果显示，不同职业人群向心性肥胖率不同（χ^2=107.989，P<0.01），离退休人员的向心性肥胖率最高，为 46.39%，向心性肥胖率最低的为办事人员和有关人员，为 24.40%。因为 2009 年和 1997 年两次调查和 2018 年调查的职业分类不同较多，且无法进行归类融合，故不进行比较。具体结果见表 6-19。

表 6-19　2018 年不同职业人群向心性肥胖率分布

职业人群	调查人数（例）	向心性肥胖率（%）
生产、运输设备操作人员及有关人员	795	41.13
商业、服务业人员	2031	38.50
国家机关、党群组织、企业、事业单位负责人	490	42.04
办事人员和有关人员	586	24.40
专业技术人员	1378	36.14
未就业人员	555	37.84
家务人员	1625	32.92
离退休人员	1149	46.39
其他（农林牧渔水利业生产人员、军人、学生，其他劳动者）	1433	39.22
合计	10 042	37.80

（六）不同婚姻状况人群向心性肥胖率

不同婚姻状况的人群向心性肥胖率不同，2018 年调查的分析结果显示，未婚、已婚、离婚、丧偶人群的向心性肥胖率分别为 22.45%、39.26%、29.63%、38.50%。与前两次调查的结果相比，2018 年未婚人群的向心性肥胖率较 2009 年与 1997 年同一婚姻状况人群的向心性肥胖率偏高；而已婚、离婚和丧偶人群的向心性肥胖率，2009 年相比其他两年份均高。具体结果见表 6-20 和图 6-20。

表 6-20　不同婚姻状况人群向心性肥胖率分布

婚姻状况	2018 年		2009 年		1997 年		χ^2	P
	调查人数（n）	肥胖率（%）	调查人数（n）	肥胖率（%）	调查人数（n）	肥胖率（%）		
未婚	744	22.45	263	17.51	1330	4.87	10.564	0.005
已婚	8863	39.26	3223	47.24	6714	33.08	365.381	<0.01
离婚	189	29.63	40	34.19	32	29.63	604.130	<0.01
丧偶	187	38.50	60	54.55	148	43.79	578.592	<0.01
其他	45	33.33	16	34.78	12	46.15	507.470	<0.01
合计	10 028	37.79	3602	41.89	8236	27.96	40.625	<0.01

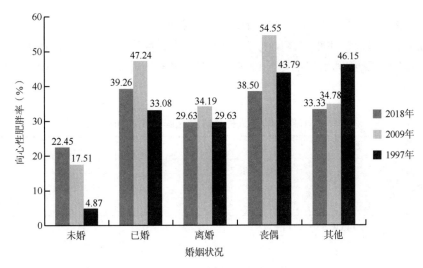

图 6-20 不同年份不同婚姻状况的向心性肥胖率分布

第三节 超重/肥胖关联因素分析

（一）吸烟与超重/肥胖

1. 吸烟与否 在被调查人群中，现在吸烟、已戒烟、不吸烟人群的超重/肥胖率分别为 45.72%、44.76%、63.07%，其中男性现在吸烟、已戒烟、不吸烟的超重/肥胖率为 45.49%、43.07%、50.90%，女性为 52.73%、67.65%、67.72%；在男性人群，不同超重/肥胖情况的吸烟状态差异有统计学意义（$\chi^2=15.942$，$P<0.001$），在女性人群，不同超重/肥胖情况的吸烟状态差异无统计学意义（$\chi^2=5.591$，$P=0.061$）。

男性超重/肥胖人群中现在吸烟率为 40.23%，男性非超重/肥胖人群中现在吸烟率为 36.41%，超重/肥胖人群现在吸烟率高于非超重/肥胖人群；且男性超重/肥胖人群中戒烟率为 11.84%，男性非超重/肥胖人群中戒烟率为 9.71%，男性超重/肥胖人群戒烟率高于非超重/肥胖人群，提示超重/肥胖人群中有部分人很好地采取了戒烟措施。具体结果见表 6-21。

2. 吸烟量 在超重/肥胖人群中，吸烟量为<10 支/天、10～19 支/天、≥20 支/天的人群的占比分别为 27.64%、36.02%、36.34%，其中男性人群分别为 27.66%、35.61%、36.73%，女性人群分别为 26.92%、50.00%、23.08%；无论男性、女性，不同的超重/肥胖情况吸烟量差异无统计学意义（男性：$\chi^2=2.204$，$P=0.332$；女性：$\chi^2=4.048$，$P=0.132$）。具体结果见表 6-21。

3. 吸烟年限 在超重/肥胖人群中，吸烟年限为<10 年、10～19 年、≥20 年的人群的占比分别为 19.49%、35.02%、45.48%，其中男性人群分别为 19.25%、34.99%、45.75%，女性人群分别为 30.77%、34.62%、34.62%；在男性人群中，不同超重/肥胖情况吸烟年限差异有统计学意义（$\chi^2=7.208$，$P=0.027$）；在女性人群中，不同超重/肥胖情况吸烟年限差异无统计学意义（$\chi^2=1.380$，$P=0.501$）。

4. 二手烟暴露　在超重/肥胖人群中，有二手烟暴露的为 74.46%，其中男性为 74.05%，女性为 92.00%；没有二手烟暴露的为 25.54%，其中男性为 25.95%，女性为 8.00%；在女性人群中，不同超重/肥胖情况的二手烟暴露情况差异有统计学意义（χ^2=10.445，P<0.001）。具体结果见表 6-21。

表 6-21　非超重/肥胖人群与超重/肥胖人群中的吸烟情况

因素	男性				女性				合计			
	非超重/肥胖（%）	超重/肥胖（%）	χ^2	P	非超重/肥胖（%）	超重/肥胖（%）	χ^2	P	非超重/肥胖（%）	超重/肥胖（%）	χ^2	P
吸烟状态			15.942	<0.001			5.591	0.061			219.159	<0.001
现在吸	36.41	40.23			0.74	1.39			13.03	22.48		
已戒烟	9.71	11.84			0.59	0.59			3.73	6.69		
不吸烟	53.88	47.93			98.67	98.02			83.24	70.83		
吸烟量（支/天）			2.204	0.332			4.048	0.132			1.121	0.571
<10	24.80	27.66			53.33	26.92			25.91	27.64		
10~19	38.54	35.61			33.33	50.00			38.34	36.02		
≥20	36.66	36.73			13.33	23.08			35.75	36.34		
吸烟年限（年）			7.208	0.027			1.380	0.501			8.193	0.017
<10	24.76	19.25			42.86	30.77			25.29	19.49		
10~19	32.11	34.99			21.43	34.62			31.85	35.02		
≥20	43.13	45.75			35.71	34.62			42.86	45.48		
二手烟暴露			0.155	0.694			10.445	<0.001			0.925	0.336
无	26.81	25.95			48.28	8.00			27.61	25.54		
有	73.19	74.05			51.72	92.00			72.39	74.46		

（二）饮酒与超重/肥胖

1. 饮酒与否　在被调查人群中，现在有饮酒习惯的人群的超重/肥胖率为 48.18%，其中男性为 53.96%，女性为 29.00%；在现在没有饮酒习惯的人群中超重/肥胖率为 38.42%，其中男性为 50.56%，女性为 32.78%；在男性人群中，不同超重/肥胖情况的饮酒状态差异有统计学意义（P=0.027），在女性人群中，不同超重/肥胖情况的饮酒状态差异无统计学意义（P=0.069）。

在总的超重/肥胖人群中饮酒率为 28.46%，非超重/肥胖人群的饮酒率为 21.07%，超重/肥胖人群饮酒率高于非超重/肥胖人群（P<0.001），其中男性超重/肥胖人群中，饮酒率为 45.03%，女性超重/肥胖人群饮酒率为 8.72%，见表 6-22。

2. 饮酒频率　在饮酒人群中，饮酒频率为每天、3~6 天/周、0~2 天/周的超重/肥胖率分别为 50.50%、50.74%、46.94%，其中男性为 51.74%、54.55%、53.71%，女性为 32.78%、29.00%、32.41%；无论在男性、女性，不同饮酒频率的超重/肥胖率差异均无统计学意义（男性：P=0.206；女性：P=0.285）。

在超重/肥胖且饮酒的人群中，饮酒频率为每天、3~6 天/周、0~2 天/周的比例分别为 8.85%、17.97%、73.18%；其中在男性超重/肥胖且饮酒的人群中为 9.04%、18.90%、72.05%，女性为 7.64%、12.10%、80.25%，见表 6-22。

3. 酗酒　在饮酒人群中，酗酒人群的超重/肥胖率为 53.96%，其中男性为 56.10%，女性为 34.1%；在不酗酒的人群中超重/肥胖率为 39.37%，其中男性为 50.97%，女性为 32.4%；男性人群不同超重/肥胖情况的酗酒情况差异有统计意义（P=0.007），在女性人群，未发现差异有统计学意义（P=0.675）。

在超重/肥胖且饮酒的人群中，酗酒的比例为 13.17%；其中在男性为 22.13%，女性为 2.50%。男性超重/肥胖人群中酗酒的比例显著高于非超重/肥胖人群。见表 6-22。

表 6-22　非超重/肥胖人群与超重/肥胖人群中的饮酒情况

因素	男性				女性				合计			
	非超重/肥胖（%）	超重/肥胖（%）	χ^2	P	非超重/肥胖（%）	超重/肥胖（%）	χ^2	P	非超重/肥胖（%）	超重/肥胖（%）	χ^2	P
饮酒			4.872	0.027			3.307	0.069			72.449	<0.001
否	28.32	54.97			89.77	91.28			78.93	71.54		
是	41.68	45.03			10.23	8.72			21.07	28.46		
饮酒频率（天/周）			0.362	0.834			3.162	0.206			2.511	0.285
7	9.78	9.04			4.07	7.64			7.97	8.85		
3~6	18.26	18.90			11.20	12.10			16.02	17.97		
0~2	71.97	72.05			84.73	80.25			76.01	73.18		
酗酒			7.345	0.007			0.175	0.675			71.716	<0.001
否	81.22	77.87			97.7	97.50			92.02	86.83		
是	18.78	22.13			2.30	2.50			7.98	13.17		

（三）体力活动及静态行为时间与超重/肥胖

1. 工作性体力活动　在被调查人群中，工作性体力活动，中等强度、高强度工作性体力活动人群的超重/肥胖率分别为 42.08%、38.79%、47.69%，其中在男性人群中分别为 54.62%、49.42%、53.38%；在女性人群中分别为 29.03%、33.12%、39.23%；无论在男性、女性，不同工作性体力活动的超重/肥胖差异有统计学意义（均为 P<0.001）。

超重/肥胖人群中，无工作性体力活动、有中等强度工作性体力活动、有高强度工作性体力活动的比例分别为 33.62%、54.51%、11.87%。其中在男性超重/肥胖人群中相应的比例为 40.95%、44.46%、14.58%；在女性超重/肥胖人群中相应的比例为 24.91%、66.44%、8.66%。无论男女，超重/肥胖人群与非超重/肥胖人群的工作性体力活动情况差异均有统计学意义（P<0.01），见表 6-23。

2. 交通性体力活动　在被调查人群中，有交通性体力活动人群的超重/肥胖患病率为

40.12%，其中男性为 31.85%，女性为 31.85%；在没有交通性体力活动的人群中超重/肥胖患病率为 43.35%，其中男性为 34.79%，女性为 34.79%。

超重/肥胖人群中，有交通性体力活动的比例为 78.99%。其中在男性超重/肥胖人群相应的比例为 78.50%；在女性超重/肥胖人群相应的比例为 79.57%。无论男性、女性，超重/肥胖人群与非超重/肥胖人群的交通性体力活动情况差异无统计学意义（男：P=0.197；女：P=0.061），见表 6-23。

3. 休闲性体力活动　在被调查人群中，无休闲性体力活动，中等强度、高强度休闲性体力活动人群的超重/肥胖患病率分别为 40.03%、42.10%、41.54%，其中在男性人群中分别为 50.24%、57.66%、51.66%；在女性人群中分别为 33.74 %、32.86%、25.10%；无论在男性、女性，有无休闲性体力活动的超重/肥胖患病差异有统计学意义（P<0.001）。

超重/肥胖人群中，无休闲性体力活动、有中等强度休闲性体力活动、有高强度休闲性体力活动的比例分别为 58.21%、21.93%、19.86%。其中在男性超重/肥胖人群中相应的比例为 51.26%、20.66%、28.08%；在女性超重/肥胖人群中相应的比例为 66.47%、23.48%、10.05%，见表 6-23。

4. 总静态行为时间　在被调查人群中，总静态行为时间为较少、一般、较多的人群的超重/肥胖患病率分别为 41.82%、42.82%、38.01%，其中在男性人群中分别为 51.88%、55.76%、49.19%；在女性人群中分别为 36.22%、33.47%、27.38%；无论在男性、女性，不同总静态行为时间的超重/肥胖患病情况差异有统计学意义（P<0.001）。

超重/肥胖人群中，总静态行为时间较少、一般、较多的比例分别为 31.19%、34.71%、34.10%。其中在男性超重/肥胖人群中相应的比例为 25.48%、34.89%、39.62%；在女性超重/肥胖人群中相应的比例为 37.97%、34.49%、27.54%。无论男女，超重/肥胖人群总静态行为时间情况与非超重/肥胖人群总静态行为时间情况差异有统计学意义（P<0.01），见表 6-23。

（四）各种慢性病与超重/肥胖

1. 高血压　在被调查人群中，有高血压的人群的超重/肥胖率为 63.66%，其中男性为 69.52%，女性为 56.98%；在没有高血压家族史的人群中超重/肥胖率为 34.77%，其中男性为 45.89%，女性为 27.42%；无论男性、女性，高血压患病率均与超重/肥胖率相关（P<0.001）。

在超重/肥胖总人群中，患有高血压的比例是 32.40%；其中男性为 34.68%，女性为 29.68%。无论男女，超重/肥胖人群患有高血压的比例均显著高于非超重/肥胖人群，见表 6-24。

2. 高脂血症　在被调查人群中，有高脂血症的超重/肥胖率为 54.75%，其中男性为 63.42%，女性为 43.64%；在没有高脂血症的人群中超重/肥胖率为 31.45%，其中男性为 39.37%，女性为 27.44%；无论男性、女性，有无高脂血症的超重/肥胖率差异有统计学意义（P<0.001）。

在超重/肥胖总人群中，患有高脂血症的比例是 54.34%；其中男性为 64.09%，女性为 42.80%。无论男性、女性，超重/肥胖人群患有高脂血症的比例均显著高于非超重/肥胖人群（P<0.001），见表 6-24。

表 6-23 超重/肥胖人群与非超重/肥胖人群中体力活动与静态行为时间的情况

因素	男性				女性				合计			
	非超重/肥胖（%）	超重/肥胖（%）	χ^2	P	非超重/肥胖（%）	超重/肥胖（%）	χ^2	P	非超重/肥胖（%）	超重/肥胖（%）	χ^2	P
工作性体力活动			10.361	0.006			17.967	<0.01			31.924	<0.01
无	36.88	40.95			29.21	24.91			31.84	33.62		
中等强度	49.32	44.46			64.36	66.44			59.20	54.51		
高强度	13.80	14.58			6.44	8.66			8.96	11.87		
交通性体力活动			1.661	0.197			3.511	0.061			6.858	0.009
无	19.90	21.50			18.36	20.43			18.89	21.01		
有	80.10	78.50			81.64	79.57			81.11	78.99		
休闲性体力活动			13.090	<0.001			21.369	<0.01			3.397	0.183
无	55.05	51.26			62.61	66.47			60.01	58.21		
中等强度	16.45	20.66			23.01	23.48			20.76	21.93		
高强度	28.50	28.08			14.39	10.05			19.23	19.86		
总静态行为时间			13.522	<0.001			35.737	<0.01			18.756	<0.01
较少	25.62	25.48			32.07	37.97			29.85	31.19		
一般	30.01	34.89			32.89	34.49			31.89	34.71		
较多	44.36	39.62			35.04	27.54			38.26	34.10		

表 6-24 非超重/肥胖人群超重/肥胖人群中慢性病情况

因素	男性				女性				合计			
	非超重/肥胖（%）	超重/肥胖（%）	χ^2	P	非超重/肥胖（%）	超重/肥胖（%）	χ^2	P	非超重/肥胖（%）	超重/肥胖（%）	χ^2	P
高血压			183.724	<0.001			322.833	<0.001			570.759	<0.001
否	83.51	65.32			89.25	70.32			87.28	64.60		
是	16.49	34.68			10.75	29.68			12.72	32.40		
高脂血症			242.937	<0.001			182.173	<0.001			567.457	<0.001
否	59.53	35.91			74.76	57.20			69.34	45.66		
是	40.47	64.09			25.24	42.80			30.66	54.34		
糖尿病			29.387	<0.001			151.600	<0.001			155.295	<0.001
否	94.95	90.30			95.64	88.51			95.06	89.50		
是	6.05	9.70			4.36	11.49			4.94	10.50		

3. 糖尿病　在被调查人群中，有糖尿病的人群的超重/肥胖率为 59.40%，其中男性为 63.40%，女性为 55.84%；在没有糖尿病家族史的人群中超重/肥胖率为 39.00%，其中男性为 51.04%，女性为 30.81%；无论男性、女性，有无糖尿病的超重/肥胖率差异有统计学意义（$P<0.001$）。

在超重/肥胖总人群中，患有糖尿病的比例是 10.50%；其中男性为 9.70%，女性为 11.49%。无论男性、女性，超重/肥胖人群患有糖尿病的比例均显著高于非糖尿病人群（$P<0.001$），见表 6-24。

第四节　向心性肥胖关联因素分析

（一）吸烟与向心性肥胖

1. 吸烟与否　现在吸烟、已戒烟、不吸烟人群的向心性肥胖率分别为 40.18%、37.37%、68.53%，其中男性现在吸烟、已戒烟、不吸烟的向心性肥胖率为 60.73%、65.58%、52.60%，女性为 32.73%、20.59%、23.41%。在男性人群，是否向心性肥胖与吸烟状态的差异有统计学意义（$\chi^2=40.30$，$P<0.001$）；在女性，是否向心性肥胖与吸烟状态的差异无统计学意义（$\chi^2=2.79$，$P=0.247$）。

男性向心性肥胖人群中现在吸烟率为 40.82%，男性非向心性肥胖人群中现在吸烟率为 35.17%，向心性肥胖人群现在吸烟率高于非向心性肥胖人群；且男性向心性肥胖人群中戒烟率为 12.42%，男性非向心性肥胖人群中戒烟率为 8.68%，男性向心性肥胖人群戒烟率高于非向心性肥胖人群，提示向心性肥胖人群中有部分人很好地采取了戒烟措施，见表 6-25。

2. 吸烟量　在向心性肥胖吸烟人群中，吸烟量为 <10 支/天、10～19 支/天、≥20 支/天的人群的占比为 26.65%、34.85%、38.50%，其中在男性人群中分别为 26.73%、34.37%、38.89%，在女性人群中分别为 22.22%、61.12%、16.67%；在男性人群中，是否向心性肥胖与吸烟量的差异有统计学意义（$P<0.05$）；女性人群中，是否向心性肥胖与吸烟量的差异无统计学意义（$P=0.104$）。

在男性向心性肥胖且吸烟的人群中，每日吸烟 20 支及以上的比例为 38.89%，男性非向心性肥胖人群且吸烟的人群中，每日吸烟 20 支及以上的比例为 33.23%，提示目前患有向心性肥胖且吸烟的人群，每日吸烟 20 支及以上的比例较高，这类人群如不能短时间内戒烟，应控制每日吸烟量，直到完全戒烟，见表 6-25。

3. 吸烟年限　在向心性肥胖吸烟人群中，吸烟年限为 <10 年、10～19 年、≥20 年的人群的占比为 17.90%、34.00%、48.10%，其中在男性人群中分别为 17.60%、34.18%、48.22%，在女性人群中分别为 35.29%、23.53%、41.18%；在男性人群中，是否向心性肥胖与吸烟年限的差异有统计学意义（$P<0.001$）；女性人群中，是否向心性肥胖与吸烟年限的差异无统计学意义（$P=0.751$），见表 6-25。

4. 二手烟暴露　在向心性肥胖人群中，有二手烟暴露的概率为 73.50%，其中男性为 73.12%，女性为 94.44%；没有二手烟暴露的概率为 26.50%，其中男性为 26.88%，女性为 5.66%；在女性人群中，是否向心性肥胖与二手烟暴露情况的差异有统计学意义（$P<0.01$），见表 6-25。

表 6-25 非向心性肥胖人群与向心性肥胖人群中的吸烟情况

因素	男性				女性				合计			
	非向心性肥胖（%）	向心性肥胖（%）	χ^2	P	非向心性肥胖（%）	向心性肥胖（%）	χ^2	P	非向心性肥胖（%）	向心性肥胖（%）	χ^2	P
吸烟状态			40.30	<0.001			2.79	0.247			613.09	<0.001
现在吸	35.17	40.82			0.84	1.33			10.90	26.70		
已戒烟	8.68	12.42			0.61	0.52			3.00	8.20		
不吸烟	56.14	46.76			98.55	98.15			86.10	65.10		
吸烟量（支/天）			7.98	0.019			4.53	0.104			7.76	0.021
<10	25.90	26.73			48.65	22.22			27.18	26.65		
10~19	40.87	34.37			32.43	61.12			40.47	34.85		
≥20	33.23	38.89			18.92	16.67			32.35	38.50		
吸烟年限（年）			26.75	<0.001			0.57	0.751			28.61	<0.001
<10	27.99	17.60			37.14	35.29			28.51	17.90		
10~19	33.02	34.18			31.43	23.53			32.84	34.00		
≥20	39.99	48.22			31.40	41.18			38.66	48.10		
二手烟暴露			0.40	0.525			8.05	0.005			0	0.988
无	25.47	26.88			43.24	5.66			26.47	26.50		
有	74.53	73.12			56.76	94.44			73.53	73.50		

151

（二）饮酒与向心性肥胖

1. 饮酒与否　在被调查人群中，现在有饮酒人群的向心性肥胖率为 48.70%，其中男性为 57.87%，女性为 25.36%；现在没有饮酒的人群向心性肥胖率为 34.34%，其中男性为 56.60%，女性为 23.44%。在女性人群中，是否向心性肥胖与饮酒状态的差异有统计学意义（$P=0.003$），在男性人群，是否向心性肥胖与饮酒状态的差异无统计学意义（$P=0.407$）。

在总的向心性肥胖人群中饮酒率为 31.03%，非向心性肥胖人群中饮酒率为 19.87%，向心性肥胖人群饮酒率高于非向心性肥胖人群（$P<0.001$），其中男性向心性肥胖人群中饮酒率为 43.98%，女性向心性肥胖人群中饮酒率为 7.68%，见表 6-26。

2. 饮酒频率　在饮酒人群中，饮酒频率为每天、3～6 天/周、0～2 天/周的向心性肥胖率分别为 59.8%、56.44%、45.64%，其中男性为 63.95%、62.17%、55.76%，女性为 34.48%、25.40%、16.52%。无论在男性、女性，是否向心性肥胖与饮酒频率的差异有统计学意义（男性：$P=0.022$；女性：$P=0.017$）。

在向心性肥胖且饮酒的人群中，饮酒频率为每天、3～6 天/周、0～2 天/周的比例分别为 10.27%、19.67%、70.06%；其中在男性向心性肥胖且饮酒的人群中为 10.40%、20.04%、69.57%。女性为 9.80%、15.69%、74.51%，见表 6-26。

3. 酗酒　在饮酒人群中，酗酒人群的向心性肥胖率为 55.92%，其中男性为 60.73%，女性为 25.36%；在没有酗酒的人群中向心性肥胖率为 35.77%，其中男性为 39.27%，女性为 23.44%。在男性人群，是否向心性肥胖与酗酒情况的差异有统计学意义（$P=0.016$），在女性人群，是否向心性肥胖与酗酒情况的差异无统计学意义（$P=0.598$）。

在向心性肥胖且饮酒的人群中，酗酒的比例 14.94%；其中在男性为 21.79%，女性为 2.58%。男性向心性肥胖人群中酗酒的比例显著高于非向心性肥胖人群，见表 6-26。

（三）体力活动及静态行为时间与向心性肥胖

1. 工作性体力活动　在被调查人群中，无工作性体力活动、中等强度工作性体力活动、高强度工作性体力活动人群的向心性肥胖率分别为 42.72%、33.80%、44.61%，其中在男性人群中分别为 61.46%、54.08%、55.35%；在女性人群中分别为 23.25%、22.99%、28.64%。无论在男性、女性人群，是否向心性肥胖与工作性体力活动情况的差异有统计学意义（男性：$P<0.01$；女性：$P=0.036$）。

向心性肥胖人群中，无工作性体力活动、中等强度工作性体力活动、高强度工作性体力活动的比例分别为 36.80%、51.21%、11.99%。其中在男性向心性肥胖人群相应的比例为 41.95%、44.29%、13.76%；在女性向心性肥胖人群相应的比例为 27.55%、63.74%、8.71%，见表 6-27。

2. 交通性体力活动　在被调查人群中，有交通性体力活动人群的向心性肥胖患病率为 37.25%，其中男性为 56.53%，女性为 23.28%；在没有交通性体力活动的人群中向心性肥胖患病率为 43.35%，其中男性为 59.48%，女性为 24.32%。无论在男性、女性人群，是否向心性肥胖与交通性体力活动情况的差异无统计学意义（男性：$P=0.114$；女性：$P=0.467$）。

表 6-26 非向心性肥胖人群与向心性肥胖人群中的饮酒状况

因素	男性				女性				合计			
	非向心性肥胖（%）	向心性肥胖（%）	χ^2	P	非向心性肥胖（%）	向心性肥胖（%）	χ^2	P	非向心性肥胖（%）	向心性肥胖（%）	χ^2	P
饮酒			0.689	0.407			8.718	0.003			161.037	<0.001
否	57.29	56.02			89.60	92.32			80.13	68.97		
是	42.71	43.98			10.40	7.68			19.87	31.03		
饮酒频率（天/周）			7.589	0.022			8.102	0.017			26.140	<0.001
7	8.00	10.40			4.22	9.80			6.54	10.27		
3~6	16.65	20.04			10.44	15.69			14.39	19.67		
0~2	75.35	69.57			85.33	74.51			79.07	70.06		
酗酒			5.803	0.016			0.278	0.598			157.434	<0.001
否	81.21	78.21			97.67	97.42			92.84	85.06		
是	18.79	21.79			2.33	2.58			7.16	14.94		

表 6-27 非向心性肥胖人群与向心性肥胖人群中体力活动与静态行为时间的情况

因素	男性				女性				合计			
	非向心性肥胖（%）	向心性肥胖（%）	χ^2	P	非向心性肥胖（%）	向心性肥胖（%）	χ^2	P	非向心性肥胖（%）	向心性肥胖（%）	χ^2	P
工作性体力活动			21.171	<0.01			6.646	0.036			92.990	<0.01
无	35.06	41.95			27.88	27.55			29.99	36.80		
中等强度	50.14	44.29			65.46	63.74			60.97	51.21		
高强度	14.80	13.76			6.66	8.71			9.05	11.99		
交通性体力活动			2.502	0.114			0.529	0.467			5.269	0.022
无	19.61	21.59			18.82	19.70			19.04	20.92		
有	80.39	78.41			81.18	80.30			80.96	79.08		
休闲性体力活动			28.459	<0.01			22.058	<0.01			1.337	0.512
无	51.47	54.28			63.06	66.47			59.67	58.61		
中等强度	16.32	20.40			22.81	24.30			20.91	21.79		
高强度	32.21	25.32			14.13	9.23			19.42	19.60		
总静态行为时间			7.362	0.025			64.969	<0.01			10.839	0.004
较少	25.14	25.87			31.78	41.17			29.83	31.32		
一般	30.71	33.91			33.05	34.52			32.37	34.14		
较多	44.15	40.22			35.18	24.32			37.80	34.54		

向心性肥胖人群中，有交通性体力活动的比例为 79.08%。其中在男性向心性肥胖人群相应的比例为 78.41%；在女性向心性肥胖人群相应的比例为 80.30%，见表 6-27。

3. 休闲性体力活动　在被调查人群中，无休闲性体力活动、中等强度休闲性体力活动、高强度休闲性体力活动人群的向心性肥胖率分别为 40.03%、42.10%、41.54%，其中在男性人群中分别为 50.24%、57.66%、51.66%；在女性人群中分别为 33.74%、32.86%、25.10%。无论男性、女性，是否向心性肥胖与休闲性体力活动情况的差异有统计学意义（$P < 0.01$）。

向心性肥胖人群中，无休闲性体力活动、有中等强度休闲性体力活动、有高强度休闲性体力活动的比例分别为 58.61%、21.79%、19.60%。其中在男性向心性肥胖人群相应的比例为 54.28%、20.40%、25.32%；在女性向心性肥胖人群相应的比例为 66.47%、24.30%、9.23%。无论男性、女性，向心性肥胖人群中高强度休闲性体力活动的比例均显著小于非向心性肥胖人群（$P < 0.01$），见表 6-27。

4. 总静态行为时间　在被调查人群中，总静态行为时间为较少、一般、较多的人群的向心性肥胖患病率分别为 38.94%、39.04%、35.69%，其中在男性人群中分别为 57.84%、59.54%、54.84%；在女性人群中分别为 28.42%、24.25%、17.48%。

向心性肥胖人群中，总静态行为时间较少、一般、较多的比例分别为 31.32%、34.14%、34.54%。其中在男性向心性肥胖人群相应的比例为 25.87%、33.91%、40.22%；在女性向心性肥胖人群相应的比例为 41.17%、34.52%、24.32%。无论男性、女性，向心性肥胖人群中总静态行为时间较少的比例均高于非向心性肥胖人群，而总静态行为时间较多的比例低于非向心性肥胖人群（$P < 0.05$），见表 6-27。

（四）各种慢性病与向心性肥胖

1. 高血压　在被调查人群中，高血压人群的向心性肥胖率为 63.99%，其中男性为 76.08%，女性为 50.21%；在没有高血压家族史的人群中向心性肥胖率为 30.95%，其中男性为 50.51%，女性为 18.04%；无论男性、女性，有无高血压与向心性肥胖率的差异有统计学意义（$P < 0.001$）。

在向心性肥胖总人群中，患高血压的比例是 35.12%；其中男性为 34.54%，女性为 29.68%。无论男性、女性，向心性肥胖人群患高血压的比例均显著高于非向心性肥胖人群，见表 6-28。

2. 高脂血症　在被调查人群中，高脂血症人群的向心性肥胖率为 54.12%，其中男性为 68.77%，女性为 35.37%；在没有高脂血症的人群中向心性肥胖率为 27.03%，其中男性为 44.34%，女性为 18.28%；无论男性、女性，有无高脂血症与向心性肥胖率的差异有统计学意义（$P < 0.001$）。

在向心性肥胖总人群中，患高脂血症的比例为 56.77%；其中男性为 62.97%，女性为 45.58%。无论男性、女性，向心性肥胖人群患高脂血症的比例均显著高于非向心性肥胖人群，见表 6-28。

表 6-28　非向心性肥胖人群与向心性肥胖人群中的慢性病情况

因素	男性				女性				合计			
	非向心性肥胖（%）	向心性肥胖（%）	χ^2	P	非向心性肥胖（%）	向心性肥胖（%）	χ^2	P	非向心性肥胖（%）	向心性肥胖（%）	χ^2	P
高血压			219.211	<0.001			322.833	<0.001			766.891	<0.001
否	85.53	65.46			89.25	70.32			87.99	64.88		
是	14.47	34.54			10.75	29.68			12.01	35.12		
高脂血症			259.373	<0.001			199.009	<0.001			749.392	<0.001
否	61.88	37.03			74.43	54.42			70.75	43.23		
是	38.12	62.97			25.57	45.58			29.25	56.77		
糖尿病			51.634	<0.001			227.679	<0.001			235.500	<0.001
否	94.87	89.96			95.61	85.90			95.39	88.51		
是	5.13	10.04			4.39	14.10			4.61	11.49		

3. 糖尿病　在被调查人群中，糖尿病人群的向心性肥胖率为 60.22%，其中男性为 72.27%，女性为 49.61%；在没有高血压家族史的人群中向心性肥胖率为 36.06%，其中男性为 55.84%，女性为 21.62%；无论男性、女性，有无糖尿病与向心性肥胖率的差异有统计学意义（$P<0.001$）。

在向心性肥胖总人群中，患糖尿病的比例为 11.49%；其中男性为 10.04%，女性为 14.10%。无论男性、女性，向心性肥胖人群患糖尿病的比例均显著高于非向心性肥胖人群，见表 6-28。

第五节　体重变化及体重知晓率

一、体 重 变 化

体重变化指与 12 个月之前的体重比较发生的变化。

本次调查显示，体重增加的人群占 11.81%，体重下降的人群占 10.51%，其中体重不变的人群为 73.61%。男性人群体重下降的约为 10.21%，女性人群体重下降的约为 10.73%，见表 6-29。

表 6-29　不同性别体重变化情况

体重变化	男性		女性		合计	
	人数	占比（%）	人数	占比（%）	人数	占比（%）
增加	519	12.15	667	11.56	1186	11.81
不变	3155	73.85	4237	73.43	7392	73.61
下降	436	10.21	619	10.73	1055	10.51
不知道	162	3.79	247	4.28	409	4.07
合计	4272	42.54	5770	57.46	10 042	100.00

二、体重知晓率

（一）总人群情况

调查结果显示，深圳市 2018 年 18 岁及以上的居民的体重知晓率为 80.52%，其中男性为 81.98%，女性为 79.41%。

（二）性别年龄差异

无论男性、女性，其体重知晓率均随着年龄的增长而下降（男性：$\chi^2=29.020$，$P<0.01$；女性：$\chi^2=121.64$，$P<0.01$），男性 18~29 岁、30~39 岁、40~49 岁、50~59 岁、60~69 岁和≥70 岁年龄段的体重知晓率分别为 85.27%、84.95%、80.00%、80.54%、77.14%和 71.53%。女性对应年龄段的体重知晓率分别为 85.07%、83.35%、82.45%、75.00%、69.67%

和 59.32%。男性体重知晓率高于女性（χ^2=10.26，$P<0.01$），见表 6-30。

表 6-30　不同性别年龄人群体重知晓率情况

年龄组（岁）	知晓率（%）			χ^2	P
	男性	女性	合计		
18～29	85.27	85.07	85.16	111.717	<0.01
30～39	84.95	83.35	84.09	387.299	<0.01
40～49	80.00	82.45	81.36	158.449	<0.01
50～59	80.54	75.00	77.13	202.321	<0.01
60～69	77.14	69.67	72.18	181.352	<0.01
≥70	71.53	59.32	65.00	31.924	<0.01
合计	81.98	79.41	80.52	10.261	<0.01

第六节　腰围知晓率

（一）总人群情况

调查结果显示，深圳市 2018 年 18 岁及以上的居民的腰围知晓率为 17.64%，其中男性为 16.48%，女性为 18.52%。

（二）性别年龄差异

男性腰围知晓率各年龄组无统计学差异（χ^2=0.22，P=0.639），女性腰围知晓率随着年龄增加而降低（χ^2=4.93，P=0.026）。在低年龄段（18～29 岁）女性腰围知晓率高于男性，中年龄段（45～59 岁）男性腰围知晓率高于女性，而到高年龄段男女腰围知晓率接近，见表 6-31。

表 6-31　不同性别年龄人群腰围知晓率情况

年龄组（岁）	腰围知晓率（%）			χ^2	P
	男性	女性	合计		
18～29	15.72	20.39	18.29	4.085	0.043
30～39	17.01	18.45	17.79	1.233	0.267
40～49	14.75	20.97	18.19	15.614	<0.01
50～59	18.38	14.98	16.29	2.898	0.089
60～69	18.09	18.27	18.14	0.008	0.931
≥70	14.58	12.99	13.71	0.169	0.681
合计	16.48	18.52	17.64	7.057	0.008

第七节 控 制 措 施

（一）控制体重

总人群 68.10% 的人未采取任何措施控制体重，在超重/肥胖人群中，未采取任何措施控制体重的人占 61.34%，在向心性肥胖人群中，未采取任何措施控制体重的人占 64.33%。且年龄越大，未采取任何措施控制体重的人的比例越高。具体结果见表 6-32。

表 6-32 不同年龄性别人群未采取任何措施控制体重的分布情况

年龄（岁）	合计（%）			超重/肥胖人群（%）			向心性肥胖人群（%）		
	男性	女性	合计	男性	女性	合计	男性	女性	合计
18～29	66.21	4.00	66.99	57.24	52.17	55.06	55.74	63.08	57.66
30～39	66.48	63.35	64.77	55.35	50.25	53.60	57.97	57.09	57.73
40～49	64.09	63.32	26.50	55.74	59.26	57.29	57.79	61.27	58.81
50～59	69.86	76.66	73.94	63.42	76.43	70.49	65.44	81.09	72.25
60～69	76.83	78.32	77.76	73.91	74.05	74.00	73.23	75.00	74.23
≥70	79.86	80.23	80.00	72.46	65.91	69.23	77.32	76.00	77.32
合计	67.69	68.43	68.10	59.27	63.80	61.34	61.36	69.76	64.33
χ^2		15.328			8.886			27.626	
P		<0.01			<0.01			<0.01	

（二）控制饮食

控制饮食是降低体重的主要措施之一，2018 年深圳市居民控制饮食措施采取率为 22.95%；超重/肥胖人群控制饮食措施采取率为 28.61%，向心性肥胖人群控制饮食措施采取率为 26.57%；其中男性人群控制饮食措施采取率为 22.35%，女性人群控制饮食措施采取率为 23.39%；男性超重/肥胖人群控制饮食措施采取率为 29.70%，女性超重/肥胖人群控制饮食措施采取率为 27.27%；男性向心性肥胖人群控制饮食措施采取率为 28.98%，女性向心性肥胖人群控制饮食措施采取率为 22.30%；总体上，男性人群控制饮食措施采取率高于女性人群。无论男性人群还是女性人群，40～59 岁年龄段采取控制饮食措施的比例最高，60～69 岁年龄段采取控制饮食措施的比例最低。具体结果见表 6-33。

表 6-33 不同年龄性别人群采取控制饮食措施的情况

年龄（岁）	合计（%）			超重/肥胖人群（%）			向心性肥胖人群（%）		
	男性	女性	合计	男性	女性	合计	男性	女性	合计
18～29	20.04	23.11	21.73	31.37	33.04	32.09	33.88	27.69	32.26
30～39	22.83	28.16	25.76	31.61	39.46	34.29	31.68	34.55	32.34
40～49	25.81	26.37	26.12	32.36	30.80	31.67	30.90	27.11	29.66
50～59	21.62	18.36	19.60	26.25	18.32	21.97	26.39	14.10	20.84

续表

年龄（岁）	合计（%）			超重/肥胖人群（%）			向心性肥胖人群（%）		
	男性	女性	合计	男性	女性	合计	男性	女性	合计
60～69	16.83	14.29	15.13	20.87	17.62	18.86	19.78	17.24	18.34
≥70	17.36	15.82	16.51	26.09	25.29	25.48	18.56	18.18	18.46
合计	22.35	23.39	22.95	29.70	27.27	28.61	28.98	22.30	26.57
χ^2		0.798			2.926			20.412	
P		0.372			0.087			<0.01	

（三）运动

运动是改善血压水平的主要措施之一，2018 年深圳市居民运动措施采取率为 20.57%；超重/肥胖人群运动措施采取率为 26.36%，向心性肥胖人群运动措施采取率为 24.37%；其中男性人群运动措施采取率为 22.47%，女性人群运动措施采取率为 19.17%；男性超重/肥胖人群运动措施采取率为 29.34%，女性超重/肥胖人群运动措施采取率为 22.83%；男性向心性肥胖人群运动措施采取率为 27.82%，女性向心性肥胖人群运动措施采取率为 18.22%；总体上，男性人群运动措施采取率高于女性人群。无论男性人群还是女性人群，40～59 岁年龄段采取运动措施的比例最高，60～69 岁年龄段采取运动措施的比例大致最低。具体结果见表 6-34。

表 6-34　不同年龄性别人群采取运动措施的情况

年龄（岁）	合计（%）			超重/肥胖人群（%）			向心性肥胖人群（%）		
	男性	女性	合计	男性	女性	合计	男性	女性	合计
18～29	21.76	16.85	19.10	32.03	31.30	31.72	34.43	13.82	29.15
30～39	22.52	21.13	21.74	31.33	29.41	30.69	29.63	26.42	28.86
40～49	26.64	24.98	25.72	33.76	26.95	30.77	30.47	25.26	28.94
50～59	21.80	14.66	17.39	25.74	15.10	19.95	25.33	9.27	18.06
60～69	15.87	12.64	13.70	17.39	15.95	16.50	18.59	16.09	17.02
≥70	13.79	13.64	13.75	17.65	22.99	20.51	16.49	16.16	16.41
合计	22.47	19.17	20.57	29.34	22.83	26.36	27.82	18.22	24.37

（四）药物

2018 年深圳市总人群通过药物控制体重的比例为 0.57%。超重/肥胖人群通过药物控制体重的比例为 0.88%，向心性肥胖人群通过药物控制体重的比例为 0.55%。其中男性人群通过药物控制体重的比例为 0.49%；女性人群通过药物控制体重的比例为 0.62%；男性超重/肥胖人群通过药物控制体重的比例为 0.59%；女性超重/肥胖人群通过药物控制体重的比例为 1.23%；男性向心性肥胖人群通过药物控制体重的比例为 0.53%；女性向心性肥胖人群通过药物控制体重的比例为 0.59%；总体上，女性人群通过药物控制体重的比例高于男性人群。

男性超重/肥胖人群中，70岁及以上年龄段的老人选择通过药物控制体重的比例最高，为4.35%，女性超重/肥胖人群中，30～39岁年龄段的中年人选择通过药物控制体重的比例最高，为1.96%；男性向心性肥胖人群中，70岁及以上年龄段的老人选择通过药物控制体重的比例最高，为1.04%，女性向心性肥胖人群中，18～29岁年龄段的年轻人选择通过药物控制体重的比例最高，为1.54%，见表6-35。

表6-35　不同年龄性别人群通过药物控制体重的情况

年龄（岁）	合计（%）			超重/肥胖人群（%）			向心性肥胖人群（%）		
	男性	女性	合计	男性	女性	合计	男性	女性	合计
18～29	0.00	0.16	0.09	0.00	0.87	0.37	0.00	1.54	0.40
30～39	0.44	0.83	0.63	0.37	1.96	0.90	0.24	0.81	0.37
40～49	0.65	0.89	0.78	0.49	1.64	0.99	0.87	0.71	0.82
50～59	0.54	0.00	0.28	0.88	0.00	0.40	0.79	0.00	0.43
60～69	0.25	0.88	0.67	0.44	1.62	1.17	0.37	0.86	0.65
≥70	2.08	0.00	0.94	4.35	0.00	1.92	1.04	0.00	0.51
合计	0.49	0.62	0.57	0.59	1.23	0.88	0.53	0.59	0.55

第八节　小　结

肥胖是造成多系统慢性病发生的独立而重要的危险因素，其造成的费用占国家医疗支出费用的2%～7%。随着社会经济的发展，居民生活水平日益提高，超重和肥胖已经成为我国乃至世界面临的重大公共卫生问题。

2018年的调查是在前两次（1997年、2009年）独立的横断面调查的基础上，开展的又一次具有深圳市代表性的慢性病及其危险因素横断面调查，旨在了解深圳市当前慢性病及其危险因素的流行与分布情况，及其随时间的变迁情况。本章主要是关注本次调查中的人群BMI水平、超重/肥胖和向心性肥胖的分布情况，以及体重的变化和知晓率、超重/肥胖和向心性肥胖的相关因素的分布情况。

一、超重/肥胖和向心性肥胖的流行现况

深圳市18岁及以上常住居民的平均BMI为（23.43±3.35）kg/m²。男性人群的平均BMI为（24.17±3.35）kg/m²，女性人群的平均BMI为（22.87±3.24）kg/m²。

本次调查结果显示深圳市18岁及以上的居民的超重/肥胖和向心性肥胖情况不容乐观，超重率为32.11%，中标率、世标率分别为30.35%、30.81%；肥胖率为8.65%，中标率、世标率分别为8.16%、8.25%；向心性肥胖率为38.04%，中标率、世标率分别为36.16%、37.60%。

本次调查分析发现，深圳市18岁及以上居民超重/肥胖情况不容乐观。超重率中标率与国家2010年危险因素监测结果（超重率30.60%）接近，肥胖率低于2010年国家危险因

素监测结果（肥胖率 12.00%），与深圳市 2009 年危险因素监测数据（超重率 28.10%，肥胖率 9.12% 和向心性肥胖率 41.90%）对比，超重率平均每年增加 1.4%，肥胖率和向心性肥胖率均有所下降。2010 年的研究显示，我国成人超重率以每年 3% 的速度上升，肥胖率以每年 6% 以上的速度上升，肥胖率增长速度高于世界平均水平，2012 年我国成人超重率为 30.10%，肥胖率为 11.90%。表明近 10 年来，深圳市采取了相应的措施，居民的超重增长速度得到较好控制，肥胖和向心性肥胖控制取得了较好的效果。

二、体重变化及控制体重措施

本次调查显示男性人群中 12.15% 的人体重增加，10.21% 体重下降；女性人群 11.56% 的人体重增加，10.73% 体重下降。无论男性人群还是女性人群，均随着年龄的增加，未采取任何体重控制措施的比例增加，超重/肥胖人群中，无论男性人群还是女性人群，30～39 岁年龄段未采取措施的比例最低，该年龄段的人群因经济条件、时间等各方面原因更愿意采取措施。

2018 年深圳市居民控制饮食措施采取率为 22.95%；运动措施采取率为 20.57%；药物控制体重采取率为 0.57%；68.10% 的人群未采取任何措施控制体重，男性超重/肥胖人群控制饮食措施采取率为 29.70%，女性超重/肥胖人群控制饮食措施采取率为 27.27%；男性向心性肥胖人群控制饮食措施采取率为 28.98%，女性向心性肥胖人群控制饮食措施采取率为 22.30%；总体上，男性人群控制饮食采取率高于女性人群。男性超重/肥胖人群运动措施采取率为 29.34%，女性超重/肥胖人群运动措施采取率为 22.83%；男性向心性肥胖人群运动措施采取率为 27.82%，女性向心性肥胖人群运动措施采取率为 18.22%；总体上，男性人群运动措施采取率高于女性人群。无论是饮食措施还是运动措施，男性人群的采取率均高于女性人群，表明男性比女性更有意愿控制体重。

三、超重/肥胖和向心性肥胖的影响因素

（一）性别

男性居民的超重率为 36.68%；女性居民的超重率为 24.06%；男性居民的肥胖率为 10.93%；女性居民的肥胖率为 6.56%；男性居民的向心性肥胖率为 57.13%，女性居民的向心性肥胖率为 23.48%。男性的超重率、肥胖率和向心性肥胖率均明显高于女性，与美国疾控中心的统计结果一致，与国家多项流行病学调查结果一致，这与女性在负担日常工作的同时还要承担大量的家务劳动，且注重保持身材有关，而男性在工作之余常常需要交际应酬，饮酒、吸烟、过量饮食等不良生活方式较多，因而男性成年后体重增加的速率快于女性。

（二）年龄

深圳市 18～29 岁、30～39 岁、40～49 岁、50～59 岁、60～69 岁、70 岁及以上人群

的超重率分别为 18.82%、26.96%、36.09%、40.44%、39.77%、39.06%；其中男性分别为 21.68%、39.15%、46.43%、46.55%、46.49%、39.15%；女性分别为 13.51%、18.01%、29.42%、37.17%、35.36%、36.97%。

深圳市 18~29 岁、30~39 岁、40~49 岁、50~59 岁、60~69 岁、70 岁及以上人群的肥胖率分别为 4.86%、7.76%、9.38%、11.01%、10.28%、9.69%。其中男性分别为 8.06%、10.89%、13.81%、13.93%、9.58%、7.94%；女性分别为 3.16%、4.81%、7.16%、10.99%、11.71%、11.76%。

深圳市 18~29 岁、30~39 岁、40~49 岁、50~59 岁、60~69 岁、70 岁及以上人群的向心性肥胖率分别为 21.91%、30.51%、39.96%、47.96%、51.55%、60.94%；其中男性分别为 35.95%、52.34%、63.23%、68.29%、67.59%、66.67%；女性分别为 10.27%、12.73%、21.13%、35.25%、43.55%、56.25%。

随着年龄的增长，男女人群的超重率大体趋势都是增加的，男性在 70 岁及以上年龄段，超重率有小幅下降，但是女性的超重率一直增加，在 50~59 岁年龄段，男性人群和女性人群的超重率差距最小，且超重率都处于最高峰；但是男性人群的肥胖率随着年龄的增长先增加后降低，女性人群的肥胖率随着年龄增长一直增加；男性人群的向心性肥胖率随着年龄的增长先增加后降低，女性人群的向心性肥胖率随着年龄增长一直增加。国内外关于超重/肥胖率性别差异的研究结果并不一致，近年来研究表明，男性超重/肥胖率的增长幅度大于女性，40 岁前后男性高于女性，此后女性高于男性，国内外众多研究表明，随着年龄的增长超重和肥胖率呈现增长的趋势，而另一些研究认为，60 岁后超重/肥胖患病率随年龄的增长而下降，本次调查的人群男性肥胖率和向心性肥胖率均表现出此趋势，这一方面可能与男性人群的自我保健意识有关，另一方面女性在高年龄段往往不再注意保持良好形象，女性退休年龄较男性小，社会活动参与较少，容易养成不健康的生活方式。可见，了解肥胖患病率随年龄的变化趋势对于锁定肥胖干预的重点人群具有十分重要的指导意义。

（三）吸烟

本次调查显示男性超重/肥胖人群中现在吸烟率为 40.23%，男性非超重/肥胖人群中现在吸烟率为 36.41%，超重/肥胖人群现在吸烟率高于非超重/肥胖人群；男性超重/肥胖人群中戒烟率为 11.84%，男性非超重/肥胖人群中戒烟率为 9.71%，男性超重/肥胖人群戒烟率高于非超重/肥胖人群。男性向心性肥胖人群中现在吸烟率为 40.82%，男性非向心性肥胖人群中现在吸烟率为 35.17%，向心性肥胖人群现在吸烟率高于非向心性肥胖人群；且男性向心性肥胖人群中戒烟率为 12.42%，男性非向心性肥胖人群中戒烟率为 8.68%，男性向心性肥胖人群戒烟率高于非向心性肥胖人群。这表明超重/肥胖或向心性肥胖人群常伴有吸烟等多种不良生活方式，且有部分超重/肥胖或向心性肥胖人群采取了戒烟措施。男性人群吸烟量越大，超重/肥胖率和向心性肥胖率越高，表明吸烟是超重/肥胖和向心性肥胖的一个重要影响因素。

（四）婚姻状况

本研究发现，丧偶人群的超重/肥胖率高于其他婚姻状况人群，可能与配偶离世，精神压力大，容易暴饮暴食有关。

（五）文化程度

文化程度越高，超重/肥胖和向心性肥胖率越低，这可能与文化程度高的人群掌握的健康知识较文化程度低者更全面、更科学，会倾向于选择健康生活方式有关。

虽然本次调查显示超重/肥胖和向心性肥胖率低于 2009 年的慢性病危险因素监测水平，但是其依旧是深圳市面临的重大公共卫生问题，需要进一步加强对社区人群开展健康教育工作的力度，鼓励社区居民保持健康的生活方式，同时提供科学、有效的控制肥胖的适宜技术，遏制超重/肥胖的发展趋势，保障人民群众的健康。

（赵劲娟　赵志广）

第七章 血脂异常

血脂是血浆中的总胆固醇（TC）、三酰甘油（TG）和类脂（如磷脂）等的总称。血脂异常（dyslipidemia）是脑卒中、冠心病等心脑血管疾病发生的重要独立危险因素。近30年来，随着我国经济的快速发展，人们的膳食结构、生活方式也发生了很大变化，加之人口老龄化，我国人群的血脂水平逐步升高，血脂异常的患病率明显增加。本章将重点分析 2018 年深圳市居民血脂水平及血脂异常的流行情况，并与 1997 年和 2009 年的调查结果进行对比，为了解深圳市 20 年来血脂变化规律、制订血脂干预策略和措施提供科学依据。

第一节 血脂水平及血脂异常

一、血脂各指标水平

（一）人群血脂水平

1. 血浆 TC 水平 2018 年深圳市 18 岁及以上居民的血浆 TC 的平均水平为（4.86±0.99）mmol/L，男性为（4.94±1.01）mmol/L，高于女性的（4.81±0.97）mmol/L，差异有统计学意义（t=6.503，P<0.001）。各年龄组间的血浆 TC 平均水平均存在差异（总人群 F=101.610，P<0.001），其中，男性血浆 TC 水平随年龄增长呈现先上升后下降的趋势，50～59 岁组水平最高，为（5.13±1.12）mmol/L（F=10.623，P<0.001）；女性则呈现随年龄增长而增长的趋势（F=153.294，P<0.001）。同时，在不同年龄组，男性和女性血浆 TC 平均水平均存在差异，50 岁以前，男性高于女性，50 岁以后女性高于男性。具体各年龄组血浆 TC 平均水平和差异性检验结果见表 7-1。

表 7-1 2018 年深圳市居民血浆 TC 水平

年龄组（岁）	男性		女性		合计		t	P
	调查人数	TC（mmol/L）	调查人数	TC（mmol/L）	调查人数	TC（mmol/L）		
18～29	507	4.73±1.04	623	4.46±0.83	1130	4.58±0.94	4.880	<0.001
30～39	1580	4.92±0.93	1935	4.49±0.81	3515	4.68±0.90	14.740	<0.001
40～49	1083	5.00±0.99	1341	4.82±0.90	2424	4.90±0.95	4.540	<0.001
50～59	556	5.13±1.12	885	5.25±1.06	1441	5.20±1.09	1.969	0.049
60～69	398	4.90±0.99	796	5.23±1.02	1194	5.12±1.02	5.382	<0.001
≥70	144	4.77±1.19	177	5.34±1.09	321	5.08±1.17	4.513	<0.001

续表

年龄组（岁）	男性		女性		合计		t	P
	调查人数	TC（mmol/L）	调查人数	TC（mmol/L）	调查人数	TC（mmol/L）		
合计	4268	4.94±1.01	5757	4.81±0.97	10 025	4.86±0.99	6.503	＜0.001
F		10.623		153.294		101.610		
P		＜0.001		＜0.001		＜0.001		

2. 血浆 TG 水平　2018 年深圳市 18 岁及以上居民的血浆 TG 的平均水平为（1.43±1.24）mmol/L，男性为（1.72±1.48）mmol/L，明显高于女性的（1.22±0.98）mmol/L，差异有统计学意义（t=20.445，P＜0.001）。各年龄组间的血浆 TG 平均水平均存在差异（总人群 F=19.131，P＜0.001），其中，男性血浆 TG 水平随年龄增长呈现先上升后下降的趋势，40～49 岁组水平最高，为（1.92±1.92）mmol/L（F=14.271，P＜0.001）；女性 70 岁之前呈现随年龄增长而增长的趋势，70 岁以后有所下降（F=43.185，P＜0.001）。同时，除 60～69 岁组以外（t=0.983，P=0.326），其他不同年龄组，男性和女性血浆 TG 平均水平均存在差异，60 岁以前，男性高于女性，60 岁以后女性高于男性。具体各年龄组血浆 TG 平均水平和差异性检验结果见表 7-2。

表 7-2　2018 年深圳市居民血浆 TG 水平

年龄组（岁）	男性		女性		合计		t	P
	调查人数	TG（mmol/L）	调查人数	TG（mmol/L）	调查人数	TG（mmol/L）		
18～29	507	1.48±1.17	623	0.98±0.76	1130	1.20±0.99	8.702	＜0.001
30～39	1579	1.74±1.36	1936	1.05±0.73	3515	1.36±1.11	19.177	＜0.001
40～49	1084	1.92±1.92	1342	1.21±1.04	2426	1.53±1.54	11.579	＜0.001
50～59	556	1.82±1.48	886	1.47±1.31	1442	1.61±1.39	4.684	＜0.001
60～69	399	1.41±0.88	795	1.47±1.07	1194	1.45±1.01	0.983	0.326
≥70	144	1.24±0.67	177	1.42±0.70	321	1.34±0.69	2.358	0.019
合计	4269	1.72±1.48	5759	1.22±0.98	10 028	1.43±1.24	20.445	＜0.001
F		14.271		43.185		19.131		
P		＜0.001		＜0.001		＜0.001		

3. 血浆 LDL-C 水平　2018 年深圳市 18 岁及以上居民的 LDL-C 平均水平为（3.08±0.78）mmol/L，男性为（3.18±0.78）mmol/L，高于女性的（3.02±0.77）mmol/L，差异有统计学意义（t=10.520，P＜0.001）。各年龄组间的血浆 LDL-C 平均水平均存在差异（总人群 F=92.058，P＜0.001），其中，男性血浆 LDL-C 水平随年龄增长呈现先上升后下降的趋势，50～59 岁组水平最高，为（3.33±0.85）mmol/L（F=10.691，P＜0.001）；女性则呈现随年龄增长而增长的趋势（F=136.330，P＜0.001）。同时，除 50～59 岁组以外（t=0.025，P=0.980），其他不同年龄组，男性和女性血浆 LDL-C 平均水平均存在差异，60 岁以前，男性高于女性，60 岁以后女性高于男性。具体各年龄组血浆 LDL-C 平均水平和差异性检验结果见表 7-3。

表 7-3 2018 年深圳市居民血浆 LDL-C 水平

年龄组（岁）	男性		女性		合计		t	P
	调查人数	LDL-C（mmol/L）	调查人数	LDL-C（mmol/L）	调查人数	LDL-C（mmol/L）		
18～29	507	3.01±0.81	623	2.73±0.69	1130	2.86±0.76	6.135	<0.001
30～39	1579	3.17±0.75	1936	2.78±0.65	3515	2.96±0.72	16.395	<0.001
40～49	1083	3.21±0.73	1341	3.03±0.72	2424	3.11±0.73	6.360	<0.001
50～59	556	3.33±0.85	886	3.32±0.82	1442	3.32±0.83	0.025	0.980
60～69	398	3.19±0.78	794	3.35±0.78	1192	3.29±0.78	3.165	0.002
≥70	144	3.03±0.88	177	3.45±0.93	321	3.26±0.93	4.122	<0.001
合计	4267	3.18±0.78	5757	3.02±0.77	10 024	3.08±0.78	10.520	<0.001
F		10.691		136.330		92.058		
P		<0.001		<0.001		<0.001		

4. 血浆 HDL-C 水平　2018 年深圳市 18 岁及以上居民的血浆 HDL-C 平均水平为（1.21±0.32）mmol/L，男性为（1.12±0.28）mmol/L，低于女性的（1.28±0.34）mmol/L，差异有统计学意义（t=24.316，P<0.001）。各年龄组间的血浆 HDL-C 平均水平均存在差异（总人群 F=4.112，P<0.001），其中，男性血浆 HDL-C 水平随年龄的变化趋势不明显，18～29 岁组和 70 岁以上的人群水平较高（F=2.683，P=0.020）；女性各年龄段水平也相当（F=2.238，P=0.048）。同时，各年龄组男性和女性血浆 HDL-C 平均水平均存在差异，且女性高于男性。具体各年龄组血浆 HDL-C 平均水平和差异性检验结果见表 7-4。

表 7-4 2018 年深圳市居民血浆 HDL-C 水平

年龄组（岁）	男性		女性		合计		t	P
	调查人数	HDL-C（mmol/L）	调查人数	HDL-C（mmol/L）	调查人数	HDL-C（mmol/L）		
18～29	508	1.15±0.26	623	1.29±0.27	1131	1.23±0.27	8.734	<0.001
30～39	1580	1.11±0.28	1935	1.26±0.35	3515	1.19±0.33	13.558	<0.001
40～49	1083	1.11±0.28	1341	1.28±0.34	2424	1.21±0.33	13.077	<0.001
50～59	556	1.11±0.28	886	1.30±0.32	1442	1.23±0.32	11.299	<0.001
60～69	398	1.14±0.31	795	1.26±0.36	1193	1.22±0.35	5.856	<0.001
≥70	144	1.16±0.32	177	1.30±0.33	321	1.24±0.33	3.799	<0.001
合计	4269	1.12±0.28	5757	1.28±0.34	10 026	1.21±0.32	24.316	<0.001
F		2.683		2.238		4.112		
P		0.020		0.048		0.001		

（二）1997 年、2009 年和 2018 年的血脂水平变化

比较三次横断面调查时血脂水平的变化，先对每次调查的人口结构按照 2000 年世界标准人口结构进行调整，调整性别、年龄后再计算各次的血脂水平，结果显示，总人群 1997

年、2009 年和 2018 年血浆 TC 的平均水平分别为（4.67±1.04）mmol/L、（4.86±1.01）mmol/L 和（4.81±1.00）mmol/L，差异有统计学意义（F=71.858，$P<0.001$）；血浆 TG 的平均水平分别为（1.22±1.31）mmol/L、（1.57±1.45）mmol/L 和（1.40±1.21）mmol/L，差异有统计学意义（F=139.134，$P<0.001$）；血浆 HDL-C 的平均水平分别为（1.38±0.35）mmol/L、（1.22±0.27）mmol/L 和（1.21±0.31）mmol/L，差异有统计学意义（F=796.886，$P<0.001$）；2009 年和 2018 年血浆 LDL-C 的平均水平分别为（3.00±0.79）mmol/L 和（3.04±0.79）mmol/L，差异有统计学意义（F=13.156，$P<0.001$）。

分年龄和性别的结果显示，血浆 TC 的水平，除男性 60～69 岁组无差别外（F=1.625，P=0.197），其余各年龄组总人群、男性和女性三次调查结果均有差异，18～39 岁总体呈现上升趋势，40～69 岁总体呈现先上升后下降的趋势；血浆 TG 的水平，各年龄组总人群、男性和女性三次调查结果均有差异，2009 年的平均水平高于 2018 年高于 1997 年；血浆 HDL-C 的水平，各年龄组总人群、男性和女性三次调查结果均有差异，总体呈现下降趋势；比较 2009 年和 2018 年血浆 LDL-C 水平，结果显示，总人群 40～49 岁组和 50～59 岁组的差异无统计学意义（F=1.449，P=0.229；F=0.078，P=0.780），男性 18～29 岁和 30～39 岁组均为上升趋势（F=12.269，$P<0.001$；F=8.857，$P<0.001$），40 岁以后两次调查结果无差异；女性除 40～49 岁组无差异外（F=0.497，P=0.481），18～39 岁组呈现上升趋势，而 50～69 岁组呈现下降趋势，差异均有统计学意义。具体数值和变化趋势见图 7-1～图 7-3。

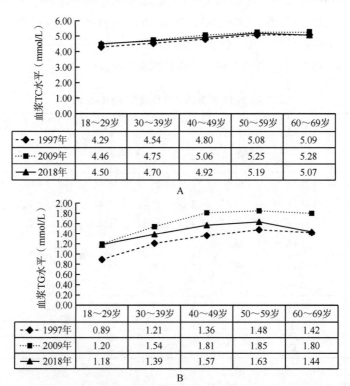

A

	18～29岁	30～39岁	40～49岁	50～59岁	60～69岁
- ◆ - 1997年	4.29	4.54	4.80	5.08	5.09
⋯■⋯ 2009年	4.46	4.75	5.06	5.25	5.28
—▲— 2018年	4.50	4.70	4.92	5.19	5.07

B

	18～29岁	30～39岁	40～49岁	50～59岁	60～69岁
- ◆ - 1997年	0.89	1.21	1.36	1.48	1.42
⋯■⋯ 2009年	1.20	1.54	1.81	1.85	1.80
—▲— 2018年	1.18	1.39	1.57	1.63	1.44

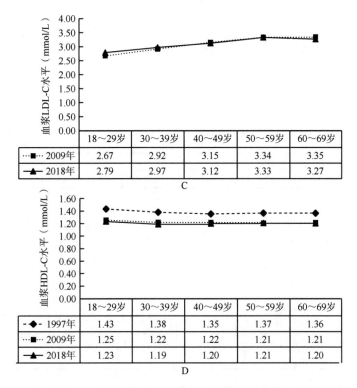

图 7-1 1997 年、2009 年和 2018 年深圳市居民血脂水平的变化情况

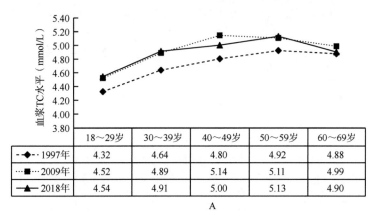

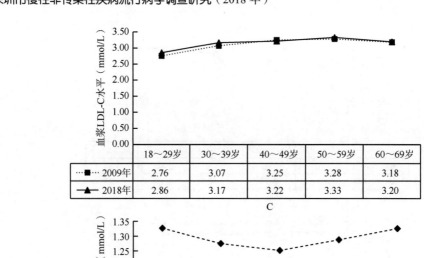

	18～29岁	30～39岁	40～49岁	50～59岁	60～69岁
····■··· 2009年	2.76	3.07	3.25	3.28	3.18
—▲— 2018年	2.86	3.17	3.22	3.33	3.20

C

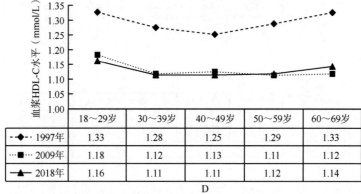

	18～29岁	30～39岁	40～49岁	50～59岁	60～69岁
---◆--- 1997年	1.33	1.28	1.25	1.29	1.33
····■··· 2009年	1.18	1.12	1.13	1.11	1.12
—▲— 2018年	1.16	1.11	1.11	1.12	1.14

D

图 7-2　1997 年、2009 年和 2018 年深圳市居民血脂水平的变化情况（男性）

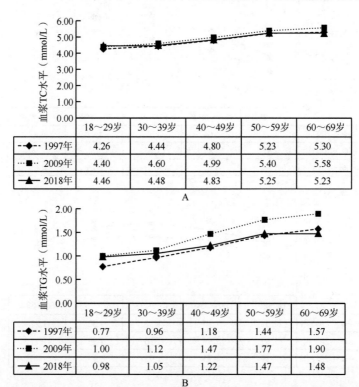

	18～29岁	30～39岁	40～49岁	50～59岁	60～69岁
---◆--- 1997年	4.26	4.44	4.80	5.23	5.30
····■··· 2009年	4.40	4.60	4.99	5.40	5.58
—▲— 2018年	4.46	4.48	4.83	5.25	5.23

A

	18～29岁	30～39岁	40～49岁	50～59岁	60～69岁
---◆--- 1997年	0.77	0.96	1.18	1.44	1.57
····■··· 2009年	1.00	1.12	1.47	1.77	1.90
—▲— 2018年	0.98	1.05	1.22	1.47	1.48

B

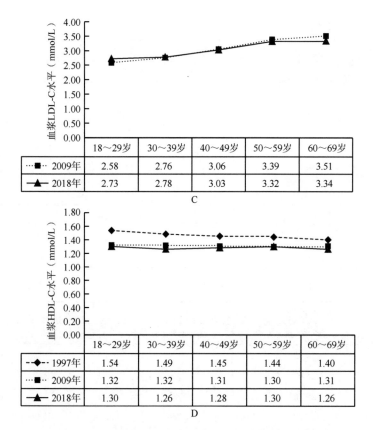

图 7-3　1997 年、2009 年和 2018 年深圳市居民血脂水平的变化情况（女性）

二、血脂各指标分布情况

（一）血浆 TC 分布情况

2018 年深圳市 18 岁及以上居民的血浆 TC 处于合适水平的比例为 65.52%，边缘升高的比例为 25.11%，升高的比例为 9.37%。女性合适水平的比例（67.73%）高于男性（62.54%），差异有统计学意义（χ^2=30.126，P<0.001）。血浆 TC 升高的粗率、中标率和世标率分别为 9.38%、8.58% 和 8.99%，男性分别为 10.47%、9.35% 和 9.29%，女性分别为 8.56%、7.82% 和 8.70%，见图 7-4～图 7-6。

各年龄组间的血浆 TC 的异常情况分布不同（χ^2=385.282，P<0.001），其中，男性血浆 TC 处于合适水平的比例随年龄增长呈现先下降后上升的趋势，在 50～59 岁间比例最低（χ^2=33.177，P<0.001）；女性则呈现随年龄增长而降低的趋势（χ^2=537.411，P<0.001）。同时，在不同年龄组，男性和女性血浆 TC 合适水平和异常情况存在差异，50 岁以前，男性边缘升高和升高的比例高于女性，50 岁以后女性高于男性。具体各年龄组血浆 TC 分布情况见表 7-5 和表 7-6。

表 7-5　2018 年深圳市居民血浆总胆固醇（TC）分布情况

年龄组（岁）	总人群		
	合适水平（%）	边缘升高（%）	升高（%）
18～29	75.22	19.29	5.49
30～39	72.85	21.29	5.86
40～49	64.48	26.86	8.66
50～59	52.74	29.42	17.83
60～69	54.77	31.99	13.23
≥70	56.07	29.28	14.64
合计	65.51	25.11	9.37
χ^2	385.282		
P	<0.001		

表 7-6　2018 年深圳市居民血浆总胆固醇（TC）分布情况（分性别）

年龄组（岁）	男性			女性			χ^2	P
	合适水平（%）	边缘升高（%）	升高（%）	合适水平（%）	边缘升高（%）	升高（%）		
18～29	67.06	24.65	8.28	81.86	14.93	3.21	34.964	<0.001
30～39	64.22	25.97	9.82	79.86	17.46	2.63	135.057	<0.001
40～49	60.39	29.36	10.25	67.79	24.83	7.38	15.347	<0.001
50～59	55.68	28.29	16.04	50.90	30.14	18.96	3.688	0.158
60～69	63.57	27.39	9.05	50.31	34.34	15.35	20.3	<0.001
≥70	67.36	22.92	9.72	46.89	34.46	18.64	13.864	<0.001
合计	62.52	27	10.48	67.73	23.71	8.56	30.126	<0.001
χ^2	33.177			537.411				
P	<0.001			<0.001				

（二）血浆 TG 分布情况

2018 年深圳市 18 岁及以上居民的血浆 TG 处于合适水平的比例为 75.34%，边缘升高的比例为 11.83%，升高的比例为 12.83%。女性合适水平的比例（83.10%）显著高于男性（64.86%），差异有统计学意义（χ^2=470.988，P<0.001）。血浆 TG 升高的粗率、中标率和世标率分别为 12.83%、12.25% 和 12.16%，男性分别为 19.90%、17.34% 和 16.66%，女性分别为 7.59%、7.16% 和 7.66%，见图 7-4～图 7-6。

各年龄组间的血浆 TG 的异常情况分布不同（总人群 χ^2=110.082，P<0.001），其中，男性血浆 TG 合适水平随年龄增长呈现先下降后上升的趋势，40～49 岁组水平最低，（χ^2=85.903，P<0.001）；女性 70 岁之前呈现随年龄增长而下降的趋势，70 岁以后有所上升（χ^2=209.687，P<0.001）。同时，除 60～69 岁和≥70 岁组以外（χ^2=1.150，P=0.563；χ^2=3.758，P=0.153），其他不同年龄组，男性和女性血浆 TG 合适和异常水平均存在差异，60 岁以前，男性边缘升高和升高的比例高于女性。具体各年龄组血浆 TG 分布情况见表 7-7和表 7-8。

表 7-7　2018 年深圳市居民血浆三酰甘油（TG）分布情况

年龄组（岁）	总人群		
	合适水平（%）	边缘升高（%）	升高（%）
18～29	83.89	8.14	7.96
30～39	76.81	11.15	12.03
40～49	73.54	11.09	15.38
50～59	69.9	14.01	16.09
60～69	72.45	15.58	11.98
≥70	77.88	14.02	8.1
合计	75.34	11.83	12.83
χ^2	110.082		
P	<0.001		

表 7-8　2018 年深圳市居民血浆三酰甘油（TG）分布情况（分性别）

年龄组（岁）	男性			女性			χ^2	P
	合适水平（%）	边缘升高（%）	升高（%）	合适水平（%）	边缘升高（%）	升高（%）		
18～29	74.75	12.03	13.21	91.33	4.98	3.69	58.078	<0.001
30～39	62.70	16.09	21.22	88.33	7.13	4.55	337.782	<0.001
40～49	59.10	15.88	25.02	85.17	7.23	7.60	213.719	<0.001
50～59	62.34	16.22	21.44	74.6	12.64	12.75	26.218	<0.001
60～69	73.37	14.07	12.56	71.95	16.35	11.7	1.150	0.563
≥70	82.64	11.81	5.56	74.01	15.82	10.17	3.758	0.153
合计	64.84	15.24	19.90	83.1	9.31	7.59	470.988	<0.001
χ^2	85.903			209.687				
P	<0.001			<0.001				

（三）血浆 LDL-C 分布情况

2018 年深圳市 18 岁及以上居民的血浆低密度脂蛋白胆固醇（LDL-C）的理想水平的比例为 26.68%、合适水平的比例为 39.90%、边缘升高的比例为 23.24%，升高的比例为 10.14%。女性理想水平和合适水平的比例（30.14% 和 39.89%）显著高于男性（22.00% 和 39.93%），差异有统计学意义（χ^2=113.039，P<0.001）。血浆 LDL-C 异常的粗率、中标率和世标率分别为 10.14%、9.42% 和 9.81%，男性分别为 12.16%、11.07% 和 11.01%，女性分别为 8.65%、7.78% 和 8.62%，见图 7-4～图 7-6。

各年龄组间的血浆 LDL-C 的异常情况分布不同（总人群 χ^2=481.925，P<0.001），其中，男性血浆 LDL-C 理想水平随年龄增长呈现先下降后上升的趋势，在 50～59 岁间水平（χ^2=77.472，P<0.001）；女性则呈现随年龄增长而下降的趋势（χ^2=639.653，P<0.001）。同时，除 50～59 岁组以外（χ^2=0.447，P=0.930），其他不同年龄组，男性和女性血浆 LDL-C 异常水平均存在差异，60 岁以前，男性边缘升高和升高的比例高于女性，60 岁以后女性高于男性。具体各年龄组血浆 LDL-C 合适水平和异常分布情况见表 7-9 和表 7-10。

表 7-9　2018 年深圳市居民血浆低密度脂蛋白胆固醇（LDL-C）分布情况

年龄组（岁）	总人群				性别差异	
	理想水平（%）	合适水平（%）	边缘升高（%）	升高（%）	χ^2	P
18~29	40.27	38.85	14.42	6.46	37.172	<0.001
30~39	32.15	40.85	19.97	7.03	237.868	<0.001
40~49	23.02	42.53	25.17	9.28	40.001	<0.001
50~59	17.55	37.24	28.64	16.57	0.447	0.93
60~69	17.62	37.42	29.87	15.1	11.993	0.007
≥70	21.18	34.58	26.79	17.45	20.218	<0.001
合计	26.68	39.90	23.24	10.14	113.039	<0.001
χ^2		481.925				
P		<0.001				

表 7-10　2018 年深圳市居民血浆低密度脂蛋白胆固醇（LDL-C）分布情况（分性别）

年龄组（岁）	男性				女性			
	理想水平（%）	合适水平（%）	边缘升高（%）	升高（%）	理想水平（%）	合适水平（%）	边缘升高（%）	升高（%）
18~29	33.73	38.07	18.15	10.06	45.59	39.49	11.4	3.53
30~39	21.96	40.38	25.76	11.9	40.47	41.24	15.25	3.05
40~49	18.56	41	28.81	11.63	26.62	43.77	22.22	7.38
50~59	17.27	37.23	29.5	16.01	17.72	37.25	28.1	16.93
60~69	21.11	40.7	25.63	12.56	15.87	35.77	31.99	16.37
≥70	27.78	41.67	18.75	11.81	15.82	28.81	33.33	22.03
合计	22.00	39.93	25.87	12.16	30.14	39.89	21.3	8.65
χ^2		77.472				639.653		
P		<0.001				<0.001		

（四）血浆非高密度脂蛋白胆固醇分布情况

2018 年深圳市 18 岁及以上居民的血浆非高密度脂蛋白胆固醇（Non-HDL-C）的理想水平的比例为 42.06%、合适水平的比例为 27.72%、边缘升高的比例为 19.66%，升高的比例为 10.55%。女性理想水平和合适水平的比例（47.47% 和 26.35%）显著高于男性（34.74% 和 29.57%），差异有统计学意义（χ^2=192.526，P<0.001）。各年龄组间的血浆 Non-HDL-C 异常情况存在差异（总人群 χ^2=457.554，P<0.001），其中，男性血浆 Non-HDL-C 水平随年龄的变化趋势不明显，18~29 岁组和 ≥70 岁以上的人群理想水平和合适水平的比例较高（χ^2=101.891，P<0.001）；女性理想水平和合适水平的比例随年龄增长而下降（χ^2=675.961，P<0.001）。同时，各年龄组，男性和女性血浆 Non-HDL-C 平均水平均存在差异，60 岁以前男性边缘升高和升高的比例高于女性，60 岁以后女性高于男性。具体各年龄组血浆 Non-HDL-C 合适水平和异常分布情况见表 7-11 和表 7-12。

表 7-11　2018 年深圳市居民血浆非高密度脂蛋白胆固醇（Non-HDL-C）分布情况

年龄组（岁）	总人群				性别差异	
	理想水平（%）	合适水平（%）	边缘升高（%）	升高（%）	χ^2	P
18～29	56.43	24.67	12.51	6.39	46.778	<0.001
30～39	48.31	28.07	16.52	7.09	344.706	<0.001
40～49	39.57	29.19	21.02	10.22	78.860	<0.001
50～59	30.69	27.91	22.69	18.72	7.953	0.047
60～69	30.33	27.21	28.14	14.32	18.575	<0.001
≥70	36.25	24.69	24.06	15.00	16.760	0.001
合计	42.06	27.72	19.66	10.55	192.526	<0.001
χ^2	457.554					
P	<0.001					

表 7-12　2018 年深圳市居民血浆非高密度脂蛋白胆固醇（Non-HDL-C）分布情况（分性别）

年龄组（岁）	男性				女性			
	理想水平（%）	合适水平（%）	边缘升高（%）	升高（%）	理想水平（%）	合适水平（%）	边缘升高（%）	升高（%）
18～29	48.41	24.21	17.26	10.12	62.92	25.04	8.67	3.37
30～39	32.91	31.83	22.53	12.73	60.87	25.01	11.62	2.49
40～49	30.60	31.16	24.25	13.99	46.83	27.60	18.40	7.16
50～59	30.92	26.58	20.43	22.06	30.54	28.73	24.10	16.63
60～69	36.55	29.44	22.84	11.17	27.24	26.10	30.77	15.89
≥70	47.55	23.78	18.88	9.79	27.12	25.42	28.25	19.21
合计	34.74	29.57	21.97	13.71	47.47	26.35	17.96	8.22
χ^2	101.891				675.961			
P	<0.001				<0.001			

（五）血浆 HDL-C 分布情况

2018 年深圳市 18 岁及以上居民的血浆 HDL-C 降低的比例为 20.69%，男性（30.84%）明显高于女性（13.17%），差异有统计学意义（χ^2=467.045，P<0.001）。血浆 HDL-C 异常的粗率、中标率和世标率分别为 20.69%、20.33%和 20.04%，男性分别为 30.84%、28.65%和 28.35%，女性分别为 13.17%、12.03%和 11.73%，见图 7-4～图 7-6。

各年龄组间的血浆 HDL-C 异常情况存在差异（χ^2=33.373，P<0.001），男性血浆 HDL-C 异常主要发生在 30 岁以后，比例在 28%～34%（χ^2=15.265，P<0.001），女性 30 岁以后异常的占比超过 10%（χ^2=14.968，P<0.001）。具体各年龄组血浆 HDL-C 分布情况见表 7-13 和表 7-14。

表 7-13　2018 年深圳市居民血浆高密度脂蛋白胆固醇（HDL-C）分布情况

年龄组（岁）	总人群	
	正常（%）	降低（%）
18～29	84.08	15.92
30～39	78.04	21.96
40～49	77.19	22.81
50～59	79.33	20.67
60～69	82.48	17.52
≥70	80.37	19.63
合计	79.31	20.69
χ^2	33.373	
P	<0.001	

表 7-14　2018 年深圳市居民血浆高密度脂蛋白胆固醇（HDL-C）分布情况（分性别）

年龄组（岁）	男性		女性		χ^2	P
	正常（%）	降低（%）	正常（%）	降低（%）		
18～29	75.39	24.61	91.17	8.83	52.056	<0.001
30～39	68.73	31.27	85.63	14.37	144.923	<0.001
40～49	66.57	33.43	85.76	14.24	125.2	<0.001
50～59	67.27	32.73	86.91	13.09	80.384	<0.001
60～69	71.86	28.14	87.8	12.2	46.633	<0.001
≥70	70.83	29.17	88.14	11.86	15.069	<0.001
合计	69.15	30.84	86.83	13.17	467.045	<0.001
χ^2	15.265		14.968			
P	<0.001		<0.001			

（六）血脂异常情况

2018 年深圳市 18 岁及以上居民的血脂异常的比例为 39.71%，男性（52.38%）明显高于女性（30.33%），差异有统计学意义（χ^2=498.403，P<0.001）。血脂异常的粗率、中标率和世标率分别为 39.71%、37.78% 和 38.22%，男性分别为 52.38%、48.14% 和 47.77%，女性分别为 30.33%、27.43% 和 28.67%，见图 7-4～图 7-6。

各年龄组间的血脂异常情况存在差异（χ^2=247.734，P<0.001），其中，男性除 18～29 岁及≥70 岁组外，其余年龄组异常比例均在 50% 以上，且在 50～59 岁组达到最高，为 60.90%，各年龄间存在差异（χ^2=62.067，P<0.001）；女性异常的比例呈现随年龄增长而上升的趋势（χ^2=337.255，P<0.001）。同时，除≥70 岁组外（χ^2=0.052，P=0.819），其余各年龄组血脂异常比例男性与女性差异有统计学意义。具体各年龄组血脂异常情况见表 7-15 和表 7-16。

表 7-15　2018 年深圳市居民血脂异常分布情况

年龄组（岁）	总人群	
	正常（%）	异常（%）
18～29	74.54	25.46
30～39	64.99	35.01
40～49	58.42	41.58
50～59	49.13	50.87
60～69	52.47	47.53
≥70	51.4	48.6
合计	60.29	39.71
χ^2	247.734	
P	<0.001	

表 7-16　2018 年深圳市居民血脂异常分布情况（分性别）

年龄组（岁）	男性		女性		χ^2	P
	正常（%）	异常（%）	正常（%）	异常（%）		
18～29	61.61	38.39	85.07	14.93	81.129	<0.001
30～39	48.2	51.8	78.7	21.3	355.435	<0.001
40～49	44.14	55.86	69.95	30.05	164.316	<0.001
50～59	39.1	60.90	55.42	44.58	36.359	<0.001
60～69	47.49	52.51	54.97	45.03	5.952	0.015
≥70	50.69	49.31	51.98	48.02	0.052	0.819
合计	47.62	52.38	69.67	30.33	498.403	<0.001
χ^2	62.067		337.255			
P	<0.001		<0.001			

（七）高 TC 血症

2018 年深圳市 18 岁及以上居民的高 TC 血症的比例为 6.62%，男性（6.18%）略低于女性（6.94%），差异无统计学意义（χ^2=2.288，P=0.130）。高 TC 血症的粗率、中标率和世标率分别为 6.62%、5.91% 和 6.24%，男性分别为 6.18%、5.75% 和 5.80%，女性分别为 6.94%、6.06% 和 6.68%，见图 7-4～图 7-6。

各年龄组间的高 TC 血症的比例存在差异（χ^2=167.437，P<0.001），其中，男性各年龄组间的差别无统计学意义（χ^2=6.485，P=0.090），而女性呈现随年龄增长而上升的趋势（χ^2=214.900，P<0.001）。同时，18～44 岁男性高 TC 血症的比例高于女性，其余年龄组男性低于女性。具体各年龄组高 TC 血症情况见表 7-17。

表 7-17　2018 年深圳市居民高胆固醇血症（TC）的临床分类情况

年龄组（岁）	男性		女性		总人群		χ^2	P
	调查人数	高胆固醇血症人数占比（%）	调查人数	高胆固醇血症人数占比（%）	调查人数	高胆固醇血症人数占比（%）		
18～44	149	5.50	94	2.83	243	4.03	27.662	<0.001
45～59	78	7.66	145	9.93	262	10.57	15.485	<0.001
60～69	28	7.04	91	11.45	119	9.97	5.717	0.017
≥70	9	6.25	31	17.51	40	12.46	9.236	0.002
合计	264	6.18	400	6.94	664	6.62	2.288	0.130
χ^2		6.485		214.9		167.437		
P		0.09		<0.001		<0.001		

（八）高 TG 血症

2018 年深圳市 18 岁及以上居民的高 TG 血症的比例为 10.09%，男性（15.63%）远远高于女性（6.00%），差异有统计学意义（χ^2=253.009，P<0.001）。高 TG 血症的粗率、中标率和世标率分别为 10.09%、9.57% 和 9.40%，男性分别为 15.63%、13.74% 和 13.17%，女性分别为 6.00%、5.41% 和 5.65%，见图 7-4～图 7-6。

各年龄组间的高 TG 血症的比例存在差异（χ^2=18.797，P<0.001），其中，男性 45～59 岁组的比例较高，为 17.19%（χ^2=31.296，P<0.001）；女性不同年龄差异有统计学意义（χ^2=36.529，P<0.001）。同时，除 60～69 岁组无差别外（χ^2=2.788，P=0.095），18～59 岁男性高 TG 血症的比例高于女性，差异有统计学意义。具体各年龄组高 TG 血症情况见表 7-18。

表 7-18　2018 年深圳市居民高 TG 血症的临床分类情况

年龄组	男性		女性		合计		χ^2	P
	调查人数	占比（%）	调查人数	占比（%）	调查人数	占比（%）		
18～44	447	16.51	145	4.36	592	9.81	248.946	<0.001
45～59	175	17.19	121	8.29	296	11.95	45.198	<0.001
60～69	42	10.55	61	7.67	103	8.63	2.788	0.095
≥70	3	2.08	16	9.04	19	5.92	6.964	0.008
合计	667	15.63	343	6.00	1010	10.09	253.009	<0.001
χ^2		31.296		36.529		18.797		
P		<0.001		<0.001		<0.001		

（九）混合型高脂血症

2018 年深圳市 18 岁及以上居民的混合型高脂血症的比例为 2.74%，男性（4.27%）高于女性（1.62%），差异有统计学意义（χ^2=65.433，P<0.001）。混合型高脂血症的粗率、中标率和世标率分别为 2.74%、2.67% 和 2.76%，男性分别为 4.27%、3.60% 和 3.50%，女性分别为 1.62%、1.76% 和 2.01%，见图 7-4～图 7-6。

各年龄组间的混合型高脂血症的比例有差异（χ^2=14.988，P=0.002），其中，男性各年龄组间无差异（χ^2=7.364，P=0.061）；女性各年龄组间有差异（χ^2=56.870，$P<$0.001）。同时，18～44 岁组和 45～59 岁组男性占比高于女性（χ^2=90.951，$P<$0.001；χ^2=10.782，P=0.001），其余年龄组差别无统计学意义。具体各年龄组混合型高脂血症情况见表 7-19。

表 7-19　2018 年深圳市居民混合型高脂血症的临床分类情况

年龄组（岁）	男性		女性		合计		χ^2	P
	调查人数	占比（%）	调查人数	占比（%）	调查人数	占比（%）		
18～44	117	4.32	21	0.63	138	2.29	90.951	<0.001
45～59	53	5.21	39	2.67	92	3.71	10.782	0.001
60～69	8	2.01	31	3.9	3	0.25	2.994	0.084
≥70	5	3.47	2	1.13	7	2.18	2.042	0.153
合计	183	4.27	93	1.62	276	2.74	65.433	<0.001
χ^2		7.364		56.870		14.988		
P		0.061		<0.001		0.002		

（十）低 HDL-C 血症

2018 年深圳市 18 岁及以上居民的低 HDL-C 血症的比例为 14.34%，男性（19.99%）明显高于女性（10.14%），差异有统计学意义（χ^2=192.680，$P<$0.001）。低 HDL-C 血症的粗率、中标率和世标率分别为 14.34%、14.33%和 14.20%，男性分别为 19.99%、19.32%和19.42%，女性分别为 10.14%、9.36%和 8.98%，见图 7-4～图 7-6。

各年龄组间的低 HDL-C 血症的比例差别不大（总人群 χ^2=4.592，P=0.204；男性 χ^2=6.615，P=0.085；女性 χ^2=7.2146，P=0.067）。同时，男性各年龄组低 HDL-C 血症均高于女性。具体各年龄组低 HDL-C 血症情况见表 7-20。

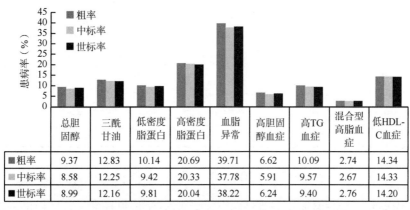

	总胆固醇	三酰甘油	低密度脂蛋白	高密度脂蛋白	血脂异常	高胆固醇血症	高TG血症	混合型高脂血症	低HDL-C血症
粗率	9.37	12.83	10.14	20.69	39.71	6.62	10.09	2.74	14.34
中标率	8.58	12.25	9.42	20.33	37.78	5.91	9.57	2.67	14.33
世标率	8.99	12.16	9.81	20.04	38.22	6.24	9.40	2.76	14.20

图 7-4　2018 年深圳市居民血脂异常情况粗率、中标率和世标率的比较（总人群）

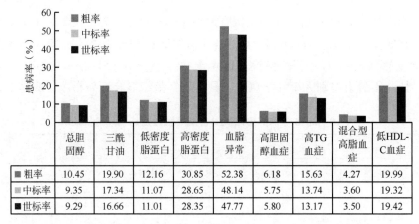

图 7-5 2018 年深圳市居民血脂异常情况粗率、中标率和世标率的比较（男性）

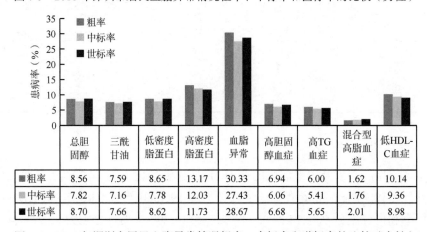

图 7-6 2018 年深圳市居民血脂异常情况粗率、中标率和世标率的比较（女性）

表 7-20　2018 年深圳市居民低 HDL-C 血症的临床分类情况

年龄组	男性		女性		合计		χ^2	P
	调查人数	占比（%）	调查人数	占比（%）	调查人数	占比（%）		
18～44	529	19.54	366	11.00	895	14.84	86.101	＜0.001
45～59	196	19.25	133	9.11	329	13.28	53.601	＜0.001
60～69	89	22.36	74	9.31	163	13.66	38.311	＜0.001
≥70	39	27.08	12	6.78	51	15.89	24.277	＜0.001
合计	853	19.99	585	10.14	1438	14.34	192.68	＜0.001
χ^2		6.615		7.146		4.592		
P		0.085		0.067		0.204		

（十一）1997 年、2009 年和 2018 年血脂异常情况的变化

比较三次横断面调查时血脂异常情况，按照 2000 年世界标准人口结构进行调整，结果显示，总人群 1997 年、2009 年和 2018 年血浆 TC 异常比例分别为 7.12%、9.15% 和 8.68%（χ^2=24.057，P＜0.001），血浆 TG 异常比例分别为 8.88%、15.67% 和 12.50%（χ^2=172.869，

$P<0.001$），血浆 LDL-C 异常比例 2009 年和 2018 年分别为 8.46% 和 9.40%（$\chi^2=5.079$，$P=0.024$），血浆 HDL-C 异常比例分别为 11.20%、19.56% 和 20.20%（$\chi^2=290.840$，$P<0.001$），血脂异常的比例分别为 22.24%、34.56% 和 34.34%（$\chi^2=382.157$，$P<0.001$），总体呈现上升趋势。三次横断面各年龄组异常比例见图 7-7。

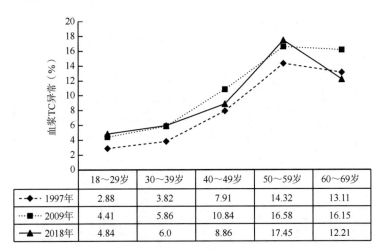

	18～29岁	30～39岁	40～49岁	50～59岁	60～69岁
1997年	2.88	3.82	7.91	14.32	13.11
2009年	4.41	5.86	10.84	16.58	16.15
2018年	4.84	6.0	8.86	17.45	12.21

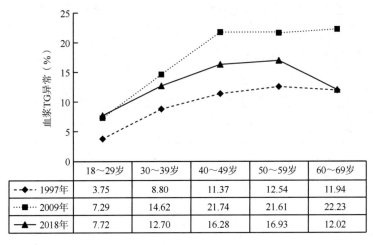

	18～29岁	30～39岁	40～49岁	50～59岁	60～69岁
1997年	3.75	8.80	11.37	12.54	11.94
2009年	7.29	14.62	21.74	21.61	22.23
2018年	7.72	12.70	16.28	16.93	12.02

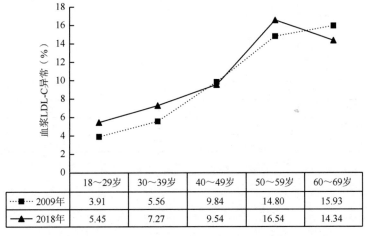

	18～29岁	30～39岁	40～49岁	50～59岁	60～69岁
2009年	3.91	5.56	9.84	14.80	15.93
2018年	5.45	7.27	9.54	16.54	14.34

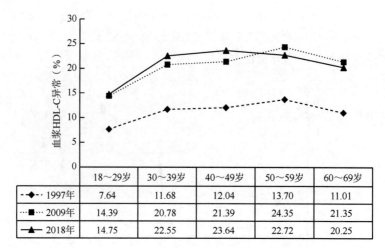

	18～29岁	30～39岁	40～49岁	50～59岁	60～69岁
1997年	7.64	11.68	12.04	13.70	11.01
2009年	14.39	20.78	21.39	24.35	21.35
2018年	14.75	22.55	23.64	22.72	20.25

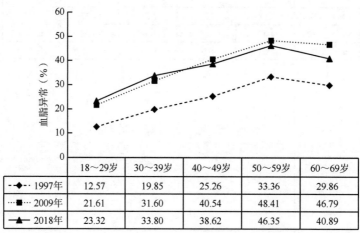

	18～29岁	30～39岁	40～49岁	50～59岁	60～69岁
1997年	12.57	19.85	25.26	33.36	29.86
2009年	21.61	31.60	40.54	48.41	46.79
2018年	23.32	33.80	38.62	46.35	40.89

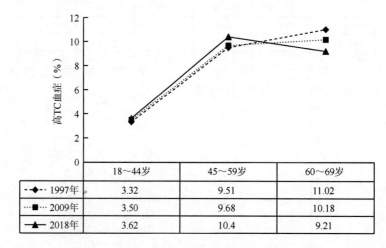

	18～44岁	45～59岁	60～69岁
1997年	3.32	9.51	11.02
2009年	3.50	9.68	10.18
2018年	3.62	10.4	9.21

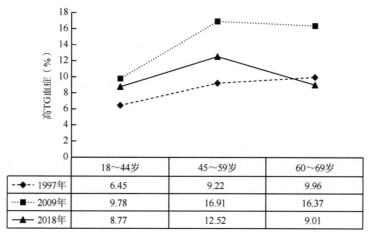

	18~44岁	45~59岁	60~69岁
1997年	6.45	9.22	9.96
2009年	9.78	16.91	16.37
2018年	8.77	12.52	9.01

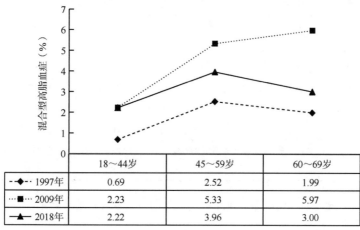

	18~44岁	45~59岁	60~69岁
1997年	0.69	2.52	1.99
2009年	2.23	5.33	5.97
2018年	2.22	3.96	3.00

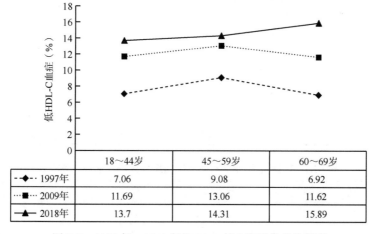

	18~44岁	45~59岁	60~69岁
1997年	7.06	9.08	6.92
2009年	11.69	13.06	11.62
2018年	13.7	14.31	15.89

图 7-7　1997 年、2009 年和 2018 年血脂异常变化情况

　　从血脂异常的临床分类角度看，总人群 1997 年、2009 年和 2018 年高 TC 血症的比例分别为 5.77%、5.76% 和 5.93%（χ^2=0.368，P=0.832），高 TG 血症的比例分别为 7.56%、12.26% 和 9.75%（χ^2=101.937，P<0.001），混合型高脂血症的比例分别为 1.31%、3.40% 和 2.74%（χ^2=74.485，P<0.001），低 HDL-C 血症的比例分别为 7.67%、12.03% 和 14.09%（χ^2=173.499，

$P<0.001$）。除高 TC 血症外，其余三种类型总体呈现上升趋势。三次横断面调查各年龄组异常比例见图 7-3。

三、不同类型血脂异常人群分布特征

（一）文化程度

根据调查人群的特征，将文化程度分为文盲、小学、初中、高中/中专、大专及以上五个层次，分析不同文化程度人群血脂异常的分布情况（本部分 TC 异常、LDL-C 异常、TG异常、HDL-C 异常分别指 TC≥6.2mmol/L、LDL-C≥4.1mmol/L、HDL-C＜1.0mmol/L），主要结果见表 7-21～表 7-23。

表 7-21　2018 年深圳市不同文化程度居民血脂异常情况（总人群）

文化程度	调查人数	TC 异常（%）	TG 异常（%）	LDL-C 异常（%）	HDL-C 异常（%）	血脂异常（%）
文盲	231	12.12	11.26	15.58	12.12	38.96
小学	1005	14.33	15.02	14.23	16.42	43.28
初中	2426	9.27	14.51	9.48	21.76	39.49
高中/中专	2817	9.83	12.60	10.51	21.73	41.11
大专及以上	3544	7.48	11.37	8.80	20.91	37.81
χ^2		46.847	17.949	34.555	25.21	13.119
P		＜0.001	0.001	＜0.001	＜0.001	0.011

表 7-22　2018 年深圳市不同文化程度男性居民血脂异常情况

文化程度	调查人数	TC 异常（%）	TG 异常（%）	LDL-C 异常（%）	HDL-C 异常（%）	血脂异常（%）
文盲	28	10.71	10.71	14.29	28.57	42.86
小学	260	13.85	16.92	14.62	25.77	51.54
初中	986	10.24	23.63	10.95	33.57	53.45
高中/中专	1294	10.97	20.56	13.14	32.23	54.40
大专及以上	1699	9.65	17.83	11.71	28.96	50.50
χ^2		4.784	16.354	4.493	10.367	5.578
P		0.31	0.003	0.343	0.035	0.233

表 7-23　2018 年深圳市不同文化程度女性居民血脂异常情况

文化程度	调查人数	TC 异常（%）	TG 异常（%）	LDL-C 异常（%）	HDL-C 异常（%）	血脂异常（%）
文盲	203	12.32	11.33	15.76	9.85	38.42
小学	745	14.50	14.36	14.09	13.15	40.40
初中	1440	8.61	8.26	8.47	13.68	29.93
高中/中专	1523	8.86	5.84	8.27	12.80	29.81
大专及以上	1845	5.47	5.42	6.12	13.50	26.12
χ^2		59.80	72.496	56.105	2.69	57.883
P		＜0.001	＜0.001	＜0.001	0.611	＜0.001

1. 文化程度与血浆 TC 异常情况 不同文化程度人群中，血浆 TC 异常情况有所不同（χ^2=46.847，$P<0.001$），文盲和小学文化程度者异常比例较高，分别为 12.12% 和 14.33%。男性血浆 TC 异常情况与文化程度无关（χ^2=4.784，P=0.310），而女性文盲和小学文化程度者异常比例高于初中及以上者，差异有统计学意义（χ^2=59.800，$P<0.001$）。

2. 文化程度与血浆 TG 异常情况 不同文化程度人群中，血浆 TG 异常情况有所不同（χ^2=17.949，$P<0.001$），小学和初中文化程度者异常比例较高，分别为 15.02% 和 14.51%。男性以初中、高中/中专文化程度者比例较高，分别为 23.63% 和 20.56%，而文盲者比例较低，为 10.71%（χ^2=16.354，P=0.003）；女性则以文化程度较低者比例较高，高中/中专和大专及以上者比例较低（χ^2=72.496，$P<0.001$）。

3. 文化程度与血浆 LDL-C 异常情况 不同文化程度人群中，血浆 LDL-C 异常情况有所不同（χ^2=34.555，$P<0.001$），文盲和小学文化程度者异常比例较高，分别为 15.58% 和 14.23%。男性不同文化程度与血浆 LDL-C 异常情况差异无统计学意义（χ^2=4.493，P=0.343）；女性文盲和小学文化程度者异常比例较高，分别为 15.76% 和 14.09%，初中及以上文化程度者异常比例低于 10%（χ^2=56.105，$P<0.001$）。

4. 文化程度与血浆 HDL-C 异常情况 不同文化程度人群中，血浆 HDL-C 异常情况有所不同（χ^2=25.210，$P<0.001$），文盲和小学文化程度者异常比例较低，分别为 12.12% 和 16.42%，而文化程度在初中及以上者较高，超过 20%。男性以初中、高中/中专文化程度者比例较高，分别为 33.57% 和 32.23%（χ^2=10.367，P=0.035）；而女性不同文化程度者之间差别无统计学意义（χ^2=2.690，P=0.611）。

5. 文化程度与血脂异常情况 不同文化程度人群中，血脂异常情况有所不同（χ^2=13.119，P=0.011），小学文化程度者最高，为 43.28%，大专及以上者最低，为 37.81%。男性不同文化程度间差异不大（χ^2=5.578，P=0.233）；而女性以文盲和小学文化程度者比例较高，分别为 38.42% 和 40.40%，初中及以上文化程度者不超过 30%（χ^2=57.883，$P<0.001$）。

6. 文化程度与血脂异常临床分类情况 总人群中，除高 TG 血症外（χ^2=6.699，P=0.153），不同文化程度者高 TC 血症、混合型高脂血症、低 HDL-C 血症的比例均不同（χ^2=36.620，$P<0.001$；χ^2=16.697，P=0.002；χ^2=19.938，P=0.001）。低 HDL-C 血症的比例随文化程度增高而呈现增长的趋势，而高 TC 血症以文盲和小学文化程度者比例较高，混合型高脂血症以小学和初中文化程度者居多。男性除高 TG 血症与文化程度有关外（χ^2=10.876，P=0.028），其他临床分类与文化程度无关；女性则除低 HDL-C 血症与文化程度无关外（χ^2=4.132，P=0.388），其余分类均与文化程度有关，文化程度较高者，发生血脂异常的可能性较小。具体结果见表 7-24～表 7-26。

表 7-24　2018 年深圳市不同文化程度居民血脂异常的临床分类情况（总人群）

文化程度	调查人数	高胆固醇血症（%）	高 TG 血症（%）	混合型高脂血症（%）	低 HDL-C 血症（%）
文盲	232	9.91	9.05	2.16	7.76
小学	1003	10.17	10.97	4.09	11.27
初中	2427	5.89	11.12	3.38	14.05
高中/中专	2818	7.24	10.01	2.59	15.44

续表

文化程度	调查人数	高胆固醇血症（%）	高 TG 血症（%）	混合型高脂血症（%）	低 HDL-C 血症（%）
大专及以上	3543	5.42	9.26	2.09	14.99
χ^2		36.620	6.699	16.697	19.938
P		<0.001	0.153	0.002	0.001

表 7-25　2018 年深圳市不同文化程度男性居民血脂异常的临床分类情况

文化程度	调查人数	高胆固醇血症（%）	高 TG 血症（%）	混合型高脂血症（%）	低 HDL-C 血症（%）
文盲	28	7.14	10.71	0.00	14.29
小学	259	9.65	13.13	3.86	17.37
初中	987	5.17	18.54	5.07	19.76
高中/中专	1295	6.33	15.91	4.63	21.39
大专及以上	1698	6.07	14.19	3.59	19.55
χ^2		7.292	10.876	5.252	3.457
P		0.121	0.028	0.262	0.484

表 7-26　2018 年深圳市不同文化程度女性居民血脂异常的临床分类情况

文化程度	调查人数	高胆固醇血症（%）	高 TG 血症（%）	混合型高脂血症（%）	低 HDL-C 血症（%）
文盲	204	10.29	8.82	2.45	6.86
小学	744	10.35	10.22	4.17	9.14
初中	1440	6.39	6.04	2.22	10.14
高中/中专	1523	8.01	4.99	0.85	10.37
大专及以上	1845	4.82	4.72	0.70	10.79
χ^2		32.953	34.512	49.291	4.132
P		<0.001	<0.001	<0.001	0.388

（二）职业

根据调查人群的特征，将职业划分为生产、运输设备操作人员及有关人员，商业、服务业人员，国家机关、党群组织、企业、事业单位负责人，办事人员和有关人员，专业技术人员，未就业人员，家务人员，离退休人员，其他等九类，分析不同职业人群血脂异常的分布情况，主要结果见表 7-27～表 7-32。

表 7-27　2018 年深圳市不同职业居民血脂异常情况（总人群）

职业人群	调查人数	TC 异常（%）	TG 异常（%）	LDL-C 异常（%）	HDL-C 异常（%）	血脂异常（%）
生产、运输设备操作人员及有关人员	795	6.16	16.48	7.92	29.31	43.65
商业、服务业人员	2031	8.71	13.39	9.85	24.22	40.52
国家机关、党群组织、企业、事业单位负责人	489	11.66	13.91	11.45	21.47	45.19
办事人员和有关人员	585	5.81	10.26	7.52	17.44	34.02
专业技术人员	1374	8.08	12.88	9.61	22.27	40.39

续表

职业人群	调查人数	TC 异常（%）	TG 异常（%）	LDL-C 异常（%）	HDL-C 异常（%）	血脂异常（%）
未就业人员	554	7.58	12.09	10.47	17.33	35.02
家务人员	1618	11.62	9.83	10.63	13.41	33.56
离退休人员	1148	15.33	12.11	15.16	17.51	48.78
其他（农林牧渔水利业生产人员、军人、学生，其他劳动者）	1432	7.40	14.87	8.24	22.56	37.85
χ^2		91.324	33.227	48.227	122.977	91.948
P		<0.001	<0.001	<0.001	<0.001	<0.001

表 7-28　2018 年深圳市不同职业男性居民血脂异常情况

职业人群	调查人数	TC 异常（%）	TG 异常（%）	LDL-C 异常（%）	HDL-C 异常（%）	血脂异常（%）
生产、运输设备操作人员及有关人员	549	7.47	22.40	9.65	36.79	54.10
商业、服务业人员	1062	12.15	21.56	13.75	33.33	55.27
国家机关、党群组织、企业、事业单位负责人	257	13.23	18.68	14.79	30.74	57.20
办事人员和有关人员	191	8.90	20.42	10.99	26.70	50.26
专业技术人员	886	9.93	17.27	11.17	26.64	48.31
未就业人员	144	10.42	17.36	11.81	34.72	53.47
家务人员	105	19.05	20.00	19.05	23.81	54.29
离退休人员	361	10.53	11.91	13.57	26.87	51.52
其他（农林牧渔水利业生产人员、军人、学生，其他劳动者）	714	9.10	23.53	10.78	31.23	50.70
χ^2		20.990	29.005	15.096	27.020	13.599
P		0.007	<0.001	0.057	0.001	0.093

表 7-29　2018 年深圳市不同职业女性居民血脂异常情况

职业人群	调查人数	TC 异常（%）	TG 异常（%）	LDL-C 异常（%）	HDL-C 异常（%）	血脂异常（%）
生产、运输设备操作人员及有关人员	246	3.25	3.25	4.07	12.60	20.33
商业、服务业人员	969	4.95	4.44	5.57	14.24	24.36
国家机关、党群组织、企业、事业单位负责人	232	9.91	8.62	7.76	11.21	31.90
办事人员和有关人员	394	4.31	5.33	5.84	12.94	26.14
专业技术人员	488	4.71	4.92	6.76	14.34	26.02
未就业人员	410	6.59	10.24	10.00	11.22	28.54
家务人员	1513	11.10	9.12	10.05	12.69	32.12
离退休人员	787	17.53	12.20	15.88	13.21	47.52
其他（农林牧渔水利业生产人员、军人、学生，其他劳动者）	718	5.71	6.27	5.71	13.93	25.07
χ^2		146.733	63.361	89.491	4.446	158.243
P		<0.001	<0.001	<0.001	0.815	<0.001

1. 职业与血浆 TC 异常情况 不同职业人群，血浆 TC 异常比例不同（χ^2=91.324，$P<0.001$），离退休人员异常比例较高，为 15.33%，而办事人员和有关人员比例最低，为 5.81%。男性中异常比例较高的是家务人员，为 19.05%，较低的是生产、运输设备操作人员及有关人员，为 7.47%，差异有统计学意义（χ^2=20.990，P=0.007）；女性中异常比例较高的是离退休人员，为 17.53%，异常比例较低的职业与男性相同，为 3.25%，差异有统计学意义（χ^2=146.733，$P<0.001$）。

2. 职业与血浆 TG 异常情况 不同职业人群，血浆 TG 异常比例不同（χ^2=33.227，$P<0.001$），生产、运输设备操作人员及有关人员异常比例较高，为 16.48%，而家务人员比例最低，为 9.83%。男性中异常比例较高的是其他，为 23.53%，较低的是离退休人员，为 11.91%，差异有统计学意义（χ^2=29.005，$P<0.001$）；女性中异常比例较高的是离退休人员，为 12.20%，较低的是生产、运输设备操作人员及有关人员，为 3.25%，差异有统计学意义（χ^2=63.361，$P<0.001$）。

3. 职业与血浆 LDL-C 异常情况 不同职业人群，血浆 LDL-C 异常比例不同（χ^2=48.227，$P<0.001$），离退休人员异常比例较高，为 15.16%，而办事人员和有关人员比例最低，为 7.52%。男性中人群各职业间差异无统计学意义（χ^2=15.096，P=0.057）；女性中异常比例较高的是离退休人员，为 15.88%，较低的是生产、运输设备操作人员及有关人员，为 4.07%，差异有统计学意义（χ^2=89.491，$P<0.001$）。

4. 职业与血浆 HDL-C 异常情况 不同职业人群，血浆 HDL-C 异常比例不同（χ^2=122.977，$P<0.001$），生产、运输设备操作人员及有关人员异常比例较高，为 29.31%，而家务人员比例最低，为 13.41%。男性中异常比例较高的是生产、运输设备操作人员及有关人员，为 36.79%，较低的是家务人员，为 23.81%，差异有统计学意义（χ^2=27.020，P=0.001）；女性中人群各职业间差异无统计学意义（χ^2=4.446，P=0.815）。

5. 职业与血脂异常情况 不同职业人群，血脂异常比例不同（χ^2=91.948，$P<0.001$），离退休人员比例较高，为 48.78%，而家务人员比例最低，为 33.56%。男性中异常比例与职业无关（χ^2=13.599，P=0.093）；女性以离退休人员比例较高，为 47.52%，而生产、运输设备操作人员及有关人员较低，为 20.33%（χ^2=158.243，$P<0.001$）。

6. 职业与临床血脂异常分类情况 总人群中，血脂异常临床分类均与职业有关，高 TC 血症、高 TG 血症、混合型高脂血症、低 HDL-C 血症比例较高的职业分别为离退休人员（12.21%）、生产、运输设备操作人员及有关人员（13.96%）、商业、服务业人员（3.59%）和生产、运输设备操作人员及有关人员（20.00%），其中，男性分别为家务人员（13.33%），其他（19.21%），家务人员（5.71%）和生产、运输设备操作人员及有关人员（23.50%）；女性离退休人员高 TC 血症、高 TG 血症、混合型高脂血症均最高分别为 14.10%、8.77% 和 3.43%，低 HDL-C 血症比例以生产、运输设备操作人员及有关人员最高，为 12.20%。具体结果见表 7-30～表 7-32。

表 7-30 2018 年深圳市不同职业居民血脂异常的临床分类情况（总人群）

职业人群	调查人数	高胆固醇血症（%）	高 TG 血症（%）	混合型高脂血症（%）	低 HDL-C 血症（%）
生产、运输设备操作人员及有关人员	795	3.52	13.96	2.64	20
商业、服务业人员	2032	5.12	9.74	3.59	16.93
国家机关、党群组织、企业、事业单位负责人	488	8.40	10.66	3.28	15.37

续表

职业人群	调查人数	高胆固醇血症（%）	高 TG 血症（%）	混合型高脂血症（%）	低 HDL-C 血症（%）
办事人员和有关人员	586	4.78	9.22	1.02	12.63
专业技术人员	1374	5.53	10.33	2.55	15.65
未就业工员	554	5.78	10.65	1.62	10.47
家务人员	1618	9.02	7.23	2.6	9.83
离退休人员	1147	12.21	9.07	3.05	12.90
其他（农林牧渔水利业生产人员、军人、学生，其他劳动者）	1431	4.68	12.09	2.66	14.40
χ^2		110.642	36.556	15.883	70.89
P		<0.001	<0.001	0.044	<0.001

表 7-31　2018 年深圳市不同职业男性居民血脂异常的临床分类情况

职业人群	调查人数	高胆固醇血症（%）	高 TG 血症（%）	混合型高脂血症（%）	低 HDL-C 血症（%）
生产、运输设备操作人员及有关人员	549	4.01	18.94	3.46	23.5
商业、服务业人员	1062	5.84	15.16	6.31	21.66
国家机关、党群组织、企业、事业单位负责人	257	8.17	13.62	5.06	21.79
办事人员和有关人员	191	6.81	18.32	2.09	15.71
专业技术人员	886	6.32	13.66	3.61	17.83
未就业人员	144	8.33	15.97	2.08	20.83
家务人员	105	13.33	14.29	5.71	14.29
离退休人员	360	8.06	9.72	2.22	21.67
其他（农林牧渔水利业生产人员、军人、学生，其他劳动者）	713	4.77	19.21	4.21	17.81
χ^2		21.942	25.816	21.163	16.279
P		0.005	<0.001	0.007	0.039

表 7-32　2018 年深圳市不同职业女性居民血脂异常的临床分类情况

职业人群	调查人数	高胆固醇血症（%）	高 TG 血症（%）	混合型高脂血症（%）	低 HDL-C 血症（%）
生产、运输设备操作人员及有关人员	246	2.44	2.85	0.81	12.20
商业、服务业人员	970	4.33	3.81	0.62	11.75
国家机关、党群组织、企业、事业单位负责人	231	8.66	7.36	1.30	8.23
办事人员和有关人员	395	3.80	4.81	0.51	11.14
专业技术人员	488	4.10	4.30	0.61	11.68
未就业人员	410	4.88	8.78	1.46	6.83
家务人员	1513	8.72	6.74	2.38	9.52
离退休人员	787	14.10	8.77	3.43	8.89

续表

职业人群	调查人数	高胆固醇血症（%）	高TG血症（%）	混合型高脂血症（%）	低HDL-C血症（%）
其他（农林牧渔水利业生产人员、军人、学生，其他劳动者）	718	4.60	5.01	1.11	11.00
χ^2		109.953	35.873	36.376	14.042
P		<0.001	<0.001	<0.001	0.081

（三）婚姻状况

根据调查人群的特征，将婚姻状况划分为未婚、已婚、离婚、丧偶和其他五类，分析不同婚姻状况下血脂异常的分布情况，主要结果见表7-33～表7-38。

1. 婚姻与血脂异常情况　丧偶者血浆 TC、LDL-C、血脂异常的比例均最高，分别为15.96%、15.43%和47.34%；已婚者 TG、HDL-C 异常比例最高，分别为13.29%、21.29%。男性除血浆 TG 异常外，均为丧偶者血脂异常比例较高，女性各类型血脂异常均以丧偶者最高。具体情况见表7-33～表7-35。

表 7-33　2018 年深圳市不同婚姻状况居民血脂异常情况（总人群）

婚姻	调查人数	TC 异常（%）	TG 异常（%）	LDL-C 异常（%）	HDL-C 异常（%）	血脂异常（%）
未婚	740	6.22	8.51	7.70	16.49	27.03
已婚	8849	9.61	13.29	10.31	21.29	40.84
离婚	190	6.32	11.58	8.42	15.79	33.68
丧偶	188	15.96	12.77	15.43	16.49	47.34
其他	59	3.39	6.78	8.47	13.56	25.42
χ^2		23.411	16.242	11.573	16.462	66.629
P		<0.001	0.003	0.021	0.002	<0.001

表 7-34　2018 年深圳市不同婚姻状况男性居民血脂异常情况

婚姻	调查人数	TC 异常（%）	TG 异常（%）	LDL-C 异常（%）	HDL-C 异常（%）	血脂异常（%）
未婚	405	7.41	12.10	11.36	24.69	37.28
已婚	3763	10.71	20.65	12.22	31.68	54.13
离婚	51	7.84	29.41	9.80	21.57	45.10
丧偶	26	26.92	26.92	23.08	34.62	61.54
其他	22	9.09	13.64	13.64	18.18	36.36
χ^2		12.228	20.949	3.479	11.832	45.513
P		0.016	<0.001	0.481	0.019	<0.001

表 7-35　2018 年深圳市不同婚姻状况女性居民血脂异常情况

婚姻	调查人数	TC 异常（%）	TG 异常（%）	LDL-C 异常（%）	HDL-C 异常（%）	血脂异常（%）
未婚	335	4.78	4.18	3.28	6.57	14.63
已婚	5086	8.79	7.85	8.89	13.61	31.01

续表

婚姻	调查人数	TC异常（%）	TG异常（%）	LDL-C异常（%）	HDL-C异常（%）	血脂异常（%）
离婚	139	5.76	5.04	7.91	13.67	29.50
丧偶	162	14.20	10.49	14.20	13.58	45.06
其他	37	0.00	2.70	5.41	10.81	18.92
χ^2		17.870	10.507	19.269	13.843	59.339
P		0.001	0.033	0.001	0.008	<0.001

2. 婚姻与临床血脂异常分类情况 除男性高 TC 血症、总人群和女性混合型高脂血症与婚姻状况无关外（$\chi^2=0.924$，$P=0.921$；$\chi^2=9.090$，$P=0.059$；$\chi^2=1.087$，$P=0.771$），其余临床血脂异常均与婚姻状况有关。总人群中，高 TC 血症、高 TG 血症和低 HDL-C 血症分别以丧偶、离婚和已婚者比例较高，分别为 11.76%、10.64% 和 14.74%。男性高 TG 血症、混合型高脂血症和低 HDL-C 血症分别以离婚、丧偶和丧偶者比例较高，分别为 28.00%、23.08%、30.77%，女性高 TC 血症、高 TG 血症和低 HDL-C 血症均以丧偶者比例较高，分别为 12.42%、8.70% 和 10.56%。具体情况见表 7-36～表 7-38。

表 7-36 2018 年深圳市不同婚姻状况居民血脂异常的临床分类情况（总人群）

婚姻	调查人数	高胆固醇血症（%）	高 TG 血症（%）	混合型高脂血症（%）	低 HDL-C 血症（%）
未婚	741	4.05	6.21	2.16	11.20
已婚	8849	6.78	10.46	2.83	14.74
离婚	188	5.32	10.64	0.53	10.11
丧偶	187	11.76	8.02	4.81	13.37
其他	58	1.72	5.17	0.00	12.07
χ^2		19.059	16.104	9.090	10.201
P		0.001	0.003	0.059	0.037

表 7-37 2018 年深圳市不同婚姻状况男性居民血脂异常的临床分类情况

婚姻	调查人数	高胆固醇血症（%）	高 TG 血症（%）	混合型高脂血症（%）	低 HDL-C 血症（%）
未婚	406	5.17	9.61	2.22	16.26
已婚	3763	6.27	16.21	4.44	20.49
离婚	50	6.00	28.00	0.00	8.00
丧偶	26	7.69	3.85	23.08	30.77
其他	21	4.76	9.52	0.00	19.05
χ^2		0.924	21.168	28.895	10.456
P		0.921	<0.001	<0.001	0.033

表 7-38 2018 年深圳市不同婚姻状况女性居民血脂异常的临床分类情况

婚姻	调查人数	高胆固醇血症（%）	高 TG 血症（%）	混合型高脂血症（%）	低 HDL-C 血症（%）
未婚	335	2.69	2.09	2.09	5.07

婚姻	调查人数	高胆固醇血症（%）	高 TG 血症（%）	混合型高脂血症（%）	低 HDL-C 血症（%）
已婚	5086	7.16	6.21	1.63	10.48
离婚	138	5.07	4.35	0.72	10.87
丧偶	161	12.42	8.70	1.86	10.56
其他	37	0.00	2.70	0.00	8.11
χ^2		20.768	13.024	1.807	10.328
P		<0.001	0.011	0.771	0.035

（四）吸烟

根据调查人群的特征，吸烟状态划分为现在吸烟、已戒烟和不吸烟；吸烟人群中，吸烟量划分为<10、10~19 和≥20 支/天；吸烟人群中，吸烟年限划分为<10、10~19 和≥20 年。二手烟定义为吸烟时，吸烟者呼出的以及卷烟末端散发出的烟雾。主要分析结果见表 7-39～表 7-56。

表 7-39　2018 年深圳市不同吸烟情况居民总胆固醇（TC）分布情况

吸烟情况	正常人数和构成比（%）	异常人数和构成比（%）	χ^2	P
吸烟状态			3.065	0.216
现在吸	1517（89.60）	176（10.40）		
已戒烟	446（89.92）	50（10.08）		
不吸烟	7122（90.90）	713（9.10）		
吸烟量（支/天）			6.909	0.032
<10	421（92.32）	35（7.68）		
10~19	562（89.92）	63（10.08）		
≥20	534（87.40）	77（12.60）		
吸烟年限（年）			16.702	<0.001
<10	352（94.62）	20（5.38）		
10~19	505（90.18）	55（9.82）		
≥20	643（86.77）	98（13.23）		
二手烟暴露			3.655	0.056
有	5211（90.16）	569（9.84）		
无	387（51.12）	370（48.88）		

表 7-40　2018 年深圳市不同吸烟情况居民总胆固醇（TC）分布情况（分性别）

吸烟情况	男性				女性			
	正常人数和构成比（%）	异常人数和构成比（%）	χ^2	P	正常人数和构成比（%）	异常人数和构成比（%）	χ^2	P
吸烟状态			0.103	0.950			3.331	0.189
现在吸	1466（89.50）	172（10.50）			51（92.73）	4（7.27）		
已戒烟	412（89.18）	50（10.82）			34（100.00）	0（0.00）		

吸烟情况	男性				女性			
	正常人数和构成比（%）	异常人数和构成比（%）	χ^2	P	正常人数和构成比（%）	异常人数和构成比（%）	χ^2	P
不吸烟	1943（89.66）	224（10.34）			5179（91.37）	489（8.63）		
吸烟量（支/天）			6.207	0.045			0.603	0.740
<10	400（92.17）	34（7.83）			21（95.45）	1（4.55）		
10～19	541（89.72）	62（10.28）			21（95.45）	1（4.55）		
≥20	526（87.38）	76（12.62）			8（88.89）	1（11.11）		
吸烟年限（年）			15.457	<0.001			1.225	0.542
<10	333（94.33）	20（5.67）			19（100）	0（0）		
10～19	491（90.09）	54（9.91）			14（93.33）	1（6.67）		
≥20	626（86.58）	97（13.42）			17（94.44）	1（5.56）		
二手烟暴露			1.062	0.303			6.458	0.011
有	1795（89.04）	221（10.96）			3416（90.75）	348（9.25）		
无	2026（90）	225（10）			1848（92.72）	145（7.28）		

1. 吸烟情况与血浆 TC 异常情况 吸烟状态与血浆 TC 升高无关。随着吸烟量和吸烟年限的增加，总人群和男性中血浆 TC 升高的比例也增加，P 均<0.05，而对女性的影响未见。与二手烟的未暴露者相比，女性二手烟暴露者血浆 TC 升高的比例增加，分别为 7.28% 与 9.25%（χ^2=6.458，P=0.011）。

2. 吸烟情况与血浆 TG 异常情况 吸烟状态与血浆 TG 异常有关，现在吸烟者异常比例较高，男性中为 26.31%，女性中为 23.64%，总人群为 26.23%。男性和总人群中可见，随着吸烟量和吸烟年限的增加，血浆 TG 异常的比例增加，P 均<0.05。总人群、男性和女性二手烟的暴露与血浆 TG 异常均有关，有和无二手烟暴露异常比例分别为 11.23% 和 15.01%，16.91% 和 22.57%，8.18% 和 6.47%（χ^2=31.284，P<0.001；χ^2=21.324，P<0.001；χ^2=5.433，P=0.020）。

表 7-41 　2018 年深圳市不同吸烟情况居民三酰甘油（TG）分布情况

吸烟情况	正常人数和构成比（%）	异常人数和构成比（%）	χ^2	P
吸烟状态			335.341	<0.001
现在吸	1249（73.77）	444（26.23）		
已戒烟	424（85.66）	71（14.34）		
不吸烟	7065（90.16）	771（9.84）		
吸烟量（支/天）			13.605	0.001
<10	362（79.39）	94（20.61）		
10～19	462（73.92）	163（26.08）		
≥20	423（69.34）	187（30.66）		
吸烟年限（年）			12.802	0.002

续表

吸烟情况	正常人数和构成比（%）	异常人数和构成比（%）	χ^2	P
<10	301（81.13）	70（18.87）		
10～19	403（71.84）	158（28.16）		
≥20	533（71.93）	208（28.07）		
二手烟暴露			31.284	<0.001
有	5131（88.77）	649（11.23）		
无	3607（84.99）	637（15.01）		

表7-42　2018年深圳市不同吸烟情况居民三酰甘油（TG）分布情况（分性别）

吸烟情况	男性				女性			
	正常人数和构成比（%）	异常人数和构成比（%）	χ^2	P	正常人数和构成比（%）	异常人数和构成比（%）	χ^2	P
吸烟状态			68.856	<0.001			21.300	<0.001
现在吸	1207（73.69）	431（26.31）			42（76.36）	13（23.64）		
已戒烟	392（84.85）	70（15.15）			32（96.97）	1（3.03）		
不吸烟	1819（83.94）	348（16.06）			5246（92.54）	423（7.46）		
吸烟量（支/天）			12.141	0.002			4.672	0.097
<10	342（78.80）	92（21.20）			20（90.91）	2（9.09）		
10～19	448（74.30）	155（25.70）			14（63.64）	8（36.36）		
≥20	416（69.22）	185（30.78）			7（77.78）	2（22.22）		
吸烟年限（年）			11.862	0.003			0.795	0.672
<10	285（80.97）	67（19.03）			16（84.21）	3（15.79）		
10～19	392（71.79）	154（28.21）			11（73.33）	4（26.67）		
≥20	519（71.88）	203（28.12）			14（73.68）	5（26.32）		
二手烟暴露			21.324	<0.001			5.433	0.020
有	1675（83.09）	341（16.91）			3456（91.82）	308（8.18）		
无	1743（77.43）	508（22.57）			1864（93.53）	129（6.47）		

3. 吸烟情况与血浆 LDL-C 异常情况　男性和女性中，吸烟状态与血浆 LDL-C 异常无关，总人群中则显示现在吸烟（12.00%）和已戒烟者（12.88%）异常比例高于不吸烟者（9.59%），差异有统计学意义（χ^2=13.121，P=0.001）。总人群和男性中可见，随着吸烟量和吸烟年限的增加，血浆 LDL-C 异常的比例增加，P 均<0.05，而女性群体未见差异。总人群和女性中可见，二手烟暴露者中异常的比例分别为 10.83% 和 9.73%，高于未暴露者（χ^2=7.038，P=0.008；χ^2=15.875，P<0.001）。

表7-43　2018年深圳市不同吸烟情况居民低密度脂蛋白胆固醇（LDL-C）分布情况

吸烟情况	正常人数和构成比（%）	异常人数和构成比（%）	χ^2	P
吸烟状态			13.121	0.001
现在吸	1489（88.00）	203（12.00）		

续表

吸烟情况	正常人数和构成比（%）	异常人数和构成比（%）	χ^2	P
已戒烟	433（87.12）	64（12.88）		
不吸烟	7084（90.41）	751（9.59）		
吸烟量（支/天）			8.079	0.018
<10	417（91.45）	39（8.55）		
10~19	550（88.00）	75（12.00）		
≥20	524（85.76）	87（14.24）		
吸烟年限（年）			7.684	0.021
<10	342（91.94）	30（8.06）		
10~19	493（88.04）	67（11.96）		
≥20	639（86.23）	102（13.77）		
二手烟暴露			7.038	0.008
有	5153（89.17）	626（10.83）		
无	3853（90.79）	391（9.21）		

表 7-44　2018 年深圳市不同吸烟情况居民低密度脂蛋白胆固醇（LDL-C）分布情况（分性别）

吸烟情况	男性				女性			
	正常人数和构成比（%）	异常人数和构成比（%）	χ^2	P	正常人数和构成比（%）	异常人数和构成比（%）	χ^2	P
吸烟状态			1.166	0.558			3.123	0.210
现在吸	1437（87.73）	201（12.27）			52（96.3）	2（3.7）		
已戒烟	400（86.39）	63（13.61）			33（97.06）	1（2.94）		
不吸烟	1911（88.19）	256（11.81）			5173（91.27）	495（8.73）		
吸烟量（支/天）			7.360	0.025			2.075	0.354
<10	396（91.24）	38（8.76）			21（95.45）	1（4.55）		
10~19	527（87.54）	75（12.46）			23（100）	0（0）		
≥20	515（85.69）	86（14.31）			9（90）	1（10）		
吸烟年限（年）			6.665	0.036			1.824	0.402
<10	323（91.5）	30（8.5）			19（100）	0（0）		
10~19	478（87.71）	67（12.29）			15（100）	0（0）		
≥20	621（86.01）	101（13.99）			18（94.74）	1（5.26）		
二手烟暴露			1.926	0.165			15.875	<0.001
有	1756（87.1）	260（12.9）			3397（90.27）	366（9.73）		
无	1992（88.49）	259（11.51）			1861（93.38）	132（6.62）		

4. 吸烟情况与血浆 HDL-C 异常情况　女性中，未见吸烟情况与血浆 HDL-C 异常有关。总人群和男性中，吸烟者异常的比例较高，分别为 35.62% 和 36.02%（χ^2=309.917，P<0.001；χ^2=34.099，P<0.001），但未见随着吸烟量和吸烟年限的增加，异常比例增加的情况。总人群和男性中可见，二手烟暴露者中异常的比例分别为 18.51% 和 28.67%，低于未暴露者的

23.68% 和 32.79%（χ^2=39.822，P<0.001；χ^2=8.442，P=0.004）。

表 7-45　2018 年深圳市不同吸烟情况居民高密度脂蛋白胆固醇（HDL-C）分布情况

吸烟情况	正常人数和构成比（%）	异常人数和构成比（%）	χ^2	P
吸烟状态			309.917	<0.001
现在吸	1090（64.38）	603（35.62）		
已戒烟	358（72.18）	138（27.82）		
不吸烟	6503（82.99）	1333（17.01）		
吸烟量（支/天）			3.756	0.153
<10	304（66.67）	152（33.33）		
10～19	410（65.6）	215（34.4）		
≥20	376（61.44）	236（38.56）		
吸烟年限（年）			6.093	0.048
<10	257（69.09）	115（30.91）		
10～19	366（65.36）	194（34.64）		
≥20	458（61.73）	284（38.27）		
二手烟暴露			39.822	<0.001
有	4711（81.49）	1070（18.51）		
无	3239（76.32）	1005（23.68）		

表 7-46　2018 年深圳市不同吸烟情况居民高密度脂蛋白胆固醇（HDL-C）分布情况（分性别）

吸烟情况	男性				女性			
	正常人数和构成比（%）	异常人数和构成比（%）	χ^2	P	正常人数和构成比（%）	异常人数和构成比（%）	χ^2	P
吸烟状态			34.099	<0.001			5.865	0.053
现在吸	1048（63.98）	590（36.02）			42（76.36）	13（23.64）		
已戒烟	327（70.78）	135（29.22）			31（91.18）	3（8.82）		
不吸烟	1576（72.73）	591（27.27）			4927（86.91）	742（13.09）		
吸烟量（支/天）			3.029	0.220			2.225	0.329
<10	285（65.67）	149（34.33）			19（86.36）	3（13.64）		
10～19	395（65.51）	208（34.49）			15（68.18）	7（31.82）		
≥20	369（61.30）	233（38.70）			7（70.00）	3（30.00）		
吸烟年限（年）			5.908	0.052			0.876	0.645
<10	242（68.56）	111（31.44）			15（78.95）	4（21.05）		
10～19	356（65.32）	189（34.68）			10（66.67）	5（33.33）		
≥20	443（61.27）	280（38.73）			15（78.95）	4（21.05）		
二手烟暴露			8.442	0.004			0.121	0.728
有	1438（71.33）	578（28.67）			3272（86.93）	492（13.07）		
无	1513（67.21）	738（32.79）			1726（86.60）	267（13.40）		

5. 吸烟情况与血脂异常情况　女性中，未见吸烟情况与血脂异常有关。总人群和男性中均可见现在吸烟者、吸烟量较大者、吸烟年限较长者，异常的比例较高，P 均 <0.01。总人群中，二手烟暴露者，异常比例为 38.07%，低于未暴露者的 41.98%（$\chi^2=15.591$，$P<0.001$）。

表 7-47　2018 年深圳市不同吸烟情况居民血脂分布情况

吸烟情况	正常人数和构成比（%）	异常人数和构成比（%）	χ^2	P
吸烟状态			314.932	<0.001
现在吸	972（57.41）	972（57.41）		
已戒烟	253（51.01）	253（51.01）		
不吸烟	2757（35.19）	2757（35.19）		
吸烟量（支/天）			13.184	0.001
<10	219（48.03）	237（51.97）		
10～19	275（44.07）	349（55.93）		
≥20	228（37.25）	384（62.75）		
吸烟年限（年）			35.433	<0.001
<10	206（55.53）	165（44.47）		
10～19	240（42.78）	321（57.22）		
≥20	273（36.79）	469（63.21）		
二手烟暴露			15.591	<0.001
有	3579（61.93）	2200（38.07）		
无	2462（58.02）	1781（41.98）		

表 7-48　2018 年深圳市不同吸烟情况居民血脂分布情况（分性别）

吸烟情况	男性				女性			
	正常人数和构成比（%）	异常人数和构成比（%）	χ^2	P	正常人数和构成比（%）	异常人数和构成比（%）	χ^2	P
吸烟状态			40.842	<0.001			3.056	0.217
现在吸	685（41.82）	953（58.18）			36（65.45）	19（34.55）		
已戒烟	215（46.54）	247（53.46）			28（82.35）	6（17.65）		
不吸烟	1132（52.24）	1035（47.76）			3946（69.62）	1722（30.38）		
吸烟量（支/天）			10.503	0.005			3.927	0.140
<10	201（46.31）	233（53.69）			18（81.82）	4（18.18）		
10～19	263（43.69）	339（56.31）			12（92.31）	1（7.69）		
≥20	222（36.88）	380（63.12）			6（60）	4（40）		
吸烟年限（年）			32.038	<0.001			1.690	0.430
<10	191（54.26）	161（45.74）			15（78.95）	4（21.05）		
10～19	231（42.31）	315（57.69）			9（60）	6（40）		
≥20	261（36.1）	462（63.9）			12（63.16）	7（36.84）		
二手烟暴露			3.439	0.064			3.848	0.050
有	990（90.66）	102（9.34）			2589（68.8）	1174（31.2）		
无	1041（89.66）	120（10.34）			1421（71.3）	572（28.7）		

6. 吸烟情况与临床血脂异常分类情况 总人群、男性和女性中，均未见高 TC 血症与吸烟状态、吸烟量有关。在总人群和男性中显示，随着吸烟年限的增加，异常比例增高，吸烟年限≥20 年的异常比例分别为 7.42% 和 7.62%（χ^2=12.677，P=0.002；χ^2=12.571，P=0.002）；而二手烟的暴露会增加总人群和女性的异常比例，分别为 7.21% 和 7.44%（χ^2=8.246，P=0.004；χ^2=4.353，P=0.037）。具体结果见表 7-49 和表 7-50。

表 7-49 2018 年深圳市不同吸烟情况居民高 TC 血症分布情况

吸烟情况	正常人数和构成比（%）	异常人数和构成比（%）	χ^2	P
吸烟状态			5.357	0.069
现在吸	1601（94.62）	91（5.38）		
已戒烟	465（93.75）	31（6.25）		
不吸烟	7295（93.1）	541（6.9）		
吸烟量（支/天）			3.362	0.186
<10	439（96.27）	17（3.73）		
10～19	587（93.92）	38（6.08）		
≥20	575（94.11）	36（5.89）		
吸烟年限（年）			12.677	0.002
<10	363（97.58）	9（2.42）		
10～19	533（95.18）	27（4.82）		
≥20	686（92.58）	55（7.42）		
二手烟暴露			8.246	0.004
有	5363（92.79）	417（7.21）		
无	3999（94.23）	245（5.77）		

表 7-50 2018 年深圳市不同吸烟情况居民高 TC 血症分布情况（分性别）

吸烟情况	男性				女性			
	正常人数和构成比（%）	异常人数和构成比（%）	χ^2	P	正常人数和构成比（%）	异常人数和构成比（%）	χ^2	P
吸烟状态			2.074	0.355			4.779	0.092
现在吸	1548（94.51）	90（5.49）			53（98.15）	1（1.85）		
已戒烟	431（93.29）	31（6.71）			34（100.00）	0（0.00）		
不吸烟	2025（93.45）	142（6.55）			5270（92.96）	399（7.04）		
吸烟量（支/天）			2.842	0.241			1.482	0.477
<10	417（96.08）	17（3.92）			22（100.00）	0（0.00）		
10～19	566（93.86）	37（6.14）			21（95.45）	1（4.55）		
≥20	565（94.01）	36（5.99）			10（100.00）	0（0.00）		
吸烟年限（年）			12.571	0.002			2.582	0.275
<10	344（97.45）	9（2.55）			19（100.00）	0（0.00）		
10～19	519（95.23）	26（4.77）			14（93.33）	1（6.67）		
≥20	667（92.38）	55（7.62）			19（100.00）	0（0.00）		

吸烟情况	男性				女性			
	正常人数和构成比（%）	异常人数和构成比（%）	χ^2	P	正常人数和构成比（%）	异常人数和构成比（%）	χ^2	P
二手烟暴露			2.640	0.104			4.353	0.037
有	1879（93.20）	137（6.80）			3484（92.56）	280（7.44）		
无	2125（94.40）	126（5.60）			1874（94.03）	119（5.97）		

对于高 TG 血症，现在吸、吸烟量≥20 支/天、吸烟年限≥20 年，异常的比例较高，分别为 21.26%、24.06% 和 22.37%。男性无二手烟暴露者异常比例为 18.17%，高于有暴露者的 12.79%（χ^2=23.338，P<0.001），女性中则无差异（χ^2=3.110，P=0.078）。具体结果见表 7-51 和表 7-52。

表 7-51　2018 年深圳市不同吸烟情况居民高 TG 血症分布情况

吸烟情况	正常人数和构成比（%）	异常人数和构成比（%）	χ^2	P
吸烟状态			285.670	<0.001
现在吸	1333（78.74）	360（21.26）		
已戒烟	443（89.49）	52（10.51）		
不吸烟	7238（92.37）	598（7.63）		
吸烟量（支/天）			8.829	0.012
<10	380（83.33）	76（16.67）		
10～19	487（77.92）	138（22.08）		
≥20	464（75.94）	147（24.06）		
吸烟年限（年）			7.980	0.018
<10	312（84.10）	59（15.90）		
10～19	431（76.96）	129（23.04）		
≥20	576（77.63）	166（22.37）		
二手烟暴露			32.558	<0.001
有	5283（91.39）	498（8.61）		
无	3731（87.91）	513（12.09）		

表 7-52　2018 年深圳市不同吸烟情况居民高 TG 血症分布情况（分性别）

吸烟情况	男性				女性			
	正常人数和构成比（%）	异常人数和构成比（%）	χ^2	P	正常人数和构成比（%）	异常人数和构成比（%）	χ^2	P
吸烟状态			65.979	<0.001			19.907	<0.001
现在吸	1289（78.69）	349（21.31）			44（80）	11（20）		
已戒烟	411（88.96）	51（11.04）			32（96.97）	1（3.03）		
不吸烟	1901（87.72）	266（12.28）			5337（94.14）	332（5.86）		

续表

吸烟情况	男性				女性			
	正常人数和构成比（%）	异常人数和构成比（%）	χ^2	P	正常人数和构成比（%）	异常人数和构成比（%）	χ^2	P
吸烟量（支/天）			7.369	0.025			7.971	0.019
<10	359（82.72）	75（17.28）			21（95.45）	1（4.55）		
10～19	473（78.44）	130（21.56）			14（63.64）	8（36.36）		
≥20	455（75.71）	146（24.29）			9（90）	1（10）		
吸烟年限（年）			7.518	0.023			0.605	0.739
<10	296（84.09）	56（15.91）			16（84.21）	3（15.79）		
10～19	420（77.06）	125（22.94）			11（73.33）	4（26.67）		
≥20	561（77.59）	162（22.41）			15（78.95）	4（21.05）		
二手烟暴露			23.338	<0.001			3.110	0.078
有	1759（87.21）	258（12.79）			3524（93.62）	240（6.38）		
无	1842（81.83）	409（18.17）			1889（94.78）	104（5.22）		

　　总人群中，现在吸烟者混合型高脂血症的比例较不吸烟者高，分别为 5.02%和 2.21%（χ^2=43.214，P<0.001），同时吸烟≥20 支/天比例也高于不到 10 支/天的比例，分别为 6.71%和 3.95%（χ^2=6.179，P=0.046）。二手烟的暴露情况未能发现与混合型高脂血症有关。具体结果见表 7-53 和表 7-54。

表 7-53　2018 年深圳市不同吸烟情况居民混合型高脂血症分布情况

吸烟情况	正常人数和构成比（%）	异常人数和构成比（%）	χ^2	P
吸烟状态			43.214	<0.001
现在吸	1608（94.98）	85（5.02）		
已戒烟	477（96.17）	19（3.83）		
不吸烟	7663（97.79）	173（2.21）		
吸烟量（支/天）			6.179	0.046
<10	438（96.05）	18（3.95）		
10～19	600（96.00）	25（4.00）		
≥20	570（93.29）	41（6.71）		
吸烟年限（年）			4.286	0.117
<10	360（97.04）	11（2.96）		
10～19	532（95.00）	28（5.00）		
≥20	698（94.20）	43（5.80）		
二手烟暴露			1.013	0.314
有	5629（97.39）	151（2.61）		
无	4119（97.05）	125（2.95）		

表 7-54 2018 年深圳市不同吸烟情况居民混合型高脂血症分布情况（分性别）

吸烟情况	男性				女性			
	正常人数和构成比（%）	异常人数和构成比（%）	χ^2	P	正常人数和构成比（%）	异常人数和构成比（%）	χ^2	P
吸烟状态			3.433	0.180			5.594	0.061
现在吸	1556（94.99）	82（5.01）			52（94.55）	3（5.45）		
已戒烟	443（95.89）	19（4.11）			34（100）	0（0）		
不吸烟	2085（96.22）	82（3.78）			5578（98.39）	91（1.61）		
吸烟量（支/天）			5.402	0.067			2.313	0.315
＜10	417（96.08）	17（3.92）			21（95.45）	1（4.55）		
10～19	577（95.85）	25（4.15）			23（100）	0（0）		
≥20	562（93.36）	40（6.64）			8（88.89）	1（11.11）		
吸烟年限（年）			3.623	0.163			1.926	0.382
＜10	341（96.88）	11（3.13）			19（100）	0（0）		
10～19	517（94.86）	28（5.14）			15（100）	0（0）		
≥20	681（94.19）	42（5.81）			17（94.44）	1（5.56）		
二手烟暴露			0.206	0.650			2.045	0.153
有	1933（95.88）	83（4.12）			3696（98.19）	68（1.81）		
无	2152（95.60）	99（4.40）			1967（98.70）	26（1.30）		

对于低 HDL-C 血症，仅在总人群发现，现在吸烟者异常的比例高于不吸烟者，分别为 20.27% 和 12.61%（χ^2=87.578，P＜0.001），但与吸烟量、吸烟年限无关（χ^2=1.052，P=0.591；χ^2=2.708，P=0.258）。而无二手烟暴露者异常比例为 16.00%，高于有暴露者的 13.11%（χ^2=16.624，P＜0.001）。具体结果见表 7-55 和表 7-56。

表 7-55 2018 年深圳市不同吸烟情况居民低 HDL-C 血症分布情况

吸烟情况	正常人数和构成比（%）	异常人数和构成比（%）	χ^2	P
吸烟状态			87.578	＜0.001
现在吸	1349（79.73）	343（20.27）		
已戒烟	390（78.63）	106（21.37）		
不吸烟	6848（87.39）	988（12.61）		
吸烟量（支/天）			1.052	0.591
＜10	359（78.56）	98（21.44）		
10～19	507（97.88）	11（2.12）		
≥20	485（97.59）	12（2.41）		
吸烟年限（年）			2.708	0.258
＜10	293（78.76）	79（21.24）		
10～19	460（97.87）	10（2.13）		
≥20	584（97.5）	15（2.5）		
二手烟暴露			16.624	＜0.001

续表

吸烟情况	正常人数和构成比（%）	异常人数和构成比（%）	χ^2	P
有	5022（86.89）	758（13.11）		
无	3564（84.00）	679（16.00）		

表 7-56　2018 年深圳市不同吸烟情况居民低 HDL-C 血症分布情况（分性别）

吸烟情况	男性				女性			
	正常人数和构成比（%）	异常人数和构成比（%）	χ^2	P	正常人数和构成比（%）	异常人数和构成比（%）	χ^2	P
吸烟状态			3.897	0.143			1.138	0.566
现在吸	1299（79.3）	339（20.7）			50（92.59）	4（7.41）		
已戒烟	358（77.49）	104（22.51）			32（94.12）	2（5.88）		
不吸烟	1757（81.08）	410（18.92）			5091（89.8）	578（10.2）		
吸烟量（支/天）			1.003	0.606			2.103	0.349
<10	338（77.88）	96（22.12）			21（91.3）	2（8.7）		
10～19	485（80.43）	118（19.57）			22（95.65）	1（4.35）		
≥20	477（79.37）	124（20.63）			8（80）	2（20）		
吸烟年限（年）			2.883	0.237			0.400	0.819
<10	275（77.9）	78（22.1）			18（94.74）	1（5.26）		
10～19	446（81.83）	99（18.17）			14（93.33）	1（6.67）		
≥20	567（78.42）	156（21.58）			17（89.47）	2（10.53）		
二手烟暴露			0.343	0.558			3.190	0.074
有	1621（80.41）	395（19.59）			3401（90.36）	363（9.64）		
无	1793（79.69）	457（20.31）			1771（88.86）	222（11.14）		

（五）饮酒

根据调查人群的特征，饮酒划分为是和否；饮酒频率分为每天、3～6 天/周和 0～2 天/周。主要分析结果见表 7-57～表 7-74。

1. 饮酒情况与血浆 TC 异常情况　总人群和男性中可见，血浆 TC 异常与是否饮酒、酗酒有关，总人群中饮酒者和酗酒者异常的比例为 10.60% 和 11.83%，高于不饮酒的 8.98% 和不酗酒者的 9.09%（χ^2=5.659，P=0.017；χ^2=8.086，P=0.004）；男性饮酒者和酗酒者异常的比例为 11.64% 和 12.67%，也高于不饮酒和不酗酒者的 9.54% 和 9.88%（χ^2=4.981，P=0.026；χ^2=5.799，P=0.016）。

表 7-57　2018 年深圳市不同饮酒情况居民总胆固醇（TC）分布情况

饮酒情况	正常人数和构成比（%）	异常人数和构成比（%）	χ^2	P
饮酒			5.659	0.017
否	6925（91.02）	683（8.98）		
是	2160（89.40）	256（10.60）		
饮酒频率（天/周）			2.673	0.263
7	172（86.00）	28（14.00）		

续表

饮酒情况	正常人数和构成比（%）	异常人数和构成比（%）	χ^2	P
3～6	358（88.83）	45（11.17）		
0～2	1596（89.71）	183（10.29）		
酗酒			8.086	0.004
否	8191（90.91）	819（9.09）		
是	894（88.17）	120（11.83）		

表 7-58　2018 年深圳市不同饮酒情况居民总胆固醇（TC）分布情况（分性别）

饮酒情况	男性				女性			
	正常人数和构成比（%）	异常人数和构成比（%）	χ^2	P	正常人数和构成比（%）	异常人数和构成比（%）	χ^2	P
饮酒			4.981	0.026			1.631	0.202
否	2182（90.46）	230（9.54）			4743（91.28）	453（8.72）		
是	1639（88.36）	216（11.64）			521（92.87）	40（7.13）		
饮酒频率（天/周）								
7	145（84.3）	27（15.7）	2.912	0.233	27（96.43）	1（3.57）	3.660	0.160
3～6	304（89.15）	37（10.85）			54（87.10）	8（12.90）		
0～2	1168（88.48）	152（11.52）			428（93.25）	31（6.75）		
酗酒			5.799	0.016			0.753	0.386
否	3056（90.12）	335（9.88）			5135（91.39）	484（8.61）		
是	765（87.33）	111（12.67）			129（93.48）	9（6.52）		

2. 饮酒情况与血浆 TG 异常情况　总人群和男性中可见，血浆 TG 异常与是否饮酒、酗酒有关，总人群中饮酒者和酗酒者异常的比例为 19.50% 和 24.98%，高于不饮酒者的 10.71% 和不酗酒者的 11.46%（χ^2=126.475，P＜0.001；χ^2=148.656，P＜0.001）；男性饮酒者和酗酒者异常的比例为 23.13% 和 27.74%，也高于不饮酒和不酗酒者的 17.41% 和 17.87%（χ^2=21.479，P＜0.001；χ^2=42.541，P＜0.001），见表 7-59 和表 7-60。

表 7-59　2018 年深圳市不同饮酒情况居民三酰甘油（TG）分布情况

饮酒情况	正常人数和构成比（%）	异常人数和构成比（%）	χ^2	P
饮酒			126.475	＜0.001
否	6793（89.29）	815（10.71）		
是	1945（80.50）	471（19.50）		
饮酒频率（天/周）			14.377	0.001
7	159（79.5）	41（20.5）		
3～6	298（73.76）	106（26.24）		
0～2	1460（82.02）	320（17.98）		
酗酒			148.656	＜0.001
否	7978（88.54）	1033（11.46）		
是	760（75.02）	253（24.98）		

表 7-60　2018 年深圳市不同饮酒情况居民三酰甘油（TG）分布情况（分性别）

饮酒情况	男性				女性			
	正常人数和构成比（%）	异常人数和构成比（%）	χ^2	P	正常人数和构成比（%）	异常人数和构成比（%）	χ^2	P
饮酒			21.479	<0.001			0.010	0.922
否	1992（82.59）	420（17.41）			4801（92.4）	395（7.6）		
是	1426（76.87）	429（23.13）			519（92.51）	42（7.49）		
饮酒频率（天/周）			5.821	0.054			7.521	0.023
7	132（76.74）	40（23.26）			27（96.43）	1（3.57）		
3～6	246（71.93）	96（28.07）			52（83.87）	10（16.13）		
0～2	1031（78.11）	289（21.89）			429（93.26）	31（6.74）		
酗酒			42.541	<0.001			0.017	0.896
否	2785（82.13）	606（17.87）			5193（92.40）	427（7.60）		
是	633（72.26）	243（27.74）			127（92.70）	10（7.30）		

3. 饮酒情况与血浆 LDL-C 异常情况　总人群中，饮酒者血浆 LDL-C 异常的比例为 11.63%，高于不饮酒者的 9.69%（χ^2=7.547，P=0.006），其余饮酒状态与异常情况无关，见表 7-61 和表 7-62。

表 7-61　2018 年深圳市不同饮酒情况居民低密度脂蛋白胆固醇（LDL-C）分布情况

饮酒情况	正常人数和构成比（%）	异常人数和构成比（%）	χ^2	P
饮酒			7.547	0.006
否	6870（90.31）	737（9.69）		
是	2136（88.37）	281（11.63）		
饮酒频率（天/周）			0.099	0.952
7	176（87.56）	25（12.44）		
3～6	355（88.31）	47（11.69）		
0～2	1571（88.31）	208（11.69）		
酗酒			3.524	0.060
否	8112（90.04）	897（9.96）		
是	894（88.17）	120（11.83）		

表 7-62　2018 年深圳市不同饮酒情况居民低密度脂蛋白胆固醇（LDL-C）分布情况（分性别）

饮酒情况	男性				女性			
	正常人数和构成比（%）	异常人数和构成比（%）	χ^2	P	正常人数和构成比（%）	异常人数和构成比（%）	χ^2	P
饮酒			2.076	0.150			1.856	0.173
否	2133（88.47）	278（11.53）			4737（91.17）	459（8.83）		
是	1615（87.02）	241（12.98）			521（92.87）	40（7.13）		
饮酒频率（天/周）			0.939	0.625			4.066	0.131
7	151（87.79）	21（12.21）			25（86.21）	4（13.79）		

续表

饮酒情况	男性				女性			
	正常人数和构成比（%）	异常人数和构成比（%）	χ^2	P	正常人数和构成比（%）	异常人数和构成比（%）	χ^2	P
3~6	301（88.27）	40（11.73）			54（88.52）	7（11.48）		
0~2	1140（86.43）	179（13.57）			431（93.7）	29（6.3）		
酗酒			0.028	0.866			0.000	0.985
否	2980（87.88）	411（12.12）			5132（91.35）	486（8.65）		
是	768（87.67）	108（12.33）			126（91.3）	12（8.7）		

4. 饮酒情况与血浆 HDL-C 异常情况 总人群中，饮酒者、饮酒频率 0~2 天/周和酗酒者血浆 HDL-C 异常的比例较高，分别为 26.37%、27.94% 和 27.44%（χ^2=62.729，P<0.001；χ^2=10.884，P=0.004；χ^2=31.316，P<0.001），男性中饮酒 0~2 天/周者异常比例较高，为 32.05%，高于每天饮酒者的 19.88%（χ^2=15.723，P<0.001），见表 7-63 和表 7-64。

表 7-63　2018 年深圳市不同饮酒情况居民高密度脂蛋白胆固醇（HDL-C）分布情况

饮酒情况	正常人数和构成比（%）	异常人数和构成比（%）	χ^2	P
饮酒			62.729	<0.001
否	6172（81.13）	1436（18.87）		
是	1779（73.63）	637（26.37）		
饮酒频率（天/周）			10.884	0.004
7	160（80.4）	39（19.6）		
3~6	315（77.97）	89（22.03）		
0~2	1282（72.06）	497（27.94）		
酗酒			31.316	<0.001
否	7215（80.07）	1796（19.93）		
是	735（72.56）	278（27.44）		

表 7-64　2018 年深圳市不同饮酒情况居民高密度脂蛋白胆固醇（HDL-C）分布情况（分性别）

饮酒情况	男性				女性			
	正常人数和构成比（%）	异常人数和构成比（%）	χ^2	P	正常人数和构成比（%）	异常人数和构成比（%）	χ^2	P
饮酒			1.912	0.167			2.544	0.111
否	1648（68.33）	764（31.67）			4524（87.07）	672（12.93）		
是	1304（70.3）	551（29.7）			475（84.67）	86（15.33）		
饮酒频率（天/周）			15.723	<0.001			2.885	0.236
7	137（80.12）	34（19.88）			23（82.14）	5（17.86）		
3~6	258（75.44）	84（24.56）			57（91.94）	5（8.06）		
0~2	897（67.95）	423（32.05）			385（83.88）	74（16.12）		

续表

饮酒情况	男性				女性			
	正常人数和构成比（%）	异常人数和构成比（%）	χ^2	P	正常人数和构成比（%）	异常人数和构成比（%）	χ^2	P
酗酒			1.761	0.185			2.325	0.127
否	2329（68.68）	1062（31.32）			4886（86.94）	734（13.06）		
是	622（71）	254（29）			113（82.48）	24（17.52）		

5. 饮酒情况与血脂异常情况　总人群中，饮酒者和酗酒者血脂异常的比例为 47.97% 和 50.54%，高于不饮酒和不酗酒者的 37.11% 和 38.50%（χ^2=90.476，P<0.001；χ^2=55.145，P<0.001）。男性饮酒 0～2 天/周者异常比例较高为 54.55%，高于每天饮酒者的 43.86%（χ^2=6.993，P=0.030），见表 7-65 和表 7-66。

表 7-65　2018 年深圳市不同饮酒情况居民血脂分布情况

饮酒情况	正常人数和构成比（%）	异常人数和构成比（%）	χ^2	P
饮酒			90.476	<0.001
否	4784（62.89）	2823（37.11）		
是	1257（52.03）	1159（47.97）		
饮酒频率（天/周）			3.553	0.169
7	114（57.29）	85（42.71）		
3～6	198（49.13）	205（50.87）		
0～2	925（51.97）	855（48.03）		
酗酒			55.145	<0.001
否	5541（61.50）	3469（38.50）		
是	501（49.46）	512（50.54）		

表 7-66　2018 年深圳市不同饮酒情况居民血脂分布情况（分性别）

饮酒情况	男性				女性			
	正常人数和构成比（%）	异常人数和构成比（%）	χ^2	P	正常人数和构成比（%）	异常人数和构成比（%）	χ^2	P
饮酒			1.552	0.213			0.094	0.759
否	1168（48.44）	1243（51.56）			3616（69.61）	1579（30.39）		
是	863（46.52）	992（53.48）			394（70.23）	167（29.77）		
饮酒频率（天/周）			6.993	0.030			0.959	0.619
7	96（56.14）	75（43.86）			18（64.29）	10（35.71）		
3～6	157（46.04）	184（53.96）			41（66.13）	21（33.87）		
0～2	600（45.45）	720（54.55）			325（70.65）	135（29.35）		
酗酒			0.384	0.536			0.419	0.517
否	1623（47.86）	1768（52.14）			3918（69.73）	1701（30.27）		
是	409（46.69）	467（53.31）			92（67.15）	45（32.85）		

6. 饮酒情况与临床血脂异常分类情况 总人群、男性和女性中，均未见高 TC 血症与是否饮酒、饮酒频率和是否酗酒有关，见表 7-67 和表 7-68。

表 7-67 2018 年深圳市不同饮酒情况居民高 TC 血症分布情况

饮酒情况	正常人数和构成比（%）	异常人数和构成比（%）	χ^2	P
饮酒			0.144	0.705
否	7100（93.32）	508（6.68）		
是	2260（93.54）	156（6.46）		
饮酒频率（天/周）			0.245	0.885
7	187（93.5）	13（6.5）		
3～6	379（94.04）	24（5.96）		
0～2	1662（93.37）	118（6.63）		
酗酒			0.167	0.683
否	8411（93.35）	599（6.65）		
是	950（93.69）	64（6.31）		

表 7-68 2018 年深圳市不同饮酒情况居民高 TC 血症分布情况（分性别）

饮酒情况	男性				女性			
	正常人数和构成比（%）	异常人数和构成比（%）	χ^2	P	正常人数和构成比（%）	异常人数和构成比（%）	χ^2	P
饮酒			1.440	0.237			1.488	0.223
否	2272（94.2）	140（5.8）			4828（92.92）	368（7.08）		
是	1731（93.32）	124（6.68）			529（94.3）	32（5.7）		
饮酒频率（天/周）			0.259	0.879			0.330	0.848
7	160（93.02）	12（6.98）			27（96.43）	1（3.57）		
3～6	321（93.86）	21（6.14）			58（95.08）	3（4.92）		
0～2	1229（93.11）	91（6.89）			433（94.13）	27（5.87）		
酗酒			0.025	0.874			0.040	0.842
否	3183（93.87）	208（6.13）			5228（93.04）	391（6.96）		
是	821（93.72）	55（6.28）			129（93.48）	9（6.52）		

高 TG 血症与是否饮酒、饮酒频率和是否酗酒有关，总人群和男性中，饮酒者、饮酒频率 3～6 天/周和酗酒者比例较高，分别为 15.31% 和 18.17%、20.90% 和 23.17%、19.45% 和 21.35%，见表 7-69 和表 7-70。

表 7-69 2018 年深圳市不同饮酒情况居民高 TG 血症分布情况

饮酒情况	正常人数和构成比（%）	异常人数和构成比（%）	χ^2	P
饮酒			96.011	<0.001
否	6968（91.58）	641（8.42）		
是	2046（84.69）	370（15.31）		

续表

饮酒情况	正常人数和构成比（%）	异常人数和构成比（%）	χ^2	P
饮酒频率（天/周）			11.817	0.003
7	174（87.00）	26（13.00）		
3～6	318（79.10）	84（20.90）		
0～2	1525（85.67）	255（14.33）		
酗酒			108.898	<0.001
否	8197（90.97）	814（9.03）		
是	816（80.55）	197（19.45）		

表 7-70　2018 年深圳市不同饮酒情况居民高 TG 血症分布情况（分性别）

饮酒情况	男性				女性			
	正常人数和构成比（%）	异常人数和构成比（%）	χ^2	P	正常人数和构成比（%）	异常人数和构成比（%）	χ^2	P
饮酒			15.997	<0.001			0.009	0.923
否	2082（86.32）	330（13.68）			4886（94.02）	311（5.98）		
是	1518（81.83）	337（18.17）			528（94.12）	33（5.88）		
饮酒频率（天/周）			7.986	0.018			0.827	0.661
7	147（85.47）	25（14.53）			27（96.43）	1（3.57）		
3～6	262（76.83）	79（23.17）			56（91.8）	5（8.2）		
0～2	1092（82.73）	228（17.27）			433（94.13）	27（5.87）		
酗酒			27.303	<0.001			0.438	0.508
否	2911（85.84）	480（14.16）			5286（94.06）	334（5.94）		
是	689（78.65）	187（21.35）			127（92.7）	10（7.3）		

总人群和男性饮酒者，混合型高脂血症的比例较高，分别为 4.18% 和 4.96%，高于不饮酒者的 2.30% 和 3.73%（χ^2=24.200，P<0.001；χ^2=3.862，P=0.049）；总人群中每天饮酒者异常的比例 7.50%，高于 0～2 天/周者的 3.65%（χ^2=7.333，P=0.026），女性则以饮酒 3～6 天/周者异常比例较高，为 6.56%（χ^2=12.538，P=0.002）；总人群和男性酗酒者，混合型高脂血症的比例较高，分别为 5.53% 和 6.39%，高于不酗酒者的 2.43% 和 3.72%（χ^2=32.742，P<0.001；χ^2=12.217，P<0.001），见表 7-71 和表 7-72。

表 7-71　2018 年深圳市不同饮酒情况居民混合型高脂血症分布情况

饮酒情况	正常人数和构成比（%）	异常人数和构成比（%）	χ^2	P
饮酒			24.200	<0.001
否	7432（97.70）	175（2.30）		
是	2315（95.82）	101（4.18）		
饮酒频率（天/周）			7.333	0.026
7	185（92.50）	15（7.50）		
3～6	382（95.02）	20（4.98）		

续表

饮酒情况	正常人数和构成比（%）	异常人数和构成比（%）	χ^2	P
0～2	1714（96.35）	65（3.65）		
酗酒			32.742	<0.001
否	8791（97.57）	219（2.43）		
是	957（94.47）	56（5.53）		

表 7-72　2018 年深圳市不同饮酒情况居民混合型高脂血症情况（分性别）

饮酒情况	男性				女性			
	正常人数和构成比（%）	异常人数和构成比（%）	χ^2	P	正常人数和构成比（%）	异常人数和构成比（%）	χ^2	P
饮酒			3.862	0.049			0.003	0.955
否	2321（96.27）	90（3.73）			5111（98.36）	85（1.64）		
是	1763（95.04）	92（4.96）			552（98.4）	9（1.6）		
饮酒频率（天/周）			5.459	0.065			12.538	0.002
7	157（91.28）	15（8.72）			28（100）	0（0）		
3～6	325（95.31）	16（4.69）			57（93.44）	4（6.56）		
0～2	1259（95.38）	61（4.62）			455（99.13）	4（0.87）		
酗酒			12.217	<0.001			2.305	0.129
否	3265（96.28）	126（3.72）			5526（98.34）	93（1.66）		
是	820（93.61）	56（6.39）			137（100）	0（0）		

低 HDL-C 血症与是否饮酒、饮酒频率有关，总人群中，饮酒者、饮酒频率 0～2 天/周者比例较高，分别为 16.27% 和 17.65%；而男性中不饮酒、饮酒频率 0～2 天/周和不酗酒者比例较高，分别为 21.72%、19.70% 和 21.26%，见表 7-73 和表 7-74。

表 7-73　2018 年深圳市不同饮酒情况居民低 HDL-C 血症分布情况

饮酒情况	正常人数和构成比（%）	异常人数和构成比（%）	χ^2	P
饮酒			9.575	0.002
否	6564（86.27）	1045（13.73）		
是	2023（83.73）	393（16.27）		
饮酒频率（天/周）			12.429	0.002
7	179（89.5）	21（10.5）		
3～6	354（87.84）	49（12.16）		
0～2	1465（82.35）	314（17.65）		
酗酒			0.058	0.810
否	7721（85.68）	1290（14.32）		
是	866（85.40）	148（14.60）		

表 7-74　2018 年深圳市不同饮酒情况居民低 HDL-C 血症分布情况（分性别）

饮酒情况	男性				女性			
	正常人数和构成比（%）	异常人数和构成比（%）	χ^2	P	正常人数和构成比（%）	异常人数和构成比（%）	χ^2	P
饮酒			10.431	0.001			1.061	0.303
否	1888（78.28）	524（21.72）			4676（89.97）	521（10.03）		
是	1526（82.26）	329（17.74）			497（88.59）	64（11.41）		
饮酒频率（天/周）			15.645	<0.001			1.803	0.406
7	155（90.12）	17（9.88）			24（85.71）	4（14.29）		
3～6	296（86.80）	45（13.20）			58（93.55）	4（6.45）		
0～2	1060（80.30）	260（19.70）			405（88.24）	54（11.76）		
酗酒			16.697	<0.001			0.319	0.572
否	2670（78.74）	721（21.26）			5051（89.88）	569（10.12）		
是	744（84.93）	132（15.07）			122（88.41）	16（11.59）		

（六）体力活动

本次调查，体力活动主要分为工作性、交通性、休闲性体力活动，以及总静态行为时间。

1. 体力活动与血浆 TC 异常情况　总人群中血浆 TC 异常情况与体力活动无关。男性无工作性体力活动、无交通性体力活动者异常比例较高，分别为 12.55% 和 13.25%（χ^2=12.837，P=0.002；χ^2=9.313，P=0.002）；女性中等强度工作性和休闲性体力活动者异常比例较高，分别为 9.22% 和 9.58%（χ^2=6.918，P=0.031；χ^2=6.684，P=0.035）。具体结果见表 7-75～表 7-77。

2. 体力活动与血浆 TG 异常情况　总人群中血浆 TG 异常情况与工作性、交通性体力活动和总静态行为时间有关，无工作性、交通性体力活动，总静态行为时间<4 小时者异常比例较高，分别为 14.09%、14.97% 和 14.03%（χ^2=8.251，P=0.016；χ^2=10.048，P=0.002；χ^2=7.262，P=0.026）。其中，男性中，无交通性、休闲性体力活动和静坐时间<4 小时者异常比例较高，分别为 23.33%、22.26% 和 22.96%（χ^2=8.117，P=0.004；χ^2=18.948，P<0.001；χ^2=11.091，P=0.004）；女性中，中等强度休闲性体力活动、总静态行为时间<4 小时者异常比例较高，分别为 8.76% 和 9.06%（χ^2=10.746，P=0.005；χ^2=12.185，P=0.002）。具体结果见表 7-75～表 7-77。

表 7-75　2018 年深圳市居民体力活动情况与血脂异常情况（总人群）

体力活动	调查人数	TC 异常（%）	TG 异常（%）	LDL-C 异常（%）	HDL-C 异常（%）	血脂异常（%）
工作性						
无	3264	10.14	14.09	11.49	23.01	43.01
中等强度	5747	9.19	12.02	9.57	18.71	37.48
高强度	1012	7.91	13.34	9.09	24.51	41.90
χ^2		5.068	8.251	9.738	33.508	28.726
P		0.079	0.016	0.008	<0.001	<0.001

续表

体力活动	调查人数	TC异常（%）	TG异常（%）	LDL-C异常（%）	HDL-C异常（%）	血脂异常（%）
交通性						
无	1977	10.37	14.97	11.08	21.04	40.36
有	8047	9.12	12.30	9.93	20.59	39.57
χ^2		2.911	10.048	2.293	0.194	0.421
P		0.088	0.002	0.130	0.660	0.517
休闲性						
无	5939	9.38	13.27	10.14	2.04	38.79
中等强度	2132	10.08	12.52	10.69	21.34	42.50
高强度	1952	8.50	11.83	9.58	20.70	39.50
χ^2		3.007	2.905	1.377	0.736	8.891
P		0.222	0.234	0.502	0.692	0.012
总静态行为时间						
<4h	3043	9.92	14.03	10.15	19.09	39.30
4～7h	3312	9.60	12.86	10.39	21.20	41.12
>7h	3664	8.65	11.82	9.93	21.62	38.78
χ^2		3.539	7.262	0.394	7.208	4.319
P		0.170	0.026	0.821	0.027	0.115

表 7-76　2018 年深圳市男性居民体力活动情况与血脂异常情况

体力活动	调查人数	TC异常（%）	TG异常（%）	LDL-C异常（%）	HDL-C异常（%）	血脂异常（%）
工作性						
无	1665	12.55	20.72	14.17	31.89	55.80
中等强度	1996	9.12	20.14	10.72	29.51	49.95
高强度	605	9.09	16.86	11.40	32.40	51.07
χ^2		12.837	4.284	10.462	3.178	12.780
P		0.002	0.117	0.005	0.204	0.002
交通性						
无	883	13.25	23.33	14.27	31.03	53.68
有	3384	9.72	19.00	11.61	30.76	52.07
χ^2		9.313	8.117	4.624	0.022	0.676
P		0.002	0.004	0.032	0.882	0.411
休闲性						
无	2264	10.56	22.26	12.41	31.71	5.48
中等强度	796	10.93	18.84	12.19	33.04	54.65
高强度	1206	9.87	16.17	11.69	27.69	48.59

体力活动	调查人数	TC 异常（%）	TG 异常（%）	LDL-C 异常（%）	HDL-C 异常（%）	血脂异常（%）
χ^2		0.66	18.948	0.382	8.187	9.890
P		0.719	<0.001	0.826	0.017	0.007
总静态行为时间						
<4h	1089	11.85	22.96	13.22	29.94	52.98
4~7h	1389	9.79	20.23	11.38	32.61	54.36
>7h	1786	10.02	17.86	12.09	30.07	50.50
χ^2		3.264	11.091	1.938	3.014	4.931
P		0.196	0.004	0.379	0.222	0.085

表 7-77　2018 年深圳市女性居民体力活动情况与血脂异常情况

体力活动	调查人数	TC 异常（%）	TG 异常（%）	LDL-C 异常（%）	HDL-C 异常（%）	血脂异常（%）
工作性						
无	1599	7.63	7.19	8.69	13.76	29.71
中等强度	3751	9.22	7.70	8.96	12.96	30.85
高强度	407	6.14	8.11	5.65	12.78	28.26
χ^2		6.918	0.585	5.091	0.680	1.593
P		0.031	0.746	0.078	0.712	0.451
交通性						
无	1094	8.04	8.23	8.50	12.98	29.62
有	4663	8.69	7.44	8.71	13.21	30.50
χ^2		0.466	0.779	0.047	0.041	0.304
P		0.495	0.378	0.828	0.839	0.581
休闲性						
无	3675	8.65	7.73	8.73	13.52	29.66
中等强度	1336	9.58	8.76	9.81	14.37	35.25
高强度	746	6.30	4.83	6.17	9.38	24.80
χ^2		6.684	10.746	8.115	11.404	26.746
P		0.035	0.005	0.017	0.003	<0.001
总静态行为时间						
<4h	1954	8.85	9.06	8.44	13.05	31.68
4~7h	1923	9.46	7.54	9.67	12.95	31.57
>7h	1878	7.35	6.07	7.88	13.58	27.64
χ^2		5.743	12.185	4.043	0.382	9.523
P		0.057	0.002	0.132	0.826	0.009

3. 体力活动与血浆 LDL-C 异常情况　总人群中血浆 LDL-C 异常情况仅与工作性体力

活动有关,无工作性体力活动者异常比例较高,为 11.49%(χ^2=9.738,P=0.008)。其中,男性异常情况与工作性和交通性体力活动有关,无工作性和交通性体力活动者异常比例较高,为 14.17% 和 14.27%(χ^2=10.462,P=0.005;χ^2=4.624,P=0.032);而女性中等强度休闲性体力活动者异常比例较高,为 9.81%(χ^2=8.115,P=0.017)。具体结果见表 7-75~表 7-77。

4. 体力活动与血浆 HDL-C 异常情况 总人群中血浆 HDL-C 异常情况与工作性体力活动、总静态行为时间有关,高强度工作性体力活动者和总静态行为时间超过 7 小时者异常比例较高,分别为 24.51% 和 21.62%(χ^2=33.508,P<0.001;χ^2=7.208,P=0.027)。其中,男性中等强度休闲性体力活动者异常比例较高,为 33.04%(χ^2=8.187,P=0.017);女性与男性类似,中等强度休闲性体力活动者异常比例较高,为 14.37%(χ^2=11.404,P=0.003)。具体结果见表 7-75~表 7-77。

5. 体力活动与血脂异常情况 总人群中血脂异常情况与工作性和休闲性体力活动有关,高强度工作性体力活动者和中等强度休闲性体力活动者异常比例较高,分别为 41.90% 和 42.50%(χ^2=28.726,P<0.001;χ^2=8.891,P=0.012)。其中,男性无工作性体力活动和中等强度休闲性体力活动者异常比例较高,分别为 55.80% 和 54.65%(χ^2=12.780,P=0.002;χ^2=9.890,P=0.007);女性中等强度休闲性体力活动、总静态行为时间<4 小时者异常比例较高(χ^2=26.746,P<0.001;χ^2=9.523,P=0.009)。具体结果见表 7-75~表 7-77。

6. 体力活动与临床血脂异常分类情况 总人群中高 TC 血症与体力活动无关。其中,男性无工作性体力活动者比例较高,为 8.22%(χ^2=20.154,P<0.001);女性则中等强度工作性体力活动者比例较高,为 7.54%(χ^2=6.404,P=0.041)。具体结果见表 7-78~表 7-80。

表 7-78 2018 年深圳市居民体力活动情况与临床血脂异常分类情况(总人群)

体力活动	调查人数	高胆固醇血症(%)	高 TG 血症(%)	混合型高脂血症(%)	低 HDL-C 血症(%)
工作性					
无	3265	7.08	11.06	3.06	16.14
中等强度	5748	6.58	9.41	2.61	12.87
高强度	1012	5.24	10.67	2.57	16.80
χ^2		4.246	6.660	1.736	23.629
P		0.120	0.036	0.420	<0.001
交通性					
无	1978	6.83	11.43	3.59	14.00
有	8047	6.56	9.76	2.56	14.43
χ^2		0.179	4.886	6.245	0.232
P		0.673	0.027	0.012	0.630
休闲性					
无	5939	6.62	10.51	2.76	13.84
中等强度	2133	7.03	9.42	3.05	15.56
高强度	1951	6.10	9.48	2.36	14.56

体力活动	调查人数	高胆固醇血症（%）	高 TG 血症（%）	混合型高脂血症（%）	低 HDL-C 血症（%）
χ^2		1.441	2.969	1.839	3.874
P		0.486	0.227	0.399	0.144
总静态行为时间					
<4h	3043	6.41	10.52	3.52	12.62
4～7h	3313	7.09	10.38	2.51	15.12
>7h	3664	6.30	9.47	2.35	15.09
χ^2		2.026	2.477	9.624	10.730
P		0.363	0.290	0.008	0.005

表 7-79　2018 年深圳市男性居民体力活动情况与临床血脂异常分类情况

体力活动	调查人数	高胆固醇血症（%）	高 TG 血症（%）	混合型高脂血症（%）	低 HDL-C 血症（%）
工作性					
无	1666	8.22	16.39	4.32	20.65
中等强度	1997	4.76	15.77	4.36	18.78
高强度	605	5.12	12.89	3.80	22.15
χ^2		20.154	4.199	0.374	4.018
P		<0.001	0.123	0.829	0.134
交通性					
无	884	7.47	17.42	5.88	18.67
有	3384	5.85	15.16	3.87	20.33
χ^2		3.150	2.718	6.908	1.225
P		0.076	0.099	0.009	0.268
休闲性					
无	2264	6.01	17.71	4.55	19.48
中等强度	797	6.40	14.30	4.52	23.46
高强度	1206	6.30	12.60	3.57	18.66
χ^2		0.212	16.831	2.023	7.848
P		0.899	<0.001	0.364	0.020
总静态行为时间					
<4h	1089	6.06	17.17	5.79	17.91
4～7h	1389	6.26	16.70	3.53	22.17
>7h	1786	6.10	13.89	3.92	19.60
χ^2		0.054	7.294	8.528	7.330
P		0.974	0.026	0.014	0.026

表 7-80 2018 年深圳市女性居民体力活动情况与临床血脂异常分类情况

体力活动	调查人数	高胆固醇血症（%）	高 TG 血症（%）	混合型高脂血症（%）	低 HDL-C 血症（%）
工作性					
无	1599	5.88	5.50	1.75	11.44
中等强度	3751	7.54	6.03	1.68	9.73
高强度	407	5.41	7.37	0.74	8.85
χ^2		6.404	2.061	2.223	4.424
P		0.041	0.357	0.329	0.110
交通性					
无	1094	6.31	6.58	1.74	10.24
有	4663	7.08	5.83	1.61	10.14
χ^2		0.814	0.883	0.089	0.009
P		0.367	0.347	0.766	0.925
休闲性					
无	3675	6.99	6.07	1.66	10.37
中	1336	7.41	6.51	2.17	10.85
高	745	5.77	4.43	0.40	7.92
χ^2		2.049	3.917	9.530	5.003
P		0.359	0.141	0.009	0.082
总静态行为时间					
<4h	1954	6.60	6.81	2.25	9.67
4～7h	1923	7.70	5.82	1.77	10.04
>7h	1878	6.50	5.27	0.85	10.81
χ^2		2.624	4.139	12.005	1.422
P		0.269	0.126	0.002	0.491

总人群中高 TG 血症与工作性、交通性体力活动有关，无工作性、交通性体力活动者 TG 血症比例较高，分别为 11.06%、11.43%（$\chi^2=6.660$，$P=0.036$；$\chi^2=4.886$，$P=0.027$）。其中，男性中无休闲性体力活动、总静态行为时间<4 小时者比例较高，分别为 17.71%、17.17%（$\chi^2=16.831$，$P<0.001$；$\chi^2=7.294$，$P=0.026$）；女性中未发现有意义的关联。具体结果见表 7-78～表 7-80。

总人群中混合型高脂血症与交通性体力活动和总静态行为时间有关，无交通性体力活动、总静态形为时间<4 小时者比例较高，分别为 3.59%、3.52%（$\chi^2=6.245$，$P=0.012$；$\chi^2=9.624$，$P=0.008$）。其中，男性中，无交通性体力活动、总静态行为时间<4 小时者比例较高，分别为 5.88%、5.79%（$\chi^2=6.908$，$P=0.009$；$\chi^2=8.528$，$P=0.014$）；女性中，中等强度休闲性体力活动、总静态行为时间<4 小时者比例较高，分别为 2.17%和 2.25%（$\chi^2=9.530$，$P=0.009$；$\chi^2=12.005$，$P=0.002$）。具体结果见表 7-78～表 7-80。

总人群中低 HDL-C 血症与工作性体力活动、总静态行为时间有关，高强度工作性体力活动者和总静态行为时间 4~7 小时者比例较高，分别为 16.80%、15.12%（χ^2=23.629，P<0.001；χ^2=10.730，P=0.005）。其中，男性中等强度休闲性体力活动、总静态行为时间 4~7 小时者比例较高为 23.46%、22.17%（χ^2=7.848，P=0.020；χ^2=7.330，P=0.026）；女性中未发现有意义的关联。具体结果见表 7-78~表 7-80。

（七）体质指数

总人群，不论男性和女性体重超重、肥胖者，各血脂指标异常的比例均高于正常和偏低者，P 均小于 0.001。总人群中超重和肥胖者血脂异常的比例为 52.35% 和 64.86%，而男性中比例高达 63.05% 和 73.63%，女性中也达到 39.49% 和 55.36%。具体结果见表 7-81~表 7-83。

表 7-81　2018 年深圳市居民体重指数与血脂异常情况（总人群）

BMI	调查人数	TC 异常（%）	TG 异常（%）	LDL-C 异常（%）	HDL-C 异常（%）	血脂异常（%）
偏低	523	4.59	4.21	2.68	10.13	16.63
正常	5418	8.01	7.88	8.51	15.95	31.64
超重	3729	11.32	19.63	13.09	27.84	52.35
肥胖	350	16.57	30.00	15.43	34.29	64.86
χ^2		63.941	398.67	93.922	265.026	605.542
P		<0.001	<0.001	<0.001	<0.001	<0.001

表 7-82　2018 年深圳市男性居民体重指数与血脂异常情况

BMI	调查人数	TC 异常（%）	TG 异常（%）	LDL-C 异常（%）	HDL-C 异常（%）	血脂异常（%）
偏低	166	4.22	6.02	3.01	17.47	22.29
正常	1883	8.87	13.01	10.14	24.06	41.42
超重	2035	11.99	26.29	14.50	36.81	63.05
肥胖	182	15.38	32.42	15.38	46.70	73.63
χ^2		21.808	145.992	32.232	110.259	276.237
P		<0.001	<0.001	<0.001	<0.001	<0.001

表 7-83　2018 年深圳市女性居民体重指数与血脂异常情况

BMI	调查人数	TC 异常（%）	TG 异常（%）	LDL-C 异常（%）	HDL-C 异常（%）	血脂异常（%）
偏低	357	4.76	3.36	2.52	6.72	14.01
正常	3535	7.55	5.15	7.64	11.63	26.42
超重	1694	10.51	11.63	11.39	17.06	39.49
肥胖	168	17.86	27.38	15.48	20.83	55.36
χ^2		37.958	171.326	47.526	51.165	188.11
P		<0.001	<0.001	<0.001	<0.001	<0.001

临床血脂异常分类的结果也显示，总人群中超重和肥胖者高 TC 血症、高 TG 血症、混合型高脂血症和低 HDL-C 血症的比例分别为 7.37% 和 7.14%、15.71% 和 20.29%、3.94% 和

9.43%，以及 17.81% 和 19.71%。男性中，除高 TC 血症未能发现与体质指数有关外，其他类型均与体质指数有关，P 均小于 0.001；女性中，各类型异常在超重和肥胖者中的比例均较高，P 均小于 0.01。具体结果见表 7-84～表 7-86。

表 7-84　2018 年深圳市居民体重指数与临床血脂异常分类情况（总人群）

BMI	调查人数	高胆固醇血症（%）	高 TG 血症（%）	混合型高脂血症（%）	低 HDL-C 血症（%）
偏低	524	3.63	3.05	0.95	7.82
正常	5417	6.35	6.22	1.66	12.24
超重	3729	7.37	15.71	3.94	17.81
肥胖	350	7.14	20.29	9.43	19.71
χ^2		11.821	287.796	108.453	82.235
P		0.008	<0.001	<0.001	<0.001

表 7-85　2018 年深圳市男性居民体重指数与临床血脂异常分类情况

BMI	调查人数	高胆固醇血症（%）	高 TG 血症（%）	混合型高脂血症（%）	低 HDL-C 血症（%）
偏低	166	3.01	4.22	1.20	12.65
正常	1882	6.16	10.31	2.71	17.53
超重	2035	6.49	20.84	5.50	22.31
肥胖	182	6.04	22.53	9.34	25.82
χ^2		3.257	105.152	34.101	23.477
P		0.354	<0.001	<0.001	<0.001

表 7-86　2018 年深圳市女性居民体重指数与临床血脂异常分类情况

BMI	调查人数	高胆固醇血症（%）	高 TG 血症（%）	混合型高脂血症（%）	低 HDL-C 血症（%）
偏低	358	3.91	2.51	0.84	5.59
正常	3535	6.45	4.05	1.10	9.42
超重	1694	8.44	9.56	2.07	12.40
肥胖	168	8.33	17.86	9.52	13.10
χ^2		12.746	111.501	74.908	21.133
P		0.005	<0.001	<0.001	<0.001

第二节　血脂测量、诊断及治疗控制

一、血脂测量

本次调查通过问卷询问被调查者最近一次测量血脂距离调查当天的时间（月数），将人群测量情况划分为从未测过血脂，1 个月内（<1 个月）、1～3 个月、3～6 个月、≥6 个月测量过血脂。根据血脂异常情况，分别分析血脂测量情况。主要结果见表 7-87～表 7-90。

（一）血脂测量总体情况

调查人群中，有 50.69%的人表示从未测过血脂，29.51%的人表示在 6 个月以前测过血脂，近 6 个月内测过血脂的人仅占 19.80%，且血脂测量行为无性别差异（χ^2=1.678，P=0.795）。随着年龄的增长，总人群、男性和女性表示从未测过血脂的比例均呈下降趋势（趋势 χ^2=95.632，$P<0.001$；χ^2=30.620，$P<0.001$；χ^2=67.499，$P<0.001$）。具体结果见表 7-87。

表 7-87　2018 年深圳市居民血脂测量行为分布情况［人数和构成比（%）］

年龄组（岁）	性别	从未测过血脂	1 个月	1~3 个月	3~6 个月	≥6 个月	χ^2	P
18~44	男性	1461（54.33）	35（1.30）	204（7.59）	203（7.55）	786（29.23）	5.275	0.260
	女性	1854（56.56）	45（1.37）	239（7.29）	206（6.28）	934（28.49）		
45~59	男性	446（44.91）	27（2.72）	113（11.38）	95（9.57）	312（31.42）	7.643	0.106
	女性	673（48.00）	20（1.43）	172（12.27）	129（9.20）	408（29.17）		
60~69	男性	154（39.69）	10（2.58）	60（15.46）	49（12.63）	115（29.64）	4.275	0.370
	女性	298（38.65）	27（3.50）	91（11.80）	109（14.14）	246（31.91）		
≥70	男性	42（30.22）	4（2.88）	28（20.14）	22（15.83）	43（30.94）	1.610	0.807
	女性	53（31.74）	3（1.80）	26（15.57）	29（17.37）	56（33.53）		
合计	男性	2103（49.96）	76（1.81）	405（9.62）	369（8.77）	1256（29.84）	1.678	0.795
	女性	2878（51.23）	95（1.69）	528（9.40）	473（8.42）	1644（29.26）		
	合计	4981（50.69）	171（1.74）	933（9.49）	842（8.57）	2900（29.51）		

对按年度进行血脂测量行为进行分析，表 7-88 结果显示，35 岁及以上人群年度血脂检测率为 45.08%，且不论男性或女性，35 岁及以上人群年度血脂检测率均高于 35 岁以下者，差异有统计学意义。35 岁及以上人群中，男性检测率为 45.63%，女性为 44.67%，性别差异无统计学意义（χ^2=0.868，P=0.648）。

表 7-88　2018 年深圳市居民年度血脂测量行为分布情况

性别	年龄组（岁）	血脂测量情况［人数和构成比（%）］			χ^2	P
		未测量	一年内测量	一年及以上测量		
男性	<35	710（59.02）	423（35.16）	70（5.82）	54.901	<0.001
	≥35	1397（46.40）	1374（45.63）	240（7.97）		
女性	<35	966（60.87）	505（31.82）	116（7.31）	85.872	<0.001
	≥35	1922（47.52）	1807（44.67）	316（7.81）		
合计	<35	1676（60.07）	928（33.26）	186（6.67）	137.799	<0.001
	≥35	3319（47.04）	3181（45.08）	556（7.88）		

进一步分析，血脂异常与否与血脂测量行为的关系，结果显示，血脂正常人群从未测过血脂的比例为 55.59%，高于血脂异常的人群的 43.30%，差异有统计学意义（χ^2=152.173，$P<0.001$）。

（二）血脂正常人群血脂测量情况

在血脂正常人群中，除 45～59 岁组显示女性从未测过血脂的比例为 54.63%，高于男性，男性为 49.65%（$\chi^2=15.505$，$P=0.004$）外，其余各年龄组男性和女性的血脂测量行为无差异（表 7-89）。随着年龄的增长，总人群、男性和女性表示从未测过血脂的比例均呈下降趋势（趋势 $\chi^2=34.986$，$P<0.001$；$\chi^2=12.122$，$P<0.001$；$\chi^2=22.851$，$P<0.001$）。

表 7-89　2018 年深圳市居民血脂测量行为分布情况（血脂正常人群）

年龄组（岁）	性别	血脂测量情况[人数和构成比（%）]					χ^2	P
		从未测过血脂	<1 个月	1～<3 个月	3～<6 个月	≥6 个月		
18～44	男性	778（58.85）	9（0.68）	91（6.88）	85（6.43）	359（27.16）	4.043	0.400
	女性	1502（58.44）	35（1.36）	187（7.28）	155（6.03）	691（26.89）		
45～59	男性	212（49.65）	15（3.51）	40（9.37）	40（9.37）	120（28.1）	15.505	0.004
	女性	454（54.63）	7（0.84）	93（11.19）	62（7.46）	215（25.87）		
60～69	男性	86（48.04）	4（2.23）	19（10.61）	23（12.85）	47（26.26）	4.486	0.344
	女性	193（45.63）	14（3.31）	35（8.27）	41（9.69）	140（33.1）		
≥70	男性	24（34.29）	1（1.43）	14（20）	9（12.86）	22（31.43）	3.774	0.437
	女性	35（40.70）	1（1.16）	8（9.3）	13（15.12）	29（33.72）		
合计	男性	1100（55.06）	29（1.45）	164（8.21）	157（7.86）	548（27.43）	1.728	0.786
	女性	2184（55.86）	57（1.46）	323（8.26）	271（6.93）	1075（27.49）		
	合计	3284（55.59）	86（1.46）	487（8.24）	428（7.24）	1623（27.47）		

（三）血脂异常人群血脂测量情况

在血脂异常人群中，总体上女性从未测过血脂的比例 40.63%，低于男性的 45.36%（$\chi^2=11.118$，$P=0.025$），但各年龄组男性和女性的血脂测量行为无差异（表 7-90）。随着年龄的增长，总人群、男性和女性表示从未测过血脂的比例均呈下降趋势（趋势 $\chi^2=41.604$，$P<0.001$；$\chi^2=17.348$，$P<0.001$；$\chi^2=19.736$，$P<0.001$）。

表 7-90　2018 年深圳市居民血脂测量行为分布情况（血脂异常人群）

年龄组（岁）	性别	血脂测量情况[人数和构成比（%）]					χ^2	P
		从未测过血脂	<1 个月	1～<3 个月	3～<6 个月	≥6 个月		
18～44	男性	683（53.99）	26（2.06）	11（0.87）	118（9.33）	427（33.75）	3.693	0.449
	女性	352（49.72）	10（1.41）	52（7.34）	51（7.2）	243（34.32）		
45～59	男性	234（41.34）	12（2.12）	73（12.9）	55（9.72）	192（33.92）	1.935	0.748
	女性	219（38.35）	13（2.28）	79（13.84）	67（11.73）	193（33.8）		
60～69	男性	68（32.54）	6（2.87）	41（19.62）	26（12.44）	68（32.54）	5.534	0.237
	女性	105（30.17）	13（3.74）	56（16.09）	68（19.54）	106（30.46）		
≥70	男性	18（31.58）	3（5.26）	14（24.56）	1（1.75）	21（36.84）	0.806	0.938
	女性	18（22.22）	2（2.47）	18（22.22）	16（19.75）	27（33.33）		

年龄组（岁）	性别	血脂测量情况[人数和构成比（%）]					χ^2	P
		从未测过血脂	<1 个月	1～<3 个月	3～<6 个月	≥6 个月		
合计	男性	1003（45.36）	47（2.13）	241（10.9）	212（9.59）	708（32.02）	11.118	0.025
	女性	694（40.63）	38（2.22）	205（12）	202（11.83）	569（33.31）		
	合计	1697（43.30）	85（2.17）	446（11.38）	414（10.56）	1277（32.58）		

二、血脂异常诊断和治疗

本次调查中，通过询问被调查者有没有被社区健康服务中心或以上级别医院诊断为血脂异常或高血脂，定义血脂异常诊断情况；如果选择"有"，则进一步询问采取哪些措施来控制或监测血脂，包括未采取任何措施、按医嘱服药、控制饮食、运动、血脂监测和其他方式。

（一）血脂异常诊断

调查结果显示，血脂异常诊断人数 910 例，占血脂异常者的 22.85%（910/3982）。其中，男性 473 例，女性 437 例，分别占男女血脂异常者的 21.16%（473/2346）和 25.03%（437/1746）。男性血脂异常诊断人数在 18～44、45～59 和 60 岁及以上的分别为 215、160和 98 人，女性分别为 96、157 和 184 人。

（二）血脂异常治疗

被诊断为血脂异常的人群中，通过控制饮食来控制血脂的比例最高，为 54.62%，其次为运动（43.96%）、按医嘱服药（32.09%）、血脂监测（14.62%）和其他（1.43%），同时有21.21% 的血脂异常者未采取任何措施。这种控制措施的分布情况在不同年龄组和男女性人群中基本一致。

1. 未采取任何措施　除 18～44 岁组男女未采取任何措施的比例[男性的 28.37% 高于女性的 13.54%（χ^2=7.822，P=0.005）]存在差异，其余各年龄组性别之间无差异。随着年龄增长，比例略呈下降趋势，分别为 23.79%、20.19% 和 19.50%，但无统计学意义（趋势χ^2=1.719，P=0.190），其中，男性下降趋势明显，分别为 28.37%、19.38% 和 17.35%（趋势χ^2=5.751，P=0.016），女性则随年龄增长而下降的趋势不明显（趋势 χ^2=1.499，P=0.221）。主要结果见表 7-91。

表 7-91　2018 年深圳市血脂异常居民控制措施的采取情况

性别	年龄组（岁）	异常人数和构成比（%）					
		未采取任何措施	按医嘱服药	控制饮食	运动	血脂监测	其他
男性	18～44	61（28.37）	36（16.74）	125（58.14）	91（42.33）	15（6.98）	4（1.86）
	45～59	31（19.38）	61（38.13）	91（56.88）	83（51.88）	22（13.75）	4（2.5）
	≥60	17（17.35）	45（45.92）	51（52.04）	42（42.86）	26（26.53）	0（0）
	合计	109（23.04）	142（30.02）	267（56.45）	216（45.67）	63（13.32）	8（1.69）

续表

性别	年龄组（岁）	异常人数和构成比（%）					
		未采取任何措施	按医嘱服药	控制饮食	运动	血脂监测	其他
女性	18～44	13（13.54）	10（10.42）	57（59.38）	42（43.75）	6（6.25）	4（4.17）
	45～59	33（21.02）	56（35.67）	83（52.87）	72（45.86）	25（15.92）	0（0）
	≥60	38（20.65）	84（45.65）	90（48.91）	70（38.04）	39（21.2）	1（0.54）
	合计	84（19.22）	150（34.32）	230（52.63）	184（42.11）	70（16.02）	5（1.14）
合计	18～44	74（23.79）	46（14.79）	182（58.52）	133（42.77）	21（6.75）	8（2.57）
	45～59	64（20.19）	117（36.91）	174（54.89）	155（48.90）	47（14.83）	4（1.26）
	≥60	55（19.50）	129（45.74）	141（50.00）	112（39.72）	65（23.05）	1（0.35）
	合计	193（21.21）	292（32.09）	497（54.62）	400（43.96）	133（14.62）	13（1.43）

2. 按医嘱服药　男性按医嘱服药情况为 30.02%，略低于女性的 34.32%，差异无统计学意义（$\chi^2=1.998$，$P=0.157$），且各年龄组间性别也无差异。随着年龄增长，按医嘱服药的比例增长，60 岁以上组服药比例为 45.74%，而 18～44 岁组仅为 14.79%（趋势 $\chi^2=65.563$，$P<0.001$），且男性和女性均呈现同样的增长趋势（趋势 $\chi^2=32.557$，$P<0.001$；$\chi^2=31.897$，$P<0.001$）。主要结果见表 7-91。

3. 控制饮食　男性采取控制饮食的比例为 56.45%，略高于女性的 52.63%，差异无统计学意义（$\chi^2=1.251$，$P=0.263$），且各年龄组间性别也无差异。随着年龄的增长，采取控制饮食措施的比例逐渐下降，依次为 58.52%、54.89% 和 50.00%（趋势 $\chi^2=4.501$，$P=0.034$），但分别对男性和女性进行分析，则下降趋势均无统计学意义（趋势 $\chi^2=0.904$，$P=0.342$；$\chi^2=2.986$，$P=0.084$）。主要结果见表 7-91。

4. 运动　男性采取运动措施的比例为 45.67%，略高于女性的 42.11%，差异无统计学意义（$\chi^2=1.108$，$P=0.293$），且各年龄组性别之间也无差异。总人群、男性和女性 45～59 岁组采取运动方式的比例均较高，分别为 48.90%、51.88% 和 45.86%，但各年龄组无差异（$\chi^2=5.652$，$P=0.059$；$\chi^2=3.872$，$P=0.144$；$\chi^2=2.463$，$P=0.292$）。主要结果见表 7-91。

5. 血脂监测　男性血脂监测的比例为 13.32%，略低于女性的 16.02%，差异无统计学意义（$\chi^2=0.483$，$P=0.487$），且各年龄组性别之间也无差异。不论男性、女性，采取血脂监测的比例随着年龄增长而增长，采取血脂监测的比例呈现上升趋势（$\chi^2=21.503$，$P<0.001$；$\chi^2=9.963$，$P<0.001$），总人群中 60 岁及以上监测比例为 23.05%，而 18～44 岁组仅为 6.75%（$\chi^2=9.963$，$P=0.002$）。主要结果见表 7-91。

6. 综合措施　围绕药物治疗，分析血脂异常人群中仅药物、药物+饮食、药物+运动、药物+饮食+运动、仅监测等综合控制措施的采取情况。结果显示，血脂异常人群中，仅采取药物控制的占 11.10%，其次是药物+饮食+运动（5.93%），然后是药物+饮食（3.74%）、药物+运动（2.86%），仅监测的比例最低，为 0.55%。女性仅采用监测的比例高于男性（$\chi^2=5.429$，$P=0.020$），而其他综合措施的应用情况无性别差异。主要结果见表 7-92。

表 7-92　2018 年深圳市血脂异常居民综合控制措施的采取情况

性别	年龄组（岁）	异常人数和构成比（%）				
		仅药物	药物+饮食	药物+运动	药物+运动+饮食	仅监测
男性	18～44	14（6.51）	5（2.33）	3（1.4）	12（5.58）	0（0）
	45～59	17（10.63）	10（6.25）	7（4.38）	17（10.63）	0（0）
	≥60	14（14.29）	1（1.02）	4（4.08）	5（5.1）	0（0）
	合计	45（9.51）	16（3.38）	14（2.96）	34（7.19）	0（0）
女性	18～44	5（5.21）	2（2.08）	0（0）	3（3.13）	4（4.17）
	45～59	18（11.46）	8（5.1）	5（3.18）	6（3.82）	1（0.64）
	≥60	33（17.93）	8（4.35）	7（3.8）	11（5.98）	0（0）
	合计	56（12.81）	18（4.12）	12（2.75）	20（4.58）	5（1.14）
合计	18～44	19（6.11）	7（2.25）	3（0.96）	15（4.82）	4（1.29）
	45～59	35（11.04）	18（5.68）	12（3.79）	23（7.26）	1（0.32）
	≥60	47（16.67）	9（3.19）	11（3.9）	16（5.67）	0（0）
	合计	101（11.10）	34（3.74）	26（2.86）	54（5.93）	5（0.55）

第三节　其他慢性病与血脂异常的关系

一、高血压与血脂异常

总人群中，高血压人数 2077 人，占比 20.72%。高血压人群中，血脂异常者占比 53.92%，高于非高血压患者的 36.01%（χ^2=220.808，P<0.001）。除 60 岁及以上年龄段，不论性别、年龄，高血压患者中血脂异常的比例均高于非高血压人群，且高年龄段异常比例较高。具体结果见表 7-93。

表 7-93　2018 年深圳市居民高血压与血脂异常情况

年龄组（岁）	分类	男性		女性		合计	
		人数（%）	血脂异常（%）	人数（%）	血脂异常（%）	人数（%）	血脂异常（%）
18～44	非高血压	2264（83.64）[1]	1099（48.54）[2]	3157（94.95）	648（20.53）	5421（89.87）	1747（32.23）
	高血压	443（16.36）	277（62.53）[3]	168（5.05）	70（41.67）	611（10.13）	347（56.79）
	χ^2		29.177		41.939		146.218
	P		<0.001		<0.001		<0.001
45～59	非高血压	652（64.05）	353（54.14）	1109（75.96）	410（36.97）	1761（71.07）	763（43.33）
	高血压	366（35.95）	228（62.30）	351（24.04）	175（49.86）	717（28.93）	403（56.21）
	χ^2		6.341		18.452		33.87
	P		0.018		<0.001		<0.001
≥60	非高血压	245（45.20）	121（49.39）	520（53.50）	231（44.42）	764（50.50）	352（46.07）
	高血压	297（54.80）	158（53.20）	452（46.50）	212（46.90）	749（49.50）	370（49.40）
	χ^2		0.735		0.608		1.717
	P		0.391		0.436		0.190

年龄组 （岁）	分类	男性		女性		合计	
		人数（%）	血脂异常（%）	人数（%）	血脂异常（%）	人数（%）	血脂异常（%）
合计	非高血压	3161（74.08）	1572（49.73）	4786（83.13）	1289（26.93）	7947（79.28）	2862（36.01）
	高血压	1106（25.92）	663（59.95）	971（16.87）	457（47.06）	2077（20.72）	1120（53.92）
	χ^2		34.119		155.014		220.808
	P		<0.001		<0.001		<0.001

注：表格中数据计算举例：1 男性非高血压人数为 2264、高血压人数为 443，2264/（2264+443）=83.64%；2 男性非高血压血脂异常人数为 1099，1099/2264=48.54%；3 男性高血压血脂异常人数为 277，277/443=62.53%。

二、糖尿病与血脂异常

总人群中，糖尿病人数 722 人，占比 7.20%。糖尿病人群中，血脂异常者占比 67.04%，高于非糖尿病人群的 37.57%（χ^2=242.398，P<0.001）。不论性别、年龄，糖尿病人群中血脂异常的比例均高于非糖尿病人群，且以 45～59 岁年龄段异常比例较高。具体结果见表 7-94。

表 7-94　2018 年深圳市居民糖尿病与血脂异常情况

年龄组 （岁）	分类	男性		女性		合计	
		人数（%）	血脂异常（%）	人数（%）	血脂异常（%）	人数（%）	血脂异常（%）
18～44	非糖尿病	2596（95.97）	1291（49.73）	3244（97.71）	682（21.02）	5840（96.93）	1973（33.78）
	糖尿病	109（4.03）	83（76.15）	76（2.29）	34（44.74）	185（3.07）	117（63.24）
	χ^2		28.793		24.45		67.942
	P		<0.001		<0.001		<0.001
45～59	非糖尿病	886（87.12）	480（54.18）	1333（91.43）	492（36.91）	2219（89.62）	972（43.80）
	糖尿病	131（12.88）	100（76.34）	125（8.57）	93（74.40）	257（10.38）	192（74.71）
	χ^2		22.073		65.203		89.429
	P		<0.001		<0.001		<0.001
≥60	非糖尿病	442（81.70）	215（48.64）	788（81.24）	330（41.88）	1230（81.40）	545（44.31）
	糖尿病	99（18.30）	64（64.65）	182（18.76）	111（60.99）	281（18.60）	175（62.28）
	χ^2		7.936		22.34		29.744
	P		0.048		<0.001		<0.001
合计	非糖尿病	3924（92.05）	1986（50.61）	5365（93.34）	1505（28.05）	9289（92.79）	3490（37.57）
	糖尿病	339（7.95）	246（72.57）	383（6.66）	238（62.14）	722（7.21）	484（67.04）
	χ^2		60.204		196.232		242.398
	P		<0.001		<0.001		<0.001

三、高尿酸血症与血脂异常

总人群中，高尿酸血症者 1612 人，占比 16.08%。高尿酸血症人群中，血脂异常者占比 59.62%，高于非高尿酸血症人群的 35.92%（χ^2=316.758，P<0.001）。不论性别、年龄，高尿酸血症人群血脂异常的比例均高于非高尿酸血症人群，且以 45～59 岁年龄段异常比例较高。具体结果见表 7-95。

表 7-95　2018 年深圳市居民高尿酸血症与血脂异常情况

年龄组（岁）	分类	男性		女性		合计	
		人数（%）	血脂异常（%）	人数（%）	血脂异常（%）	人数（%）	血脂异常（%）
18～44	非高尿酸血症	2131（78.72）	997（46.79）	2976（89.50）	579（19.46）	5107（84.67）	1577（30.88）
	高尿酸血症	576（21.28）	378（65.63）	349（10.50）	139（39.83）	925（15.33）	517（55.89）
	χ^2		64.676		76.068		216.446
	P		<0.001		<0.001		<0.001
45～59	非高尿酸血症	827（81.24）	437（52.84）	1218（83.48）	442（36.29）	2045（82.53）	879（42.98）
	高尿酸血症	191（18.76）	143（74.87）	241（16.52）	143（59.34）	433（17.47）	286（66.05）
	χ^2		31.142		43.972		77.112
	P		<0.001		<0.001		<0.001
≥60	非高尿酸血症	442（81.55）	212（47.96）	816（84.04）	354（43.38）	1259（83.16）	565（44.88）
	高尿酸血症	100（18.45）	68（68.00）	155（15.96）	90（58.06）	255（16.84）	158（61.96）
	χ^2		13.259		11.083		24.298
	P		0.003		0.009		<0.001
合计	非高尿酸血症	3401（79.69）	1646（48.40）	5010（87.04）	1375（27.45）	8411（83.92）	3021（35.92）
	高尿酸血症	867（20.31）	589（67.94）	746（12.96）	372（49.87）	1612（16.08）	961（59.62）
	χ^2		106.424		153.76		316.758
	P		<0.001		<0.001		<0.001

第四节　小　结

从 20 世纪 80 年代开始，以冠状动脉粥样硬化性心脏病（冠心病）和缺血性脑卒中为主要类型的动脉粥样硬化性心血管疾病（ASCVD）的疾病负担不断增加，且成为危害我国居民生命和健康的首要疾病。血脂异常，特别是高胆固醇血症与 ASCVD 的发生有密切的关联，是动脉粥样硬化性病变发生、发展的主要危险因素。因此，了解血脂异常的流行情况，对有效预防和控制血脂异常的发生、发展具有重要意义。

一、血脂异常的总体情况

2018 年深圳市 18 岁及以上成人血脂情况分析结果显示，血浆总胆固醇（TC）的平均值为（4.86±0.99）mmol/L，异常的比例为 9.37%；三酰甘油（triglyceride，TG）平均值为（1.43±1.24）mmol/L，异常的比例 12.83%；低密度脂蛋白-胆固醇（low-density lipoprotein cholesterol，LDL-C）平均值为（3.08±0.78）mmol/L，异常的比例为 10.14%；高密度脂蛋

白-胆固醇（high-density lipoprotein cholesterol，HDL-C）平均值为（1.21±0.32）mmol/L，异常的比例为 20.69%；总的血脂异常率为 39.71%。临床分类结果显示，高 TC 血症、高 TG 血症、混合型高脂血症和低 HDL-C 血症的比例分别为 6.62%、10.09%、2.74% 和 14.34%。按照 2000 年世界标准人口结构进行调整后，1997 年、2009 年和 2018 年血浆 TC\TG 呈现上升趋势，以 2009 年的平均水平最高，HDL-C 的平均水平呈现总体下降趋势。20 年来 TC\TG 平均增长了 0.14mmol/L 和 0.18mmol/L，HDL-C 下降了 0.17mmol/L；2018 年 LDL-C 的平均水平较 2009 年增长了 0.04mmol/L。

（一）血脂各指标水平的流行情况

1. 血脂各指标水平的性别、年龄差异 2012 年中国居民营养与慢性病调查（CHNS）结果显示，中国城市成年居民血浆 TC 水平为（4.58±0.05）mmol/L，男性和女性均为（4.58±0.05）mmol/L；大城市成年居民为（4.66±0.04）mmol/L，中小城市成年居民为（4.57±0.06）mmol/L。同时，全国的调查结果显示，18～69 岁成年居民血浆 TC 水平随年龄的增长有逐渐升高的趋势，18～29 岁组为（4.18±0.05）mmol/L；60～69 岁组最高，为（4.94±0.05）mmol/L；70 岁以上组略有降低，为（4.92±0.06）mmol/L。深圳市三次调查结果也显示，随着年龄增长，血浆 TC 水平有升高的趋势，但三次同年龄段的血浆 TC 水平均高于全国平均水平，60～69 岁组平均值超过 5.0mmol/L。这提示，深圳市居民，不论年龄、性别，血浆 TC 水平均高于全国城市平均水平。

2012 年 CHNS 结果显示，中国城市成年居民血浆 TG 水平为 1.38mmol/L，其中，城市地区为 1.42mmol/L，男性为 1.51mmol/L，女性为 1.25mmol/L，男性高于女性。深圳市 2018 年调查结果显示总人群血浆 TG 水平平均为 1.43mmol/L，男性为 1.72mmol/L，女性为 1.22mmol/L，可见，深圳市总体水平与 2012 年全国水平相当，也是男性高于女性，但是深圳市男性的平均水平较全国男性平均水平要高出 0.21mmol/L，同时，全国的数据也显示，居民血浆 TG 水平总体呈现随年龄增加而上升的趋势，但 60 岁及以上的居民血浆 TG 水平要低于 45～59 岁组，与深圳市三次横断面的调查结果一致（图 7-1B），但 60 岁以上三次横断面的调查结果标化水平为 1.42mmol/L、1.80mmol/L 和 1.44mmol/L，高于全国的 1.40mmol/L。这提示，深圳市男性居民年龄 60 岁以上者血浆 TG 水平较高。

2012 年 CNHS 结果显示，中国城市成年居民血浆 HDL-C 水平为 1.19mmol/L，男性为 1.14mmol/L，女性为 1.23mmol/L，男性低于女性。深圳市 2018 年调查结果显示总人群平均为 1.21mmol/L，男性为 1.12mmol/L，低于女性的 1.28mmol/L，可见，深圳市总体水平略高于 2012 年全国水平，男性低于女性，但是深圳市男性的平均水平较全国男性平均水平要低 0.02mmol/L，女性则要高 0.05mmol/L。同时，全国的数据显示，居民血浆 HDL-C 水平总体呈现随年龄增加而上升的趋势，与深圳市三次横断面的调查结果的趋势相反（图 7-1D），但男性中 60 岁以后略有上升。这提示，深圳市成年居民血浆 HDL-C 水平优于全国平均水平，尤其是女性。

2013～2014 年中国慢性病与危险因素监测（CCDRFS）的结果显示，总人群血浆 LDL-C 的平均水平为 2.88mmol/L，男性为 2.89mmol/L，女性为 2.87mmol/L，且不论男性女性，70 岁以前均呈现随着年龄增长而上升的趋势，而 70 岁以后略呈现下降趋势。深圳市 2018

年的平均水平为 3.08mmol/L，男性为 3.18mmol/L，女性为 3.02mmol/L，高于全国的平均水平，且各年龄段的平均水平也较全国同龄人高，但趋势与全国情况类似，70 岁以后也略呈现下降趋势。

2. 血脂各指标水平变化的时间趋势 2012 年与 2002 年 CHNS 相比，全国血浆 TC 平均水平城市成年居民升高 0.62mmol/L，男性升高 0.69mmol/L，女性升高 0.68mmol/L。深圳市 1997 年、2009 年和 2018 年三次横断面的调查结果的标化结果均高于全国水平，2018 年相比 1997 年，平均升高 0.14mmol/L，男性升高 0.19mmol/L，女性升高 0.07mmol/L，低于全国涨幅。据此推测，现阶段深圳市居民的血浆 TC 水平与同期全国的水平相当或略低。

2012 年与 2002 年 CHNS 相比，全国血浆 TG 平均水平城市成年居民升高 0.26mmol/L，男性升高 0.38mmol/L，女性升高 0.20mmol/L。深圳市 2018 年调查结果较 1997 年升高 0.18mmol/L，男性升高 0.28mmol/L，女性升高 0.08mmol/L。可见，深圳市 1997～2018 年 20 年间的增幅小于全国 2002～2012 年 10 年间的增幅。据此推测，现阶段深圳市居民的血浆 TG 水平可能低于同期全国的水平。

2012 年与 2002 年 CHNS 相比，全国血浆 HDL-C 平均水平城市成年居民降低 0.11mmol/L，男性降低 0.12mmol/L，女性降低 0.10mmol/L。深圳市 2018 年较 2009 年降低 0.01mmol/L，男性降低几乎为 0，女性降低 0.03mmol/L；较 1997 年降低 0.17mmol/L，男性降低 0.16mmol/L，女性降低 0.19mmol/L。可见，深圳市 20 年间的降幅主要体现在 1997～2009 年，且高于全国 2002～2012 年 10 年间的降幅，但近十年来血浆 HDL-C 水平比较稳定。

（二）血脂异常的流行情况

1. 血脂异常的性别、年龄差异 2013～2014 年中国慢性病与危险因素监测（CCDRFS）结果显示，38.5%的 18 岁以上成人 TC≥5.18mmol/L，即处于边缘升高或升高状态，略高于 2018 年深圳市总人群 34.5%的水平，但深圳市男性边缘升高或升高的比例为 37.5%，低于全国男性的水平（39.1%），深圳市女性边缘升高或升高的比例为 32.4%，高于全国女性的 27.9%。同时，2012 年 CHNS 结果显示，我国城市人群血浆 TC 升高和边缘升高比例分别 5.6%和 24.7%，低于深圳市的 9.4%和 25.1%。其中，深圳市男性的水平高于全国的 5.1%和 24.4%，而女性 TC 边缘升高的为 23.7%，略低于全国的水平（25.1%），但升高的比例为 8.6%，高于全国的水平（6.0%）。并且，对于患病率较低的 18～29 岁的青年人，深圳市的患病率远远高于全国同龄人的水平（2.2%）。

TG 异常的 CCDRFS 结果显示，25.8%的 18 岁以上成人 TG≥1.69mmol/L，即处于边缘升高或升高状态，略高于与 2018 年深圳市总人群的水平（24.6%），但深圳市男性边缘升高或升高的比例为 36.1%，高于全国男性的水平（29.6%），女性边缘升高或升高的比例为 16.9%，低于全国女性的水平（21.9%）。

同样，CCDRFS 结果显示，26.3%的成人 LDC-C≥3.37mmol/L，即处于边缘升高或升高状态，8.1%的成人处于≥4.14mmol/L 的升高状态，而理想水平状态的比例仅仅为 39.3%。与深圳市 2018 年的结果相比，深圳市居民 LDL-C 处于理想水平的比例为 42.1%，略高于全国平均水平，但升高的比例为 10.6%，边缘升高或升高的比例为 30.5%，也较全国水平高。可见，深圳市居民 LDL-C 水平呈现两端分化的现象。

对于 HDL-C 降低的比例，CCDRFS 的结果显示，20.4%的成人 HDL-C≤1.04mmol/L，即处于降低的异常状态，与深圳市 2018 年的水平（20.7%）相当，但深圳市男性异常状态比例为 30.9%，高于全国男性的水平（26.0%），女性异常状态的比例为 13.2%，略低于全国女性的水平（13.2%）。

从血脂四项升高或降低的异常角度而言，CCDRFS 的结果显示，男性血浆 TC 和 LDL-C 异常的比例略低于女性，而 HDL-C 和 TG 异常的比例高于女性，而深圳市的分析结果则显示，血脂四项异常的比例均为男性高于女性。随着年龄的增长，血浆 TC 和 LDL-C 异常比例 70 岁以前呈现上升趋势，TG 异常比例 60 岁以前呈现上升趋势，而 HDL-C 异常比例在 30～49 岁异常比例较高，超过 20%，深圳市情况与全国的情况类似，表现在 60 岁以前血浆 TC、TG、LDL-C 异常呈现上升趋势，而 HDL-C 异常比例在 30～59 岁较高，超过 20%。

2. 血脂异常的时间趋势 2002 年和 2012 年 CHNS 结果显示，成人血浆 TC 平均水平分别为 3.98mmol/L 和 4.50mmol/L，高 TC 血症的患病率分别为 2.9%和 4.9%；TG 平均水平分别为 1.12mmol/L 和 1.38mmol/L，高 TG 血症的患病率分别为 11.9%和 13.1%；HDL-C 平均水平分别为 1.30mmol/L 和 1.19mmol/L，低 HDL-C 血症的患病率分别为 7.4%和 33.9%；中国成人血脂异常总体患病率分别高达 18.6%和 40.4%，2012 年较 2002 年呈大幅度上升。《中国成人血脂异常防治指南》（2007 年版）的血脂异常定义未考虑 LDL-C；1997 年《血脂异常防治建议》，截点不同，更严格。2010 年 CCDRFS 数据显示，我国 18 岁及以上居民高 TC、TG、LDL-C 和低 HDL-C 的患病率分别为 3.3%、11.3%、2.1%和 44.8%；2013～2014 年 CCDRFS 数据显示，18 岁及以上成人高 TC、TG、LDL-C 和低 HDL-C 的患病率分别为 6.9%、13.8%、8.1%和 20.4%，除 HDL-C 异常比例下降外，总体上升（《中国成人血脂异常防治指南》2016 年修订版）。

与全国血脂异常比例上升趋势一致，1997 年、2009 年和 2018 年，深圳市按照 2000 年世界标准人口结构进行调整后血浆 TC 异常比例分别为 7.1%、9.2%和 8.7%，血浆 TG 异常比例分别为 8.9%、15.7%和 12.5%，血浆 HDL-C 异常比例分别为 11.2%、19.6%和 20.2%，血脂异常的比例分别为 22.2%、34.5%和 34.3%，总体呈现上升趋势。

小结：深圳市与全国情况类似，血脂四项的平均水平均呈现上升趋势，以低 HDL-C 和高 TG 为主。尽管缺乏同期的数据，但从全国 2002 年和 2012 年的 CHNS 调查结果以及增长速度推测，2018 年深圳市居民血浆 TC 水平估计与同期全国水平相当或略低，TG 水平则可能低于全国水平，HDL-C 的水平优于全国平均水平。而 CCDRFS 的结果，则可以进一步协助推测，深圳市血浆 TC、TG、HDL-C 异常比例可能低于同期全国水平。但血浆 LDL-C 的水平和异常比例因只有约三年增长速度的数据，不能作出推测。除 HDL-C 外，女性血脂水平呈现随着年龄的增长而升高的趋势，男性则表现出高年龄段 60 岁或 70 岁之后略下降趋势，且女性在 60 岁以后，血脂水平情况较男性差。总体上，男性血脂水平情况较女性差。

二、人群其他特征分布

2018 年深圳市的数据显示，血脂异常与文化程度有关，总体以中等文化程度血脂异常比例较高，文盲和大专及以上文化程度者往往较低，但男性除血浆 TG 异常、HDL-C 异常、高 TG 血症与文化程度有关外，其余类型与文化程度无关；女性则除血浆 HDL-C 异常、低 HDL-C 血症与文化程度无关外，其余均有关。2013～2014 年 CCDRFS 的结果提示，文化程度越高，高 TC 的比例越低，中学以上文化程度者高 TC 的比例较低；中学文化程度者低 HDL-C 的比例较高，与深圳市调查结果不完全一致。可见，文化程度与血脂异常的关联可能存在区域差异，需要因地制宜开展有针对性的健康教育。

2018 年深圳市的数据显示，血脂异常与职业类型有关。血浆 TC 异常比例较高者为"离退休人员"，较低者为"办事人员和有关人员"；血浆 TG 异常比例较高者为"生产、运输设备操作人员及有关人员"，较低者为"家务人员"；血浆 LDL-C 异常比例较高者为"离退休人员"，较低者为"办事人员和有关人员"；血浆 HDL-C 异常比例较高者为"生产、运输设备操作人员及有关人员"，较低者为"家务人员"；血脂异常比例较高者为"离退休人员"，较低者为"家务人员"。血脂异常临床分类的结果也显示，高 TC 血症比例较高的为"离退休人员"，较低的为"生产、运输设备操作人员及有关人员"；高 TG 血症比例较高的为"生产、运输设备操作人员及有关人员"，较低的为"家务人员"；混合型高脂血症较高的为"商业、服务业人员"，较低的为"办事人员和有关人员"；低 HDL-C 血症较高的为"生产、运输设备操作人员及有关人员"，较低的为"家务人员"。可见，不同的血脂异常类型，高风险的职业亦不同。总体上，"离退休人员"容易发生血浆 TC、LDL-C 的异常，"生产、运输设备操作人员及有关人员"容易发生血浆 TG、HDL-C 异常，风险较低的职业为"办事人员和有关人员"和"家务人员"。

就婚姻状况而言，2018 年深圳市数据显示，丧偶者血浆 TC、LDL-C、血脂异常，高 TC 血症、混合型高脂血症的风险较高，而已婚人群中血浆 TG、HDL-C 异常和低 HDL-C 血症的风险较高，离婚者高 TG 血症的风险较高。除男性离婚者 TG 异常、高 TG 血症比例较高，女性除已婚者和丧偶者 HDL-C 异常和低 HDL-C 血症比例较高外，其他均以丧偶者血脂异常比例较高。

小结：深圳市居民以中等文化程度者血脂异常的可能性较大，但在男性中表现不明显；"离退休人员"容易发生血浆 TC、LDL-C 异常，"生产、运输设备操作人员及有关人员"容易发生血浆 TG、HDL-C 异常；丧偶者的血脂情况也值得密切关注。

三、行为生活方式与血脂异常

2013～2014 年 CCDRFS 的结果提示，不论性别，超重和肥胖是高 TC、LDL-C、TG 及低 HDL-C 的危险因素，吸烟是高 TG、低 HDL-C 的危险因素，饮酒是高 TG 的危险因素；而不经常活动是男性低 HDL-C 的危险因素。广东省 2010 年的一项调查显示，体力活动不足、超重、肥胖、吸烟是血脂异常的危险因素。最近国内的一篇综述也提到吸烟、饮酒、缺乏体力活动、超重和肥胖是防治血脂异常可干预的危险因素。

2018 年深圳市的调查结果显示，除血浆 TC 异常和高 TC 血症与吸烟状态的关联性不显著外，其他血脂异常情况与吸烟情况有关，随着吸烟量、吸烟年限的增加，血脂异常的比例增加。调查中深圳市女性现在吸烟人数 55 人、已戒烟 34 人，样本量较小，在分析吸烟情况与血脂关联时，仅提示血浆 TG 异常、高 TG 血症与吸烟状态有关，女性二手烟暴露会增加血浆 TC、TG、LDL-C 异常以及临床高 TC 血症的风险。

深圳市女性饮酒人数 561 人，其中酗酒者 138 人，结果提示，仅血浆 TG 异常、混合型高脂血症与饮酒频率有关，中等饮酒频率即 3～6 天/周饮酒者异常比例较高。而男性人群中，需要注意的是，饮酒频率越低，血浆 HDL-C 异常、血脂异常比例和低 HDL-C 血症比例反而越高，且非酗酒者低 HDL-C 血症的比例也较高，原因有待于进一步探索。

总体上，除血浆 TC 外，工作性体力活动尤其是中等强度的活动，血浆 TG、LDL-C、HDL-C 和血脂异常比例通常较低，而中等强度的交通性体力活动仅与血浆 TG 异常比例较低有关，总静态行为时间越长血浆 HDL-C 异常的比例也越高，与国内其他研究结果类似。然而，数据也显示，中等强度的休闲性体力活动人群的血脂异常的比例也较高，且总静态行为时间越长，血浆 TG 异常、混合型高脂血症的比例也越低。考虑到一天体力活动时间的连续性，本次分析按照活动类型分别进行分析，结果仅起到提示作用，后期研究可以考虑进行分层分析或多因素分析，进一步探讨不同活动类型对血脂的综合性影响。

小结：吸烟和饮酒是深圳市居民血脂异常的重要影响因素，尤其是在男性群体中，工作性体力活动有利于降低血脂异常的风险，但休闲性体力活动与总静态行为时间的长短与深圳市居民的血脂情况的关联有待深入分析。

四、高血压、糖尿病、高尿酸血症与血脂异常

2018 年深圳市的调查结果显示，高血压、糖尿病、高尿酸血症者往往伴有血脂异常，且异常者的比例在一半以上，高血压合并血脂异常的约为 54%，糖尿病合并血脂异常的约为 67%，高尿酸合并血脂异常的约为 60%，但高血压合并血脂异常的比例较欧美地区（50%～80%）低。需要注意的是 45～59 岁年龄组，糖尿病、高尿酸血症者合并血脂异常的比例较高，尽管该年龄段人群重视采取各种综合措施进行血脂控制（在各年龄组中比例最高），但效果有限或与该年龄段面临的各种生活压力等有关。这提示，血脂异常和高血压、高血糖、高尿酸血症密切相关，由于共同的行为危险因素和生物学机制相似，它们经常伴随发生，防治血脂异常应采取综合措施，以降低心血管疾病的风险。

小结：深圳市高血压、糖尿病、高尿酸血症者一半以上均伴有血脂异常，提示慢性病防控应采取综合性措施，且需要密切关注 45～59 岁年龄组的人群。

五、血脂异常的测量和治疗

以冠心病和缺血性脑卒中为主的动脉粥样硬化性心血管疾病（ASCVD）在心血管疾病死亡和总死亡中的占比分别从 1990 年时的 40% 和 11% 上升到 2016 年的 61% 和 25%，同期的死亡人数从 100 万/年增加到 240 万/年，严重威胁着我国人民生命健康，而保持血脂健康水平是重要的预防策略。《中国成人血脂异常防治指南（2016 年修订版）》明确指出，无论是否启动药物干预，都必须坚持控制饮食和改善生活方式（Ⅰ类推荐，A 级证据）。同时，指南非常注重治疗过程中的监测，建议每 3 个月进行 LDL-C 和非 HDL-C 的达标性监测。

2010 年全国的一项大型调查显示，血脂异常的治疗率为 6.8%，男性为 6.4%，低于女性的治疗率（7.4%），18～44 岁、45～59 岁、60 岁及以上居民的治疗率分别为 3.6%、10.7% 和 12.1%。2014 年北京市的一项调查显示，血脂异常的知晓率为 19.3%，其中男性为 16.4%，女性为 23.5%；治疗率为 6.3%，男性为 4.9%，低于女性的治疗率（8.2%）；控制率为 8.0%，其中男性为 5.3%，女性为 12.0%。2015～2016 年我国东北地区一项针对 40 岁以上成年人的调查结果显示，血脂异常的人群知晓率、治疗率和控制率分别为 14.4%、33.9% 和 19.9%。

2018 年深圳市的调查结果显示，约一半（50.7%）的居民表示从未测过血脂，35 岁以上人群年度血脂检测率仅为 45.1%，且血脂异常的人群中，有 43.3% 的人表示未测过血脂。进一步被诊断为血脂异常的人群也仅仅占血脂异常者的 22.9%。2018 年调查未能询问调查对象是否知晓自身的血脂情况，但从此数据推测，至少有 2/5 的人不知道自身的血脂情况。同时，对于被诊断为血脂异常者的治疗情况进行分析，结果显示，仍有 21.3% 的人未采取任何控制措施，不到 10% 的血脂异常人群在 3 个月内进行过血脂测量，遵医嘱服药者仅为 32.1%，而采取药物+运动+饮食综合措施进行控制的比例仅为 5.9%，女性情况好于男性，年龄较大者情况好于年龄较小者。因此，建议加强血脂异常的健康教育，争取早期发现、早期治疗和早期控制血脂异常情况。

小结：深圳市居民测量血脂、知晓血脂异常和治疗血脂异常的情况与全国情况类似，与《中国成人血脂异常防治指南（2016 年修订版）》的推荐相差较远，均有待于改善，尤其是对于男性和低龄者。

（徐　英　赵志广）

第八章 高 血 压

高血压是我国人群脑卒中及冠心病发病及死亡的主要危险因素，控制高血压是预防心脑血管疾病发病和死亡的关键。我国近 50 年来人群高血压患病率呈明显上升趋势。目前，我国约有 2 亿高血压患者，每 10 个成年人中有 2 人患高血压。《中国高血压防治指南》指出，我国高血压患者总体的知晓率、治疗率和控制率均较低，分别低于 50%、40%、10%；而加强高血压社区防治工作，定期测量血压、规范管理、合理用药是改善我国人群高血压知晓率、治疗率和控制率的根本；同时，高血压是一种"生活方式病"，认真改变不良生活方式，限盐、限酒、控制体重有利于预防和控制高血压。

本章将以 2018 年深圳市慢性病及其危险因素调查的数据为基础，聚焦深圳市居民高血压的防-治-管情况，深入分析人群血压值水平，高血压患病率、知晓率、治疗率、控制率，血压测量与高血压社区管理情况以及患病相关因素如生活方式等的情况。本章还将结合深圳市 1997 年、2009 年、2018 年三次横断面的慢性病及其危险因素调查的数据，对深圳市居民高血压及其相关指标在这 20 多年变化的情况进行分析。

第一节 高血压流行特征

一、血压值水平

（一）总人群情况

收缩压、舒张压、平均血压、脉压是预测心脑血管疾病事件的重要血压参数，其中平均血压是指一个心动周期中动脉血压的平均值，脉压是指收缩压与舒张压之间的压差值，平均血压和脉压均是根据收缩压和舒张压计算而来的。调查显示，男性人群的平均收缩压、舒张压、平均血压、脉压分别为 124mmHg、80mmHg、94mmHg、44mmHg，女性人群的平均收缩压、舒张压、平均血压、脉压分别为 117mmHg、74mmHg、88mmHg、43mmHg。具体结果见表 8-1。

（二）性别年龄差异

在性别上，男性人群的收缩压、舒张压、平均血压均高于女性，且差异具有统计学意义（均为 $P<0.001$）；并且在较低年龄段血压值差距较大，在老年人群血压值差距缩小。在 40 岁以前男性的脉压大于女性，40 岁以后则是女性的脉压大于男性。

在年龄趋势上，无论男性、女性，收缩压、平均血压、脉压大体呈现随着年龄增加而升高的趋势（均为 $P<0.001$）。而舒张压则是先随着年龄的增加而升高，在 50～59 岁达到高峰，而后随着年龄增加而开始下降。具体结果见表 8-1 和图 8-1～图 8-4。

表 8-1　不同性别和年龄间的血压指标情况（$\bar{x}\pm s$）

年龄组（岁）	男性（mmHg）				女性（mmHg）			
	收缩压	舒张压	平均血压	脉压	收缩压	舒张压	平均血压	脉压
18～29	119±12	76±9	90±9	43±8	108±10	70±8	82±8	38±7
30～39	120±13	78±10	92±11	42±8	109±13	71±9	83±10	38±9
40～49	123±14	81±11	95±12	42±9	116±15	75±11	89±12	42±9
50～59	128±17	83±11	98±12	45±11	124±18	78±11	94±12	46±12
60～69	132±18	82±10	99±12	50±13	131±18	78±11	96±12	53±13
≥70	137±18	79±10	99±11	58±15	139±17	77±10	97±11	62±15
合计	124±15	80±11	94±11	44±10	117±17	74±10	88±12	43±12
F	93.72	41.98	59.05	117.09	387.64	126.97	243.93	378.10
P	$P<0.001$	$P<0.001$	$P<0.001$	$P<0.001$	$P<0.001$	$P<0.001$	$P<0.001$	$P<0.001$

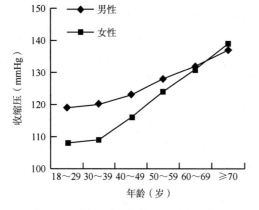

图 8-1　不同性别和年龄间的收缩压情况

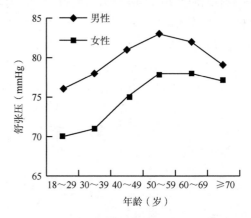

图 8-2　不同性别和年龄间的舒张压情况

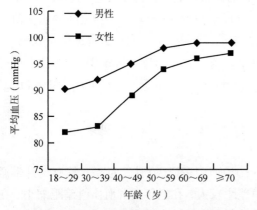

图 8-3　不同性别和年龄间的平均血压情况

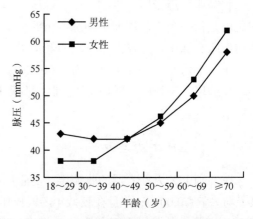

图 8-4　不同性别和年龄间的脉压情况

（三）调查时间差异

比较三次横断面调查时血压值参数的大小，先对每次调查的人口结构按照 2000 年世界标准人口结构进行调整，调整性别、年龄后再计算各次的血压值参数，结果显示，不同年份的平均收缩压、舒张压、平均血压、脉压的差异变化均有统计学意义（均为 $P<0.001$）。2018 年人群收缩压较 2009 年升高大约 3mmHg，舒张压升高大约 1mmHg，平均动脉压升高大约 2mmHg，脉压升高大约 2mmHg。具体结果见表 8-2。

表 8-2　三次（2018 年、2009 年、1997 年）调查血压值水平比较情况（$\bar{x}\pm s$）

指标	三次调查血压值（mmHg）			F	P
	2018 年	2009 年	1997 年		
收缩压	118±16	115±16	115±17	13.2	<0.001
舒张压	76±11	75±10	73±11	51.6	<0.001
平均动脉压	90±12	88±12	87±12	24.5	<0.001
脉压	42±10	40±11	42±12	58.0	<0.001

注：表中血压为按照 2000 年世界标准人口进行人口结构调整后的血压水平，以平衡各个样本的性别比和年龄差异带来的影响。

二、高血压患病率

高血压患者的定义为被医生诊断过高血压或未被医生诊断过高血压者但此次血压测量均值收缩压≥140mmHg 或（和）舒张压≥90mmHg。

（一）总人群情况

调查结果显示，深圳市 2018 年 18 岁及以上的居民的高血压患病率为 21.34%，加权率、中标率、世标率分别为 20.74%、19.21%、21.07%。其中，男性居民的高血压患病率为 26.65%，其加权率、中标率、世标率分别为 25.95%、24.19%、25.94%；女性居民的高血压患病率为 17.29%，其加权率、中标率、世标率分别为 16.89%、14.24%、16.21%。

（二）性别年龄差异

高血压患病率总体上男性显著高于女性，且差异具有统计学意义（χ^2=122.61，$P<0.001$）。在低年龄段人群中男性和女性高血压患病率差距大，在 18～29 岁年龄段人群，男性高血压患病率达到 10.59%，而女性高血压患病率仅为 0.86%。随着年龄的增长，女性高血压患病率的增幅明显高于男性，男性和女性高血压患病率的差距逐渐缩小，在 70 岁及以上人群，男性人群的高血压患病率达到 67.18%，女性人群高血压患病率也达到 65.10%，见表 8-3 和图 8-5。

（三）血压正常高值

血压正常高值也被称为高血压前期，是指未被诊断为高血压且未服用降压药，血压水平在 120～139/80～89mmHg。有研究显示，高血压正常高值人群 10 年后发生心脑血管病的风险显著高于平均血压 110/75mmHg 的人群，同时也容易进展为高血压患者。调查结果显示，2018 年深圳市居民人群的血压正常高值率为 29.41%，其中男性为 37.22%，女性为 23.63%，见表 8-3 和图 8-6。

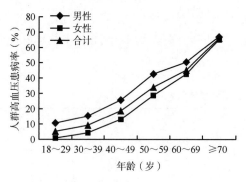

图 8-5　不同性别年龄人群的高血压患病率　　　　图 8-6　不同性别年龄人群的血压正常高值情况

（四）高血压分级情况

高血压患者按血压值水平可分为轻（1 级）、中（2 级）、重（3 级）三个级别，调查结果显示，大部分高血压患者的血压水平在轻度，约占全部高血压患者比例的 4/5；被调查人群中度高血压的患病率为 3.54%，其中男性为 4.57%，女性为 2.78%；被调查人群重度高血压的患病率为 0.87%，其中男性为 1.12%，女性为 0.68%；中重度高血压患者的比例约为全部高血压患者的 1/5，见表 8-3。男性各级高血压患病率均高于女性，且差异具有统计学意义（χ^2=1768.88，P<0.001）。

表 8-3　不同性别年龄人群的血压正常高值率和高血压患病率

年龄组（岁）	男性						女性						合计					
	正常高值率（%）	高血压患病率（%）					正常高值率（%）	高血压患病率（%）					正常高值率（%）	高血压患病率（%）				
		1级	2级	3级	合计			1级	2级	3级	合计			1级	2级	3级	合计	
18～29	40.31	8.90	1.52	0.17	10.59		17.80	0.86	0.00	0.00	0.86		27.92	4.47	0.68	0.08	5.23	
30～39	38.80	11.50	2.74	1.02	15.26		16.35	3.55	0.63	0.08	4.26		26.43	7.12	1.58	0.51	9.21	
40～49	39.57	19.72	4.96	1.02	25.70		26.94	9.48	2.42	1.16	13.06		32.58	14.05	3.55	1.10	18.70	
50～59	31.03	33.78	6.90	2.04	42.72		30.30	22.55	5.09	1.11	28.75		30.58	26.87	5.79	1.47	34.13	
60～69	33.61	39.84	8.84	1.73	50.41		33.16	35.28	6.21	1.14	42.63		33.31	36.79	7.09	1.34	45.22	
≥70	24.98	54.55	11.72	0.91	67.18		22.30	51.60	11.72	1.78	65.10		23.51	52.93	11.72	1.39	66.04	
合计	37.22	20.26	4.57	1.12	25.95		23.63	13.43	2.78	0.68	16.89		29.41	16.33	3.54	0.87	20.74	
χ^2		543.62						1508.72						1768.88				
P		<0.001						<0.001						<0.001				

（五）调查时间差异

比较三次横断面调查中总人群、男女不同性别人群、不同年龄段人群的高血压患病率情况。

分析结果显示，2018 年、2009 年、1997 年三次横断面调查总人群的高血压患病率粗率分别为 19.25%、14.44%、11.15%，相对应的标化率分别为 18.13%、15.60%、13.48%，三次横断面调查的高血压患病率粗率和标化率差异均有统计学意义（$P<0.001$），见表 8-4 和图 8-7。

男性人群，2018 年、2009 年、1997 年三次横断面调查的高血压患病率粗率分别为 24.51%、17.00%、12.75%，相对应的标化率分别为 23.23%、17.71%、14.46%，三次横断面调查的男性高血压患病率粗率和标化率差异均有统计学意义（$P<0.001$）；且男性的所有年龄段人群，基本呈现 2018 年患病率＞2009 年患病率＞1997 年患病率的趋势，见表 8-4、图 8-7、图 8-8。

女性人群，2018 年、2009 年、1997 年三次横断面调查的高血压患病率粗率分别为 15.36%、12.48%、10.17%，相对应的标化率分别为 13.04%、13.49%、12.49%，三次横断面调查的女性高血压患病率粗率差异有统计学意义（$P<0.001$）。标化率差异无统计学意义（$P>0.05$）。对三次调查中女性的各个年龄段人群进行分析，除 60～69 岁年龄段女性人群呈现 2009 年患病率＞2018 年患病率＞1997 年患病率外，其余年龄段女性人群三次横断面的患病率基本变化不大，见表 8-4、图 8-7、图 8-9。

表 8-4　三次（2018 年、2009 年、1997 年）调查高血压患病率比较

人群	年龄组（岁）	2018 年		2009 年		1997 年		χ^2	P
		调查人数	患病率（%）	调查人数	患病率（%）	调查人数	患病率（%）		
男性	18～29	509	10.59	693	4.04	1012	4.74	27.04	<0.001
	30～39	1582	15.26	1442	10.40	933	7.50	37.82	<0.001
	40～49	1084	25.70	943	22.27	598	16.72	17.88	<0.001
	50～59	555	42.72	395	32.15	320	27.19	24.21	<0.001
	60～69	398	50.41	263	45.63	299	32.78	22.19	<0.001
	粗率	4128	24.51	3736	17.00	3162	12.75	173.20	<0.001
	标化率	4128	23.23	3736	17.71	3162	14.46	116.99	<0.001
女性	18～29	623	0.86	956	1.46	1565	0.64	4.42	0.110
	30～39	1939	4.26	1767	3.17	1534	3.72	3.08	0.214
	40～49	1345	13.06	1059	12.37	1068	12.17	0.48	0.787
	50～59	888	28.76	630	30.48	525	29.52	0.53	0.769
	60～69	799	42.63	451	47.45	413	40.44	4.68	0.096
	粗率	5594	15.36	4863	12.48	5105	10.17	65.26	<0.001
	标化率	5594	13.04	4863	13.49	5105	12.49	1.88	0.390
合计	18～29	1132	5.23	1649	2.55	2577	2.25	25.75	<0.001
	30～39	3521	9.21	3209	6.42	2467	5.15	39.91	<0.001
	40～49	2429	18.70	2002	17.03	1666	13.81	17.02	<0.001
	50～59	1443	34.13	1025	31.12	845	28.64	7.72	0.021
	60～69	1197	45.22	714	46.78	712	37.22	15.99	<0.001
	粗率	9722	19.25	8599	14.44	8267	11.15	232.69	<0.001
	标化率	9722	18.13	8599	15.60	8267	13.48	73.28	<0.001

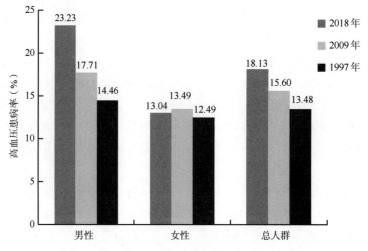

图 8-7　不同年份的人群高血压患病率情况

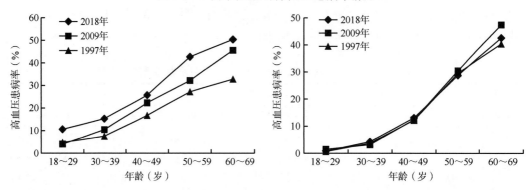

图 8-8　不同年份的各年龄段男性高血压患病率　　图 8-9　不同年份的各年龄段女性高血压患病率

（六）不同文化程度人群高血压患病率

不同文化程度人群高血压患病率不同，2018 年调查结果显示，文化程度越低的人群，高血压患病率越高，文化程度越高的人群，高血压患病率越低，且差异具有统计学意义（χ^2=299.95，$P<0.001$）。2018 年深圳市居民文化程度为文盲的人群，高血压患病率为 41.58%，大专及以上文化程度的人群，高血压患病率最低，为 12.47%。2018 年各文化程度人群的高血压患病率均高于 2009 年及 1997 年同一文化程度人群的高血压患病率，且差异均具有统计学意义（$P<0.01$）（图 8-10）。

由于年龄、性别是文化程度和高血压患病之间的混杂因素，性别、年龄结构的混杂不仅存在于同一年份的不同文化程度之间，也存在于不同年份的相同文化程度之间。因此，考虑文化程度与患病率的因果关联，需要充分考虑性别、年龄和其他因素的混杂，表 8-5 中的结果仅作为简单相关的数据参考，不可得出因果结论。后续的人群特征与高血压的关联亦如此。

（七）不同职业人群高血压患病率

不同职业人群高血压患病率不同，2018 年调查结果显示，离退休人员高血压患病率最高，为 40.13%；其次为家务人员和未就业人员，高血压患病率最低的为办事人员和有关人员，为 11.39%，且差异具有统计学意义（$\chi^2=361.31$，$P<0.001$），见表 8-6。

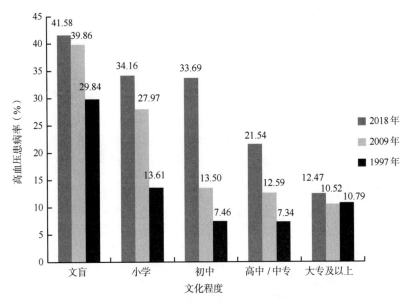

图 8-10 不同文化程度人群高血压患病率分布

表 8-5 不同文化程度人群高血压患病率分布

文化程度	2018 年		2009 年		1997 年	
	调查人数	患病率（%）	调查人数	患病率（%）	调查人数	患病率（%）
文盲	194	41.58	138	39.86	610	29.84
小学	242	34.16	851	27.97	1492	13.61
初中	672	33.69	2452	13.50	2575	7.46
高中/中专	2367	21.54	2931	12.59	2602	7.34
大专及以上	6246	12.47	2385	10.52	1510	10.79
合计	9721	19.25	8757	14.21	8789	10.59

表 8-6 2018 年不同职业人群高血压患病率分布

职业人群	调查人数	患病率（%）
生产、运输设备操作人员及有关人员	792	19.27
商业、服务业人员	2030	15.32
国家机关、党群组织、企业、事业单位负责人	476	18.28
办事人员和有关人员	583	11.39
专业技术人员	1360	12.74
未就业人员	536	20.24
家务人员	1559	20.77
离退休人员	967	40.13
其他（农林牧渔水利业生产人员、军人、学生，其他劳动者）	1419	18.37
合计	9722	19.25

因为 2009 年和 1997 年两次调查和 2018 年调查中的职业分类不同较多，且无法进行归类融合，所以不进行比较。

（八）不同婚姻状况人群高血压患病率

不同婚姻状况的人群高血压患病率不同，2018 年调查的分析结果显示，未婚、已婚、离婚、丧偶人群的高血压患病率分别为 8.01%、19.97%、16.44%、42.51%，且差异具有统计学意义（χ^2=107.45，P<0.001）。与前两次调查的结果相比，2018 年未婚、已婚、丧偶人群的高血压患病率均高于 2009 年与 1997 年同一婚姻状况人群的高血压患病率；而离婚人群的高血压患病率，2018 年低于 2009 年与 1997 年，差异均有统计学意义（P<0.01）。具体结果见表 8-7 和图 8-11。

表 8-7 不同婚姻状况人群高血压患病率分布

婚姻状况	2018 年		2009 年		1997 年	
	调查人数	患病率（%）	调查人数	患病率（%）	调查人数	患病率（%）
未婚	742	8.01	883	3.29	1852	2.70
已婚	8611	19.97	6404	15.23	6730	12.15
离婚	189	16.44	34	19.05	33	18.18
丧偶	121	42.51	71	34.26	149	37.58
其他	58	16.16	120	13.04	12	0.80
合计	9721	19.25	7512	14.44	8776	11.15

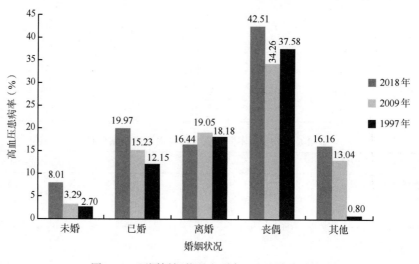

图 8-11 不同婚姻状况人群高血压患病率分布

第二节 高血压的知晓率、治疗率和控制率

一、高血压知晓率

高血压的知晓率是高血压防治的主要考核指标之一，是指知道自己患有高血压的人数

占辖区高血压人数的比例。知晓率在此定义为通过问卷回答是否有被医生诊断过高血压，答案为"是"的人数作为分子，分母是被医生诊断过高血压的人数与虽未被医生诊断过高血压但此次血压测量均值收缩压≥140mmHg或（和）舒张压≥90mmHg的人数之和，即此次调查中高血压患者人数。

（一）总人群情况

调查结果显示，深圳市 2018 年 18 岁及以上的居民的高血压知晓率为 54.34%，其中男性为 50.51%，女性为 58.70%。

（二）性别年龄差异

无论男性、女性，其高血压知晓率均随着年龄的增长而升高。男性 18～44 岁、45～59 岁、60～69 岁年龄段的高血压知晓率分别为 34.89%、53.42%、72.35%（χ^2=82.06，P<0.001）；女性对应年龄段的高血压知晓率分别为 45.03%、56.64%、64.89%，且差异具有统计学意义（χ^2=18.44，P<0.001）。即在低年龄段女性高血压知晓率高于男性，中年龄段男性和女性高血压知晓率接近，而到高年龄段男性高血压知晓率高于女性，见表 8-8 和图 8-12。

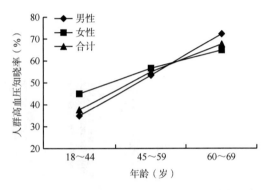

图 8-12　2018 年不同性别年龄人群的高血压知晓率

（三）调查时间差异

深圳市居民1997年、2009年、2018年18～69岁被调查居民高血压的知晓率分别为37.20%、59.47%、52.98%，三次调查的总人群高血压知晓率差异有统计学意义（P<0.001）。其中1997年、2009年、2018年男性高血压人群的高血压知晓率分别为35.98%、53.48%、49.02%，女性高血压人群的高血压知晓率分别为 38.15%、65.73%、57.63%。三次调查男性、女性人群的高血压知晓率差异均有统计学意义（均为 P<0.001），数据结果显示无论总人群或分性别的男性、女性人群的高血压知晓率均是 2009 年＞2018 年＞1997 年，见表 8-8 和图 8-13～图 8-15。

表 8-8　三次（2018 年、2009 年、1997 年）调查高血压知晓率情况

人群	年龄（岁）	2018 年		2009 年		1997 年		χ^2	P
		患者人数	知晓率（%）	患者人数	知晓率（%）	患者人数	知晓率（%）		
男性	18～44	445	34.89	297	37.04	172	22.67	11.12	<0.001
	45～59	366	53.42	215	63.26	133	43.61	13.18	<0.001
	60～69	201	72.35	120	76.67	98	48.98	22.22	<0.001
	合计	1012	49.02	632	53.48	403	35.98	31.34	<0.001
女性	18～44	168	45.03	122	45.08	130	25.38	14.60	<0.001
	45～59	351	56.64	268	66.04	222	43.24	25.70	<0.001

续表

人群	年龄（岁）	2018 年		2009 年		1997 年		χ^2	P
		患者人数	知晓率（%）	患者人数	知晓率（%）	患者人数	知晓率（%）		
	60～69	341	64.89	214	77.10	167	41.32	52.49	<0.001
	合计	859	57.63	604	65.73	519	38.15	90.03	<0.001
合计	18～44	613	37.67	419	39.38	302	23.84	21.96	<0.001
	45～59	717	54.99	483	64.80	355	43.38	38.09	<0.001
	60～69	541	67.66	334	76.95	265	44.15	73.18	<0.001
	合计	1871	52.98	1236	59.47	922	37.20	108.45	<0.001

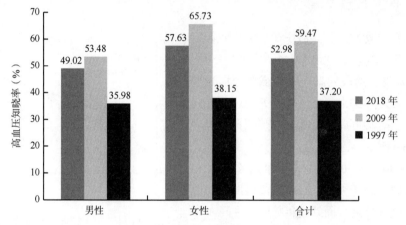

图 8-13　不同年份人群高血压知晓率

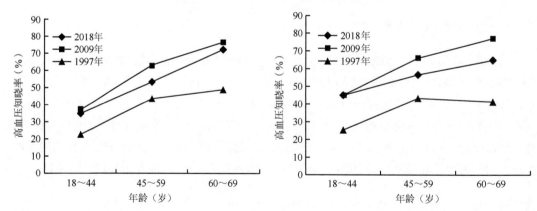

图 8-14　不同年份各年龄段男性人群高血压知晓率　　图 8-15　不同年份各年龄段女性人群高血压知晓率

二、高血压治疗率

高血压的治疗率是高血压防治的主要考核指标之一，是指已服用降压药的高血压人数占辖区高血压人数的比例。

（一）总人群情况

调查结果显示，深圳市 2018 年 18 岁及以上居民高血压患者的高血压治疗率为 43.48%，其中男性居民的高血压治疗率为 38.89%，女性居民为 48.72%。

（二）性别年龄差异

无论性别，高血压患者的高血压治疗率均随着年龄的增长而显著升高，18～44 岁、45～
59 岁、60～69 岁年龄段高血压患者的高血压治疗率分别为 19.01%、48.19%、59.54%。其
中男性对应的高血压治疗率为 16.55%、46.46%、64.75%；女性为 25.52%、50.00%、56.48%。
即在低年龄段女性高血压治疗率高于男性，中年龄段男性和女性高血压治疗率接近，而到
高年龄段男性高血压治疗率高于女性，见表 8-9 和图 8-16。

表 8-9　2018 年、2009 年调查高血压治疗率情况

人群	年龄（岁）	2018 年		2009 年		χ^2	P
		患者人数	治疗率（%）	患者人数	治疗率（%）		
男性	18～44	445	16.55	297	18.67	0.56	0.455
	45～59	366	46.46	215	44.65	0.18	0.673
	60～69	201	64.75	120	61.67	0.31	0.578
	合计	1012	36.93	632	35.59	0.30	0.584
女性	18～44	168	25.52	122	30.65	0.94	0.333
	45～59	351	50.00	268	53.16	0.61	0.435
	60～69	341	56.48	214	66.82	5.89	0.015
	合计	859	47.77	604	53.38	4.47	0.035
合计	18～44	613	19.01	419	22.17	1.55	0.214
	45～59	717	48.19	483	49.38	0.16	0.685
	60～69	541	59.54	334	64.97	2.57	0.109
	合计	1871	41.91	1236	44.28	1.72	0.190

注：在 2018 年调查中，高血压服药人群定义为问卷询问"您采取了什么措施来控制血压"中选择"按医嘱服药"或"有
症状时服药"或在询问"最近 2 周，您是否服用了降压药"中回答为"是"的高血压患者人群；在 2009 年调查中则是询问患
者"采取了什么措施来控制血压"中选择了"药物治疗"的则定义为高血压服药人群。

（三）调查时间差异

因为 1997 年没有调查高血压患者的服
药情况，故没有 1997 年调查时高血压患者的
高血压治疗率的分析数据。对 2009 年、2018
年的调查数据分析显示，2009 年、2018 年居
民 18～69 岁高血压患者的高血压治疗率分
别为 44.28%、41.91%，差异无统计学意义
（P=0.190），可认为两次调查居民高血压患者
的高血压治疗率无差别。其中，2009 年、2018
年的男性人群的高血压患者的高血压治疗率

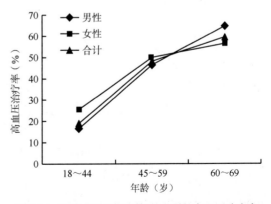

图 8-16　2018 年不同性别年龄人群的高血压治疗率

分别为 35.59%、36.93%，差异也无统计学意义（P=0.584），可认为两次调查男性高血压患

者的高血压治疗率无差别；女性对应的高血压治疗率分别为 53.38%、47.77%，差异有统计学意义（P=0.035），可认为 2009 年女性高血压患者的高血压治疗率大于 2018 年。具体数据见表 8-9、图 8-17。

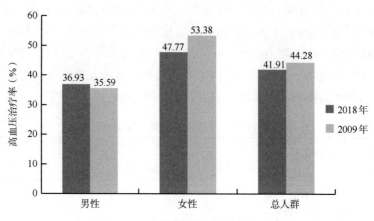

图 8-17　不同年份高血压治疗率比较

（四）知晓人群高血压治疗率

因为高血压治疗的人全部存在于高血压知晓人群中，不知晓自己患有高血压的高血压患者基本都没有治疗，因此有必要单独对高血压知晓人群的治疗率进行分析。调查结果显示，深圳市 2018 年 18 岁及以上居民高血压知晓人群高血压治疗率为 80.02%，其中 18～69 岁男性高血压知晓人群的高血压治疗率为 75.34%，女性为 82.89%（χ^2=8.58，P<0.05），见表 8-10。

无论性别，高血压知晓人群在 18～59 岁年龄段的高血压治疗率随年龄的增加而增长迅速，在 60 岁及以上高血压知晓人群的高血压治疗率趋于稳定。总高血压知晓人群 18～44 岁、45～59 岁、60～69 岁年龄段高血压治疗率分别为 50.47%、87.63%、88.01%，其中男性高血压知晓人群对应的高血压治疗率为 47.43%、86.97%、89.50%，女性高血压知晓人群治疗率为 56.67%、88.28%、87.04%，即在低年龄段女性高血压知晓人群的高血压治疗率高于男性，而到中、高年龄段男性和女性高血压知晓人群的高血压治疗率接近，见表 8-10 和图 8-18。

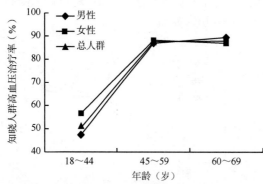

图 8-18　2018 年不同性别年龄高血压知晓人群
高血压治疗率

因为 1997 年没有调查高血压患者的服药情况，故没有 1997 年调查时高血压知晓人群的高血压治疗率的分析数据。对 2009 年、2018 年的调查数据分析显示，2009 年、2018 年居民高血压知晓人群的高血压治疗率分别为 74.46%、79.11%，差异有统计学意义（P=0.021），可认为 2018 年居民高血压知晓人群的高血压治疗率高于 2009

年。其中，2009 年、2018 年的男性人群的高血压知晓人群的高血压治疗率分别为 66.55%、75.34%，差异有统计学意义（*P*=0.005），可认为 2018 年男性高血压知晓人群的高血压治疗率高于 2009 年；女性对应的高血压治疗率分别为 81.21%、82.89%，差异无统计学意义（*P*=0.497），可认为两次调查女性高血压知晓人群的高血压治疗率无差别，见表 8-10、图 8-19。

表 8-10 2018 年、2009 年调查高血压知晓人群治疗率情况

人群	年龄（岁）	2018 年		2009 年		χ^2	*P*
		患者人数	治疗率（%）	患者人数	治疗率（%）		
男性	18～44	155	47.43	110	50.40	0.31	0.577
	45～59	196	86.97	136	70.58	13.58	<0.001
	60～69	145	89.50	92	80.44	3.84	0.05
	合计	496	75.34	338	66.55	7.79	0.005
女性	18～44	76	56.67	55	67.99	2.08	0.149
	45～59	199	88.28	177	80.50	4.06	0.044
	60～69	221	87.04	165	86.67	0.01	0.915
	合计	496	82.89	397	81.21	0.46	0.497
合计	18～44	231	50.47	165	56.30	1.64	0.201
	45～59	395	87.63	313	76.20	15.45	<0.001
	60～69	366	88.01	257	84.43	1.66	0.20
	合计	992	79.11	735	74.46	5.28	0.021

注：在 2018 年调查中，高血压服药人群定义为问卷询问"您采取了什么措施来控制血压"中选择"按医嘱服药"或"有症状时服药"或在询问"最近 2 周，您是否服用了降压药"中回答为"是"的高血压患者人群；在 2009 年调查中则是询问患者"采取了什么措施来控制血压"中选择了"药物治疗"的则定义为高血压服药人群。

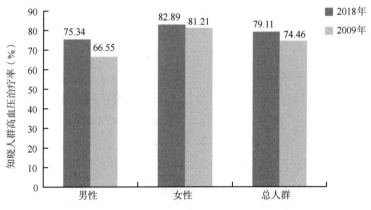

图 8-19 不同年份高血压知晓人群高血压治疗率的比较

三、高血压控制率

高血压的控制率是高血压防治的主要考核指标之一，是指血压达标的高血压人数占辖

区高血压人数的比例。达标是指在调查中进行血压测量时收缩压＜140mmHg 和舒张压＜90mmHg，即收缩压和舒张压同时达标。

（一）总人群情况

调查结果显示，深圳市 2018 年 18 岁及以上居民高血压患者的高血压控制率为 25.21%，其中男性居民的高血压控制率为 23.74%，女性为 26.88%。为方便比较不同年份的高血压控制率，对三次横断面调查共有的年龄段（18～69 岁年龄段）人群单独计算高血压控制率，结果显示，18～69 岁年龄段人群高血压患者的高血压控制率为 24.99%，其中男性为 22.70%，女性为 27.68%（χ^2=6.14，P=0.013）。具体结果见表 8-11。

（二）性别年龄差异

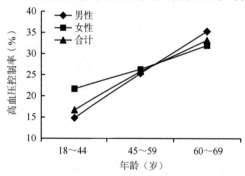

图 8-20　2018 年不同性别年龄人群的高血压控制率

无论性别，高血压患者的高血压控制率均随着年龄的增长而显著升高，差异均有统计学意义（χ^2=42.45，P＜0.001）。18～44 岁、45～59 岁、60～69 岁年龄段高血压患者的高血压控制率分别为 16.70%、25.84%、33.25%，其中男性人群对应的高血压控制率为 14.82%、25.36%、35.35%；女性为 21.68%、26.35%、32.02%，即在低年龄段女性高血压控制率高于男性，中年龄段男性和女性高血压控制率接近，而到高年龄段男性高血压控制率高于女性。具体结果见表 8-11 和图 8-20。

（三）调查时间差异

对 1997 年、2009 年、2018 年的调查数据分析显示，1997 年、2009 年、2018 年居民高血压患者的高血压控制率分别为 13.02%、26.01%、24.99%，差异有统计学意义（P＜0.001），可认为三次调查时高血压患者的高血压控制率有差别，表现为 2018 年与 2009 年的居民中高血压患者的高血压控制率接近，且都显著高于 1997 年。三次调查时男性人群的高血压患者的高血压控制率分别为 11.91%、22.68%、22.70%，差异有统计学意义（P＜0.001），可认为三次调查时男性人群高血压患者的高血压控制率有差别，表现为在低年龄段人群，2018 年高血压控制率低于 2009 年，在中年龄段 2018 年与 2009 年高血压控制率接近，而在高年龄段 2018 年的高血压控制率高于 2009 年，且在所有年龄段，2018 年与 2009 年的高血压控制率均显著高于 1997 年。三次横断面调查的女性人群对应的高血压控制率分别为 13.87%、29.49%、27.68%，差异有统计学意义（P＜0.001），可认为三次调查时女性人群中高血压患者的高血压控制率有差别，2018 年与 2009 年两次调查的女性人群中高血压患者的高血压控制率接近，且所有年龄段，2018 年与 2009 年的高血压控制率均显著高于 1997 年（所有 P＜0.05）。具体结果见表 8-11，图 8-21～图 8-23。

表 8-11　三次（2018 年、2009 年、1997 年）调查高血压控制率情况

人群	年龄（岁）	2018 年		2009 年		1997 年		χ^2	P
		患者人数	控制率（%）	患者人数	控制率（%）	患者人数	控制率（%）		
男性	18~44	445	14.82	297	19.00	172	6.98	12.60	0.002
	45~59	366	25.36	215	23.72	133	14.29	6.95	0.031
	60~69	201	35.35	120	30.00	98	17.35	10.25	0.006
	合计	1012	22.70	632	22.68	403	11.91	23.04	<0.001
女性	18~44	168	21.68	122	24.19	130	12.31	6.53	0.038
	45~59	351	26.35	268	29.37	222	14.86	15.30	<0.001
	60~69	341	32.02	214	32.71	167	13.77	21.85	<0.001
	合计	859	27.68	604	29.49	519	13.87	44.39	<0.001
合计	18~44	613	16.70	419	20.52	302	9.27	16.59	<0.001
	45~59	717	25.84	483	26.86	355	14.65	20.63	<0.001
	60~69	541	33.25	334	31.74	265	15.09	31.02	<0.001
	合计	1871	24.99	1236	26.01	922	13.02	62.83	<0.001

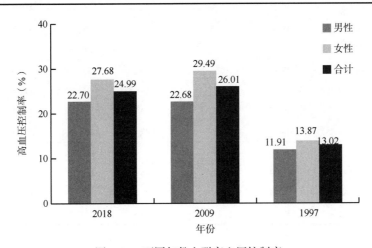

图 8-21　不同年份人群高血压控制率

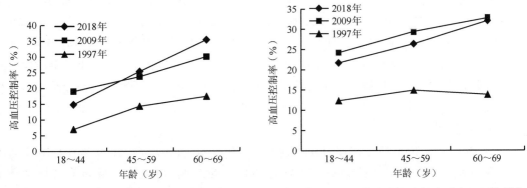

图 8-22　不同年份各年龄段男性人群高血压控制率　　图 8-23　不同年份各年龄段女性人群高血压控制率

（四）知晓人群高血压控制率

因为控制高血压的人全部存在于知晓高血压的人群中，不知晓自己患有高血压的患者中只有在收缩压≥140mmHg 或（和）舒张压≥90mmHg 时才会被认为是高血压患者，即不知晓的高血压患者均是血压控制不达标的。因此有必要单独对高血压知晓人群的控制率进行分析。调查结果显示，深圳市 2018 年 18 岁及以上居民高血压知晓人群的高血压控制率为46.38%，其中男性高血压知晓人群高血压控制率为 47.00%，女性为 45.79%。为方便比较不同年份的高血压控制率，对三次横断面调查共有的年龄段（18～69 岁年龄段）人群单独计算高血压控制率，结果显示，18～69 岁年龄段人群高血压患者的高血压控制率为 47.17%，其中男性为 46.31%，女性为 48.03%，且差异没有统计学意义（χ^2=0.18，P=0.68），见表 8-12。

表 8-12　三次（2018 年、2009 年、1997 年）调查高血压知晓人群高血压控制率

人群	年龄（岁）	2018 年		2009 年		1997 年		χ^2	P
		知晓人数	控制率（%）	知晓人数	控制率（%）	知晓人数	控制率（%）		
男性	18～44	155	42.48	110	51.30	39	30.79	5.62	0.060
	45～59	196	47.47	136	37.50	58	32.77	5.58	0.061
	60～69	145	48.86	92	39.13	48	35.42	3.68	0.159
	合计	496	46.31	338	42.41	145	33.10	8.03	0.018
女性	18～44	76	48.15	55	53.66	33	48.50	0.58	0.749
	45～59	199	46.52	177	44.47	96	34.37	4.01	0.130
	60～69	221	49.35	165	42.43	69	33.33	5.87	0.053
	合计	496	48.03	397	44.87	198	36.36	7.80	0.020
合计	18～44	231	44.33	165	52.11	72	38.88	4.68	0.096
	45～59	395	46.99	313	41.45	154	33.77	8.17	0.017
	60～69	366	49.14	257	41.25	117	34.18	9.30	0.010
	合计	992	47.17	735	43.74	343	35.00	15.36	<0.001

2018 年调查结果中总高血压知晓人群 18～44 岁、45～59 岁、60～69 岁年龄段的高血压控制率分别为 44.33%、46.99%、49.14%，其中男性高血压知晓人群对应的高血压控制率为 42.48%、47.47%、48.86%，女性高血压知晓人群的高血压控制率为 48.15%、46.52%、49.35%，即男性高血压知晓人群的高血压控制率随着年龄的增长而升高（χ^2=275.82，P<0.001），女性高血压知晓人群的高血压控制率在 45～59 岁年龄段最低；在低年龄段女性高血压知晓人群的高血压控制率高于男性（χ^2=89.63，P<0.001），而到中、高年龄段男性和女性高血压知晓人群的高血压控制率接近（χ^2=94.42，χ^2=97.68；均为 P<0.001）。具体结果见表 8-12 和图 8-24。

对 1997 年、2009 年、2018 年的调查数据分析显示，1997 年、2009 年、2018 年居民高血压知晓人群的高血压控制率分别为 35.00%、43.74%、47.17%，差异有统计学意义（χ^2=15.36，P<0.001），可认为三次调查居民高血压知晓人群的高血压控制率有差别，表现为居民高血压知晓人群的高血压控制率：2018 年＞2009 年＞1997 年。三次调查时男性人

群的高血压知晓人群的高血压控制率分别为 33.10%、42.41%、46.31%，差异有统计学意义（χ^2=8.03，$P<0.05$），可认为三次调查居民男性高血压知晓人群的高血压控制率有差别，表现为高血压知晓男性人群的高血压控制率：2018 年＞2009 年＞1997 年。三次横断面调查的女性人群对应的高血压控制率分别为 36.36%、44.87%、48.03%，差异有统计学意义（χ^2=7.80，$P<0.05$），可认为三次调查居民女性人群中高血压患者的高血压控制率有差别，表现为 2018 年、2009 年调查的女性人群中高血压患者的高

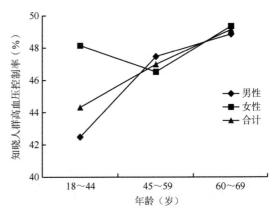

图 8-24　2018 年不同性别年龄高血压知晓人群高血压控制率

血压控制率接近，且均显著高于 1997 年。具体结果见表 8-12、图 8-25。

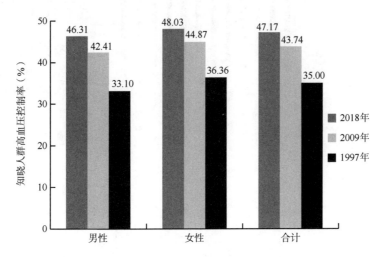

图 8-25　三次横断面调查的高血压知晓人群高血压控制率

第三节　高血压测量、控制措施和指导

绝大部分高血压是可以预防和控制的，但是难以治愈。高血压一旦发生，就需要终生管理。有效的管理是预防严重心脑血管疾病等并发症的关键，高血压的管理包括高血压的早诊早治、规范管理和监测。首先，血压定期测量是高血压预防、早诊早治、管理和监测的必要点和关键措施，是提高高血压知晓率的关键步骤；其次，社区健康服务中心提供高血压随访管理和指导是高血压规范管理的重要内容，也是提高高血压治疗率、控制率的重要保障；最终，高血压患者需要以对自己健康负责任的态度，采取多项措施综合控制高血压，控制血压水平，预防高血压的进展和心脑血管疾病的发生，这也是提升高血压治疗率、控制率的根本和必需的途径。

一、血压的测量

（一）高血压患者血压测量

调查中通过问卷询问被调查者最近一次测量血压距离调查当天的时间（月数），分析结果显示高血压患者1个月内、1～3个月、3～6个月、6～12个月测量血压的比例分别为59.99%、12.34%、9.16%、11.40%，其中男性高血压患者1个月内、1～3个月、3～6个月、6～12个月测量血压的比例为56.90%、13.78%、9.99%、11.88%，女性对应的比例为63.52%、10.71%、8.20%、10.87%。女性高血压患者1个月测量血压的比例高于男性（χ^2=10.42，P<0.05）。18～44岁、45～59岁、60～69岁高血压患者1个月内测量血压的比例分别为46.81%、63.42%、67.44%，由此可见高血压患者1个月内测量血压的比例，随着年龄的增长而升高，且差异具有统计学意义（χ^2=58.87，P<0.001）。具体结果见表8-13和图8-26。

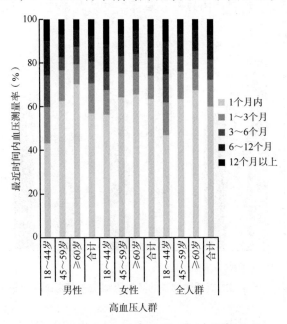

图8-26　高血压人群最近时间内血压测量情况

（二）血压正常高值人群血压测量

血压正常高值人群1个月内、1～3个月、3～6个月、6～12个月测量血压的比例分别为：35.10%、17.31%、16.42%、18.89%，其中血压正常高值人群男性1个月内、1～3个月、3～6个月、6～12个月测量血压的比例为32.16%、17.46%、15.62%、20.76%，女性对应的比例为38.52%、17.14%、17.34%、16.72%。女性血压正常高值人群1个月内测量血压的比例高于男性（χ^2=71.43，P<0.001）。18～44岁、45～59岁、60～69岁血压正常高值人群1个月内测量血压的比例分别为26.92%、43.39%、50.47%，表明血压正常高值人群1个月内测量血压的比例，随着年龄的增长而升高，且差异具有统计学意义（χ^2=240.26，P<0.001）。具体结果见表8-13和图8-27。

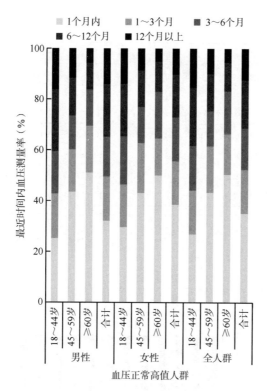

图 8-27　血压正常高值人群最近时间内血压测量情况

（三）血压正常人群血压测量

血压正常人群 1 个月内、1～3 个月、3～6 个月、6～12 个月测量血压的比例分别为 32.92%、15.65%、16.45%、21.72%，其中男性血压正常人群 1 个月内、1～3 个月、3～6 个月、6～12 个月测量血压的比例为 31.36%、17.26%、16.98%、19.53%，女性对应的比例为 33.63%、14.91%、16.21%、22.72%。女性血压正常人群 1 个月内测量血压的比例高于男性（$\chi^2=64.89$，$P<0.001$）。18～44 岁、45～59 岁、60～69 岁血压正常人群 1 个月内测量血压的比例分别为 28.84%、42.74%、52.41%（$\chi^2=248.39$，$P<0.001$）。血压正常人群 1 个月内测量血压的比例，随着年龄的增长而升高。具体结果见表 8-13 和图 8-28。高血压患者人群 1 个月内测量血压的比例显著高于血压正常高值人群和血压正常人群（$\chi^2=256.41$，$P<0.001$）。血压正常高值人群和血压正常人群 1 个月内测量血压的比例基本相同（$P>0.05$）。

表 8-13　人群血压测量频率情况

性别	年龄（岁）	高血压人群					血压正常高值人群					血压正常人群				
		人数	最近时间内血压测量率（%）				人数	最近时间内血压测量率（%）				人数	最近时间内血压测量率（%）			
			1个月内	1～3个月	3～6个月	6～12个月		1个月内	1～3个月	3～6个月	6～12个月		1个月内	1～3个月	3～6个月	6～12个月
男性	18～44	445	43.23	16.66	14.47	15.87	1062	25.27	17.58	16.61	24.38	1204	27.75	16.37	18.97	20.63
	45～59	366	62.60	14.11	6.05	10.42	358	43.60	16.60	13.33	14.94	295	40.12	22.02	9.41	16.62
	≥60	297	70.30	9.08	8.17	7.71	170	51.11	18.45	14.26	10.43	75	55.19	13.01	14.72	13.36
	合计	1109	56.90	13.78	9.99	11.88	1590	32.16	17.46	15.62	20.76	1574	31.36	17.26	16.98	19.53

续表

性别	年龄（岁）	高血压人群 人数	最近时间内血压测量率（%） 1个月内	1~3个月	3~6个月	6~12个月	血压正常高值人群 人数	最近时间内血压测量率（%） 1个月内	1~3个月	3~6个月	6~12个月	血压正常人群 人数	最近时间内血压测量率（%） 1个月内	1~3个月	3~6个月	6~12个月
女性	18~44	168	56.34	11.30	8.38	12.57	629	29.68	16.80	18.95	20.63	2536	29.36	14.94	15.88	25.12
	45~59	351	64.27	10.86	8.06	10.05	431	43.22	19.50	14.28	14.39	680	43.87	15.42	15.73	17.25
	≥60	456	65.57	10.37	8.24	10.87	304	50.11	14.49	18.35	11.94	216	51.44	13.02	21.63	11.83
	合计	974	63.52	10.71	8.20	10.87	1363	38.52	17.14	17.34	16.72	3432	33.63	14.91	16.21	22.72
合计	18~44	613	46.81	15.19	12.81	14.97	1691	26.92	17.29	17.48	22.98	3740	28.84	15.40	16.87	23.67
	45~59	717	63.42	12.52	7.03	10.24	789	43.39	18.19	13.85	14.64	975	42.74	17.41	13.82	17.06
	≥60	753	67.44	9.86	8.21	9.62	474	50.47	15.91	16.88	11.40	290	52.41	13.02	19.84	12.23
	合计	2083	59.99	12.34	9.16	11.40	2953	35.10	17.31	16.42	18.89	5006	32.92	15.65	16.45	21.72

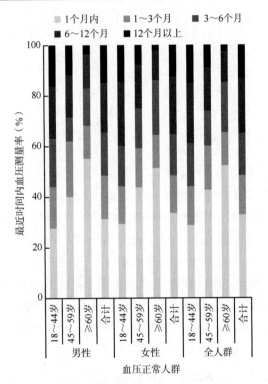

图8-28　血压正常人群最近时间内血压测量情况

（四）高血压患者血压测量情况时间变化

因为1997年没有血压测量频率数据，仅能对2009年和2018年两次调查时高血压患者的血压测量情况进行时间变化分析。数据分析显示，2009年、2018年居民高血压患者1个月内测量血压的比例分别为39.56%、58.77%，差异有统计学意义（P＜0.001），可认为两次调查中居民高血压患者测量频率有差别，2018年高血压患者测量血压的频率高于2009年。其中，2009年、2018年的男性人群的高血压患者1个月内测量血压的比例分别为

33.39%、55.33%，差异有统计学意义（$P<0.001$），可认为两次调查中男性高血压患者测量频率有差别，2018 年高血压患者测量血压的频率高于 2009 年；女性对应的测量血压的比例分别为 46.04%、62.84%，差异有统计学意义（$P<0.001$），可认为 2018 年女性高血压患者 1 个月内测量血压的比例大于 2009 年。具体结果见表 8-14、图 8-29。

表 8-14　不同年份（2018 年、2009 年）调查高血压人群血压测量情况

高血压人群	年龄（岁）	2018 年				2009 年			
		人数	测量率（%）			人数	测量率（%）		
			1 个月内	1～6 个月	6～12 个月		1 个月内	1～6 个月	6～12 个月
男性	18～44	444	43.23	31.13	15.87	300	18.33	32.33	12.00
	45～59	366	62.60	20.16	10.42	215	40.47	23.72	12.56
	60～69	201	68.81	17.54	7.72	120	58.33	31.67	3.33
	合计	1010	55.33	24.46	12.28	635	33.39	39.84	19.21
女性	18～44	167	56.34	19.68	12.57	124	26.61	31.45	7.26
	45～59	350	64.27	18.92	10.05	269	45.35	31.60	5.58
	60～69	340	64.55	17.63	12.46	213	58.22	26.29	6.57
	合计	857	62.84	18.56	11.50	606	46.04	35.97	13.70
合计	18～44	611	46.81	28.00	14.97	424	20.75	32.08	10.61
	45～59	717	63.42	19.55	10.24	484	43.18	28.10	8.68
	60～69	540	66.13	17.59	10.70	333	58.26	28.23	5.41
	合计	1868	58.77	21.75	11.92	1241	39.56	29.49	8.46

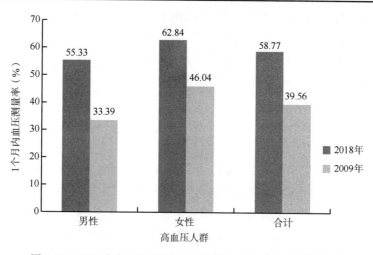

图 8-29　2018 年与 2009 年高血压人群 1 个月内血压测量情况

二、高血压的控制措施

高血压患者需要采取多项措施综合控制高血压，控制血压水平达标，预防高血压的进展和心脑血管疾病的发生，这也是提高高血压治疗率、控制率的根本和必需的途径。正确

的控制措施包括按医嘱服药、控制饮食、运动和血压监测。不正确的措施：有症状时服药或未采取任何措施。

（一）按医嘱服药

2018年深圳市高血压患者按医嘱服药率为42.02%，高血压知晓人群的按医嘱服药率为70.11%；其中男性高血压患者按医嘱服药率为37.94%，男性高血压知晓人群按医嘱服药率为67.74%；女性高血压患者按医嘱服药率为46.61%，女性高血压知晓人群按医嘱服药率为72.43%。无论男性、女性，无论是否知晓患有高血压，患者按医嘱服药率均随着年龄的增长而升高（$\chi^2=177.89$，$\chi^2=57.86$，$P<0.001$）。男性60岁及以上的高血压知晓人群的按医嘱服药率为80.18%，女性60岁及以上的高血压知晓人群的按医嘱服药率为79.40%，差异无统计学意义（$\chi^2=0.047$，$P>0.05$）。具体结果见表8-15、表8-16和图8-30。

（二）有症状时服药

高血压患者应该按医嘱服药，而不是仅在有症状时服药。调查显示高血压患者仅在有症状时服药的比例为7.29%，在高血压知晓人群中为12.16%。具体结果见表8-15、表8-16和图8-31。

（三）控制饮食

控制饮食是改善高血压水平的主要措施之一，2018年深圳市高血压患者控制饮食措施采取率为24.32%，高血压知晓人群的控制饮食措施采取率为40.59%；其中男性高血压患者控制饮食措施采取率为25.30%，男性高血压知晓人群控制饮食措施采取率为45.17%；女性高血压患者控制饮食措施采取率为23.22%，女性高血压知晓人群控制饮食措施采取率为36.10%。男性60岁及以上的高血压知晓人群的控制饮食措施采取率为41.06%，女性60岁及以上的高血压知晓人群的控制饮食措施采取率为35.24%（$\chi^2=1.771$，$P>0.05$）。具体结果见表8-15、表8-16和图8-32。

（四）运动

运动是改善高血压水平的主要措施之一，2018年深圳市高血压患者运动措施采取率为23.78%，高血压知晓人群的运动措施采取率为36.69%；其中男性高血压患者运动措施采取率为25.26%，男性高血压知晓人群运动措施采取率为45.09%；女性高血压患者运动措施采取率为22.13%，女性高血压知晓人群运动措施采取率为34.40%。男性60岁及以上的高血压知晓人群的运动措施采取率为41.27%，女性60岁及以上的高血压知晓人群的运动措施采取率为33.69%（$\chi^2=3.026$，$P>0.05$）。具体结果见表8-15、表8-16和图8-33。

（五）血压监测

血压监测是改善高血压水平的主要措施之一，2018年深圳市高血压患者血压监测措施采取率为22.48%，高血压知晓人群的血压监测措施采取率为37.52%；其中男性高血压患者血压监测措施采取率为 22.85%，男性高血压知晓人群血压监测措施采取率为 40.78%；女性高血压患者血压监测措施采取率为 22.08%，女性高血压知晓人群血压监测措施采取率为 34.32%。无论男性、女性，无论是否知晓患有高血压，患者血压监测措施采取率均随着年龄的增长而升高。男性 60 岁及以上的高血压知晓人群的血压监测措施采取率为 45.44%，女性 60 岁及以上的高血压知晓人群的血压监测措施采取率为 36.06%（$\chi^2=4.505$，$P<0.05$）。具体结果见表 8-15、表 8-16 和图 8-34。

表 8-15　高血压人群血压控制措施采取情况

高血压人群	年龄（岁）	血压控制措施采取率（%）					
		按医嘱服药	有症状时服药	控制饮食	运动	血压监测	未采取任何措施
男性	18～44	14.54	2.98	17.07	17.38	11.80	7.71
	45～59	45.57	6.75	29.27	28.66	25.55	4.06
	≥60	64.14	11.11	32.84	33.01	36.36	2.98
	合计	37.94	6.37	25.30	25.26	22.85	5.25
女性	18～44	21.62	4.37	20.28	17.07	9.99	6.68
	45～59	45.47	10.74	21.96	21.94	23.12	2.58
	≥60	57.01	7.97	25.30	24.19	25.89	1.99
	合计	46.61	8.31	23.22	22.13	22.08	3.04
合计	18～44	16.54	3.37	17.98	17.29	11.29	7.42
	45～59	45.53	8.68	25.73	25.41	24.37	3.34
	≥60	59.76	9.18	28.22	27.60	29.94	2.37
	合计	42.02	7.29	24.32	23.78	22.48	4.21

表 8-16　高血压知晓人群血压控制措施采取情况

高血压知晓人群	年龄（岁）	血压控制措施采取率（%）					
		按医嘱服药	有症状时服药	控制饮食	运动	血压监测	未采取任何措施
男性	18～44	37.63	7.71	44.18	44.96	30.54	19.96
	45～59	78.36	11.61	50.35	49.28	43.94	6.98
	≥60	80.18	13.89	41.06	41.27	45.44	3.73
	合计	67.74	11.38	45.17	45.09	40.78	9.37
女性	18～44	45.14	9.14	42.39	35.69	20.86	13.97
	45～59	72.39	17.11	34.99	34.97	36.85	4.11
	≥60	79.40	11.10	35.24	33.69	36.06	2.77
	合计	72.43	12.92	36.10	34.40	34.32	4.72
合计	18～44	40.09	8.17	43.59	41.93	27.37	18.00
	45～59	75.35	14.38	42.62	42.08	40.37	5.54
	≥60	79.72	12.25	37.64	36.82	39.93	3.17
	合计	70.11	12.16	40.59	39.69	37.52	7.02

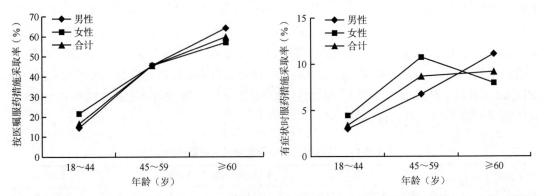

图 8-30　高血压人群血压控制措施情况（按医嘱服药）　图 8-31　高血压人群血压控制措施情况（有症状时服药）

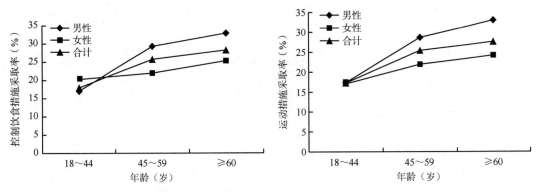

图 8-32　高血压人群血压控制措施情况（控制饮食）　图 8-33　高血压人群血压控制措施情况（运动）

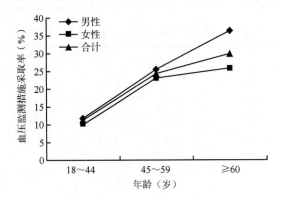

图 8-34　高血压人群血压控制措施情况（血压监测）

（六）综合措施

高血压患者应该采取综合措施治疗和控制高血压，防止高血压的进展。分析显示，深圳市高血压患者采取药物+运动+控制饮食的综合措施的仅为 13.46%，其中男性为 14.28%，女性为 12.54%，差异无统计学意义（$P > 0.05$）；在低年龄人群，药物+运动+控制饮食的综合措施采取率最低，男性仅为 5.93%，女性仅为 7.00%（$\chi^2 = 9.45$，$P < 0.001$）。在高血压知晓人群中，采取药物+运动+控制饮食的综合措施的仅为 25.41%，其中男性为 29.13%，女

性为 21.76%（χ^2=3.95，P＜0.05）。具体结果见表 8-17、表 8-18 和图 8-35、图 8-36。

表 8-17 高血压人群血压控制综合措施采取情况

高血压人群	年龄（岁）	综合措施采取率（%）					
		仅药物	药物+控制饮食	药物+运动	药物+运动+控制饮食	运动+饮食	仅监测
男性	18～44	5.37	2.95	2.65	5.93	6.05	0.41
	45～59	19.15	5.45	4.23	19.66	3.91	0.06
	≥60	27.90	10.71	9.23	20.22	1.91	0.09
	合计	15.89	5.82	4.90	14.28	4.25	0.21
女性	18～44	10.28	6.17	1.29	7.00	3.65	0.29
	45～59	24.98	6.84	6.20	13.18	1.32	0.19
	≥60	31.53	7.43	7.42	14.16	1.71	0.59
	合计	25.42	7.00	5.90	12.54	1.91	0.40
合计	18～44	6.75	3.85	2.26	6.23	5.37	0.37
	45～59	21.97	6.12	5.18	16.52	2.65	0.12
	≥60	30.13	8.70	8.12	16.50	1.79	0.40
	合计	20.38	6.37	5.37	13.46	3.15	0.30

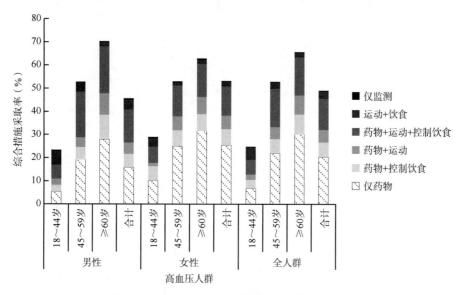

图 8-35 高血压人群血压控制综合措施采取情况

表 8-18 高血压知晓人群血压控制综合措施采取情况

高血压知晓人群	年龄（岁）	综合措施采取率（%）					
		药物	药物+控制饮食	药物+运动	药物+运动+控制饮食	运动+饮食	仅监测
男性	18～44	15.39	8.46	7.60	17.00	17.34	1.18
	45～59	35.85	10.20	7.92	36.80	7.32	0.11
	≥60	38.56	14.80	12.76	27.95	2.64	0.12
	合计	32.42	11.87	10.00	29.13	8.67	0.43

续表

高血压知晓人群	年龄（岁）	综合措施采取率（%）					
		药物	药物+控制饮食	药物+运动	药物+运动+控制饮食	运动+饮食	仅监测
女性	18～44	22.83	13.70	2.86	15.55	8.11	0.64
	45～59	44.10	12.08	10.95	23.27	2.33	0.34
	≥60	48.59	11.45	11.43	21.82	2.64	0.91
	合计	44.11	12.15	10.24	21.76	3.31	0.69
合计	18～44	17.92	10.22	6.00	16.54	14.26	0.98
	45～59	39.95	11.13	9.42	30.04	4.82	0.22
	≥60	44.53	12.86	12.00	24.39	2.65	0.59
	合计	38.47	12.02	10.14	25.41	5.95	0.57

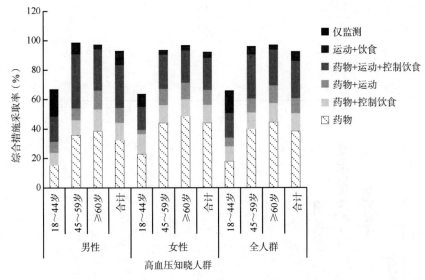

图8-36　高血压知晓人群血压控制综合措施采取情况

（七）调查时间

因为1997年调查时没有涉及高血压控制措施采取的相关问题，故此只能做2009年和2018年的比较。结果显示2018年和2009年，两次调查时高血压患者药物治疗措施的采取率分别为43.71%、44.28%，差异无统计学意义（$P=0.066$），在高血压知晓人群中为75.00%、74.83%，差异无统计学意义（$P=0.083$）。2018年、2009年两次调查时高血压患者控制饮食措施的采取率分别为23.89%、31.32%，差异有统计学意义（$P<0.05$），在高血压知晓人群中对应的采取率为41.01%、52.79%，差异有统计学意义（$P<0.001$）。2018年、2009年两次调查时高血压患者运动措施采取率分别为23.97%、27.13%，差异无统计学意义（$P=0.274$），在高血压知晓人群中对应的采取率为41.14%、45.85%，差异无统计学意义（$P=0.081$）。具体结果见表8-19和图8-37、图8-38。

表 8-19　2018 年与 2009 年人群血压控制措施采取情况比较

| 措施 | 高血压人群（%） | | | | 高血压知晓人群（%） | | | |
	2018 年 （n=1871）	2009 年 （n=1236）	χ^2	P	2018 年 （n=992）	2009 年 （n=735）	χ^2	P
药物治疗	43.71	44.28	3.391	0.066	75.00	74.83	2.998	0.083
控制饮食	23.89	31.32	6.291	<0.05	41.01	52.79	11.678	<0.001
运动	23.97	27.13	1.198	0.274	41.14	45.85	3.049	0.081

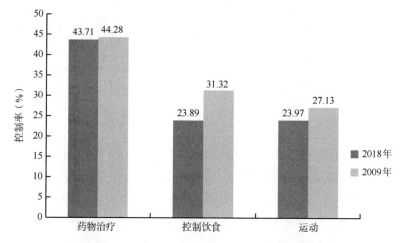

图 8-37　高血压人群血压控制措施采取情况比较

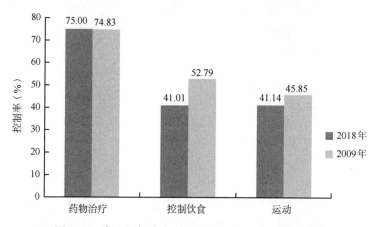

图 8-38　高血压知晓人群血压控制措施采取情况比较

三、高血压的社区健康服务中心随访管理和指导

社区健康服务中心（社康）对高血压患者进行随访管理和指导是高血压规范化管理的重要内容，分析显示，2018 年深圳市高血压患者参加社康随访管理和指导的比例为50.05%，另外有 12.90%的患者表示不清楚是否有参加社康的随访管理和指导。其中，男性高血压患者参加社康随访管理和指导的比例为 53.14%，女性为 47.01%。男性总体参与管理和指导的比例高于女性，差异没有统计学意义（χ^2=4.9，P=0.086）。男性 18～44 岁

参与率较低，仅为37.80%。具体结果见表8-20和图8-39。

表 8-20   高血压人群参加社康随访管理情况

高血压人群	年龄（岁）	随访管理情况					
		参与		否		不清楚	
		人数	比例（%）	人数	比例（%）	人数	比例（%）
男性	18～44	55	37.80	65	44.86	25	17.34
	45～59	113	60.09	57	30.14	18	9.77
	≥60	111	57.94	56	29.11	25	12.95
	合计	279	53.14	178	33.83	68	13.03
女性	18～44	29	40.76	37	52.16	5	7.07
	45～59	90	48.34	73	39.07	23	12.59
	≥60	132	47.70	105	37.94	40	14.36
	合计	251	47.01	215	40.2	68	12.79
合计	18～44	84	38.77	102	47.24	30	13.99
	45～59	203	54.24	130	34.58	41	11.18
	≥60	243	51.88	161	34.33	65	13.79
	合计	530	50.05	393	37.05	136	12.90

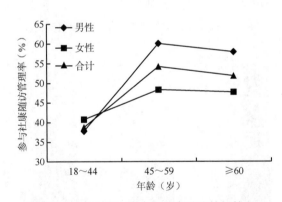

图 8-39   高血压人群参与社康随访管理情况

在参与社康高血压随访管理和指导中，高血压患者表示接受社康提供最多的检查或指导为测量血压，82.35%的人表示接受过测量血压；其次分别为用药指导、饮食指导、体力活动指导、戒烟、戒酒，相应的比例分别为75.31%、73.21%、62.13%、34.26%、30.40%，表示没有接受任何检查或指导的比例为3.09%，见表8-21。

表 8-21   针对参加社康随访管理的高血压人群提供的检查或指导情况

提供的高血压管理措施	提供的相应管理措施比例（%）		
	男性（$n=279$）	女性（$n=251$）	合计（$n=530$）
测量血压	83.77	80.78	82.35
用药指导	77.03	73.42	75.31

续表

提供的高血压管理措施	提供的相应管理措施比例（%）		
	男性（n=279）	女性（n=251）	合计（n=530）
饮食指导	75.82	70.31	73.21
体力活动指导	65.69	58.15	62.13
戒烟	46.25	20.91	34.26
戒酒	42.42	17.03	30.40
无检查或指导	2.32	3.95	3.09

第四节　高血压患病率关联因素分析

高血压可能与多种因素存在关联，这些关联因素可能对高血压的发病或高血压的发展进程非常重要，虽然在横断面调查中，由于时序前后不能确定、患病后行为或生活方式的调整、多种混杂因素的存在等，许多关联因素不能用于确认因果关系，但本节展示的数据分析结果也可为高血压的防治管理提供一定的参考。

一、高血压家族史与高血压患病率

在被调查人群中，有高血压家族史人群的高血压患病率为25.55%，其中男性为31.74%，女性为21.37%；在没有高血压家族史的人群中高血压患病率为17.84%，其中男性为22.73%，女性为14.01%；无论在男性、女性，高血压家族史均与高血压患病率相关（$P<0.001$）。

高血压人群中有高血压家族史的比例为46.40%，其中男性为43.66%，女性为49.52%，见表8-22和图8-40。

表8-22　高血压与非高血压人群中高血压家族史情况

家族史	男性				女性				合计			
	非高血压人群（%）	高血压人群（%）	χ^2	P	非高血压人群（%）	高血压人群（%）	χ^2	P	非高血压人群（%）	高血压人群（%）	χ^2	P
无	67.10	56.34	41.3	<0.001	62.97	50.48	53.1	<0.001	64.61	53.60	85.3	<0.001
有	32.90	43.66			37.03	49.52			35.39	46.40		

二、吸烟与高血压患病率

（一）吸烟与否

在被调查人群中，现在吸烟、已戒烟、不吸烟人群的高血压患病率分别为23.64%、34.13%、19.27%，其中男性现在吸烟、已戒烟、不吸烟的高血压患病率为23.67%、35.40%、25.66%，女性为22.61%、16.76%、16.83%。在男性人群，吸烟状态与高血压患病率相关；在女性人群，

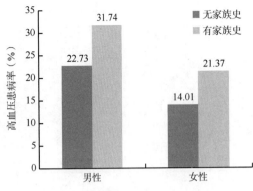

图 8-40　高血压家族史与高血压患病率

未发现吸烟状态与高血压患病率呈现相关性。

男性高血压人群中现在吸烟率为 35.03%，男性非高血压人群中现在吸烟率为 39.58%，高血压人群现在吸烟率低于非高血压人群；且男性高血压人群中戒烟率为 14.75%，男性非高血压人群中戒烟率为 9.44%，男性高血压人群戒烟率高于非高血压人群，提示高血压人群中有部分患者很好地采取了戒烟措施（χ^2=25.99，$P<0.001$），见表 8-23 和图 8-41。

（二）吸烟量

在吸烟人群中，吸烟量为＜10 支/天、10～19 支/天，≥20 支/天的人群中高血压患病率为 19.20%、23.45%、26.85%，其中男性人群分别为 19.63%、22.87%、27.10%，女性人群分别为 10.85%、38.90%、11.82%。男性吸烟量与高血压患病率相关，女性不相关。

在男性患有高血压且吸烟的人群中，每日吸烟 20 支及以上的比例为 42.15%，男性非高血压且吸烟的人群中，每日吸烟 20 支及以上的比例为 34.96%，提示目前患有高血压且吸烟的人群，每日吸烟 20 支及以上的比例较高，这类人群如不能短时间内戒烟，应控制每日吸烟量，直到完全戒烟，见表 8-23 和图 8-42。

（三）吸烟年限

在吸烟人群中，吸烟年限为＜10 年、10～19 年、≥20 年的高血压患病率为 13.18%、18.24%、33.01%，其中男性人群分别为 13.67%、17.80%、32.98%，女性人群分别为 4.27%、34.10%、34.12%。无论男性、女性，吸烟年限与高血压患病率相关。

在患有高血压且吸烟的人群中吸烟年限在 20 年及以上的比例为 61.73%，其中男性为 62.05%，女性为 51.54%。无论男性、女性，高血压人群吸烟年限在 20 年及以上的比例高显著高于非高血压人群，见表 8-23 和图 8-43。

（四）二手烟暴露

在被调查人群中，有二手烟暴露的高血压患病率为 19.18%，其中男性为 23.62%，女性为 14.17%；在没有二手烟暴露的人群中高血压患病率为 21.89%，其中男性为 28.54%，女性为 18.32%；无论在男性、女性，有无二手烟暴露均与高血压患病率相关。具体结果见表 8-23 和图 8-44。

表 8-23　高血压与非高血压人群中的吸烟情况

因素	男性				女性				合计			
	非高血压人群（%）	高血压人群（%）	χ^2	P	非高血压人群（%）	高血压人群（%）	χ^2	P	非高血压人群（%）	高血压人群（%）	χ^2	P
吸烟状态			25.99	<0.001			1.28	0.525			73.03	<0.001

续表

因素	男性				女性				合计			
	非高血压人群（%）	高血压人群（%）	χ^2	P	非高血压人群（%）	高血压人群（%）	χ^2	P	非高血压人群（%）	高血压人群（%）	χ^2	P
现在吸烟	39.58	35.03			0.88	1.27			16.26	19.24		
已戒烟	9.44	14.75			0.59	0.58			4.10	8.12		
不吸烟	50.99	50.22			98.53	98.15			79.63	72.64		
吸烟量（支/天）			8.05	0.018			5.83	0.054			8.51	0.014
<10	27.82	22.04			47.11	19.62			28.45	21.97		
10~19	37.22	35.81			32.61	71.08			37.07	36.90		
≥20	34.96	42.15			20.28	9.30			34.48	41.13		
吸烟年限（年）			64.64	<0.001			6.15	0.046			67.67	<0.001
<10	24.57	12.55			45.46	6.70			25.24	12.37		
10~19	36.34	25.39			24.42	41.76			35.96	25.90		
≥20	39.09	62.05			30.11	51.54			38.80	61.73		
二手烟暴露			13.39	<0.001			16.02	<0.001			10.90	<0.001
无	45.60	51.98			64.23	70.92			56.83	60.84		
有	54.40	48.02			35.77	29.08			43.17	39.16		

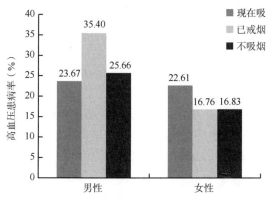

图 8-41　吸烟与否与高血压患病情况

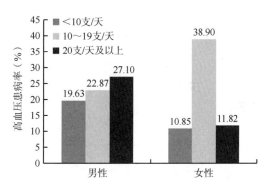

图 8-42　吸烟量与高血压患病情况

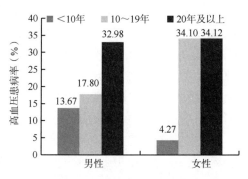

图 8-43　吸烟年限与高血压患病情况

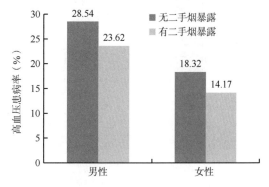

图 8-44　二手烟暴露与否与高血压患病情况

三、饮酒与高血压患病率

（一）饮酒与否

在被调查人群中，现在有饮酒人群的高血压患病率为 22.61%，其中男性为 26.74%，女性为 9.02%；在现在没有饮酒的人群中高血压患病率为 20.15%，其中男性为 25.34%，女性为 17.74%。在男性人群，未发现饮酒与高血压患病率相关，在女性人群，饮酒与高血压患病呈现相关性。

在总的高血压人群中饮酒率为 26.25%，非高血压人群的饮酒率为 23.51%，高血压人群饮酒率高于非高血压人群（P=0.009），其中男性高血压人群中，饮酒率为 44.75%，女性高血压人群饮酒率为 5.21%，差异具有统计学意义（χ^2=418.78，P＜0.001）。具体结果见表 8-24 和图 8-45。

表 8-24　高血压与非高血压人群中的饮酒情况

因素	男性				女性				合计			
	非高血压人群（%）	高血压人群（%）	χ^2	P	非高血压人群（%）	高血压人群（%）	χ^2	P	非高血压人群（%）	高血压人群（%）	χ^2	P
饮酒			1.07	0.301			27.51	＜0.001			6.80	0.009
否	57.04	55.25			89.32	94.79			76.49	73.75		
是	42.96	44.75			10.68	5.21			23.51	26.25		
饮酒频率（天/周）			38.01	＜0.001			5.73	0.057			74.86	＜0.001
7	5.20	11.00			1.95	3.69			3.94	9.82		
3～6	12.14	16.56			4.36	8.27			9.13	15.22		
0～2	82.66	72.44			93.70	88.03			86.93	74.96		
酗酒			6.78	0.009			5.3	0.022			24.38	＜0.001
否	80.44	76.78			97.41	98.64			90.67	87.00		
是	19.56	23.22			2.59	1.36			9.33	13.00		

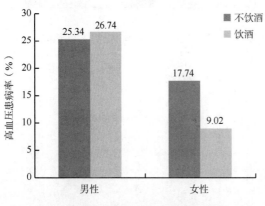

图 8-45　饮酒与否与高血压患病情况

（二）饮酒频率

在饮酒人群中，饮酒频率为每天、3～6 天/周、0～2 天/周的高血压患病率分别为 38.02%、29.11%、17.52%，其中男性为 41.59%、31.48%、22.78%，女性为 16.37%、16.37%、8.83%。无论男性、女性，高血压患者饮酒频率均高于非高血压人群（男性：P＜0.001；女性：P=0.057）。

在患有高血压且饮酒的人群中，饮酒频率为每天、3～6 天/周、0～2 天/周的比例分别为 9.82%、15.22%、74.96%；其中在男性患有高血压且饮酒的人群中各频率对应的比例为 11.00%、16.56%、72.44%，女性对应的比例为 3.69%、8.27%、88.03%。具体结果见表 8-24 和图 8-46。

（三）酗酒

在饮酒人群中，酗酒人群的高血压患病率为 26.70%，其中男性为 29.38%，女性为 9.63%；在不酗酒的人群中高血压患病率为 20.07%，其中男性为 25.06%，女性为 17.06%。无论在总体还是男性人群中，酗酒人群的高血压患病率高于不酗酒人群，且差异具有统计学意义（χ^2=24.39，χ^2=6.78，均为 $P<0.05$）。

在患有高血压且饮酒的人群中，酗酒的比例为 13.00%，其中男性为 23.22%，女性为 1.36%。男性高血压人群中酗酒的比例显著高于非高血压人群（χ^2=6.78，$P<0.05$）。具体结果见表 8-24 和图 8-47。

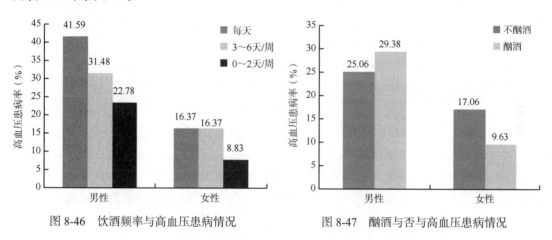

图 8-46　饮酒频率与高血压患病情况　　　　图 8-47　酗酒与否与高血压患病情况

四、体力活动及静态行为时间与高血压患病率

（一）工作性体力活动

在被调查人群中，无工作性体力活动、中等强度工作性体力活动、高强度工作性体力活动人群的高血压患病率分别为 21.68%、19.95%、22.20%。其中在男性人群中分别为 25.54%、26.45%、25.42%，在女性人群中分别为 17.67%、16.49%、17.46%。无论男性、女性，均未发现工作性体力活动与高血压患病率相关。

高血压人群中，无工作性体力活动、中等强度工作性体力活动、高强度工作性体力活动的比例分别为 34.03%、55.10%、10.87%。其中在男性高血压人群相应的比例为 38.37%、47.71%、13.92%；在女性高血压人群中相应的比例为 29.09%、63.52%、7.39%。无论男性、女性，未见高血压人群与非高血压人群的工作性体力活动情况有统计学差异（男性：P=0.781，女性：P=0.545）。具体结果见表 8-25 和图 8-48。

（二）交通性体力活动

在被调查人群中，有交通性体力活动人群的高血压患病率为 20.54%，其中男性为 26.37%，女性为 16.31%；在无交通性体力活动的人群中高血压患病率为 21.56%，其中男性为 24.34%，女性为 19.33%。在男性中，未发现交通性体力活动与高血压患病率相关；在女性中，有交通性体力活动的人群高血压患病率低于无交通性体力活动的人群，且差异具有统计学意义。

高血压人群中，有交通性体力活动的比例为 79.46%。其中在男性高血压人群相应的比例为 80.55%；在女性高血压人群相应的比例为 78.23%（$\chi^2=0.377$，$P=0.539$），见表 8-25 和图 8-49。

（三）休闲性体力活动

在被调查人群中，无休闲性体力活动、中等强度休闲性体力活动、高强度休闲性体力活动人群的高血压患病率分别为 20.94%、23.17%、17.50%。其中在男性人群中分别为 27.13%、29.71%、21.24%，在女性人群中分别为 17.13 %、19.27%、11.45%。无论男性、女性，休闲性体力活动均与高血压患病率相关（$P<0.001$）。

高血压人群中，无休闲性体力活动、中等强度休闲性体力活动、高强度休闲性体力活动的比例分别为 59.83%、23.73%、16.44%。其中在男性非高血压人群相应的比例为 52.23%、17.70%、30.07%；在女性高血压人群相应的比例为 64.76%、26.43%、8.80%。无论男性、女性，高血压人群中高强度休闲性体力活动的比例均显著小于非高血压人群（$P<0.001$）。具体结果见表 8-25 和图 8-50。

（四）总静态行为时间

在被调查人群中，总静态行为时间为较少、一般、较多的人群的高血压患病率分别为 24.92%%、22.41%、15.71%。其中在男性人群中分别为 29.96%、28.69%、21.33%，在女性人群中分别为 22.11%、17.87%、10.45%。无论在男性、女性，总静态行为时间的多少均与高血压患病率相关（$P<0.001$）。

高血压人群中，总静态行为时间较少、一般、较多的比例分别为 36.52%、35.70%、27.78%。其中在男性高血压人群中相应的比例为 29.53%、36.01%、34.47%；在女性高血压人群中相应的比例为 44.48%、35.35%、20.18%。无论男性、女性，高血压人群中总静态行为时间较少的比例均高于非高血压人群，而总静态行为时间较多的比例低于非高血压人群（$P<0.001$）。具体结果见表 8-25 和图 8-51。

表 8-25　高血压与非高血压人群中体力活动和静态行为时间情况

因素	男性				女性				合计			
	非高血压人群（%）	高血压人群（%）	χ^2	P	非高血压人群（%）	高血压人群（%）	χ^2	P	非高血压人群（%）	高血压人群（%）	χ^2	P
工作性体力活动			0.50	0.781			1.21	0.545			5.24	0.073
无	39.21	38.37			27.55	29.09			32.18	34.03		
中等强度	46.48	47.71			65.35	63.52			57.85	55.10		
高强度	14.31	13.92			7.10	7.39			9.96	10.87		
交通性体力活动			1.51	0.219			5.75	0.017			1.02	0.314
无	21.19	19.45			18.47	21.77			19.55	20.54		
有	78.81	80.55			81.53	78.23			80.45	79.46		

续表

因素	男性			女性			合计		
	非高血压人群（%）	高血压人群（%）	χ^2	非高血压人群（%）	高血压人群（%）	χ^2	非高血压人群（%）	高血压人群（%）	χ^2
休闲性体力活动			21.43	<0.001			21.34	<0.001			20.33	<0.001
无	52.23	55.50		63.67	64.76		59.12	59.83	
中等强度	17.70	21.35		22.50	26.43		20.59	23.73	
高强度	30.07	23.15		13.83	8.80		20.29	16.44	
总静态行为时间			34.43	<0.001			94.95	<0.001			93.51	<0.001
较少	24.17	29.53		31.85	44.48		28.79	36.52	
一般	31.33	36.01		33.01	35.35		32.34	35.70	
较多	44.50	34.47		35.15	20.18		38.86	27.78	

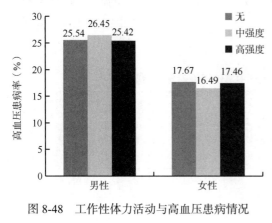

图 8-48　工作性体力活动与高血压患病情况　　　图 8-49　交通性体力活动与高血压患病情况

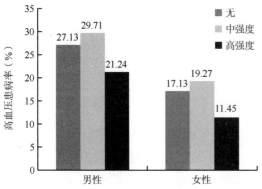

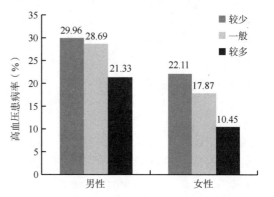

图 8-50　休闲性体力活动与高血压患病情况　　　图 8-51　总静态行为时间与高血压患病情况

五、其他慢性病与高血压患病率

（一）超重肥胖

在被调查人群中，低体重、正常体重、超重、肥胖人群的高血压患病率分别为 6.32%、

13.34%、30.13%、40.80%，其中在男性人群中分别为 10.73%、17.00%、32.17%、43.95%，在女性人群中分别为 4.27%、11.40%、27.71%、37.07%。无论在男性、女性，随着体重升高高血压患病率越高，且差异具有统计学意义。

在高血压人群中，超重、肥胖的比例分别是 46.65%、17.02%；其中男性对应的比例为 50.83%、18.68%，女性对应的比例为 41.88%、15.13%。无论男性、女性，高血压人群的超重率和肥胖率均显著高于非高血压人群，见表 8-26 和图 8-52。

（二）高脂血症

在被调查人群中，有高脂血症的人高血压患病率为 28.13%，其中男性为 29.66%，女性为 26.17%；在无高脂血症的人群中高血压患病率为 15.84%，其中男性为 21.81%，女性为 12.81%；无论男性、女性，患有高脂血症的人群高血压患病率高于无高脂血症人群（$P<0.001$）。

在高血压人群中，患有高脂血症的比例为 49.74%；其中男性对应的比例为 59.93%，女性对应的比例为 47.09%。无论男性、女性，高血压人群中患有高脂血症的比例均显著高于非高血压人群，见表 8-26 和图 8-53。

表 8-26　高血压与非高血压人群中其他慢性病患病情况

因素	男性				女性				合计			
	非高血压人群（%）	高血压人群（%）	χ^2	P	非高血压人群（%）	高血压人群（%）	χ^2	P	非高血压人群（%）	高血压人群（%）	χ^2	P
超重肥胖			213.28	<0.001			354.80	<0.001			632.49	<0.001
低体重	4.70	1.61			7.14	1.57			6.17	1.59		
正常	49.40	28.87			65.43	41.42			59.06	34.74		
超重	37.56	50.83			22.21	41.88			28.31	46.65		
肥胖	8.35	18.68			5.22	15.13			6.46	17.02		
高脂血症			34.12	<0.001			155.01	<0.001			220.81	<0.001
否	50.26	40.07			73.06	52.91			63.99	50.26		
是	49.74	59.93			26.94	47.09			36.01	49.74		
高尿酸血症			8.02	<0.005			31.23	<0.001			95.72	<0.001
否	55.82	50.90			96.22	92.16			80.16	70.20		
是	44.18	49.10			3.78	7.84			19.84	29.80		
糖尿病			91.13	<0.001			268.98	<0.001			337.93	<0.001
否	94.38	85.35			95.74	81.32			95.20	83.47		
是	5.62	14.65			4.26	18.68			4.80	16.53		

（三）高尿酸血症

在被调查人群中，有高尿酸血症的人群的高血压患病率为 29.38%，其中男性为 30.38%，女性为 21.61%；在无高尿酸血症的人群中高血压患病率为 18.64%，其中男性为 24.82%，女性为 15.20%；无论在男性、女性，患有高尿酸血症的人群高血压患病率比无高尿酸血症的人群高（$P<0.001$）。

在高血压人群中，患有高尿酸血症的比例是 29.80%；其中男性为 49.10%，女性为 7.84%。无论男性、女性，高血压人群患有高尿酸血症的比例均显著高于非高血压人群（$P<0.005$）。具体结果见表 8-26 和图 8-54。

（四）糖尿病

在被调查人群中，有糖尿病的人群的高血压患病率为 47.40%，其中男性为 47.71%，女性为 47.12%；在无糖尿病人群中高血压患病率为 18.65%，其中男性为 24.04%，女性为 14.70%；无论在男性、女性，糖尿病人群的高血压患病率均显著高于无糖尿病人群（$P<0.001$）。

在高血压人群中，患有糖尿病的比例是 16.53%；其中男性为 14.65%，女性为 18.68%。无论男性、女性，高血压人群患有糖尿病的比例均显著高于非高血压人群。具体结果见表 8-26 和图 8-55。

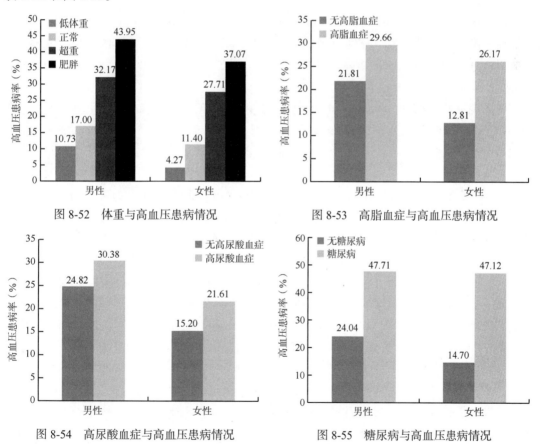

图 8-52 体重与高血压患病情况

图 8-53 高脂血症与高血压患病情况

图 8-54 高尿酸血症与高血压患病情况

图 8-55 糖尿病与高血压患病情况

第五节 小 结

高血压是心脑血管疾病最普遍和最重要的危险因素，随着我国社会经济的发展和人民生活水平的提高，人们的饮食结构和生活习惯随之改变，居民的高血压患病率逐年升高，给人民的身体健康和经济带来了巨大的负担。

本次 2018 年的调查是在前两次（1997 年、2009 年）独立的横断面调查的基础上，开展的又一次具有深圳市代表性的慢性病及其危险因素横断面调查，旨在了解深圳市当前慢性病及其危险因素的流行与分布情况和随时间的变迁情况。本章主要是关注本次调查中的高血压的流行与分布情况，以及有关高血压防治管理方面的知晓率、治疗率、控制率、社康管理率以及高血压相关风险因素的分布情况。

一、高血压的流行现况

调查结果显示，深圳市 2018 年 18 岁及以上的居民的高血压患病率为 20.74%，中标率、世标率分别为 19.21%、21.07%。其中，男性居民的高血压患病率为 25.95%，中标率、世标率分别为 24.19%、25.94%；女性居民的高血压患病率为 16.89%，其中标率、世标率分别为 14.24%、16.21%。

深圳市 18～29 岁、30～39 岁、40～49 岁、50～59 岁、60～69 岁、70 岁及以上人群的高血压患病率（区加权）分别为 5.23%、9.21%、18.70%、34.13%、45.22%、66.04%；其中男性分别为 10.59%、15.26%、25.70%、42.72%、50.41%、67.18%；女性分别为 0.86%、4.26%、13.06%、28.75%、42.63%、65.10%。

根据现有研究结果，深圳市居民的高血压患病率，无论是粗率或是标化率，无论是在全国还是在广东省内均处于较低水平。一项基于 31 个省（自治区、直辖市）的调查显示，2012 年 10 月到 2015 年 12 月 18 岁及以上总人群高血压患病率为 23.2%，其中男性患病率为 24.5%，女性患病率为 21.9%；《中国高血压防治指南（2018 年修订版）》指出，2015 年中国 18 岁及以上人群的高血压患病率粗率为 27.90%（深圳市对应的为 20.74%）；2014～2017 年，35 岁及以上人群的高血压患病率标化率（按照 2000 年中国标准人口结构进行标化）为 37.2%（深圳市对应的为 27.9%）。据此推算，暂不考虑这 2～3 年来全国患病率水平的增长量，目前深圳市居民高血压患病率水平与全国平均水平相比，约为全国平均水平的 75%，处于全国城市高血压患病率相对较低的水平。在广东省内，基于在 2013 年展开的广东省 5 市区和 5 农村地区的较大的调查研究显示，广东省 15 岁及以上城区居民的高血压患病率为 24.1%；此外，广东省珠海市在 2015 年 3～6 月采用多阶段整群随机抽样方法在珠海市 7 个行政区抽取 3150 名≥18 岁成年常住居民进行问卷调查和身体测量，结果显示珠海市≥18 岁成年常住居民高血压患病率为 22.79%。暂不考虑广东省近期患病率水平的增长量，基于此数据可认为目前深圳市居民高血压患病率在广东省内也处于较低水平。

男性、女性高血压患病率均随年龄的增长而迅速上升，而女性上升幅度大于男性；其中，增幅最快的对于男性是 40～59 岁年龄段，这可能与男性到了中年以后压力增加、锻炼频率减少、体重增加等因素有关；对于女性高血压患病率增幅最快的是约 50 岁以后，即女性更年期或绝经以后，这可能与体内逐渐失去雌激素保护、情绪不佳、运动减少、体重增加等有关。

1997 年、2009 年、2018 年三次横断面调查总人群 18～69 岁高血压患病粗率分别为

11.15%、14.44%、19.25%，标化率分别为 13.48%、15.60%、18.13%；其中三次调查时男性的粗率为 12.75%、17.00%、24.51%，相应的标化率为 14.46%、17.71%、23.23%；女性的粗率为 10.17%、12.48%、15.36%，相应的标化率为 12.49%、13.49%、13.04%。可以看出，深圳市近 20 年来，虽然女性居民患病粗率呈现增高趋势，但是 18～69 岁年龄段女性的高血压患病率的标化率基本无变化，各个年龄段的患病率也基本相近，提示女性患病粗率的增加主要是近 20 年来人口老龄化的结果，实际上年龄别的患病率并未上升，女性居民高血压防控取得较好的效果。深圳市男性居民高血压患病的粗率和标化率均呈现上升趋势，且粗率的上升幅度高于标化率的上升幅度，表明深圳市男性居民高血压患病率的上升除了有人口老龄化的原因外，本身各个年龄段的患病率也有较大的上升，表明针对深圳市男性高血压发病、患病的防控应该加强，特别是加强 40～59 岁年龄段男性人群高血压发病的一级预防工作。

二、高血压"三率"

2018 年深圳市 18 岁及以上居民高血压患者的高血压知晓率、治疗率、控制率分别为 54.34%、43.48%、25.21%；其中男性分别为 50.51%、38.89%、23.74%；女性分别为 58.70%、48.72%、26.88%。在年龄分布上，18～44 岁、45～59 岁、60～69 岁年龄段的高血压知晓率分别 37.67%、54.99%、67.66%；高血压治疗率分别为 19.01%、48.19%、59.54%；高血压控制率分别为 16.70%、25.84%、33.25%。依据数据显示，深圳市高血压患者的高血压知晓率、治疗率、控制率还有较大的提升空间，防控力度还有待加强，深圳市女性高血压患者的知晓率、治疗率、控制率均总体高于男性，18～44 岁患者的高血压"三率"水平均处于较低水平，且与其他年龄段差距较大，应该加强此年龄段高血压患者的早诊、早治工作。

基于 31 个省（自治区、直辖市）的调查显示，2012 年 10 月到 2015 年 12 月 18 岁及以上人群高血压知晓率、治疗率、控制率分别为 46.9%、40.7%、15.3%，男性为 42.5%、35.6%、13.2%，女性为 51.9%、46.6%、17.7%；《中国高血压防治指南（2018 年修订版）》指出，2015 年中国 18 岁及以上高血压人群高血压知晓率、治疗率、控制率分别为 51.6%、45.8%、16.8%。另外一项发表于 *Lancet* 的研究显示 2014～2017 年，35 岁及以上高血压人群的高血压知晓率、治疗率、控制率分别为 36.0%、22.9%、5.7%。据此推算，目前深圳市居民高血压患者的高血压知晓率和治疗率并未显著高于全国平均水平，与全国平均水平基本相当，但是高血压管理中结局性的指标高血压的控制率约高出全国平均水平的 50%，深圳市的高血压管理取得较好的成绩，但是针对高血压知晓率和治疗率仍需要继续努力加强工作。

在广东省内，基于在 2013 年展开的广东省 5 市区和 5 农村地区的较大的调查研究显示，广东省 15 岁及以上城区居民的高血压知晓率、治疗率、控制率分别为 67.43%、55.76%、30.79%；此外，广东省珠海市在 2015 年 3～6 月采用多阶段整群随机抽样方法在珠海市 7 个行政区抽取 3150 名≥18 岁成年常住居民进行问卷调查和身体测量，结果显示珠海市≥18 岁成年常住居民高血压知晓率、治疗率和控制率分别为 74.37%、61.98% 和 29.39%。暂不考虑广东省近期知晓率、治疗率和控制率水平的增长量，基于此数据可认为目前深圳市居民高血压知晓率、治疗率和控制率在广东省内处于较低水平，高血压管理工作需要加强。

同时 2018 年调查结果分析还显示，在已经知晓自己患有高血压的高血压患者中，深圳市 18 岁及以上高血压患者的治疗率为 80.02%，控制率为 46.38%。其中，在男性知晓人群中分别为 76.99%、47.00%；女性知晓人群中分别为 82.99%、45.79%。18～44 岁、45～59 岁、60～69 岁年龄段知晓自己患有高血压的人群的高血压治疗率分别为 50.46%、87.63%、88.00%；高血压控制率分别为 44.33%、46.99%、49.14%。知晓人群的治疗率、控制率显著高于高血压患者总人群。因此首先提高知晓率是提高高血压患者治疗率和控制率的关键，通过各种措施如动员居民定期测量血压、为社康提供血压测量仪器、35 岁以上门诊首诊测量血压等，增加高血压的知晓率，在患者知晓自己患有高血压的基础上，积极动员患者接受高血压的相关治疗，对于不接受诊治的高血压患者，也可起到疾病的警示作用，对其健康意识也有积极的促进作用，在一定程度上有利于血压的控制。

1997 年、2009 年、2018 年 18～69 岁居民高血压总人群的高血压知晓率分别为 37.20%、59.47%、52.98%；高血压治疗率分别为（1997 年无治疗率调查数据）44.28%、41.91%；高血压控制率分别为 13.02%、26.01%、24.99%。在高血压知晓人群，2009 年、2018 年高血压患者的高血压治疗率分别为 74.46%、79.11%，1997 年、2009 年、2018 年的高血压控制率分别为 35.00%、43.74%、47.17%。可以看出 1997 年到 2009 年的调查中高血压的知晓率较 1997 年增长较大，而 2018 年知晓率水平反而有所下降，下降的具体原因有待分析。随着知晓率的降低，2018 年高血压患者的治疗率和控制率也略有降低（与 2009 年调查相比）。然而，在高血压知晓人群，与 2009 年相比，2018 年的治疗率和知晓率均有所提高。这提示对高血压知晓人群的血压管理水平得到了提升。

三、血压测量及高血压控制措施的采取

2018 年调查结果显示高血压患者在 1 个月内、1～3 个月、3～6 个月测量血压的比例分别为 59.99%、12.34%、9.16%。2009 年调查中高血压患者在 1 月内测量血压的比例为 39.56%。血压正常高值人群在 1 个月内、1～3 个月、3～6 个月测量血压的比例分别为 35.10%、17.31%、16.42%。

2018 年深圳市高血压患者控制饮食措施采取率为 24.32%，运动措施采取率为 23.78%，血压监测措施采取率为 22.48%；同时采取药物+运动+控制饮食的综合措施的仅为 13.46%，其中男性为 14.28%，女性为 12.54%。

高血压知晓人群的控制饮食措施采取率为 40.59%，运动措施采取率为 36.69%，血压监测措施采取率为 37.52%；同时采取药物+运动+控制饮食综合措施的为 25.41%，其中男性为 29.13%，女性为 21.76%。

对于高血压患者除了要积极采用药物控制血压以外，还需要积极改善其生活行为方式、倡导健康的生活方式，主要包括体育运动、合理膳食、控制体重、戒烟限酒、减轻精神压力、保持心理平衡，另外加强血压监测、掌握血压动态变化，可以有效辅助调节高血压治疗策略，防止高血压病情进展、恶化。目前，深圳市高血压患者积极采取各项控制措施的比例均不高，需要强化高血压患者积极采取包括药物治疗和生活行为方式改善在内的综合

控制措施的信念，并为其提供一定的技术和环境支持。

四、高血压相关危险因素

2018 年调查结果显示，高血压人群中现在吸烟率为 19.24%，其中男性为 35.03%，女性为 1.27%；高血压人群中饮酒率为 26.25%，其中男性为 44.75%，女性为 5.21%；高血压人群中无休闲性体力活动的比例为 59.83%，其中男性为 55.50%，女性为 64.76%。

男性高血压人群中戒烟率为 14.75%，男性非高血压人群中戒烟率为 9.44%，男性高血压人群戒烟率高于非高血压人群，提示高血压人群中有部分人很好地采取了戒烟措施。

在高血压人群中，超重、肥胖的比例分别为 46.65%、17.02%，其中男性分别为 50.83%、18.68%，女性分别为 41.88%、15.13%；患有高脂血症的比例为 49.74%，其中男性为 59.93%，女性为 47.09%；患有高尿酸血症的比例为 29.80%，其中男性为 49.10%，女性为 7.84%；在高血压总人群中，患有糖尿病的比例为 16.53%，其中男性为 14.65%，女性为 18.68%。

目前深圳市高血压患者不良生活方式的比例及他们本身慢性病共患病的情况如上所述，可知，高血压患者大多缺乏休闲性体力活动，其次男性饮酒和吸烟的问题较为突出，虽然有部分人较好地采取了戒烟措施，但目前高血压人群中吸烟的比例依然较大。因此，在高血压人群的管理中，还需要加强督促其改善生活方式的健康教育，并为其提供相应支持。

高血压人群存在较为突出的慢性病共患病问题，这些共患病与高血压一起为患者的健康带来了严重的影响和沉重的负担。其中超重、高脂血症和男性高尿酸血症的共患最为普遍，共患率约为 50%，而与糖尿病的共患率也达到 16.53%。因此，对于高血压患者的管理，不能忽视其自身共患病或潜在可能发生的共患病的影响，这给高血压患者的管理带来了较大的难度和较多的要求。加强体育运动、合理膳食、控制体重、戒烟限酒、减轻精神压力、保持心理平衡、定期体检和测量血压的健康生活方式是所有慢性病的共同处方，这对慢性病的早诊早治、病情改善和控制有重要的意义，更重要的是践行这些健康生活方式能从源头上减少和延缓高血压等慢性病的发生，从而从根本上减少疾病对健康的损害和产生的经济负担。

（王云锋　王一茸　洪文旭）

第九章 糖 尿 病

根据世界卫生组织报告，2014 年全球 18 岁以上的成年人有 8.5%患糖尿病。在 2016 年糖尿病是 160 万人死亡的直接原因。我国糖尿病患者为 1.14 亿，约占全球糖尿病患者数的 1/3。糖尿病已成为我国亟待解决的重大公共卫生问题。2010～2016 年 2 型糖尿病规范管理人数逐年增加，在 2016 年我国 2 型糖尿病患者规范管理人数为 2781 万，规范管理率为 65.57%。《中国居民营养与慢性病状况报告（2015 年）》显示 18 岁及以上糖尿病患者糖尿病知晓率为 36.1%，治疗率为 33.4%，控制率为 30.6%。加强糖尿病社区防治工作，定期测量血糖、规范管理和合理用药是改善人群糖尿病知晓率、治疗率和控制率的根本；同时，糖尿病也是一种与生活方式相关的疾病，认真改变不良生活方式，限盐、限酒、控制体重有利于预防和控制糖尿病。

本章将以深圳市 2018 年慢性病及其危险因素调查的数据为基础，聚焦深圳市居民糖尿病的防-治-管情况，深入分析人群血糖水平，糖尿病患病率、知晓率、治疗率、控制率、血糖测量与糖尿病社区管理情况以及患病相关因素如生活方式等的情况。本章还将结合深圳市 1997 年、2009 年、2018 年三次横断面的慢性病及其危险因素调查的数据，对深圳市居民糖尿病及其相关指标在这 20 多年变化的情况进行分析。

第一节 糖尿病流行特征

一、血糖值水平

（一）空腹血糖情况

调查结果显示，深圳市 2018 年 18 岁及以上的居民的空腹血糖（FBG）中位数为 5.00mmol/L，四分位间距为 0.69mmol/L。其中，男性人群 FBG 中位数为 5.00mmol/L，四分位间距为 0.70mmol/L。女性人群 FBG 中位数为 5.00mmol/L，四分位间距为 0.66mmol/L。男性与女性 FBG 的总体分布无差异（$Z=0.03$，$P=0.973$），见表 9-1。

采用广义线性模型对性别和年龄进行交互分析，结果显示 18～29 岁、30～39 岁、60～69 岁、70 岁及以上，男性 FBG 均值估计值与女性相比无统计学意义，分别为 0.99mmol/L、1.01mmol/L、0.99mmol/L 和 1.00mmol/L，95%CI 分别为（0.97，1.01）、（1.00，1.02）、（0.97，1.01）和（0.97，1.04），P 分别为 0.3053、0.0879、0.1843 和 0.8724。40～49 岁和 50～59 岁两个年龄段男性的 FGB 均值估计值分别比女性高 1.03mmol/L[95%CI：（1.02，1.04），$P<0.001$]和 1.04mmol/L[95%CI：（1.02，1.06），$P<0.001$]。

表 9-1 不同年龄性别人群的空腹血糖水平（*N*=10 001）

年龄（岁）	男性			女性			合计		
	调查人数	中位数（mmol/L）	四分位间距（mmol/L）	调查人数	中位数（mmol/L）	四分位间距（mmol/L）	调查人数	中位数（mmol/L）	四分位间距（mmol/L）
18～29	486	4.79	0.59	621	4.80	0.50	1107	4.80	0.56
30～39	1535	4.94	0.60	1893	4.90	0.52	3428	4.90	0.53
40～49	1176	5.01	0.63	1440	5.04	0.63	2616	5.03	0.63
50～59	594	5.20	0.97	889	5.15	0.76	1483	5.18	0.85
60～69	403	5.30	1.00	678	5.30	0.97	1081	5.30	0.98
≥70	137	5.30	0.95	149	5.33	0.80	286	5.30	0.86
合计	4331	5.00	0.70	5670	5.00	0.66	10 001	5.00	0.69

（二）调查时间差异

比较 2018 年、2009 年和 1997 年三次横断面调查时 FBG 的大小，2018 年、2009 年和 1997 年 FBG 的总体差异均有统计学意义（χ^2=3047.85，*P*＜0.001）。FBG 中位数分别为 5.00mmol/L、4.92mmol/L 和 5.91mmol/L；四分位间距分别为 0.69mmol/L、0.62mmol/L 和 2.02mmol/L。两两比较结果显示，2018 年和 2009 年人群 FBG 相比，总体差异有统计学意义（*Z*=17.13，*P*＜0.001）。2018 年和 1997 年人群 FBG 相比，总体差异有统计学意义（*Z*=−43.10，*P*＜0.001）。

二、糖尿病患病率

（一）总人群情况

调查结果显示，深圳市 2018 年 18 岁及以上居民的糖尿病患病率为 7.52%，加权率、中标率和世标率分别为 7.23%、6.51% 和 7.20%。其中，男性居民的糖尿病患病率为 8.52%，其加权率、中标率和世标率分别为 7.96%、7.25% 和 7.98%；女性居民的糖尿病患病率为 6.75%，其加权率、中标率和世标率分别为 6.69%、5.76% 和 6.42%。

2018 年调查中男性人群糖尿病患病率显著高于女性（χ^2=11.15，*P*＜0.001）。采用 logistic 回归模型对性别和年龄进行交互分析，结果显示在 18～29 岁、30～39 岁、60～69 岁、70 岁及以上年龄段中，男性 FBG 与女性 FBG 相比无统计学差异，OR 分别为 0.86、1.17、0.98、1.10；95%CI 分别为（0.46，1.62）、（0.96，1.42）、（0.84，1.15）和（0.97，1.25）；*P* 分别为 0.6369、0.1153、0.8487、0.1420。在 40～49 岁和 50～59 岁两个年龄段中，男性患糖尿病的风险分别是女性的 1.39 倍[95%CI：（1.18，1.63），*P*＜0.001]和 1.33 倍[95%CI：（1.13，1.56），*P*＜0.05]。趋势检验结果显示，随着年龄的增长，人群患病率随之增加（*Z*=−20.46，*P*＜0.001），见表 9-2。

2018 年调查中人群的空腹血糖异常（IFG）患病率为 4.57%，男性为 4.53%，女性为 4.60%，两者无显著性差异（χ^2=0.03，*P*＞0.05）。男性与女性的 IFG 患病率高峰均出现在 60～69 岁，分别为 11.66% 和 10.62%，见表 9-3。

表 9-2　2018 年、2009 年和 1997 年调查中糖尿病患病率年龄性别分布

性别	年龄组（岁）	2018 年（n=9694）		2009 年（n=8599）		1997 年（n=8267）		χ^2	P
		调查人数	患病率（%）	调查人数	患病率（%）	调查人数	患病率（%）		
男性	18～29	507	0.76	693	1.44	1012	0.69		
	30～39	1578	3.55	1442	2.84	933	2.57		
	40～49	1083	8.90	943	6.47	598	4.35		
	50～59	554	15.12	395	14.68	320	7.19		
	60～69	397	18.03	263	16.35	299	6.35		
	患病率	4120	7.57	3736	5.70	3162	3.13		
	标化率	9675	7.16	17 200	6.35	8268	3.63	110.23	＜0.001
女性	18～29	621	1.03	956	0.73	1565	0.96		
	30～39	1935	2.63	1767	1.25	1534	2.48		
	40～49	1339	4.82	1059	4.25	1068	5.71		
	50～59	886	9.17	630	11.43	525	10.48		
	60～69	793	18.48	451	18.18	413	12.11		
	患病率	5574	6.27	4863	4.69	5105	4.29		
	标化率	9693	5.36	17 198	5.00	8266	4.91	2.34	0.311
合计	18～29	1128	0.91	1649	1.03	2577	0.85		
	30～39	3513	3.05	3209	1.96	2467	2.51		
	40～49	2422	6.64	2002	5.29	1666	5.22		
	50～59	1440	11.46	1025	12.68	845	9.23		
	60～69	1191	18.33	714	17.51	712	9.69		
	患病率	9694	6.82	8599	5.13	8267	3.85		
	标化率	19 368	6.26	34 398	5.68	16 534	4.27	71.85	＜0.001

注：其中患病率除 2018 年为加权率外，2009 年和 1997 年均为粗率。趋势检验：男性 Z=-13.27，P＜0.001；女性 Z=-15.98，P＜0.001；被调查人群 Z=-20.46，P＜0.001。

表 9-3　2018 年调查中深圳市 IFG 患病率年龄性别分布

年龄（岁）	男性		女性		合计	
	调查人数	患病率（%）	调查人数	患病率（%）	调查人数	患病率（%）
18～29	507	2.99	621	0.91	1128	1.85
30～39	1578	2.52	1933	2.32	3511	2.41
40～49	1083	4.04	1338	3.76	2421	3.89
50～59	554	7.11	884	7.62	1439	7.42
60～69	397	11.66	793	10.62	1191	10.96
≥70	143	6.00	177	6.88	320	6.49
合计	4262	4.53	5746	4.60	10 010	4.57

注：趋势检验，男性 Z=-7.23，P＜0.001；女性 Z=-10.66，P＜0.001，合计 Z=-12.82，P＜0.001。

IFG 患病率/糖尿病患病率为 1.73。通过年龄分层后发现，IFG 患病率/糖尿病患病率的值整体随年龄增加呈下降趋势，在低年龄组这个比值相对较高，变化幅度相对较大，在高年龄组这个比值较低，变化波动相对较小。

（二）不同调查时间的糖尿病患病率

比较 2018 年、2009 年和 1997 年总人群与不同性别人群、不同年龄段人群的糖尿病患病率情况。结果显示，三次横断面调查总人群的糖尿病患病率分别为 6.82%、5.13% 和 3.85%，相对应的标化率分别为 6.26%、5.68% 和 4.27%，三次横断面调查的糖尿病标化率差异有统计学意义（χ^2=71.85，P<0.001），见表 9-2。

男性中，2018 年、2009 年和 1997 年三次横断面调查的糖尿病患病率分别为 7.57%、5.70% 和 3.13%，相对应的标化率分别为 7.16%、6.35% 和 3.63%。三次横断面调查的糖尿病标化率差异有统计学意义（χ^2=110.23，P<0.001）；患病率 2018 年>2009 年>1997 年，见表 9-2。

女性中，2018 年、2009 年和 1997 年三次横断面调查的糖尿病患病率分别为 6.27%、4.69% 和 4.29%，相对应的标化率分别为 5.36%、5.00% 和 4.91%，三次横断面调查的糖尿病标化率差异无统计学意义（χ^2=2.34，P=0.311），见表 9-2。

（三）不同文化程度人群糖尿病患病率

对 2018 年、2009 年和 1997 年三次横断面调查的不同文化程度人群的糖尿病患病率分别进行趋势检验。结果显示，文化程度越低的人群，糖尿病患病率越高，文化程度越高的人群，糖尿病患病率越低（P<0.001）；2018 年调查中深圳市居民文化程度为小学的人群，糖尿病患病率为 14.66%，大专及以上文化程度的人群，糖尿病患病率最低，为 4.56%。且 2018 年调查中除文盲的糖尿病患病率低于 2009 年的调查外，其余各文化程度人群的糖尿病患病率均高于 2009 年及 1997 年调查中同一文化程度人群的糖尿病患病率，见表 9-4。

表 9-4 2018 年、2009 年和 1997 年调查中不同文化程度糖尿病患病率分布

文化程度	2018 年			2009 年			1997 年		
	调查人数	患者数	患病率（%）	调查人数	患者数	患病率（%）	调查人数	患者数	患病率（%）
文盲	232	30	13.03	138	24	17.52	608	49	8.06
小学	1002	147	14.66	851	94	11.05	1470	87	5.92
初中	2422	192	7.91	2382	131	5.52	2235	75	3.36
高中/中专	2815	194	6.88	2844	116	4.21	2442	69	2.83
大专及以上	3541	161	4.56	2384	76	3.21	1510	38	2.52
合计	10 014	724	7.23	8599	441	5.20	8265	318	3.85

注：趋势检验，2018 年 Z=10.68，P<0.001；2009 年 Z=9.93，P<0.001；1997 年 Z=7.13，P<0.001。

（四）不同职业人群糖尿病患病率

2018 年调查中的分析结果显示，离退休人员糖尿病患病率最高，为 15.99%。其次为未就业人员和家务人员，分别为 8.91% 和 8.10%。患病率最低的为办事人员和有关人员，为

3.33%。具体结果见表 9-5。

因为 2009 年和 1997 年两次调查和 2018 年调查的职业分类不同较多，且无法进行归类融合，故不进行比较。

表 9-5 2018 年不同职业人群糖尿病患病率分布

职业人群	调查人数	患者数	患病率（%）
生产、运输设备操作人员及有关人员	795	40	4.97
商业、服务业人员	2027	125	6.18
国家机关、党群组织、企业、事业单位负责人	489	39	7.87
办事人员和有关人员	585	19	3.33
专业技术人员	1373	58	4.20
未就业人员	555	49	8.91
家务人员	1616	131	8.10
离退休人员	1144	183	15.99
其他（农林牧渔水利业生产人员、军人、学生，其他劳动者）	1428	80	5.61
合计	9290	724	7.23

（五）不同婚姻状况人群糖尿病患病率

结果显示，2018 年、2009 年和 1997 年三次横断面调查的不同婚姻状况人群的糖尿病患病率差异有统计学意义（$P<0.001$）。2018 年调查中不同婚姻状况人群中糖尿病患病率最高的为再婚（15.80%），其次为丧偶（13.34%），见表 9-6。

表 9-6 2018 年、2009 年和 1997 年调查中不同婚姻状况人群糖尿病患病率分布

婚姻状况	2018 年			2009 年			1997 年		
	调查人数	患者数	患病率（%）	调查人数	患者数	患病率（%）	调查人数	患者数	患病率（%）
未婚	739	12	1.58	758	5	0.66	1333	13	0.98
已婚	8839	664	7.51	7552	417	5.52	6727	283	4.21
再婚	187	29	15.80	42	2	4.76	32	1	3.13
离婚	189	13	6.63	138	7	5.07	12	2	16.67
丧偶	45	6	13.34	108	10	9.26	149	19	12.75
合计	10 001	724	7.24	8598	441	5.13	8253	318	3.85

注：2018 年 $\chi^2=72.26$，$P<0.001$；2009 年 $\chi^2=37.30$，$P<0.001$；1997 年 $\chi^2=69.28$，$P<0.001$。

第二节 糖尿病的知晓率、治疗率和控制率

本次调查分析中糖尿病的知晓率、治疗率、控制率的定义如下：①知晓率=调查时已知自己患糖尿病的患者例数/本次调查符合诊断标准的所有糖尿病患者例数×100%；②治疗率=近 1 个月内使用胰岛素或降糖药物治疗的糖尿病患者例数/本次调查符合诊断标准的所有糖尿病患者例数×100%；③控制率=空腹血糖<7.0mmol/L 的曾经确诊为糖尿病患者

例数/本次调查符合诊断标准的所有糖尿病患者例数×100%。

一、糖尿病知晓率

（一）总人群情况

调查结果显示，深圳市 2018 年 18～69 岁居民的糖尿病知晓率为 64.64%，男性为 64.90%，女性为 64.39%，两者差异无统计学意义（$\chi^2=0.02$，$P=0.894$）。具体结果见表 9-7。

男性中，糖尿病知晓率随着年龄的增长而升高（$Z=3.01$，$P<0.05$），女性中，糖尿病知晓率随着年龄的增长而升高（$Z=4.41$，$P<0.001$），男性 18～44 岁、45～59 岁、60～69 岁年龄段的糖尿病知晓率分别为 56.40%，60.88% 和 77.81%；女性对应年龄段的糖尿病知晓率分别为 41.19%，61.52% 和 74.08%。具体结果见表 9-7。

（二）调查时间差异

2009 年和 2018 年调查中深圳市 18～69 岁居民糖尿病患者的知晓率分别为 60.54% 和 64.64%，其中男性糖尿病患者的糖尿病知晓率分别为 53.52% 和 64.90%，女性糖尿病患者的糖尿病知晓率分别为 67.11% 和 64.39%。按照 2000 年世界标准人口结构进行调整，两次调查中的总人群糖尿病知晓标化率差异无统计学意义（$\chi^2=0.71$，$P=0.400$）。其中，男性糖尿病患者知晓标化率分别为 57.13% 和 65.33%，女性知晓标化率分别为 69.06% 和 62.53%。两次调查中，男性患者知晓标化率差异有统计学意义（$\chi^2=8.54$，$P<0.05$），女性患者知晓标化率差异有统计学意义（$\chi^2=4.29$，$P<0.05$）。结果显示总人群和男性人群的糖尿病知晓标化率：2009 年＜2018 年，女性人群的糖尿病知晓标化率：2009 年＞2018 年。具体结果见表 9-7。

表 9-7　2018 年和 2009 年糖尿病知晓率情况

性别	年龄（岁）	2018 年			2009 年		
		患者人数	知晓人数	知晓率（%）	患者人数	知晓人数	知晓率（%）
男性	18～44	83	47	56.40	88	34	38.64
	45～59	123	74	60.88	82	50	60.98
	60～69	93	72	77.81	43	30	69.77
	合计	299	194	64.90	213	114	53.52
女性	18～44	55	23	41.19	46	21	45.65
	45～59	104	64	61.52	100	68	68.00
	60～69	162	120	74.08	82	64	78.05
	合计	321	206	64.39	228	153	67.11
合计	18～44	138	70	50.37	134	55	41.04
	45～59	227	139	61.17	182	118	64.84
	60～69	255	192	75.44	125	94	75.20
	合计	620	401	64.64	441	267	60.54

二、糖尿病治疗率

（一）总人群情况

调查结果显示，2018年调查中深圳市18~69岁居民糖尿病治疗率为49.43%，男性为49.64%，女性为49.23%，两者差异无统计学意义（χ^2=0.01，P=0.9175），见表9-8。

糖尿病治疗率均随着年龄的增长而升高（Z=-4.55，P<0.001）。采用logistic回归模型对性别和年龄进行交互分析，结果显示在45~59岁、60~69岁年龄段中，男性糖尿病治疗率与女性相比无统计学差异，OR分别为1.03和1.16；95%CI分别为（0.80，1.33）和（0.96，1.39）；P分别为0.83和0.11。在18~44岁年龄段，男性糖尿病治疗率是女性的1.76倍[95%CI（1.00，2.21），P<0.05]，见表9-8。

表9-8 2018年、2009年调查中糖尿病治疗率情况

性别	年龄（岁）	2018年			2009年		
		患者人数	治疗人数	治疗率（%）	患者人数	治疗人数	治疗率（%）
男性	18~44	91	34	37.20	88	29	32.95
	45~59	124	66	53.29	82	46	56.10
	60~69	91	52	57.10	43	29	67.44
	合计	306	152	49.64	213	104	48.83
女性	18~44	52	11	21.12	46	14	30.43
	45~59	110	57	51.86	100	64	64.00
	60~69	165	93	56.34	82	55	67.07
	合计	327	161	49.23	228	133	58.33
合计	18~44	143	45	31.35	134	43	32.09
	45~59	234	123	52.62	182	110	60.44
	60~69	256	145	56.61	125	84	67.20
	合计	633	313	49.43	441	237	53.74

（二）调查时间差异

2009年和2018年调查中深圳市18~69岁居民糖尿病总人群的治疗率分别为53.74%和49.43%，按照2000年世界标准人口结构进行调整，两次调查的总人群糖尿病治疗标化率差异有统计学意义（χ^2=10.17，P<0.001）。其中，2009年和2018年调查中男性糖尿病人群的糖尿病治疗标化率分别为52.94%和50.38%，女性糖尿病人群的糖尿病治疗标化率分别为60.95%和48.40%。两次调查中男性糖尿病治疗标化率差异无统计学意义（χ^2=0.77，P=0.381），女性人群的糖尿病治疗标化率差异有统计学意义（χ^2=14.57，P<0.001），结果显示女性人群的糖尿病治疗率：2009年>2018年，见表9-8。

（三）知晓人群糖尿病治疗率

调查结果显示，2018年调查中深圳市18~69岁居民糖尿病知晓人群糖尿病治疗率为

78.10%，其中男性为 78.26%，女性为 77.96%，两者差异无统计学意义（$\chi^2=0.0052$，$P=0.943$）。具体结果见表 9-9。

糖尿病知晓人群治疗率随年龄变化的趋势无统计学意义（$Z=-0.67$，$P=0.506$）。采用 logistic 回归模型对性别和年龄进行交互分析，结果显示在 18～44 岁、45～59 岁、60～69 岁年龄段中，男性糖尿病知晓人群治疗率与女性相比无统计学差异，OR 分别为 1.64、0.97 和 1.11；95%CI 分别为（0.98，2.78）、（0.57，1.65）和（0.85，1.46）；P 分别为 0.0619、0.9230 和 0.4438。

对 2009 年和 2018 年的调查数据进行分析，结果显示，2009 年和 2018 年调查中糖尿病知晓人群治疗率分别为 88.76% 和 78.10%。其中，2009 年和 2018 年调查中男性糖尿病知晓人群治疗率分别为 91.23% 和 78.26%；女性糖尿病知晓人群治疗率分别为 86.93% 和 77.96%。按照 2000 年世界标准人口结构进行调整，两次调查中糖尿病知晓人群治疗标化率差异有统计学意义（$\chi^2=34.12$，$P<0.001$）。其中，2009 年和 2018 年调查中男性糖尿病知晓人群治疗标化率分别为 92.65% 和 78.89%，差异具有统计学意义（$\chi^2=26.38$，$P<0.001$）；女性糖尿病知晓人群治疗标化率分别为 88.26% 和 78.66%，差异具有统计学意义（$\chi^2=9.96$，$P<0.05$）。具体结果见表 9-9。

表 9-9　2018 年、2009 年调查中糖尿病知晓人群治疗率情况

性别	年龄（岁）	2018 年			2009 年		
		患者人数	治疗人数	治疗率（%）	患者人数	治疗人数	治疗率（%）
男性	18～44	47	34	72.05	34	29	85.29
	45～59	75	66	88.50	50	46	92.00
	60～69	72	52	71.74	30	29	96.67
	合计	194	151	78.26	114	104	91.23
女性	18～44	23	11	48.83	21	14	66.67
	45～59	64	57	89.02	68	64	94.12
	60～69	120	93	77.51	64	55	85.94
	合计	207	161	77.96	153	133	86.93
合计	18～44	70	45	64.52	55	43	78.18
	45～59	139	123	88.74	118	110	93.22
	60～69	192	145	75.34	94	84	89.36
	合计	401	313	78.10	267	237	88.76

三、血糖控制率

（一）总人群情况

调查结果显示，深圳市 2018 年 18～69 岁居民糖尿病患者的血糖控制率为 30.30%，其中男性的血糖控制率为 28.09%，女性为 32.24%（$\chi^2=1.47$，$P=0.226$），见表 9-10。

（二）性别年龄差异

糖尿病患者的血糖控制率均随着年龄的增加而增加（$Z=-5.93$，$P<0.001$）。采用 logistic

回归模型对性别和年龄进行交互分析，结果显示在18～44岁、45～59岁、60～69岁年龄段中，男性糖尿病患者血糖控制率与女性相比无统计学差异，OR分别为1.02、1.03和1.01；95%CI分别为（0.71，1.47）、（0.77，1.37）和（0.84，1.20）；P分别为0.9206、0.8636和0.9420。

（三）调查时间差异

2009年和2018年调查中糖尿病人群血糖控制率分别为19.73%和30.30%。其中，男性糖尿病人群的血糖控制率分别为17.84%和28.09%；女性糖尿病人群血糖控制率分别为21.49%和32.24%。按照2000年世界标准人口结构进行调整，两次调查中，糖尿病人群血糖控制标化率差异具有统计学意义（χ^2=22.30，$P<0.001$）。其中，2009年和2018年调查中男性糖尿病人群血糖控制标化率分别为20.40%和28.54%，差异具有统计学意义（χ^2=11.36，$P<0.001$）。女性糖尿病人群血糖控制标化率分别为22.00%和31.57%，差异具有统计学意义（χ^2=11.28，$P<0.001$）。具体结果见表9-10。

表9-10　2018年和2009年调查中糖尿病控制率情况

糖尿病人群	年龄（岁）	2018年			2009年		
		患者人数	控制人数	控制率（%）	患者人数	控制人数	控制率（%）
男性	18～44	109	22	20.18	88	9	10.23
	45～59	131	30	23.14	82	17	20.73
	60～69	99	43	43.35	43	12	27.91
	合计	339	95	28.09	213	38	17.84
女性	18～44	78	15	19.59	46	7	15.22
	45～59	125	28	22.24	100	27	27.00
	60～69	182	81	44.56	82	15	18.29
	合计	385	124	32.24	228	49	21.49
合计	18～44	187	37	19.94	134	16	11.94
	45～59	257	58	22.70	182	44	24.18
	60～69	280	124	44.14	125	27	21.60
	合计	724	219	30.30	441	87	19.73

（四）知晓人群血糖控制率

血糖控制达标的人全部存在于糖尿病知晓人群中，不知晓自己患有糖尿病的人只有在FBG≥7.0mmol/L或OGTT≥11.1mmol/L，被诊断为糖尿病时才会认为自己是糖尿病患者，即糖尿病不知晓者均是血糖控制不达标的。因此，有必要单独对糖尿病知晓人群血糖控制率进行分析。调查结果显示，深圳市2018年18～69岁居民糖尿病知晓人群血糖控制率为54.69%，其中男性糖尿病知晓人群血糖控制率为49.08%，女性为59.95%，两者控制率差异有统计学意义（χ^2=14.40，$P<0.001$）（表9-11）。

采用logistic回归模型对性别和年龄进行交互分析，结果显示在18～44岁、45～59岁、60～69岁年龄段中，男性糖尿病知晓人群血糖控制率与女性相比无统计学差异，OR分别为0.65、0.95和0.80，95%CI分别为（0.38，1.10）、（0.68，1.33）和（0.64，1.01），P分别为 0.1072、0.7499 和 0.0611。对 2009 年和 2018 年的调查数据分析显示，2009 年和 2018 年糖尿病知晓人群血糖控制率分别为 32.58% 和 54.69%。两次调查中，男性糖尿病知晓人群的血糖控制率分别为 33.33% 和 49.08%；女性糖尿病知晓人群对应的血糖控制率分别为 32.03% 和 59.95%。按照 2000 年世界标准人口结构进行调整，两次调查中糖尿病知晓人群血糖控制标化率差异具有统计学意义（$\chi^2=52.42$，$P<0.001$）。其中，2009 年和 2018 年调查中男性糖尿病知晓人群血糖控制标化率分别为 35.70% 和 49.17%，差异具有统计学意义（$\chi^2=13.65$，$P<0.001$）；女性糖尿病知晓人群血糖控制标化率分别为 31.86% 和 59.86%，差异具有统计学意义（$\chi^2=46.92$，$P<0.001$）。具体结果见表 9-11。

表 9-11　2018 年和 2009 年糖尿病知晓人群高血糖控制率

糖尿病知晓人群	年龄（岁）	2018 年			2009 年		
		知晓人数	控制人数	控制率（%）	知晓人数	控制人数	控制率（%）
男性	18～44	47	22	46.75	34	9	26.47
	45～59	75	30	40.65	50	17	34.00
	60～69	72	43	59.27	30	12	40.00
	合计	194	95	49.08	114	38	33.33
女性	18～44	23	15	67.57	21	7	33.33
	45～59	64	28	43.32	68	27	39.71
	60～69	120	81	67.43	64	15	23.44
	合计	207	124	59.95	153	49	32.03
合计	18～44	69	37	53.50	55	16	29.09
	45～59	139	58	41.89	118	44	37.29
	60～69	193	124	64.36	94	27	28.72
	合计	401	219	54.69	267	87	32.58

第三节　血糖测量、控制措施和指导

随着人们生活水平的不断提高及生活方式的改变，糖尿病发病率日益增高，对糖尿病患者进行连续、立体、多元化管理，充分利用各方资源，采取早诊早治、规范管理和监测的手段，可以有效地长期控制糖尿病。社区健康服务中心全科医生提供的糖尿病随访管理和个性化指导是提高糖尿病治疗率及控制率的关键。同时，也需要患者自身对疾病重视并采取积极的态度，采取综合措施控制血糖，预防酮症及其他并发症，这也是提高治疗率和控制率不可或缺的一个环节。

一、血 糖 测 量

（一）糖尿病患者血糖测量

2018 年调查通过问卷询问被调查者最近一次测量血糖距离调查当天的时间（月数），结果显示糖尿病患者 <1 个月、1～6 个月和 6～12 个月血糖测量率分别为 56.76%、27.40%

和15.84%。其中，男性糖尿病患者<1个月、1～6个月和6～12个月血糖测量率为54.16%、29.93%和15.91%；女性对应的血糖测量率为59.16%、25.05%和15.79%。18～44岁、45～59岁、≥60岁糖尿病患者<1个月血糖测量率分别为40.71%、56.78%和65.00%。糖尿病患者<1个月血糖测量率随着年龄的增长而升高（$Z=-4.27$，$P<0.001$）。具体结果见表9-12。

表9-12　人群血糖测量频率情况

性别	年龄（岁）	糖尿病人群				IFG人群			
		人数	最近时间内血糖测量率（%）			人数	最近时间内血糖测量率（%）		
			<1个月	1～6个月	6～12个月		<1个月	1～6个月	6～12个月
男性	18～44	72	49.10	31.50	19.40	32	32.34	45.13	22.53
	45～59	112	49.83	30.77	19.40	38	27.11	40.10	32.79
	≥60	83	64.35	27.46	8.19	35	35.29	51.50	13.21
	合计	267	54.16	29.93	15.91	105	31.44	45.44	23.12
女性	18～44	48	28.07	41.63	30.30	39	20.93	26.85	52.23
	45～59	91	65.31	19.14	15.55	59	42.63	30.68	26.69
	≥60	150	65.37	23.35	11.29	66	46.33	37.60	16.06
	合计	289	59.16	25.05	15.79	164	38.95	32.54	28.51
合计	18～44	120	40.71	35.54	23.75	71	26.08	35.10	38.83
	45～59	203	56.78	25.55	17.67	97	36.61	34.34	29.06
	≥60	233	65.00	24.82	10.18	101	42.51	42.41	15.08
	合计	556	56.76	27.40	15.84	269	36.03	37.56	26.41

（二）IFG人群血糖测量

IFG人群在<1个月、1～6个月和6～12个月的血糖测量率分别为36.03%、37.56%和26.41%。其中，男性在<1个月、1～6个月和6～12个月的血糖测量率分别为31.44%、45.44%和23.12%；女性对应的血糖测量率分别为38.95%、32.54%和28.51%。IFG人群在<1个月测量血糖的比例，随着年龄的增长而升高（$Z=-2.18$，$P<0.05$）。18～44岁、45～59岁、60岁及以上IFG人群<1个月血糖测量率分别为26.08%、36.61%和42.51%。具体结果见表9-12。

（三）调查时间差异

对2009年和2018年两次调查时糖尿病患者的血糖测量情况进行时间变化分析。结果显示，2009年和2018年调查中糖尿病患者<1个月血糖测量率分别为29.84%和56.76%。其中，2009年和2018年的男性人群的糖尿病患者<1个月血糖测量率分别为24.53%和54.16%；女性对应的血糖测量率分别为34.80%和59.16%。按照2000年世界标准人口结构进行调整，2009年和2018年调查中糖尿病患者<1个月血糖测量标化率差异有统计学意义（$\chi^2=170.71$，$P<0.001$）。其中，男性人群的糖尿病患者<1个月血糖测量标化率分别为27.50%和53.72%，差异具有统计学意义（$\chi^2=115.56$，$P<0.001$），女性人群的糖尿病患者<1个月血糖测量标化率分别为36.30%和59.25%，差异具有统计学意义（$\chi^2=61.13$，

$P<0.001$）。具体结果见表9-13。

表9-13 2018年和2009年调查中糖尿病患者血糖测量情况

性别	年龄（岁）	2018年				2009年		
		人数（n）	测量率（%）			人数（n）	测量率（%）	
			<1个月	1~6个月	6~12个月		<1个月	1~6个月	6~12个月
男性	18~44	72	49.10	31.50	19.40	87	13.79	28.74	9.20
	45~59	112	49.83	30.77	19.40	82	25.61	36.59	7.32
	60~69	83	64.35	27.46	8.19	43	44.19	23.26	9.30
	合计	267	54.16	29.93	15.91	212	24.53	30.66	8.49
女性	18~44	48	28.07	41.63	30.30	46	19.57	21.74	13.04
	45~59	91	65.31	19.14	15.55	100	37.00	28.00	7.00
	60~69	150	65.37	23.35	11.29	81	40.74	28.40	6.17
	合计	289	59.16	25.05	15.79	227	34.80	26.87	7.93
合计	18~44	120	40.71	35.54	23.75	133	15.79	26.32	10.53
	45~59	203	56.78	25.55	17.67	182	31.87	31.87	7.14
	60~69	233	65.00	24.82	10.18	124	41.94	26.61	7.26
	合计	556	56.76	27.40	15.84	439	29.84	28.70	8.20

二、糖尿病的控制措施

糖尿病患者需要采取多项措施综合控制血糖，使血糖水平达标，预防酮症和其他并发症的发生，这也是提高糖尿病治疗率、控制率的根本和必需的途径。控制措施包括按医嘱用药（口服药和注射胰岛素）、控制饮食、运动和血糖监测，以及未采取任何措施。

（一）按医嘱用药

2018年调查中深圳市糖尿病患者口服药和注射胰岛素使用率分别为77.55%和19.43%。其中，男性糖尿病患者口服药和注射胰岛素使用率分别为76.57%和19.25%；女性糖尿病患者口服药和注射胰岛素使用率分别为78.50%和19.60%。男性和女性糖尿病患者在45~59岁年龄段口服药使用率最高，分别为83.27%和83.04%。男性和女性≥60岁的糖尿病患者口服药使用率分别为69.61%和79.36%，见表9-14。

（二）控制饮食

控制饮食是改善血糖水平的重要辅助手段之一，2018年调查中深圳市糖尿病患者控制饮食率为56.59%，其中男性和女性糖尿病患者控制饮食率分别为50.41%和62.51%。男性和女性≥60岁的糖尿病患者控制饮食率分别为49.58%和63.99%，见表9-14。

（三）运动

运动是改善血糖水平的重要辅助手段之一，2018年调查中深圳市糖尿病患者运动措施采取率为 46.74%，其中男性糖尿病患者运动措施采取率为 47.86%，女性为 45.68%。男性和女性≥60 岁的糖尿病患者运动措施采取率分别为 49.84% 和 50.90%，见表 9-14。

（四）血糖监测

血糖监测可对患者血糖水平进行动态观测，有利于采取有效的治疗手段治疗糖尿病。2018 年调查中深圳市糖尿病患者血糖监测率为 50.20%，其中男性糖尿病患者血糖监测率为 43.19%，女性为 56.93%。男性和女性≥60 岁的糖尿病患者血糖监测率分别为 40.41% 和 53.47%，见表 9-14。

表 9-14　糖尿病人群血糖控制措施采取情况（N=10 043）

糖尿病人群	年龄（岁）	血糖控制措施采取率（%）					
		口服药	注射胰岛素	控制饮食	运动	血糖监测	未采取任何措施
男性	18～44	72.49	10.17	53.02	41.59	39.20	0.80
	45～59	83.27	23.41	49.64	49.71	48.03	3.30
	≥60	69.61	20.46	49.58	49.84	40.41	9.87
	合计	76.57	19.25	50.41	47.86	43.19	5.12
女性	18～44	58.36	20.51	65.28	27.99	58.57	15.84
	45～59	83.04	23.89	59.01	41.60	62.66	3.20
	≥60	79.36	17.06	63.99	50.90	53.47	4.55
	合计	78.50	19.60	62.51	45.68	56.93	5.21
合计	18～44	68.20	13.31	56.74	37.46	45.07	5.36
	45～59	84.25	23.62	53.91	46.01	54.70	3.25
	≥60	75.69	18.34	58.57	50.50	48.56	6.55
	合计	77.55	19.43	56.59	46.74	50.20	5.17

（五）综合措施

糖尿病患者应该采取综合措施治疗和控制血糖水平，防止糖尿病的进展。调查结果显示，糖尿病患者药物+运动+控制饮食的综合措施采取率为 3.16%，其中男性为 3.63%，女性为 2.75%。在糖尿病知晓人群中，药物+运动+控制饮食的综合措施采取率为 5.70%，其中男性为 6.34%，女性为 5.11%。具体结果见表 9-15 及表 9-16。

表 9-15　糖尿病人群血糖控制综合措施情况（N=10 043）

性别	年龄（岁）	综合措施采取率（%）					
		仅药物	药物+控制饮食	药物+运动	药物+运动+控制饮食	运动+控制饮食	仅监测
男性	18～44	9.52	2.89	3.42	0	0.11	0
	45～59	16.14	2.21	0.98	4.59	0.88	0
	≥60	16.01	1.67	2.73	6.34	2.32	0
	合计	13.98	2.27	2.28	3.63	1.05	0

性别	年龄（岁）	综合措施采取率（%）					
		仅药物	药物+控制饮食	药物+运动	药物+运动+控制饮食	运动+控制饮食	仅监测
女性	18~44	3.10	1.48	0	0.15	0	0
	45~59	9.39	4.18	1.28	0.15	0.28	0
	≥60	13.63	3.01	0	5.65	2.74	0
	合计	10.12	3.08	0.42	2.75	1.38	0
合计	18~44	6.84	2.30	1.99	0.06	0.06	0
	45~59	12.84	3.17	1.13	2.42	0.58	0
	≥60	14.47	2.53	0.97	5.89	2.59	0
	合计	11.93	2.70	1.29	3.16	1.23	0

表 9-16　糖尿病知晓人群血糖控制综合措施情况（N=10 043）

性别	年龄（岁）	综合措施采取率（%）					
		仅药物	药物+控制饮食	药物+运动	药物+运动+控制饮食	运动+控制饮食	仅监测
男性	18~44	22.04	6.70	7.91	0	0.25	0
	45~59	28.36	3.88	1.73	8.07	1.54	0
	≥60	21.89	2.28	3.74	3.23	3.17	0
	合计	24.41	3.96	3.98	6.34	1.84	0
女性	18~44	10.70	5.10	0	0.52	0	0
	45~59	18.29	8.14	2.49	0.30	0.54	0
	≥60	20.63	4.55	0	8.55	4.15	0
	合计	18.82	5.72	0.78	5.11	2.57	0
合计	18~44	18.36	6.18	5.35	0.17	0.17	0
	45~59	23.70	5.85	2.08	4.47	1.07	0
	≥60	21.10	3.70	1.41	8.59	3.78	0
	合计	21.53	4.87	2.32	5.70	2.22	0

（六）调查时间差异

对 2009 年和 2018 年调查结果进行比较，显示 2009 年和 2018 年两次调查中糖尿病患者药物治疗采取率分别为 83.06% 和 49.43%，在糖尿病知晓人群中分别为 83.06% 和 78.10%。糖尿病患者控制饮食率分别为 77.27% 和 33.93%，在糖尿病知晓人群中控制饮食率分别为 77.27% 和 53.62%。糖尿病患者运动采取率分别为 59.50% 和 28.03%，在糖尿病知晓人群中运动采取率分别为 59.50% 和 44.29%。按照 2000 年世界标准人口结构进行调整，两次调查中糖尿病患者药物治疗标化率分别为 84.95% 和 49.56%，差异有统计学意义（χ^2=201.21，$P<0.001$）。在糖尿病知晓人群中的药物治疗标化率分别为 84.95% 和 78.79%，差异有统计学意义（χ^2=8.23，$P<0.05$）。糖尿病患者控制饮食标化率分别为 77.54% 和 32.97%（χ^2=304.68，$P<0.001$），在糖尿病知晓人群中控制饮食标化率分别为 77.54% 和 52.42%，差异有统计学

意义（χ^2=87.11，P＜0.001）。糖尿病患者运动措施采取标化率分别为 59.37% 和 28.33%，（χ^2=155.10，P＜0.001），在糖尿病知晓人群中运动措施采取标化率分别为 59.37% 和 45.04%，差异有统计学意义（χ^2=28.35，P＜0.001），见表 9-17。

表 9-17　2018 年与 2009 年糖尿病人群血糖控制措施采取情况比较

措施	糖尿病人群（%）		糖尿病知晓人群（%）	
	2018 年（n=724）	2009 年（n=441）	2018 年（n=401）	2009 年（n=267）
药物治疗	49.43	83.06	78.10	83.06
控制饮食	33.93	77.27	53.62	77.27
运动	28.03	59.50	44.29	59.50

三、糖尿病的社康随访管理和指导

对糖尿病患者进行社康随访管理和指导是糖尿病规范化管理的重要内容，调查结果显示，2018 年深圳市糖尿病患者参加社康随访管理和指导的比例为 51.19%。其中，男性糖尿病患者参加社康随访管理和指导的比例为 53.75%，女性为 48.76%，见表 9-18。

表 9-18　糖尿病人群参加社康随访管理情况

性别	年龄（岁）	随访管理情况			
		参与		否	
		人数	比例（%）	人数	比例（%）
男性	18～44	22	52.75	17	41.32
	45～59	38	51.23	32	43.15
	≥60	38	57.13	24	35.24
	合计	99	53.75	73	39.82
女性	18～44	6	26.78	9	45.45
	45～59	37	59.22	23	36.44
	≥60	52	46.97	39	35.06
	合计	95	48.76	71	36.62
合计	18～44	27	44.10	27	42.70
	45～59	75	54.87	55	40.09
	≥60	91	50.83	63	35.13
	合计	193	51.19	144	38.18

在参与社康随访管理和指导中，糖尿病患者表示接受社康提供检查或指导最多的为测量血糖，88.54% 的患者表示接受过测量血糖；其次为饮食指导、用药指导、体力活动指导、戒烟、戒酒，相应的接受比例为 79.42%、78.51%、65.74%、37.79%、30.84%。表示没有接受任何检查或指导的比例为 3.98%，见表 9-19。

表 9-19　针对参加社康随访管理的糖尿病人群提供的检查或指导情况

提供的糖尿病管理措施	提供的相应管理措施的比例（%）		
	男性	女性	合计
测量血糖	49.17	50.83	88.54
用药指导	45.79	54.21	78.51
饮食指导	50.92	49.08	79.42
体力活动指导	51.30	48.70	65.74
戒烟	63.24	36.76	37.79
戒酒	72.46	27.54	30.84
无检查或指导	53.44	46.56	3.98

第四节　糖尿病患病率关联因素分析

糖尿病可能与多种因素存在关联，这些相关因素受横断面研究的限制，难以用于确立因果关系。同时，也存在混杂或修饰因素，其可能对糖尿病的发病或其进程起到至关重要的作用，有可能与主导因素相互协同或制约。本节将对糖尿病患病关联因素进行分析，旨为糖尿病的防治管理提供一定参考。

一、糖尿病家族史与糖尿病患病率

在总人群中，有糖尿病家族史人群的糖尿病患病率为 13.19%，其中男性为 14.93%，女性为 12.06%；在没有糖尿病家族史的人群中糖尿病患病率为 6.21%，其中男性为 6.87%，女性为 5.70%；无论在男性、女性，糖尿病家族史均与糖尿病患病率相关（$P<0.001$）。

糖尿病人群中有糖尿病家族史的比例为 26.76%，其中男性为 25.30%，女性为 28.04%，见表 9-20。

表 9-20　糖尿病与非糖尿病人群中糖尿病家族史情况

家族史	男性				女性				合计			
	非糖尿病（%）	糖尿病（%）	χ^2	P	非糖尿病（%）	糖尿病（%）	χ^2	P	非糖尿病（%）	糖尿病（%）	χ^2	P
无	87.54	74.70	44.54	<0.001	85.34	71.96	49.00	<0.001	86.27	73.24	91.67	<0.001
有	12.46	25.30			14.66	28.04			13.73	26.76		

二、吸烟与糖尿病患病率

（一）吸烟与否

在总人群中，现在吸烟、已戒烟、不吸烟人群的糖尿病患病率分别为 8.42%、8.40%、6.90%。其中男性现在吸烟、已戒烟、不吸烟的糖尿病患病率为 8.21%、8.61%、7.63%；女性为 14.66%、5.51%、6.62%；未发现吸烟与糖尿病患病率呈现相关性（$P>0.05$）。

男性糖尿病人群中现在吸烟率为 39.59%，男性非糖尿病人群中现在吸烟率为 38.28%，糖尿病人群现在吸烟率与非糖尿病人群相比，差异无统计学意义（$P>0.05$）；且男性糖尿病人群中戒烟率为 11.70%，男性非糖尿病人群中戒烟率为 10.73%，男性糖尿病人群戒烟率与男性非糖尿病人群相比，差异无统计学意义（$P>0.05$），见表 9-21。

（二）吸烟量

在吸烟人群中，吸烟量为<10 支/天、10~19 支/天、≥20 支/天的人群的糖尿病患病率分别为 5.96%、7.68%、11.01%。其中在男性人群分别为 5.44%、7.42%、10.99%；在女性人群分别为 15.99%、14.58%、11.82%；在总人群和男性中，吸烟量均与糖尿病患病率相关（$P<0.05$）。

在男性患有糖尿病且吸烟的人群中，吸烟量≥20 支/天的比例为 49.16%，男性非糖尿病且吸烟的人群中，吸烟量≥20 支/天的比例为 35.59%，提示目前患有糖尿病且吸烟的人群，吸烟量≥20 支/天的比例较高，这类人群如不能短时间内戒烟，应控制每天吸烟量，直到完全戒烟，见表 9-21。

表 9-21　糖尿病与非糖尿病人群中吸烟情况（N=10 043）

吸烟情况	男性				女性				合计			
	非糖尿病（%）	糖尿病（%）	χ^2	P	非糖尿病（%）	糖尿病（%）	χ^2	P	非糖尿病（%）	糖尿病（%）	χ^2	P
吸烟状态			0.79	0.6741			5.51	0.0636			5.94	0.0512
现在吸	38.28	39.59			0.87	2.08			16.67	19.66		
已戒烟	10.73	11.70			0.59	0.48			4.87	5.73		
不吸烟	51.00	48.71			98.54	97.44			78.46	74.61		
吸烟量（支/天）			10.66	0.0048			0.40	0.8195			9.30	0.0096
<10	27.28	17.55			40.26	44.59			27.67	19.08		
10~19	37.13	33.28			41.35	41.06			37.26	33.72		
≥20	35.59	49.16			18.39	14.34			35.07	47.20		
吸烟年限（年）			61.82	<0.001			0.08	0.9594			57.04	<0.001
<10	23.03	7.75			36.80	34.12			23.45	9.01		
10~19	35.29	15.45			27.28	36.54			35.05	16.46		
≥20	41.68	76.79			35.92	29.35			41.51	74.53		
二手烟暴露			1.27	0.2590			2.11	0.1460			6.52	0.0107
无	46.61	54.62			65.10	68.71			57.29	62.11		
有	53.39	45.38			34.90	31.29			42.71	37.89		

（三）吸烟年限

在吸烟人群中，吸烟年限为<10 年、10~19 年、≥20 年的人群的糖尿病患病率为 3.42%、4.15%、14.19%。其中男性人群分别为 2.96%、3.81%、14.28%，女性人群分别为 11.86%、16.27%、10.60%；在总人群和男性人群中，吸烟年限与糖尿病患病率相关（$P<0.001$）。

在患糖尿病且吸烟的人群中吸烟年限≥20年的比例为74.53%，其中男性为76.79%，女性为29.53%。男性糖尿病人群吸烟年限≥20年的比例显著高于非糖尿病人群（$P<0.001$），女性中则无统计学意义（$P>0.05$），见表9-21。

（四）二手烟暴露

有二手烟暴露的人群中糖尿病患病率为6.47%，其中男性为6.84%，女性为6.04%；在没有二手烟暴露的人群中糖尿病患病率为7.79%，其中男性为9.20%，女性为7.03%。在总人群中，糖尿病患病与否的二手烟暴露情况不同（$P=0.0107$）。

三、饮酒与糖尿病患病率

（一）饮酒与否

在现在饮酒的人群中糖尿病患病率为6.16%，其中男性为7.16%，女性为4.25%；在现在没有饮酒的人群中糖尿病患病率为7.92%，其中男性为9.19%，女性为7.44%；不同性别人群中，饮酒与糖尿病患病率相关（$P<0.05$）。

在总的糖尿病人群中饮酒率为33.61%，非糖尿病人群的饮酒率为39.87%，非糖尿病人群饮酒率高于糖尿病人群（$P<0.001$），其中，在男性糖尿病人群中饮酒率为54.82%，女性糖尿病人群中饮酒率为14.92%，见表9-22。

表 9-22 糖尿病与非糖尿病人群中饮酒情况（$N=10\ 043$）

饮酒状况	男性				女性				合计			
	非糖尿病（%）	糖尿病（%）	χ^2	P	非糖尿病（%）	糖尿病（%）	χ^2	P	非糖尿病（%）	糖尿病（%）	χ^2	P
饮酒			5.46	0.020			17.07	<0.001			11.19	0.0008
否	38.57	45.18			75.90	85.08			60.13	66.39		
是	61.43	54.82			24.10	14.92			39.87	33.61		
饮酒频率（天/周）			3.83	0.148			5.92	0.052			7.86	0.020
7	9.36	9.57			5.35	0.00			8.40	8.23		
3~6	18.15	24.86			10.88	26.58			16.42	25.10		
0~2	72.50	65.57			83.77	73.42			75.17	66.67		
酗酒			0.56	0.455			4.42	0.036			0.39	0.532
否	79.58	77.88			97.50	99.19			89.93	89.21		
是	20.42	22.12			2.50	0.81			10.07	10.79		

（二）饮酒频率

在饮酒人群中，饮酒频率为每天、3~6天/周、0~2天/周的糖尿病患病率分别为6.41%、9.65%、5.84%；其中男性为7.46%、9.47%、6.65%；女性为0.00%、9.17%、3.49%；在被调查人群中，饮酒频率与糖尿病患病率相关。

在患有糖尿病且饮酒的人群中，饮酒频率为每天、3～6天/周、0～2天/周的比例分别为8.23%，25.10%和66.67%；其中在男性患有糖尿病且饮酒的人群中分别为9.57%，24.86%和65.57%，女性分别为0、26.58%和73.42%，见表9-22。

（三）酗酒

在饮酒人群中，酗酒人群的糖尿病患病率为7.71%，其中男性为8.56%，女性为2.26%；不酗酒人群的糖尿病患病率为7.17%，其中男性为7.80%，女性为6.80%；在女性中，酗酒与糖尿病患病率相关。

在患有糖尿病且饮酒的人群中，酗酒的比例为10.79%；其中男性为22.12%，女性为0.81%。女性非糖尿病人群中酗酒的比例显著高于糖尿病人群（$P<0.05$），见表9-22。

四、体力活动及静态行为时间与糖尿病患病率

（一）工作性体力活动

在被调查人群中，无工作性体力活动、中等强度工作性体力活动、高强度工作性体力活动人群的糖尿病患病率分别为7.94%、6.85%和7.10%。其中，在男性人群中分别为8.23%、7.76%和7.87%；在女性人群中分别为7.63%、6.37%和5.97%；不同工作性体力活动与糖尿病患病率的关联性无统计学意义（$P>0.05$）。

在糖尿病人群中，无工作性体力活动、中等强度工作性体力活动、高强度工作性体力活动的比例分别为35.78%、54.29%和9.93%。其中，在男性糖尿病人群中，相应的比例分别为40.38%、45.59%和14.03%；在女性糖尿病人群中相应的比例分别为31.73%、61.96%和6.31%。男性和女性糖尿病人群与非糖尿病人群的工作性体力活动情况均无统计学差异（$P>0.05$），见表9-23。

（二）交通性体力活动

在总人群中，有交通性体力活动人群的糖尿病患病率为7.09%，其中男性为7.95%，女性为6.47%；在无交通性体力活动的人群中糖尿病患病率为7.79%，其中男性为7.97%，女性为7.65%。均未发现交通性体力活动与糖尿病患病率相关（$P>0.05$）。

在糖尿病人群中，有交通性体力活动的比例为78.76%。其中在男性糖尿病人群中对应的比例为79.27%；在女性糖尿病人群中相应的比例为78.30%，见表9-23。

（三）休闲性体力活动

在总人群中，无休闲性体力活动、中等强度休闲性体力活动、高强度休闲性体力活动人群的糖尿病患病率分别为7.57%、8.45%和4.86%。其中，在男性人群中分别为8.30%、10.62%和5.56%；在女性人群中分别为7.12%、7.17%和3.74%；休闲性体力活动与糖尿病患病率有相关性（$P<0.05$）。

在糖尿病人群中，无休闲性体力活动、中等强度休闲性体力活动、高强度休闲性体力

活动的比例分别为 62.04%、24.86%和 13.10%。其中，在男性糖尿病人群中对应的比例分别为 55.39%、24.85%和 19.75%；在女性糖尿病人群中对应的比例分别为 67.90%、24.87%和 7.24%。男性和女性糖尿病人群中等、高强度休闲性体力活动的比例均显著低于非糖尿病人群（$P<0.05$），见表 9-23。

（四）总静态行为时间

在总人群中，总静态行为时间为较少、一般、较多的人群的糖尿病患病率分别为 8.68%、7.74%和 5.57%。其中，在男性人群中分别为 9.05%、8.88%和 6.57%，在女性人群中分别为 8.47%、6.91%和 4.62%；无论在总人群，还是男性和女性人群中总静态行为时间均与糖尿病患病率相关（$P<0.05$）。

在糖尿病人群中，总静态行为时间较少、一般、较多的比例分别为 36.45%、35.36%和 28.19%。其中，男性糖尿病人群对应的比例分别为 29.07%、36.33%和 34.60%；女性糖尿病人群对应的比例分别为 42.95%、34.50%和 22.55%。在男性和女性糖尿病人群中总静态行为时间较少的比例均高于非糖尿病人群，而总静态行为时间较多的比例低于非糖尿病人群（$P<0.05$），见表 9-23。

表 9-23　糖尿病与非糖尿病人群中体力活动和静态行为时间情况（N=10 043）

因素	男性				女性				合计			
	非糖尿病（%）	糖尿病（%）	χ^2	P	非糖尿病（%）	糖尿病（%）	χ^2	P	非糖尿病（%）	糖尿病（%）	χ^2	P
工作性体力活动			0.28	0.8697			3.24	0.1976			3.68	0.1587
无	38.94	40.38			27.53	31.73			32.35	35.78		
中等强度	46.85	45.59			65.34	61.96			57.53	54.29		
高强度	14.21	14.03			7.13	6.31			10.12	9.93		
交通性体力活动			0.0002	0.9883			1.99	0.1585			1.16	0.2809
无	20.70	20.73			18.78	21.70			19.59	21.24		
有	79.30	79.27			81.22	78.30			80.41	78.76		
休闲性体力活动			17.54	0.0002			11.94	0.0026			22.07	<0.001
无	52.89	55.39			63.54	67.90			59.04	62.04		
中等强度	18.08	24.85			23.10	24.87			20.98	24.86		
高强度	29.03	19.75			13.36	7.24			19.98	13.10		
总静态行为时间			8.08	0.0176			22.92	<0.001			25.78	<0.001
较少	25.25	29.07			33.28	42.95			29.89	36.45		
一般	32.23	36.33			33.35	34.50			32.87	35.36		
较多	42.52	34.60			33.37	22.55			37.42	28.19		

五、超重肥胖与糖尿病患病率

在被调查人群中，低体重、正常体重、超重、肥胖人群的糖尿病患病率分别为 2.33%、

5.20%、9.56% 和 41.23%。其中，在男性人群中分别为 2.33%、6.37%、8.98% 和 12.49%，在女性人群中分别为 2.33%、4.58%、10.25% 和 15.31%；超重、肥胖均与糖尿病患病率有相关性（ $P<0.001$ ）。

在糖尿病总人群中，超重和肥胖的比例分别为 42.43% 和 17.00%，其中男性分别为 46.19% 和 17.31%，女性分别为 39.12% 和 16.37%。男性和女性糖尿病人群的超重率和肥胖率均显著高于非糖尿病人群，见表 9-24。

表 9-24　糖尿病与非糖尿病人群中体重情况（ N=10 043 ）

因素	男性				女性				合计			
	非糖尿病（%）	糖尿病（%）	χ^2	P	非糖尿病（%）	糖尿病（%）	χ^2	P	非糖尿病（%）	糖尿病（%）	χ^2	P
低体重	4.14	1.14	29.32	<0.001	6.51	2.16	124.30	<0.001	5.51	1.69	141.12	<0.001
正常体重	44.91	35.36			62.76	41.99			55.22	38.88		
超重	40.46	46.19			24.57	39.12			31.28	42.43		
肥胖	10.49	17.31			6.16	16.37			7.99	17.00		

第五节　小　　结

糖尿病是一种慢性病，当胰腺产生不了足够的胰岛素或人体无法有效地利用所产生的胰岛素时，就会出现糖尿病。胰岛素是一种调节血糖的激素。高血糖症或血糖升高，是糖尿病不加控制的一种常见结果，随着时间的推移会对人体的许多系统产生严重损害，特别是神经和血管。据 WHO 报道，全球 2014 年，18 岁以上的成年人中有 8.5% 的人患有糖尿病。2016 年，糖尿病直接造成 160 万例死亡。2012 年，另有 220 万例死亡可归咎于高血糖。糖尿病已经成为世界上继心脑血管疾病、恶性肿瘤之后第三位严重危害人类健康的慢性疾病。2019 年暴发的 COVID-19 疫情中，病死率升高主要是因为伴有合并症，其中 7.3% 为糖尿病，仅次于心血管疾病的 10.5%，高于高血压的 6.0%。

本次调查是在前两次（1997 年、2009 年）独立的横断面调查的基础上，开展的又一次具有深圳市代表性的慢性病及其危险因素横断面调查，旨在了解深圳市当前慢性病及其危险因素的流行与分布情况，及其随时间的变迁情况。本章主要是关注本次调查中的糖尿病患病的流行与分布情况，以及有关糖尿病防、治、管方面的知晓率、治疗率、控制率、社康管理率以及糖尿病相关风险因素的分布情况。

一、糖尿病流行现况

调查结果显示，深圳市 2018 年 18 岁及以上居民的糖尿病患病率为 7.52%，中标率和世标率分别为 6.51% 和 7.20%。其中，男性居民的糖尿病患病率为 8.52%，中标率和世标率分别为 7.25% 和 7.98%；女性居民的糖尿病患病率为 6.75%，中标率和世标率分别为 5.76% 和 6.42%。

深圳市 18~29 岁、30~39 岁、40~49 岁、50~59 岁、60~69 岁人群的糖尿病患病率分别为 0.91%、3.05%、6.64%、11.46% 和 18.33%。其中，男性分别为 0.76%、3.55%、8.90%、15.12% 和 18.30%；女性分别为 1.03%、2.63%、4.82%、9.17% 和 18.48%。

中国疾病预防控制中心和北京大学对 2013 年纳入 17 万人的"中国慢性病以及危险因素监测"回顾性研究分析显示，18 岁以上的成年人群的糖尿病患病率为 10.4%，而另一项 meta 分析结果显示，1996~2016 年，全国 20 岁以上成人糖尿病患病率为 6.6%，男性和女性的患病率均为 6.3%。目前深圳市居民的糖尿病患病率低于 2013 年的全国患病率，而高于 1996~2016 年的全国患病率。《中国 2 型糖尿病防治指南（2017 年版）》指出，2013 年我国 18 岁及以上人群的糖尿病患病率粗率为 10.4%（2018 年深圳市为 7.23%）；据此推算，暂不考虑近年来全国患病率水平的增长，目前深圳市居民糖尿病患病率水平与全国平均水平相比，处于全国城市糖尿病患病率相对较低的水平。2007~2008 年 20~74 岁广东省居民的糖尿病患病率为 12.6%，标化率为 10.8%。此外，广东省中山市对 24 个镇区通过多阶段抽样，对 6150 名常住居民进行调查，结果显示 18~79 岁的常住居民糖尿病患病率为 10.4%，其中男性为 11.4%，女性为 9.5%。深圳市居民糖尿病患病率在广东省内也处于较低水平。

男性、女性糖尿病患病率均随年龄的增长而迅速上升，而男性上升幅度大于女性；其中，增幅最快的对于男性是 40~59 岁年龄段，这可能与男性到了中年以后生活、工作压力增加，锻炼频率减少，体重增加等因素有关，对于女性糖尿病患病率增幅最快的是约 50 岁以后，即在女性更年期或绝经以后，这可能与体内激素水平下降、情绪不佳、运动减少、体重增加等有关。

1997 年、2009 年、2018 年三次横断面调查总人群 18~69 岁糖尿病患病率分别为 3.85%、5.13% 和 6.82%，相应的标化率分别为 4.27%、5.68% 和 6.26%。其中三次调查时男性患病率分别为 3.13%、5.70% 和 7.57%，相应的标化率分别为 3.63%、6.35% 和 7.16%；女性患病率分别为 4.29%、4.69% 和 6.27%，相应的标化率分别为 4.91%、5.00% 和 5.36%。可以看出，深圳市近 20 年来，无论男性还是女性常住居民糖尿病患病粗率均呈现增高趋势，男性 18~69 岁年龄段糖尿病患病粗率和标化率增幅都高于女性，并且 2009 年和 2018 年调查中男性糖尿病患病率也都高于女性。三次调查中，男性 50~59 岁年龄段的患病率持续上升，女性该年龄段患病率在 2018 年调查中有所下降。这提示老年男性糖尿病患病风险以及男性在中高年龄段血糖控制并不理想。深圳市男性居民糖尿病患病粗率和标化率均呈现上升趋势，且 2009 年到 2018 年粗率的上升幅度高于标化率的上升幅度，表明深圳市男性居民糖尿病患病率的上升除了有人口老龄化的原因外，本身各个年龄别的患病率也有较大的上升，这提示针对深圳市男性糖尿病发病、患病的防控应该加强，特别是要加强 40~59 岁年龄段男性人群糖尿病发病的一级预防工作。

二、糖尿病患者"三率"

2018 年深圳市 18 岁及以上居民糖尿病患者的糖尿病知晓率、治疗率、控制率分别为 64.64%、49.43% 和 30.30%。其中，男性分别为 64.90%、49.64% 和 28.09%；女性分别为 64.39%、49.23% 和 32.24%。在年龄分布上，18~44 岁、45~59 岁、60~69 岁年龄段的糖尿病知晓率分别为 50.37%、61.17% 和 75.44%；糖尿病治疗率分别为 31.35%、52.62% 和 56.61%；糖尿病控制率分别为 19.94%、22.70% 和 44.14%。数据结果提示，深圳市糖尿病患者的糖尿病知晓率、治疗率、控制率还有较大的提升空间，防控力度还有待加强，男性和女性糖尿病患者的糖尿病知晓率和治疗率差异不大，控制率则女性高于男性。18～44 岁的知晓率、治疗率、控制率均处于较低水平，且低于其他年龄段，应该加强这个年龄段糖尿病患者的早诊、早治工作。三个年龄段糖尿病控制率低，提示患者血糖水平控制不理想，这有可能与患者依从性不佳或者控制方法不得当有关，值得关注。

一项覆盖了 31 个省（自治区、直辖市）的 162 个疾病预防控制中心疾病监测系统和 98 658 名成人的研究显示，2010 年中国 18 岁及以上成人糖尿病知晓率、治疗率和控制率分别为 30.1%、25.8% 和 39.7%，其中男性分别为 29.7%、25.5% 和 40.7%，女性分别为 30.5%、26.2% 和 38.6%。一项 1979～2010 年糖尿病患病率、知晓率、治疗率和控制率变化趋势的 meta 分析结果显示，成年人糖尿病估计知晓率、治疗率、控制率分别为 45.81%、42.54%、20.87%。其中，男性分别为 40.86%、38.48%、19.26%；女性分别为 41.58%、41.18%、19.03%。据此，目前深圳市居民糖尿病患者知晓率和治疗率高于全国平均水平，但是糖尿病管理中结局性的指标——糖尿病的控制率，总体来说介于两项研究的控制率水平之间，表明深圳市的糖尿病管理较以前已有长足进步，同时糖尿病的知晓率和治疗率也取得了较好成绩。根据广东省疾病预防控制中心报告，广东省糖尿病患者对自身患病的知晓率仅为 63.9%，治疗率为 58.1%，而患者中血糖得到良好控制的比例仅为 26.2%；此外，广东省中山市 2018 年按照多阶段抽样，选取 24 个镇区 5900 名≥18 岁成年常住居民进行问卷调查和身体测量，结果显示中山市≥18 岁成年常住居民糖尿病知晓率、治疗率和控制率分别为 18.9%、17.7% 和 3.1%。深圳市居民糖尿病知晓率和治疗率分别略高于和低于广东省平均水平，控制率则相对较高；同时，知晓率、治疗率、控制率高于中山市。以上结果提示糖尿病管理还需重视和加强。

同时本次调查结果还显示，在已经知晓自己患有糖尿病的患者中，深圳市 18 岁及以上人群的治疗率和控制率分别为 78.10% 和 54.69%；其中在男性知晓人群分别为 78.26% 和 49.08%；女性为 77.96% 和 59.95%。18～44 岁、45～59 岁、60～69 岁年龄段知晓自己患有糖尿病的患者的糖尿病治疗率分别为 64.52%、88.74% 和 75.34%；糖尿病控制率分别为 53.50%、41.89% 和 64.36%。知晓人群的治疗率和控制率显著高于糖尿病总人群。因此首先提高知晓率是提高糖尿病患者治疗率和控制率的关键，通过各种措施如动员居民定期到社康测量血糖、增加随访、提高患者依从性，增加糖尿病的知晓率，在患者知晓自己患有糖尿病的基础上，积极动员患者接受糖尿病的相关治疗和采取其他控制措施，并关注是否出现并发症。对于不接受诊治的糖尿病患者，这样也可起到疾病的警示作用，对其健康意识也有积极的作用，在一定程度上有利于血糖的控制。

2009 年和 2018 年 18～69 岁居民糖尿病总人群的知晓率分别为 60.54% 和 64.64%；糖尿病治疗率分别为 53.74% 和 49.43%；糖尿病控制率分别为 19.73% 和 33.30%。在糖尿病知晓人群，2009 年和 2018 年糖尿病患者的糖尿病治疗率分别为 88.76% 和 78.10%，糖尿病控制率分别为 32.58% 和 54.69%。可以看出 2018 年糖尿病患者的知晓率较 2009 年增长仅约 4 个百分点，而治疗率 2018 年较 2009 年低约 4 个百分点，控制率较 2009 高约 11 个百分点。

可以看出知晓自己患糖尿病的人群的整体血糖控制效果较好。这也提示，让糖尿病患者知晓自己所患疾病并采取积极有效的应对措施是控制血糖的关键。在今后的糖尿病防治工作中，应加大人群血糖的监测力度，使糖尿病患者获得更多的知情权，同时加强宣教工作，提供更加优良的防治服务，优化流程，更好地推进糖尿病管理工作。

三、血糖测量及血糖控制措施的采取

本次调查分析显示糖尿病患者在 1 个月内、1~6 个月、6~12 个月测量血糖的比例分别为 56.76%、27.40%和 15.84%。2009 年和 2018 年糖尿病患者在 1 个月内测量血糖的比例分别为 29.84%和 56.76%。2018 年调查中 IFG 人群测量血糖的比例分别为 36.03%、37.56%和26.41%。正常人群测量血糖的比例分别为 35.24%、42.44%和 22.32%。糖尿病患者在 1 个月内和 1~6 个月内血糖测量率高于 IFG 和正常人群，并且 2018 年调查中糖尿病患者 1 个月内血糖的测量率显著高于 2009 年。这提示，深圳市对糖尿病患者进行了相对有效的管理，能及时督促患者到社康进行随访和体检，但对高危/IFG 或正常人群的监测就显得相对薄弱，这是今后需加强的方面。

2018 年调查中深圳市糖尿病患者控制饮食措施采取率为 56.59%，运动措施采取率为46.74%，血糖监测措施采取率为 50.20%；同时采取药物+运动+控制饮食综合措施的仅为3.16%，其中男性为 3.63%，女性为 2.75%。糖尿病知晓人群中，同时采取药物+运动+控制饮食综合措施的为 5.70%，其中男性为 6.34%，女性为 5.11%。

从时间趋势上来看，2018 年调查中糖尿病患者药物治疗、控制饮食和运动措施的采取率均显著低于 2009 年，这不得不引起注意，有可能是因为此间近 9 年来深圳市常住人口出现变化，人口增加，同时民营社康数量也在增加，管理难度增大。从糖尿病知晓人群角度出发，2018 年和 2009 年两次调查中，药物治疗率虽有显著性差异，但糖尿病知晓人群的药物治疗率高于整体糖尿病人群的药物治疗率。糖尿病知晓人群主要采取措施以药物治疗为主，凸显出其他方面的宣教力度不够，糖尿病知晓人群对其他控制方式并不在意。

对于糖尿病患者除了要积极倡导采用药物控制血糖以外，还需要积极改善其生活行为方式，同时倡导健康的生活方式，主要包括体育运动、合理膳食、控制体重、戒烟限酒、减轻精神压力、保持心理平衡，另外加强常规血糖监测，掌握血糖动态变化，可以有效辅助调节血糖治疗策略，防止病情进展恶化和并发症的发生和发展。目前，深圳市糖尿病患者积极采取各项控制措施的比例均不高，特别是采用药物+运动+控制饮食的综合措施的情况，无论是在糖尿病患者中还是在糖尿病知晓人群中均不理想，需要强化糖尿病患者积极采取包括药物治疗和生活行为方式改善在内的综合控制措施的信念，并为其提供一定的技术和环境支持。

四、社康随访管理和指导

2018 年深圳市糖尿病患者参加社康随访管理和指导的比例为 51.19%。在接受管理和指导的患者中，88.54%的人表示接受社康提供最多的检查或指导为测量血糖；其次为饮食指导、用药指导、体力活动指导、戒烟、戒酒，相应的接受比例为 79.42%、78.51%、65.74%、37.79% 和 30.84%。由此可看出，接受糖尿病管理的患者比例并不高，各区还需加强糖尿病的管理力度，提高任务数的同时更要提高规范管理率。社康对国家糖尿病管理要求执行较好，大多数的患者都接受过测量血糖，但接受用药指导、体力活动指导、减少危险因素指导的比例相对较低。

五、糖尿病相关危险因素

2018 年调查结果显示，糖尿病人群中现在吸烟率为 19.66%，其中男性为 39.59%，女性为 2.08%；糖尿病人群中饮酒率为 33.61%，其中男性为 54.82%，女性为 14.92%；糖尿病中无休闲性体力活动者比例为 62.04%，其中男性为 55.39%，女性为 67.90%。

低体重、正常体重、超重、肥胖人群的糖尿病患病率分别为 2.33%、5.20%、9.56% 和 41.23%，其中男性分别为 2.33%、6.37%、8.98% 和 12.49%，女性分别为 2.33%、4.58%、10.25% 和 15.31%。在糖尿病人群中，超重和肥胖的比例分别为 42.43% 和 17.00%，其中男性分别为 46.19% 和 17.31%，女性分别为 39.12% 和 16.37%。

目前深圳市糖尿病患者不良生活方式的比例及体重的情况如上所述，可知，糖尿病人群中饮酒率和无休闲性体力活动率均低于非糖尿病人群，这提示糖尿病患者更加注重健康，但大多缺乏休闲性体力活动。男性饮酒和吸烟的问题较为突出，虽然有部分人群较好地采取了戒烟措施，但目前糖尿病人群中吸烟和饮酒的比例依然较高。因此，在糖尿病人群的管理中，还需要加强督促其改善生活方式的健康教育，并为其提供相应支持。

另外，糖尿病家族史也是不容忽视的一个问题，糖尿病人群中有糖尿病家族史的比例为 26.76%，其中男性为 25.30%，女性为 28.04%。糖尿病人群中有家族史者的比例高于无家族史者。这提示家族史有可能是糖尿病发病的主要因素之一，在糖尿病管理过程中，除了进行药物治疗，减少各种危险因素可降低其与家族史的协同作用，从而可减轻糖尿病症状和延缓糖尿病的发病。

糖尿病人群也存在较为突出的慢性病共患问题，这些共患病与糖尿病一起对患者的健康造成了严重的影响和沉重的负担。其中超重和肥胖分别占 42.43% 和 17.00%，两者比例之和超过 50%。因此，对于糖尿病患者的管理，不能忽视其自身共患病现在或潜在的负担和影响，这也带来了较多的难度和要求。加强体育运动、合理膳食、控制体重、戒烟限酒、减轻精神压力、保持心理平衡、定期体检和测量血糖的健康生活方式是所有慢性病的共同处方，这样不仅对慢性病疾病的早诊和早治、改善和控制有重要的意义，而且践行健康生活方式能从源头上减少和延缓超重、肥胖、高血压等慢性病的发生，从而延缓糖尿病的发展，降低疾病负担，提高生命质量。

（于传宁　彭　绩）

第十章 代谢综合征

代谢综合征（metabolic syndrome，MS）又名"胰岛素抵抗综合征"，以代谢紊乱为特征。至少包括以下任意 3 个临床特征：向心性肥胖、高三酰甘油、低高密度脂蛋白胆固醇血症、血压升高和血糖代谢异常。据报道，全球约 22 亿人超重，占全球总人口的 1/3，同时肥胖人群包括约 7.12 亿人（占全球总人口的 10%），其中 20%~25%患有代谢综合征，在一些老年肥胖群体中甚至高达 50%。代谢综合征患者的糖尿病、心血管疾病的发病率约为正常人的 5 倍，严重危害人类的身心健康。本章就人群 MS 患病情况及其变化的原因进行描述和分析。

第一节 代谢综合征患病率及其人群分布

采用中华医学会糖尿病学分会（CDS，2004）代谢综合征（MS）诊断标准，符合以下 4 项中的 3 项及以上者即可诊断为 MS：①BMI≥25kg/m^2；②高血压，血压≥140/90mmHg 和（或）诊断为高血压并治疗者；③高 TG 血症，血清 TG≥1.7mmol/L，和（或）低 HDL-C 血症：HDL-C（男）<0.9mmol/L，HDL-C（女）<1.0mmol/L；④高血糖，FBG≥6.1mmol/L 和（或）2hPG（餐后 2 小时血糖）≥7.8mmol/L 和（或）诊断为糖尿病并治疗者。

一、代谢综合征患病率

（一）MS 患病率

2018 年调查中深圳市 18 岁及以上的居民 MS 患病粗率为 9.45%，MS 加权率、中国人口标化患病率（采用 2000 年人口普查数据）、世界人口标化患病率（采用 2000 年世界标准人口数据）分别为 8.79%、5.90%、6.09%。其中男性居民的 MS 患病粗率、加权率分别为 12.75%、11.72%，女性居民的 MS 患病粗率、加权率分别为 6.93%、6.56%。男性居民的 MS 加权率高于女性（χ^2=97.389，P<0.001）。

2018 年 MS 加权率显著高于 2009 年的 7.76%（χ^2=17.247，P<0.001）和 1997 年的 6.56%（χ^2=50.743，P<0.001）；2018 年男性居民的 MS 加权率显著高于 2009 年的 9.40%（χ^2=22.739，P<0.001）和 1997 年的 7.31%（χ^2=57.944，P<0.001）；但是未发现 2018 年女性居民的 MS 加权率高于 2009 年的 6.43%（χ^2=1.032，P=0.310）和 1997 年的 6.13%（χ^2=2.821，P=0.093）。

各分组中，患病率最高的为"BMI≥25kg/m^2"，其中男性为 38.91%，女性为 24.43%。各组分中，"BMI≥25kg/m²""高血压""高血糖""高 TG 血症"患病率男性高于女性（χ^2=242.817，$P<0.001$；χ^2=128.551，$P<0.001$；χ^2=11.234，P=0.001；χ^2=421.835，$P<0.001$），"低 HDL-C 血症"患病率男性低于女性（χ^2=7.053，P=0.008），见表 10-1。

表 10-1   深圳市 18 岁及以上常住居民 MS 及各分项患病率

指标	男性		女性		合计	
	患病人数	患病率（%）	患病人数	患病率（%）	患病人数	患病率（%）
BMI≥25kg/m²	1691	38.91	1392	24.43	3083	30.70
高血压	1158	26.65	985	17.29	2143	21.34
高血糖	552	12.70	601	10.55	1153	11.48
高 TG 血症	1510	34.74	964	16.92	2474	24.63
低 HDL-C 血症	561	12.91	841	14.76	1402	13.96
MS	554	12.75	395	6.93	949	9.45

注：各项性别间比较 $P<0.05$。

（二）MS 不同构成

不同的 MS 中，以"BMI≥25kg/m²+血脂异常+高血压"组合的患病率最高（占 42.78%），其次是"BMI≥25kg/m²+血脂异常+高血压+高血糖"（占 20.02%）的四项组合和"BMI≥25kg/m²+血脂异常+高血糖"组合（占 16.33%），见表 10-2。

表 10-2   深圳市 18 岁及以上常住居民 MS 不同构成

不同构成				患病人数	构成比（%）
BMI≥25kg/m²	血脂异常	高血压	高血糖	［患病率（%）］	
−	+	+	+	106（1.06）	11.17
+	−	+	+	92（0.92）	9.69
+	+	−	+	155（1.54）	16.33
+	+	+	−	406（4.04）	42.78
+	+	+	+	190（1.89）	20.02

二、代谢综合征分布特征

（一）年龄、性别分布

按 10 岁一年龄组对 MS 及各分组患病率情况进行分析，除男性、女性低 HDL-C 血症组外，男性、女性、总人群 MS 及各分组患病率差异具有统计学意义（$P<0.05$）。女性及总人群 MS 患病率在≥70 岁组达到最高（女性为 22.83%，总人群为 17.70%）。男性 MS 患病率随着年龄增加逐渐上升，50～59 岁组达到最高值（20.93%），之后下降。具体结果见表 10-3 和图 10-1。

表 10-3　深圳市 18 岁及以上常住居民各年龄段 MS 及各分项患病率　　　（单位：%）

年龄组（岁）	BMI≥25kg/m²	高血压	高血糖	高 TG 血症	低 HDL-C 血症	MS
男性						
18~29	24.39	10.25	3.28	27.05	10.25	2.21
30~39	37.53	15.13	5.97	36.62	12.79	7.77
40~49	44.31	26.66	14.01	39.90	14.60	14.04
50~59	46.66	44.65	22.58	36.96	13.88	20.93
60~69	37.13	51.24	26.49	25.25	9.90	16.63
≥70	31.16	63.04	26.81	15.22	13.77	11.02
女性						
18~29	14.06	0.96	1.92	8.31	11.66	0.34
30~39	16.42	4.84	4.89	11.05	14.79	1.67
40~49	25.38	14.41	8.69	15.66	15.93	4.29
50~59	35.69	30.08	17.85	26.71	16.16	12.88
60~69	36.12	46.40	25.11	29.66	13.66	16.90
≥70	40.27	63.09	26.85	23.49	12.75	22.83
合计						
18~29	18.58	5.03	2.51	16.52	11.04	1.25
30~39	25.87	9.45	5.38	22.50	13.90	4.41
40~49	33.87	19.90	11.07	26.52	15.33	8.68
50~59	40.09	35.93	19.74	30.83	15.25	15.85
60~69	36.50	48.20	25.62	28.02	12.26	17.21
≥70	35.89	63.07	26.83	19.51	13.24	17.70

注：除了男性、女性低 HDL-C 血症组外，其余分组 P<0.05。

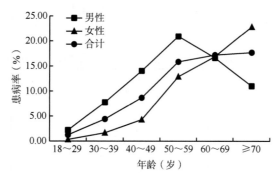

图 10-1　深圳市 18 岁及以上常住居民 MS 患病率情况

（二）文化程度分布

在不同文化程度人群中，小学及以下文化程度者 MS 患病率最高，为 15.94%，随着文化程度的提高，患病率呈现下降趋势（Z=−10.765，P<0.001），见表 10-4 和图 10-2。

表 10-4　深圳市 18 岁及以上常住居民不同文化程度 MS 患病情况

文化程度	1997 年			2009 年			2018 年		
	调查人数	患病人数	比例（%）	调查人数	患病人数	比例（%）	调查人数	患病人数	比例（%）
小学及以下	2078	209	10.06	1140	205	17.98	1349	215	15.94
初中	2235	118	5.28	2448	179	7.31	2694	296	10.99
高中/中专	2442	119	4.87	2920	190	6.51	2898	259	8.94
大专及以上	1510	100	6.62	2390	128	5.36	3102	179	5.77
合计	8265	546	6.61	8599	665	7.73	10 043	949	9.45

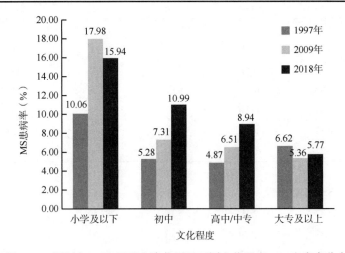

图 10-2　深圳市 18 岁及以上常住居民不同文化程度 MS 患病率分布

（三）职业分布

不同职业人群 MS 患病率不完全相同（χ^2=95.527，$P<0.001$），离退休人员 MS 患病率最高，为 16.83%，其次为生产、运输设备操作人员及有关人员，为 11.30%，办事人员和有关人员 MS 患病率最低，为 5.88%，见表 10-5。

表 10-5　深圳市 18 岁及以上常住居民不同职业 MS 患病情况

职业人群	调查人数	患病人数	患病率（%）
生产、运输设备操作人员及有关人员	982	111	11.30
商业、服务业人员	2039	171	8.39
国家机关、党群组织、企业、事业单位负责人	437	37	8.47
办事人员和有关人员	561	33	5.88
专业技术人员	1305	89	6.82
未就业人员	574	54	9.41
家务人员	1651	165	9.99
离退休人员	1022	172	16.83
其他（农林牧渔水利业生产人员、军人、学生，其他劳动者）	1472	117	7.95
合计	10 043	949	9.45

（四）婚姻状况分布

不同婚姻状况人群 MS 患病率不完全相同（χ^2=62.155，P<0.001），丧偶人群 MS 患病率最高，为 17.46%，其次为已婚人群，为 9.90%，未婚人群 MS 患病率最低，为 2.06%，见表 10-6。

表 10-6 深圳市 18 岁及以上常住居民不同婚姻状况 MS 患病情况

婚姻状况	调查人数	患病人数	患病率（%）
未婚	679	14	2.06
已婚	8932	884	9.90
离婚	185	16	8.65
丧偶	189	33	17.46
其他	58	2	3.45
合计	10 043	949	9.45

第二节 代谢综合征关联因素分析

一、代谢综合征患病相关因素的单因素分析

（一）吸烟

1. 吸烟状态 在总人群及男性人群中，不同吸烟状态的 MS 患病率差异有统计学意义。MS 患病人群中现在吸烟者的比例高于非 MS 患病人群（总人群：25.82% VS 16.70%；男性人群：43.50% VS 38.84%），见表 10-7。消除年龄构成影响后分析显示，现在吸烟可能是 MS 的危险因素，其 OR 值（95%CI）为 2.053（1.745，2.414），P<0.001。

表 10-7 吸烟状态与 MS 的关系

吸烟状态	男性人群				女性人群				总人群			
	非 MS（%）	MS（%）	χ^2	P	非 MS（%）	MS（%）	χ^2	P	非 MS（%）	MS（%）	χ^2	P
现在吸	38.84	43.50	6.16	0.046	0.87	1.01	—	0.635*	16.70	25.82	64.90	<0.001
已戒烟	10.76	11.73			0.53	0.76			4.79	7.17		
不吸烟	50.40	44.77			98.60	98.23			78.50	67.02		

注：*不满足 χ^2 检验的条件，采用精确概率法。

2. 吸烟年限 在调查人群中，不同吸烟年限的 MS 患病率差异均有统计学意义。MS 患病人群中吸烟年限≥20 年的比例高于非 MS 患病人群（总人群：61.51% VS 43.32%；男性人群：61.28% VS 43.81%；女性人群：75.00% VS 27.27%），见表 10-8。消除年龄构成影响后分析显示，吸烟年限≥20 年可能是 MS 的危险因素，其 OR 值（95%CI）为 1.863（1.163，2.983），P=0.010。

表 10-8　吸烟年限与 MS 的关系

吸烟年限（年）	男性人群				女性人群				总人群			
	非 MS（%）	MS（%）	Z	P	非 MS（%）	MS（%）	Z	P	非 MS（%）	MS（%）	Z	P
<10	22.70	14.89	-4.76	<0.001	43.18	0.00	-2.04	0.041	23.30	14.64	-5.05	<0.001
10~19	33.49	23.83			29.55	25.00			33.38	23.85		
≥20	43.81	61.28			27.27	75.00			43.32	61.51		

3. 日吸烟量　在总人群及男性人群中,不同日吸烟量的 MS 患病率差异有统计学意义。MS 患病人群中日吸烟量≥20 支的比例高于非 MS 患病人群（总人群：46.28% VS 36.86%；男性人群：46.64% VS 37.60%；女性人群：25.00% VS 13.04%），见表 10-9。消除年龄构成影响后分析显示,尚不能认为日吸烟量≥20 支是 MS 的影响因素,其 OR 值（95%CI）为 1.319（0.927，1.878），P=0.124。

表 10-9　日吸烟量与 MS 的关系

日吸烟量（支）	男性人群				女性人群				总人群			
	非 MS（%）	MS（%）	Z	P	非 MS（%）	MS（%）	Z	P	非 MS（%）	MS（%）	Z	P
<10	26.29	22.69	-2.35	0.019	50.00	25.00	-1.00	0.317	27.01	22.73	-2.55	0.011
10~19	36.10	30.67			36.96	50.00			36.13	30.99		
≥20	37.60	46.64			13.04	25.00			36.86	46.28		

4. 二手烟暴露　在调查人群中, 有无二手烟暴露的 MS 患病率差异均无统计学意义。消除年龄构成影响后分析显示, 有二手烟暴露可能是 MS 的危险因素, 其 OR 值（95%CI）为 1.359（1.182，1.562），P<0.001。表 10-10 显示了 MS 与非 MS 人群中的二手烟暴露情况。

表 10-10　二手烟暴露与 MS 的关系

二手烟暴露	男性人群				女性人群				总人群			
	非 MS（%）	MS（%）	χ^2	P	非 MS（%）	MS（%）	χ^2	P	非 MS（%）	MS（%）	χ^2	P
无	46.20	45.49	0.10	0.752	63.01	65.32	0.84	0.360	56.00	53.74	1.79	0.182
有	53.80	54.51			36.99	34.68			44.00	46.26		

（二）饮酒

1. 饮酒行为　在总人群及女性人群中,有无饮酒行为的 MS 患病率差异有统计学意义,MS 患病人群中饮酒者的比例高于非 MS 患病人群（总人群：28.45% VS 24.19%），见表 10-11。消除年龄构成影响后分析显示,饮酒可能是 MS 的危险因素,其 OR 值（95%CI）为 1.453（1.246，1.694），P<0.001。

表 10-11　饮酒行为与 MS 的关系

饮酒行为	男性人群				女性人群				总人群			
	非 MS（%）	MS（%）	χ^2	P	非 MS（%）	MS（%）	χ^2	P	非 MS（%）	MS（%）	χ^2	P
不饮酒	55.51	55.96	0.04	0.844	90.32	93.42	4.11	0.043	75.81	71.55	8.41	0.004
饮酒	44.49	44.04			9.68	6.58			24.19	28.45		

2. 饮酒频率　在调查人群中，不同饮酒频率的 MS 患病率差异均无统计学意义。消除年龄构成影响后分析显示，尚不能认为每天饮酒是 MS 的影响因素，其 OR 值（95%CI）为 0.874（0.555，1.378），P=0.563。表 10-12 显示了 MS 与非 MS 人群中的饮酒频率。

表 10-12　饮酒频率与 MS 的关系

饮酒频率（天/周）	男性人群				女性人群				总人群			
	非 MS（%）	MS（%）	Z	P	非 MS（%）	MS（%）	Z	P	非 MS（%）	MS（%）	Z	P
7	9.75	10.29	−1.31	0.189	4.94	3.85	−0.10	0.917	8.64	9.67	−1.85	0.064
3～6	17.95	21.81			11.07	11.54			16.35	20.82		
0～2	72.29	67.90			83.99	84.62			75.01	69.52		

3. 酗酒行为　在调查人群中，有无酗酒行为的 MS 患病率差异均有统计学意义，MS 患病人群中酗酒者的比例高于非 MS 患病人群（总人群：13.00% VS 9.33%；男性人群：23.22% VS 19.56%），见表 10-13。消除年龄构成影响后分析显示，酗酒可能是 MS 的危险因素，其 OR 值（95%CI）为 1.926（1.578，2.351），$P<0.001$。

表 10-13　酗酒行为与 MS 的关系

酗酒行为	男性人群				女性人群				总人群			
	非 MS（%）	MS（%）	χ^2	P	非 MS（%）	MS（%）	χ^2	P	非 MS（%）	MS（%）	χ^2	P
无	80.44	76.78	6.80	0.009	97.41	98.64	5.30	0.022	90.67	87.00	24.40	<0.001
有	19.56	23.22			2.59	1.36			9.33	13.00		

（三）体力活动

1. 工作性体力活动　在调查人群中，不同工作性体力活动的 MS 患病率差异均无统计学意义。消除年龄构成影响后分析显示，尚不能认为高强度工作性体力活动是 MS 的影响因素，其 OR 值（95%CI）为 1.197（0.950，1.509），P=0.127。表 10-14 显示了 MS 与非 MS 人群中的工作性体力活动情况。

表 10-14　工作性体力活动与 MS 的关系

工作性体力活动	男性人群				女性人群				总人群			
	非 MS（%）	MS（%）	Z	P	非 MS（%）	MS（%）	Z	P	非 MS（%）	MS（%）	Z	P
无	37.61	39.35	−0.72	0.472	26.10	24.05	−0.63	0.531	30.90	32.98	−0.66	0.510
中等强度	46.26	44.95			66.60	69.11			58.12	55.01		
高强度	16.14	15.70			7.30	6.84			10.99	12.01		

2. 交通性体力活动　在总人群中，有无交通性体力活动的 MS 患病率差异有统计学意义，MS 患病人群中有交通性体力活动的比例低于非 MS 患病人群（总人群：77.03% VS 80.05%），见表 10-15。消除年龄构成影响后分析显示，有交通性体力活动可能是 MS 的保护因素，其 OR 值（95%CI）为 0.807（0.686，0.951），$P=0.010$。

表 10-15　交通性体力活动与 MS 的关系

交通性体力活动	男性人群				女性人群				总人群			
	非 MS（%）	MS（%）	χ^2	P	非 MS（%）	MS（%）	χ^2	P	非 MS（%）	MS（%）	χ^2	P
无	20.99	23.10	1.29	0.256	19.20	22.78	3.02	0.082	19.95	22.97	4.87	0.027
有	79.01	76.90			80.80	77.22			80.05	77.03		

3. 休闲性体力活动　在男性人群中，不同休闲性体力活动的 MS 患病率差异有统计学意义，MS 患病人群中高强度休闲性体力活动的比例低于非 MS 患病人群（男性人群：19.68% VS 27.06%），见表 10-16。消除年龄构成影响后分析显示，尚不能认为高强度休闲性体力活动是 MS 的影响因素，其 OR 值（95%CI）为 0.956（0.782，1.169），$P=0.662$。

表 10-16　休闲性体力活动与 MS 的关系

休闲性体力活动	男性人群				女性人群				总人群			
	非 MS（%）	MS（%）	Z	P	非 MS（%）	MS（%）	Z	P	非 MS（%）	MS（%）	Z	P
无	53.88	58.12	−2.75	0.006	64.39	67.09	−1.77	0.077	60.01	61.85	−1.89	0.059
中等强度	19.07	22.20			23.26	26.58			21.51	24.03		
高强度	27.06	19.68			12.35	6.33			18.48	14.12		

4. 总静态行为时间　在调查人群中，不同总静态行为时间的 MS 患病率差异均有统计学意义。消除年龄构成影响后分析显示，尚不能认为较多总静态行为时间是 MS 的影响因素，其 OR 值（95%CI）为 1.022（0.857，1.218），$P=0.810$。表 10-17 显示了 MS 与非 MS 人群中的总静态行为时间情况。

表 10-17　总静态行为时间与 MS 的关系

总静态行为时间	男性人群				女性人群				总人群			
	非 MS（%）	MS（%）	Z	P	非 MS（%）	MS（%）	Z	P	非 MS（%）	MS（%）	Z	P
较少	26.12	30.74	−3.18	0.001	33.66	41.77	−4.40	<0.001	30.52	35.34	−4.39	<0.001
一般	33.17	35.44			32.57	35.19			32.82	35.34		
较多	40.71	33.82			33.77	23.04			36.67	29.32		

（四）腰围

在调查人群中，不同腰围的 MS 患病率差异均有统计学意义。MS 患病人群中腰围≥90cm 的比例高于非 MS 患病人群（总人群：63.96% VS 16.95%；男性人群：74.73% VS 28.36%；女性人群：48.86% VS 8.78%），见表 10-18。消除年龄构成影响后分析显示，腰围较大可能是 MS 的危险因素，以腰围＜75cm 为参照，腰围 75～79cm、80～84cm、85～89cm 及≥90cm 的 OR 值（95%CI）分别为 1.936（1.034，3.624），P=0.039；6.565（3.855，11.179），P＜0.001；14.519（8.669，24.317），P＜0.001；44.801（27.108，74.044），P＜0.001。

表 10-18　腰围与 MS 的关系

腰围	男性人群				女性人群				总人群			
（cm）	非 MS（%）	MS（%）	Z	P	非 MS（%）	MS（%）	Z	P	非 MS（%）	MS（%）	Z	P
＜75	11.19	0.90	−21.00	＜0.001	36.98	2.78	−23.35	＜0.001	26.22	1.69	−32.43	＜0.001
75～79	13.80	1.08			22.98	5.06			19.15	2.74		
80～84	21.64	6.32			19.78	16.96			20.56	10.75		
85～89	25.01	16.97			11.48	26.33			17.12	20.86		
≥90	28.36	74.73			8.78	48.86			16.95	63.96		

二、代谢综合征患病相关因素的多因素分析

将单因素分析中有显著意义的诸因素（各指标量化标准见表 10-19）进行 logistic 多元回归，分析后结果见表 10-20。结果显示，年龄较大、有酗酒行为和腰围较大是 MS 的危险因素。

表 10-19　进入 logistic 回归模型各指标量化方法

指标	量化方法
年龄（岁）	1=18～29　2=30～39　3=40～49　4=50～59　5=60～69　6=≥70
性别	1=男　2=女
吸烟行为	1=现在吸烟　2=已戒烟　3=不吸烟
二手烟暴露	0=无　1=有
饮酒行为	0=不饮酒　1=饮酒
酗酒行为	0=无　1=有
交通性体力活动	0=无　1=有
休闲性体力活动	1=无　2=中等强度　3=高强度
总静态行为时间	1=较少　2=一般　3=较多
腰围（cm）	1=＜75　2=75～79　3=80～84　4=85～89　5=≥90

表 10-20　MS 影响因素 logistic 多元回归分析结果

指标	OR	95%CI	P
年龄（岁）			
18～29	1.000	—	—
30～39	3.155	1.800，5.530	＜0.001
40～49	5.233	3.001，9.124	＜0.001
50～59	9.311	5.316，16.309	＜0.001

续表

指标	OR	95%CI	P
60～69	9.170	5.184，16.222	<0.001
≥70	8.597	4.573，16.160	<0.001
性别			
女	1.000	—	—
男	0.967	0.797，1.172	0.730
吸烟行为			
不吸烟	1.000	—	—
已戒烟	0.799	0.585，1.090	0.157
现在吸	1.129	0.913，1.397	0.263
二手烟暴露			
无	1.000	—	—
有	1.114	0.951，1.303	0.180
饮酒行为			
不饮酒	1.000	—	—
饮酒	0.827	0.667，1.025	0.083
酗酒行为			
无	1.000	—	—
有	1.374	1.056，1.790	0.018
交通性体力活动			
无	1.000	—	—
有	0.848	0.711，1.011	0.066
休闲性体力活动			
无	1.000	—	—
中等强度	0.961	0.805，1.148	0.660
高强度	0.849	0.683，1.055	0.140
总静态行为时间			
较少	1.000	—	—
一般	0.961	0.805，1.146	0.656
较多	0.909	0.752，1.097	0.319
腰围（cm）			
<75	1.000	—	—
75～79	1.846	0.985，3.459	0.056
80～84	6.166	3.613，10.522	<0.001
85～89	13.512	8.030，22.736	<0.001
≥90	42.385	25.452，70.583	<0.001

第三节 小 结

本次调查结果表明深圳市居民 MS 患病率为 8.79%，中标率为 5.90%，世标率为 6.09%，虽然 MS 患病率低于南京（26.30%）、重庆（15.23%）、温州（12.69%）、贵阳（15.20%）和新疆（28.90%）等其他省市，但是与 1997 年（6.56%）和 2009 年（7.76%）调查结果比较，MS 患病率呈上升趋势。且按绝对人口数计算，MS 患病人群急速增长，1997 年深圳市 15 岁以上 MS 患者约为 13.6 万人，2009 年达 97.6 万人左右，而 2018 年达 114.5 万人左右（分别按原始率计算，15 岁以上年龄构成约占 76.7%），年均增长达 15.78%。

MS 中以"BMI≥25kg/m²+血脂异常+高血压"组合的患病率最高（占 42.78%），此类表现特征提示深圳市居民 MS 患者具有较高的心血管病患病风险。不同文化程度人群中，小学及以下文化程度者 MS 患病率最高（15.94%），MS 患病率随文化程度提高呈下降趋势，可能原因之一是老年人文化程度较低，自主寻找相关健康知识以及接受健康教育的程度可能相对偏低。职业人群中离退休人员 MS 患病率最高（16.83%），其次为生产、运输设备操作人员及有关人员（11.30%），可能与离退休人员的年龄较大有关。此外，丧偶人群 MS 患病率最高（17.46%），未婚人群 MS 患病率最低（2.06%），可能是由于丧偶人群多处于老年阶段。此次调查结果表明，除年龄、性别以外，MS 还与吸烟、饮酒、体力活动和腰围等多个因素有关。

1. 性别 男性、女性 MS 人群标化患病率分别为 11.72% 和 6.56%，男性高于女性。但多因素分析结果显示，性别与 MS 无关，可能由男性和女性之间吸烟、饮酒、体力活动等生活方式危险因素暴露情况不同导致。

2. 年龄 女性和总人群的 MS 患病率随着年龄增加逐渐上升，在≥70 岁组达到最高（女性 22.83%，总人群 17.70%）。而男性 MS 患病率随着年龄增加逐渐上升，到 50～59 岁组达到最高值（20.93%），之后下降。2018 年调查结果显示深圳市居民 MS 患病情况存在较强的增龄现象，即年龄越大，患病率越高，与国内外其他调查结果一致。高龄是 MS 的一个重要危险因素，多因素分析结果也显示，年龄与 MS 关系密切。

3. 行为危险因素

（1）吸烟、饮酒：MS 患病人群中现在吸烟者的比例、吸烟年限≥20 年的比例、日吸烟量≥20 支的比例均高于非 MS 患病人群。单因素分析显示现在吸烟、吸烟年限≥20 年、有二手烟暴露可能是 MS 的危险因素[2.053（1.745，2.414）；1.863（1.163，2.983）；1.359（1.182，1.562）]。但是多因素分析结果显示，吸烟对 MS 无影响。

MS 患病人群中饮酒者的比例、酗酒者的比例均高于非 MS 患病人群。单因素分析显示饮酒、酗酒可能是 MS 的危险因素[1.453（1.246，1.694）；1.926（1.578，2.351）]。多因素分析结果显示，酗酒可能是 MS 的危险因素[1.374（1.056，1.790）]。

（2）体力活动：2018 年调查结果显示工作性体力活动和总静态行为时间均与 MS 无关。MS 患病人群中有交通性体力活动的比例、高强度休闲性体力活动的比例低于非 MS 患病人群。单因素分析显示有交通性体力活动可能是 MS 的保护因素，其 OR 值（95%CI）为 0.807（0.686，0.951）。但多因素分析结果显示，有交通性体力活动对 MS 患病无影响。

（3）腰围：MS患病人群中腰围≥90cm的比例高于非MS患病人群（总人群：63.96% VS 16.95%；男性人群：74.73% VS 28.36%；女性人群：48.86% VS 8.78%），单因素分析显示腰围较大可能是MS的危险因素。腰围与MS密切相关，随着腰围的增加，MS患病率呈上升趋势。同时多因素分析也显示，腰围增加可增加MS的患病风险，腰围80～84cm、85～89cm和≥90cm的OR值（95%CI）分别为6.166（3.613，10.522）、13.512（8.030，22.736）和42.385（25.452，70.583）。已有研究证实，腰围增加可能是MS的基础因素之一。

MS人群是心血管疾病和糖尿病等代谢性疾病的高发人群，深圳市MS患病率虽较其他城市为低，但患病人数年均增长15.78%，同样不容忽视。老龄化、酗酒、缺乏运动和向心性肥胖是导致MS患病率上升的主要危险因素，应早期筛查MS患者，有针对性地开展健康教育，提倡低脂低盐饮食、戒烟限酒、适量锻炼的生活方式，控制体重，预防MS的发生。

（梁 岭 雷 林）

第十一章 其他心脑血管疾病

近年来，随着社会宏观环境的变化，包括社会经济发展、生活方式改变及人口老龄化进程加快，心脑血管事件发生率持续增长引起越来越广泛的关注，以心脑血管疾病为代表的慢性病已经成为严重威胁我国居民健康的主要公共卫生问题之一。世界银行《创建健康和谐生活：遏制中国慢病流行》报告指出，2010～2030年期间，中国的心脑血管疾病占慢性病负担的比例将超过50%。

脑卒中是一种急性脑血管疾病，脑部血管破裂或阻塞引起脑部血流供应不足，导致脑组织损伤和功能障碍。脑卒中是全球第二大、中国第一大致死性疾病。急性心肌梗死（acute myocardial infarction，AMI）是常见的循环系统重症，主要是由冠状动脉粥样急性、持续性缺血缺氧引起心肌坏死，从而产生一系列的临床综合征。

脑卒中和急性心肌梗死均具有较高的病死率和复发率，是危害人类健康的主要疾病，给社会造成巨大的经济负担，其死亡率在发达国家已出现下降趋势，但在发展中国家仍处于上升状态。根据2018年《中国心血管病报告》，我国心血管病（CVD）患病人数高达2.9亿人，其中脑卒中病例1300万例，冠心病病例1100万例，且心血管病死亡率仍居首位，高于肿瘤及其他疾病，每5例死亡病例中就有2例死于心血管疾病。心血管疾病具有高发病率、高致残率、高病死率的特点，制约了我国经济发展和人民生活水平提高。为进一步了解深圳市户籍居民的脑卒中和急性心肌梗死情况，对2018年心脑血管疾病监测资料进行了分析。

第一节 资料与方法

一、资料来源

资料来源于深圳市心脑血管疾病登记报告系统。深圳市慢性病防治中心于2003年建立了覆盖全市的全人群脑卒中事件登记报告制度，于2012年建立了覆盖全市的全人群AMI事件登记报告制度。至2018年，深圳市全市共有98所二级以上医院对其确诊的心脑血管事件均需填写统一的病例报告卡。心脑血管事件报告卡均包含患者基本信息、临床诊断、急性发作日期、主要危险因素、死亡及复发情况等信息，医院需上报慢性病防治中心，并由该中心对报告进行核实、核对。

二、诊断标准

深圳市心脑血管疾病登记报告系统采用世界卫生组织心血管人群监测（WHO-MONICA）

方案。脑卒中诊断标准：急骤发作的局灶或半球的脑功能障碍，持续 24 分钟以上，包括蛛网膜下腔出血、脑出血、脑血栓形成和脑栓塞，不包括短暂性脑缺血（TIA）和慢性脑血管疾病死亡。脑卒中发病以发病事件计算，1 次发病事件以 28 天为时限，28 天内有多次发作均为 1 次发病事件，28 天后复发记为另 1 次新的发病事件。本次分析包括缺血性脑卒中和出血性脑卒中，缺血性脑卒中 ICD 编码为 I63，出血性脑卒中 ICD 编码为 I60～I62，I64、I69 等编码为其他未分型脑卒中。

AMI 发病以发病事件计算，1 次发病事件以 28 天为时限，28 天内有多次发作均作为 1 次发病事件，28 天后复发记为另 1 次新的发病事件。全部病例采用《国际疾病分类第十次修订临床版》（ICD-10 国际版）编码（I21～I22）。

三、人 口 资 料

人口资料来源于 2018 年深圳市统计局统计年鉴，2018 年深圳市户籍人口 444.71 万人。其中年龄组构成采用 2018 年深圳市公安局户籍人口资料推算（图 11-1）。

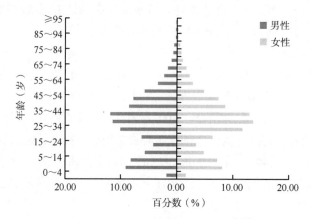

图 11-1　深圳市 2018 年人口金字塔图

四、质 量 控 制

各报病医疗单位每月按规定开展自查工作，检查漏报、错报和重报情况，市区慢性病防治机构每季度组织专人对各报病单位脑卒中事件和 AMI 事件报告进行抽查评估，漏报率＜5%。

五、统计学分析

统计数据采用 Stata 15 和 Excel 2017 进行分析，统计指标包括发病率、年龄组发病专率、年龄调整发病率等。采用 2000 年中国标准人口构成和 2000 年 Segis 世界标准人口构成计算中标率和世标率。计数资料比较用 χ^2 检验，检验水准 α=0.05。

第二节　脑　卒　中

一、一　般　情　况

深圳市脑卒中监测系统 2018 年共登记 32 853 例，其中常住户籍人口 9929 例，常住非户籍人口 19 947 例，流动人口 2977 例。本次报告以户籍人口为主。其中男性新发 5768 例，多集中于 85 岁及以上，平均发病年龄（66.47±15.94）岁；女性新发病例 4161 例，多集中于 85 岁及以上，平均发病年龄（71.22±15.78）岁。男性和女性发病例数比为 1.39：1，平均发病年龄差异有统计学意义（t=14.09，P<0.05）。缺血性脑卒中为 8431 例，占全部发病的 84.91%；出血性脑卒中 1407 例，占 14.17%；其他未分型脑卒中为 91 例，占 0.92%。具体结果见图 11-2。

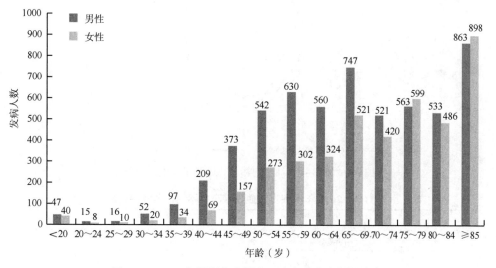

图 11-2　2018 年深圳市户籍人口脑卒中发病年龄分布

二、脑卒中诊断依据

2018 年深圳市户籍人口的所有脑卒中事件中，各类诊断依据的构成比：影像学检查 CT 或 MRI 为 96.24%，神经系统检查为 1.86%，脑血管造影为 0.25%，腰穿刺仅为 0.05%，其他检查为 1.59%，见图 11-3。

2018 年深圳市户籍居民脑卒中发病率为 223.27/10 万，中标率为 314.54/10 万，世标率为 373.89/10 万。女性发病率为 188.08/10 万，男性发病率为 258.10/10 万。不同脑卒中亚型中，缺血性脑卒中发病率为 189.58/10 万，出血性脑卒中发病率为 31.64/10 万，其他类型脑卒中发病率为 2.05/10 万。所有脑卒中事件中，各月份发病例数较为平均，1 月份发病人数最多，占 9.61%，2 月份人数最少，占 6.68%；春夏秋冬 4 个季节发病人数构成依次分别为 25.14%、24.74%、25.31% 和 24.82%，差异无统计学意义（χ^2=5.13，P=0.527）。不同类型脑卒中数据见图 11-4、表 11-1、表 11-2。

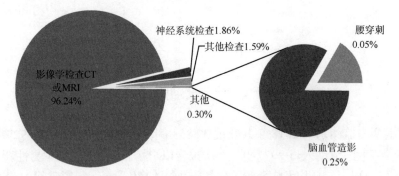

图 11-3   2018 年深圳市脑卒中诊断依据构成

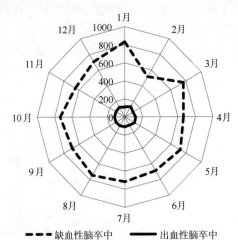

------ 缺血性脑卒中   —— 出血性脑卒中

图 11-4   2018 年深圳市户籍人口脑卒中发生时间分布

表 11-1   2018 年深圳市缺血性脑卒中不同季节发病构成

季节	男性		女性		合计	
	例数	构成（%）	例数	构成（%）	例数	构成（%）
春季	1168	24.32	947	26.10	2115	25.09
夏季	1215	25.30	862	23.76	2077	24.64
秋季	1220	25.40	930	25.63	2150	25.50
冬季	1200	24.98	889	24.50	2089	24.78
χ^2	1.37		4.93		1.49	
P	0.712		0.177		0.685	

表 11-2   2018 年深圳市出血性脑卒中不同季节发病构成

季节	男性		女性		合计	
	例数	构成（%）	例数	构成（%）	例数	构成（%）
春季	241	26.40	117	23.35	358	25.32
夏季	232	25.41	123	24.55	355	25.11
秋季	227	24.86	112	22.36	339	23.97
冬季	213	23.33	149	29.74	362	25.60
χ^2	1.69		6.52		7.25	
P	0.639		0.089		0.064	

三、年龄、性别发病率情况

2018 年深圳市户籍居民脑卒中年龄别发病率，随着年龄的增长，无论总体还是分性别，均呈明显上升趋势（$P<0.001$）。45 岁以上占总发病数的 93.79%。85 岁及以上年龄组发病率最高，为 12 061.64/10 万，其中男性发病率为 14 383.33/10 万，女性为 10 564.71/10 万。各年龄组的发病率，男性均高于女性，且差异具有统计学意义（$\chi^2=287.49$，$P<0.001$）。具体结果见表 11-3、图 11-5。

表 11-3　2018 年深圳市户籍人口脑卒中年龄、性别发病率

年龄（岁）	男性		女性		合计	
	例数	发病率（/10 万）	例数	发病率（/10 万）	例数	发病率（/10 万）
<20	47	7.27	40	7.19	87	7.23
20～24	15	10.75	8	5.71	23	8.22
25～29	16	7.13	10	3.86	26	5.38
30～34	52	20.40	20	6.65	72	12.96
35～39	97	36.65	34	11.89	131	23.79
40～44	209	109.94	69	36.22	278	73.02
45～49	373	215.61	157	95.32	530	156.94
50～54	542	423.11	273	254.43	815	346.22
55～59	630	843.37	302	483.97	932	679.80
60～64	560	1108.91	324	651.91	884	882.24
65～69	747	2116.15	521	1419.62	1268	1761.11
70～74	521	2434.58	420	1883.41	941	2153.32
75～79	563	3909.72	599	3697.53	1162	3797.39
80～84	533	4845.45	486	4189.66	1019	4508.85
≥85	863	14 383.33	898	10 564.71	1761	12 061.64
合计	5768	258.10	4161	188.08	9929	223.27
χ^2	80 752		58 254		139 006	
P	<0.001		<0.001		<0.001	

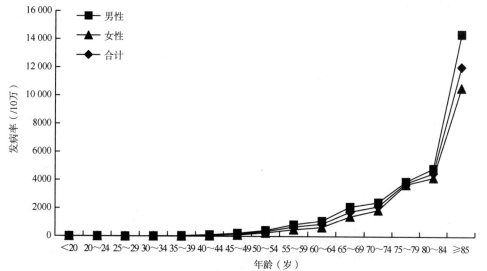

图 11-5　深圳市户籍居民脑卒中发病年龄、性别分布

　　不同年龄的人群，缺血性脑卒中、出血性脑卒中发病率均随着年龄增长而升高，85 岁及以上年龄组发病率达到最高峰（χ^2=118 034，χ^2=19 712，均为 P＜0.001）；男性无论缺血性脑卒中还是出血性脑卒中，发病率普遍高于女性，且差异具有统计学意义（χ^2=30.525，P＜0.001）。具体结果见表 11-4、图 11-6。

表 11-4　2018 年深圳市户籍人口脑卒中年龄、性别发病率（/10 万）

年龄（岁）	缺血性脑卒中			出血性脑卒中		
	男性	女性	合计	男性	女性	合计
＜20	2.16	2.88	2.99	4.95	4.31	6.57
20～24	3.58	2.14	2.86	7.17	3.57	5.36
25～29	3.57	1.54	2.48	3.57	2.32	2.90
30～34	12.95	3.32	7.74	7.45	2.99	5.04
35～39	21.16	5.95	13.26	15.11	5.95	10.35
40～44	75.22	25.20	50.17	33.67	9.45	21.54
45～49	158.38	64.97	112.82	55.49	29.75	42.94
50～54	334.89	217.15	281.22	87.43	37.28	64.57
55～59	684.07	405.45	557.26	149.93	65.71	111.60
60～64	952.48	589.54	772.46	144.55	60.36	102.79
65～69	1815.86	1307.90	1556.94	274.79	106.27	188.89
70～74	2121.50	1708.52	1910.76	303.74	170.40	235.70
75～79	3527.78	3401.23	3460.78	347.22	271.60	307.19
80～84	4290.91	3715.52	3995.58	518.18	413.79	464.60
≥85	12 900.00	9423.53	10 787.67	1283.33	1023.53	1123.29
合计	214.92	163.99	189.58	40.81	22.37	31.64
χ^2	67 242	50 792	118 034	12 782	70 174	19 712
P	＜0.001	＜0.001	＜0.001	＜0.001	＜0.001	＜0.001

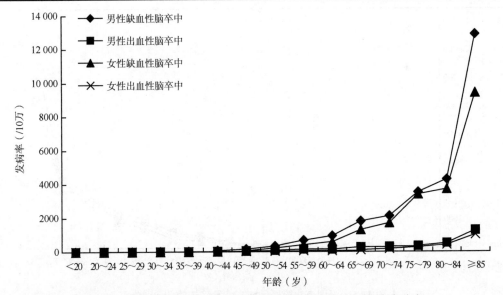

图 11-6　深圳市 2018 年户籍居民不同脑卒中性别、年龄发病率分布

第三节　急性心肌梗死

一、一　般　情　况

深圳市居民 AMI 监测系统 2018 年共登记 7354 例，其中户籍人口 2476 例，常住非户籍人口 4298 例，流动人口 580 例。本次报告以户籍人口为主。常住户籍人口发病粗率为 55.68/10 万，中标率 72.88/10 万，世标率 88.60/10 万。其中男性新发事件 1789 例，发病率为 80.05/10 万；女性新发事件 687 例，发病率为 31.05/10 万；性别比 2.58：1。平均发病年龄为（66.83±15.98）岁，男性平均发病年龄为（62.48±15.08）岁，女性平均发病年龄为（78.16±12.29）岁，差异有统计学意义（t=24.33，P<0.01）。具体结果见图 11-7。

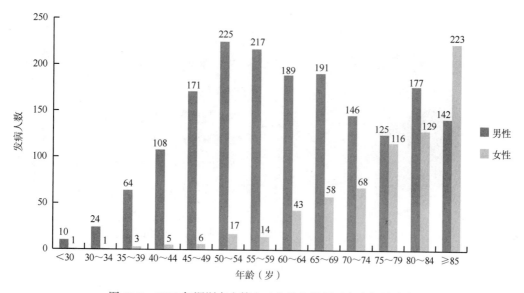

图 11-7　2018 年深圳市户籍人口急性心肌梗死发病年龄分布

二、急性心肌梗死不同分型发病情况

根据 ICD-10 分类，在部位分型的急性心肌梗死分类中（不包含未特指急性心肌梗死和未特指部位的急性透壁心肌梗死），各型急性心肌梗死发病顺位为急性心内膜下心肌梗死＞前壁急性透壁性心肌梗死＞下壁急性透壁性心肌梗死＞其他部位急性透壁性心肌梗死＞随后性心肌梗死，见图 11-8、图 11-9。

不同亚型分型急性心肌梗死事件中，急性非透壁性心肌梗死例数最高，为 978 例；其次为急性透壁性心肌梗死 762 例；未特指部位急性心肌梗死 724 例；随后性心肌梗死 2 例；其他心脏病 10 例。具体结果见图 11-10、表 11-5。

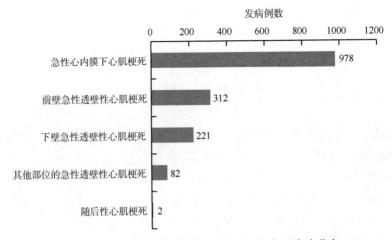

图 11-8　2018 年深圳市部位分型急性心肌梗死发病分布

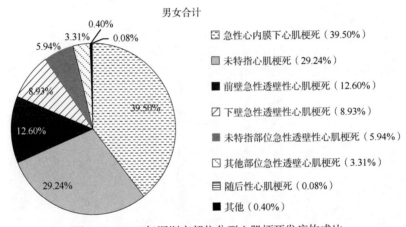

图 11-9　2018 年深圳市部位分型心肌梗死发病构成比

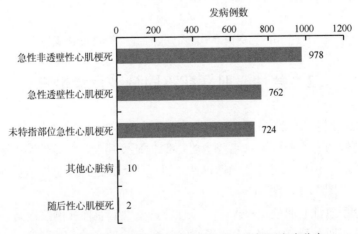

图 11-10　2018 年深圳市亚型分型急性心肌梗死发病分布

表 11-5　2018 年深圳市部位分型和亚型分型急性心肌梗死的发病情况

类别	发病率（/10 万）		
	男性	女性	合计
部位分型			
前壁急性透壁心肌梗死	11.50	2.49	7.02
下壁急性透壁心肌梗死	7.88	2.03	4.97
其他部位急性透壁心肌梗死	2.91	0.77	1.84
未特指部位急性透壁心肌梗死	5.10	1.49	3.31
急性心内膜下心肌梗死	30.96	12.93	21.99
未特指心肌梗死	21.43	11.07	16.28
随后性心肌梗死	0.04	0.05	0.04
亚型分型			
急性透壁性心肌梗死	27.39	6.78	7.02
急性非透壁性心肌梗死	30.96	12.93	4.97
未特指部位急性心肌梗死	21.43	11.07	1.84
随后性心肌梗死	0.04	0.05	0.04
合计	80.05	31.05	55.68

三、发病时间分析

在所有 AMI 事件中，各月份发病例数较为平均。其中 2 月份发病例数最多，为 262 例，占比 10.58%；4 月份发病例数最少，为 176 例，占比 7.11%。男性和女性发病的单月最高峰均出现在 2 月，分别为 184 例（10.29%）和 78 例（13.68%）。春、夏、秋、冬 4 个季节发病人数构成比例依次分别为 29.36%、22.17%、24.76%和 23.71%，且差异无统计学意义（χ^2=22.90，P=0.349）。具体结果见图 11-11、图 11-12。

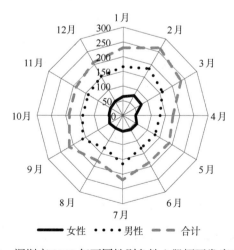

图 11-11　深圳市 2018 年不同性别急性心肌梗死发病时间分布

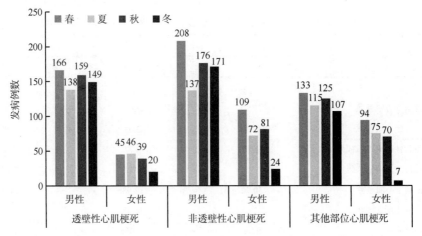

图 11-12　深圳市 2018 年不同季节急性心肌梗死发病构成

四、年龄、性别发病率

急性心肌梗死发病率随着年龄的增长呈明显上升趋势。年龄小于 30 岁的发病率最低，为 2.63/10 万；85 岁及以上年龄组发病率最高，高达 2500.00/10 万。45 岁及以上占总发病数的 91.08%，50 岁及以上占总发病数的 84.13%，65 岁及以上占总发病数的 55.53%。除 85 岁及以上年龄组女性发病率高于男性外，其余年龄组均为男性发病率高于女性，且差异具有统计学意义（χ^2=511.07，$P<0.001$）。具体结果见表 11-6、图 11-13。

表 11-6　2018 年深圳市居民急性心肌梗死年龄、性别发病率

年龄（岁）	男性		女性		合计	
	例数	发病率（/10 万）	例数	发病率（/10 万）	例数	发病率（/10 万）
<30	10	5.25	1	0.18	11	2.63
30～34	24	9.42	1	0.33	25	4.50
35～39	64	24.18	3	1.05	67	12.17
40～44	108	56.81	5	2.62	113	29.68
45～49	171	98.84	6	3.64	177	52.41
50～54	225	175.64	17	15.84	242	102.80
55～59	217	290.50	14	22.44	231	168.49
60～64	189	374.26	43	86.52	232	231.54
65～69	191	541.08	58	158.04	249	345.83
70～74	146	682.24	68	304.93	214	489.70
75～79	125	868.06	116	716.05	241	787.58
80～84	177	1609.09	129	1112.07	306	1353.98
≥85	142	2366.67	223	2623.53	365	2500.00

续表

年龄（岁）	男性		女性		合计	
	例数	发病率（/10万）	例数	发病率（/10万）	例数	发病率（/10万）
合计	1789	80.05	687	31.05	2476	55.68
χ^2		21 468		8208		29 676
P		<0.001		<0.001		<0.001

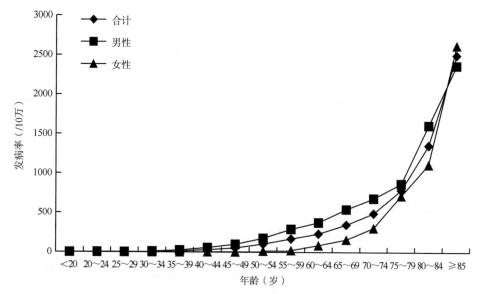

图 11-13　2018 年深圳市急性心肌梗死分年龄组发病情况

深圳市不同亚型急性心肌梗死中，急性非透壁性心肌梗死发病率最高，其次为急性透壁性心肌梗死。男性随着年龄的增长，各亚型发病率呈现上升趋势，但在 45 岁之前发病率均较低。女性发病率大体上也呈现为上升趋势，在 65 岁之前发病率均较低。女性未特指部位急性心肌梗死发病率在 80 岁后大幅度升高，男性和女性的未特指部位急性心肌梗死发病率均为 85 岁后年龄组发病率最高。具体结果见表 11-7～表 11-9 及图 11-14～图 11-16。

表 11-7　2018 年深圳市居民不同亚型急性心肌梗死发病率

年龄（岁）	急性透壁性心肌梗死		急性非透壁性心肌梗死		未特指部位急性心肌梗死	
	例数	发病率（/10万）	例数	发病率（/10万）	例数	发病率（/10万）
<30	4	0.98	1	0.08	6	1.56
30～34	11	1.98	11	1.98	3	0.54
35～39	23	4.18	21	3.81	23	4.18
40～44	49	12.87	40	10.51	23	6.04
45～49	68	20.14	61	18.06	47	13.92
50～54	101	42.91	91	38.66	49	20.82
55～59	90	65.65	93	67.83	49	35.74
60～64	90	89.82	86	85.83	54	53.89

续表

年龄（岁）	急性透壁性心肌梗死		急性非透壁性心肌梗死		未特指部位急性心肌梗死	
	例数	发病率（/10 万）	例数	发病率（/10 万）	例数	发病率（/10 万）
65～69	91	126.39	103	143.06	55	76.39
70～74	56	128.15	103	235.70	55	125.86
75～79	59	192.81	116	379.08	66	215.69
80～84	65	287.61	142	628.32	97	429.20
≥85	55	376.71	110	753.42	197	1349.32
合计	762	17.13	978	21.99	724	16.28
χ^2	9144		11 736		8688	
P	<0.001		<0.001		<0.001	

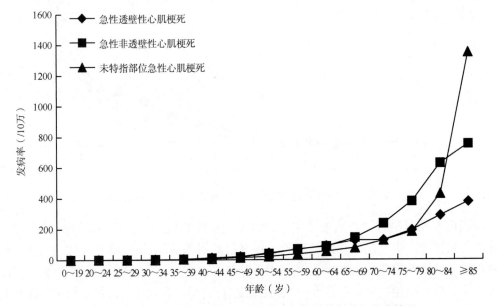

图 11-14　2018 年深圳市不同亚型急性心肌梗死分年龄组发病情况

表 11-8　2018 年深圳市男性居民不同亚型急性心肌梗死发病率

年龄（岁）	急性透壁性心肌梗死		急性非透壁性心肌梗死		未特指部位急性心肌梗死	
	例数	发病率（/10 万）	例数	发病率（/10 万）	例数	发病率（/10 万）
<30	4	2.05	0	0	6	3.2
30～34	11	4.32	10	3.92	3	1.18
35～39	22	8.31	20	7.56	22	8.31
40～44	47	24.72	37	19.46	23	12.10
45～49	68	39.31	58	33.53	44	25.43
50～54	97	75.72	84	65.57	44	34.35
55～59	84	112.45	88	117.80	43	57.56
60～64	78	154.46	63	124.75	48	95.05
65～69	73	206.80	79	223.80	39	110.48

续表

年龄（岁）	急性透壁性心肌梗死		急性非透壁性心肌梗死		未特指部位急性心肌梗死	
	例数	发病率（/10万）	例数	发病率（/10万）	例数	发病率（/10万）
70～74	38	177.57	71	331.78	37	172.90
75～79	31	215.28	58	402.78	36	250.00
80～84	35	318.18	83	754.55	58	527.27
≥85	24	400.00	41	683.33	76	1266.67
合计	612	27.39	692	30.96	479	21.43
χ^2	7344		7612		5748	
P	<0.001		<0.001		<0.001	

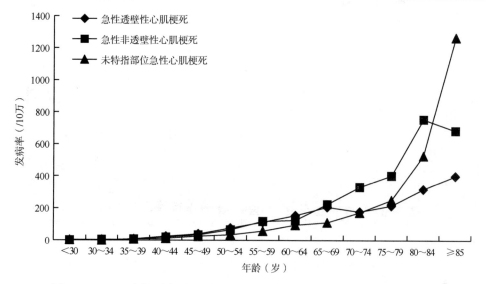

图 11-15　2018 年深圳市男性居民不同亚型急性心肌梗死分年龄组发病情况

表 11-9　**2018 年深圳市女性居民不同亚型急性心肌梗死发病率**

年龄（岁）	急性透壁性心肌梗死		急性非透壁性心肌梗死		未特指部位急性心肌梗死	
	例数	发病率（/10万）	例数	发病率（/10万）	例数	发病率（/10万）
<30	0	0.00	0	0.00	0	0.00
30～34	0	0.00	1	0.33	0	0.00
35～39	1	0.35	1	0.35	1	0.35
40～44	2	1.05	3	1.57	0	0.00
45～49	0	0.00	3	1.82	3	1.82
50～54	4	3.73	7	6.52	5	4.66
55～59	6	9.62	5	8.01	6	9.62
60～64	12	24.14	23	46.28	6	12.07
65～69	18	49.05	24	65.40	16	43.60
70～74	18	80.72	32	143.50	18	80.72
75～79	28	172.84	58	358.02	30	185.19

续表

年龄（岁）	急性透壁性心肌梗死		急性非透壁性心肌梗死		未特指部位急性心肌梗死	
	例数	发病率（/10 万）	例数	发病率（/10 万）	例数	发病率（/10 万）
80～84	30	258.62	59	508.62	39	336.21
≥85	31	364.71	69	811.76	121	1423.53
合计	150	6.78	285	12.88	245	11.07
χ^2	1350		3135		2205	
P	<0.001		<0.001		<0.001	

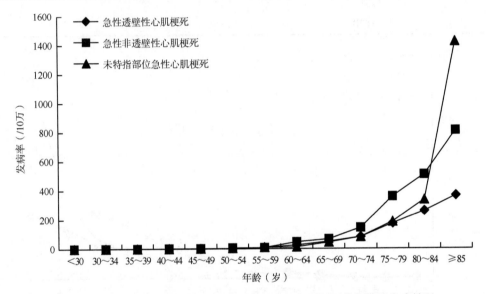

图 11-16　2018 年深圳市女性居民不同亚型急性心肌梗死分年龄组发病情况

第四节　小　结

　　心脑血管疾病是严重危害人类健康的常见病。随着社会经济的不断发展，饮食结构行为习惯的改变，我国心脑血管疾病发病及死亡率逐年升高，并呈年轻化趋势。心脑血管疾病的预防与控制是当前医疗卫生工作的重点。

　　深圳市于 2003 年建立了覆盖全人群的脑卒中监测系统，并严格按照要求对各级医疗机构诊断的脑卒中新发事件进行登记。2018 年共登记深圳市户籍常住人口病例 9929 例。其中 96.24% 的病例是由影像学检查 CT 或 MRI 确诊。研究结果表明，2018 年深圳市户籍居民脑卒中的发病粗率为 223.27/10 万，中标率为 314.54/10 万，世标率为 373.89/10 万。与国内其他城市比较，深圳市的脑卒中发病率处于中等偏高水平。从性别上看，男性脑卒中患者多于女性，性别比为 1.39：1。男性发病粗率为 258.10/10 万，女性发病粗率为 188.08/10 万。不同性别的高发年龄多集中于 85 岁及以上年龄组，且男性平均发病年龄低于女性。

　　深圳市 2012 年建立了覆盖全人群的 AMI 监测系统，并严格按照要求对深圳市所有二级以上医疗机构诊断的 AMI 新发事件进行登记。2018 年深圳市户籍人口共登记 2476 例，发病粗率 55.68/10 万，中标率为 72.88/10 万，世标率为 88.60/10 万。从性别上看，男性发病粗率为 80.05/10 万，女性发病粗率为 31.05/10 万，男性发病率明显高于女性。平均发病年龄为（68.83±15.98）岁，其中男性平均发病年龄为（62.48±15.08）岁，女性平均发病年龄为（78.16±12.29）岁。但是随着年龄的增加，男性和女性间的发病率差异逐渐缩小，85 岁及以上年龄组女性发病率甚至高于男性。

心脑血管疾病常见的危险因素包括高血压、糖尿病、血脂异常、吸烟和饮酒等。心脑血管疾病男性发病率普遍高于女性，且男性发病平均年龄低于女性，性别差异的原因可能是男性存在更多的发病危险因素。研究指出，男性群体的吸烟、过量饮酒、不健康饮食等行为危险因素的流行率高于女性。深圳市 2018 年慢性病及其相关危险因素流行病学调查数据也证实了这一观点。与 1997 年和 2009 年的调查结果相比，2018 年深圳市男性的高血压标化患病率呈现上升趋势，而女性则无明显变化。血脂四项平均水平呈现上升趋势；深圳市居民血清总胆固醇高于全国平均水平，且男性血脂水平较女性差。深圳市居民体力活动量呈现下降趋势，工作性体力活动和休闲性体力活动参与率，均明显低于 2009 年调查结果。体力活动参与不足与静态行为时间过长是深圳市居民的主要问题，且男性的总静态行为时间长于女性。糖尿病患病率、代谢综合征患病率也呈现上升趋势，且男性患病率均高于女性。深圳市超重中标率与国家 2010 年危险因素监测结果接近，肥胖中标率低于 2010 年国家危险因素监测结果；2018 年卫生服务调查显示，深圳市的超重和肥胖增长速度低于国家平均水平，提示深圳市的超重与肥胖得到较好的控制。2018 年调查中的膳食结构与 2009 年调查比较有较大的改善，水果、水产品和蛋类的摄入量有所提高，但是仍有能量摄入过剩、微量元素缺乏等情况，总体上看深圳市居民膳食结构仍不均衡。通过分析 2018 年慢性病及其危险因素调查数据可知，心脑血管疾病危险因素大体上并没有得到很好控制，均呈现上升趋势，且男性的相关危险行为均多于女性。因此，预计在未来短期内，心脑血管疾病的发病率不会下降，且仍表现为男性发病率高于女性。

已有研究证明，通过合理的社区干预可有效降低心脑血管疾病的发病率。通过社区健康服务中心对高血压、糖尿病和高血脂患者进行规范化的管理能有效地延缓病情；对存在高危因素的患者进行定期健康教育和干预，提供针对性的预防措施。吸烟、饮酒、超重/肥胖、高血压、血脂异常、高血糖及缺乏体力活动等都是心脑血管疾病可纠正的危险因素。借助电视、广播等多媒体，借助微信、微博等社交平台进行饮食指导、健康教育等，提高患者对心脑血管疾病及其危险因素的认识，有利于患者进行科学的自我管理，促进患者对心脑血管疾病知识的正确理解和提高知晓率，促进生活方式改变。总之，利用公共宣传资源、合理的政策法规营造良好的社会环境氛围，提倡积极健康的生活方式，如"合理膳食、适量运动、戒烟限酒、心理平衡"，能够有效延缓心脑血管疾病高发趋势。

在可预计的未来，随着中国经济社会的发展和人口老龄化的进程加速，心脑血管疾病的发病率还会持续上升。因此，应加大健康宣传力度，提高群众防病知识水平和技能，抑制心脑血管疾病发病率的上升。

（王一茸　雷　林）

第十二章 结论与建议

1997～2018 年 21 年间，深圳市的经济以惊人的速度增长，全市本地生产总值（GDP）由 1997 年 1297.42 亿元快速增长至 2009 年 8201.32 亿元，上涨了约 5.32 倍；至 2018 年为 24 221.98 亿元，较 1997 年增长了 17.67 倍，较 2009 年增长了 1.95 倍。2018 年人均 GDP 为 193 338 元，比 1997 年（25 675 元）增长了 6.53 倍，比 2009 年（92 772 元）上涨了约 1.08 倍。

从前几章关于深圳市居民行为危险因素、膳食营养状况、精神状况、代谢异常状况、高血压、糖尿病以及慢性病医疗负担等方面的分析得出以下结论：社会经济的飞速发展，科学技术的进步和城市化进程，改变了深圳市居民的生活，高脂高热量的饮食习惯、生活节奏紧张、精神压力大和静态的生活方式，在一定程度上造成了深圳市居民高血压、糖尿病的患病水平和超重、肥胖、血脂异常、吸烟、饮酒等慢性病相关危险因素水平的快速上升，在深圳市由慢性病造成的疾病负担日趋严重。

第一节　主要结论

一、慢性病危险因素水平持续增高

（一）吸烟

已有多项科学研究从各个角度证明了吸烟是冠心病、脑卒中、高血压、糖尿病及癌症等多种疾病的重要危险因素。

2018 年调查结果显示，深圳市居民的吸烟率出现反弹趋势。深圳市 18 岁及以上居民吸烟率为 19.79%（中标率），男性吸烟率为 38.52%（中标率），女性吸烟率为 1.05%（中标率）。分别低于 2018 年中国成人吸烟率（26.65%）和男性、女性吸烟率（50.55%、2.15%）。无论总人群还是分性别人群，深圳市居民的吸烟率高于 2009 年与 1997 年的调查结果（除了男性的吸烟率稍低于 1997 年的调查结果之外）。此外，从 1997 年、2009 年和 2018 年的调查中，发现深圳市居民的吸烟率均出现了先下降后上升的情况。因此，我们应该对这种趋势给予足够重视。

深圳市人群吸烟呈现两个特征：①呈现年轻化趋势，2018 年深圳市吸烟者的平均开始吸烟年龄为（20.34±5.10）岁，同 1997 年[（22.55±8.52）岁]和 2009 年[（20.62±5.32）岁]平均开始吸烟年龄相比，均有所提前；②总体男性每天吸烟量下降，女性上升，吸烟者平均每天吸烟量为（13.69±8.78）支，男性吸烟者平均每天吸烟量[（13.80±8.78）支]高于女性[（10.35±7.86）支]。与 2009 年相比，2018 年深圳市总人群或男性吸烟者平均每天吸烟量有所下降，但女性吸烟者平均每天吸烟量则出现增加。在年龄分布方面，吸烟者平均每天吸烟量基本随着年龄的增长而呈现增加趋势。

深圳市居民的总体戒烟率呈现上升趋势，但中青年群体的戒烟率较低。深圳市居民的戒烟率（22.40%）高于2015年全国城市水平（18.70%），该水平同样高于1997年与2009年的调查结果。男性戒烟率明显高于女性，且戒烟率基本随着年龄的增长而呈现增加趋势。其中以≥70岁年龄组的戒烟率最高，而50岁以下中青年群体的戒烟率却不足20%。这提示我们要加强健康教育，增强人们对吸烟危害的正确认知，远离烟草，特别是中青年群体。

二手烟暴露情况不容乐观。深圳市居民的二手烟暴露率为44.23%（未加权率）。男性二手烟暴露率（53.91%）明显高于女性（36.84%）。二手烟暴露率均随着年龄的增长而呈现降低趋势，以18～29岁年龄组的二手烟暴露率最高。此外，二手烟暴露严重程度均以轻度和重度为主，且重度的二手烟暴露在各个年龄组均超过40%。与2009年相比，2018年深圳市居民的二手烟暴露率较高，且暴露程度更为严重。这说明二手烟暴露问题依然严重。

综上，深圳市的控烟形势依然相当严峻。没有全民健康，就没有全面小康。我们应针对目前存在的主要问题，制订并实施相应的控烟措施，加强宣传力度，提高公众对二手烟导致慢性病的认知。

（二）饮酒

据WHO的统计数据显示，全世界每年因有害使用乙醇导致300万例死亡，占所有死亡数的5.3%。研究表明，乙醇会对人体造成多种损害，如酒精依赖、肝硬化、癌症、心脑血管疾病、精神行为异常等疾病以及由暴力和交通事故及碰撞等引起的伤害。随着我国经济的发展和人们生活水平的提高，饮酒人群日益增多，饮酒问题也日趋显著。饮酒成了一个不可忽视的公共卫生问题。

2018年调查结果显示，深圳市18岁及以上居民饮酒率为41.81%。其中，男性饮酒率为59.38%；女性饮酒率为24.24%。与前两次调查结果相比，2018年深圳市居民的饮酒率显著增加，以女性群体的增长最为明显，且深圳市居民的饮酒率明显高于全国水平。从年龄分布来看，30～39岁年龄组的饮酒率最高，明显高于全国平均水平。此外，2018年深圳市饮酒者的饮酒频率和消耗量均少于2009年的调查结果。

多项研究表示，饮酒是慢性病的主要危险因素之一。饮酒者的慢性病患病率高于不饮酒者慢性病患病率。饮酒频率高、年饮酒量大的居民慢性病患病率较高。"限量饮酒、科学饮酒、维护健康"是我国提倡的饮酒之德。因此，针对高饮酒频率人群和慢性病高风险人群要加强乙醇对人体危害相关健康知识的宣传教育，控制饮酒。针对乙醇消费水平、模式和背景以及导致健康问题的较广泛社会决定因素采取相关行动，可有效减少乙醇造成的健康、安全和社会经济问题。

（三）体力活动与静态行为

相关研究数据表明，定期、规律地参与体力活动与身心健康密切相关，可降低慢性病、精神疾病与癌症的发生风险，预防超重、肥胖的发生，改善认知功能并促进心理健康，降低人群全因死亡率。相反，缺乏体力活动被认为是导致非传染性疾病发生的第四大危险因素，且每年可引起超过 300 万例可预防性死亡病例的发生。WHO 的数据显示，全球约有 31.1%的青年群体参与体力活动不足。

在中低等收入国家中，工作性和交通性体力活动在身体能量总消耗中所占比例比休闲性体力活动大。2018 年调查结果指出，深圳市 18 岁及以上居民参与不同维度体力活动的情况基本与此相一致：工作性与交通性体力活动的各项参与指标（参与率、频率、每天的时间和总时长）基本均高于休闲性体力活动，主要体现如下。①工作性体力活动的参与率降低。深圳市 18 岁及以上居民的工作性体力活动参与率明显低于 2009 年调查结果，与 1997 年调查结果基本持平。其中，高强度工作性体力活动的参与率显著低于中强度工作性体力活动的参与率。②交通性体力活动参与率高。平均参与频率、每天的时间和总时长分别为（4.60±2.88）天/周、（50.50±59.71）分钟/天和（298.08±385.17）分钟/周。女性的参与率、频率、每天的时间和总时长均高于男性；50 岁及以上年龄组在各项参与指标方面均较高；国家机关、党群组织、企业、事业单位负责人的交通性体力活动参与率较高，而离退休人员和家务人员在参与频率、每天的时间和总时长方面高于其他职业人群。③休闲性体力活动参与率提高。2018 年调查数据显示，无论是总人群还是不同性别居民的体育锻炼率均明显低于 2009 年调查结果，但高于 1997 年调查结果。此外，与前两次调查相比，2018 年调查结果表明，深圳市居民参与高强度休闲性体力活动的比例明显更高。④静态行为时间长。深圳市 18 岁及以上居民平均每天的总静态行为时间超过 300 分钟，其中，使用手机时间的占比最大。男性的总静态行为时间高于女性；文化程度越高，静态行为时间越长；本科及以上文化程度者每天的静态行为时间显著高于其他群体；手机的使用是深圳市居民的主要静态行为。

体力活动参与不足与静态行为时间过长是目前深圳市居民的主要问题。深圳市居民工作普遍繁忙，压力大，加班情况常见，使得年轻人、中年人没有足够的时间和精力投身到体育锻炼中。相关部门应利用社区活动、大众传媒、基础设施设计等手段开展多部门合作，做好健康宣传教育并制订针对性的干预措施，综合不同人群特点提出合适的体力活动方案。此外，在利用综合措施促进公众积极参与体力活动的同时，必须确保环境安全并对公众健康与福祉提供支持，减少体力活动参与过程中伤害发生的潜在风险。

（四）超重与肥胖

肥胖是造成多系统慢性病发生的独立而重要的危险因素，其医疗费用占国家医疗支出费用的 2%～7%。随着社会经济的发展，居民生活水平日益提高，超重和肥胖已经成为我国乃至世界面临的重大公共卫生问题。

2018 年调查表明，深圳市 18 岁及以上常住居民超重、肥胖情况不容乐观。超重的中标率与国家 2010 年危险因素监测结果（30.6%）接近，肥胖率低于 2010 年国家危险因素监测结果（12.0%），与深圳市 2009 年危险因素监测数据（超重率为 28.10%，肥胖率为 9.12%，向心性肥胖率为 41.90%）对比，超重率平均每年增加 1.4%，肥胖率和向心性肥胖率均有所下降。我国成人超重率一直以每年 3%的速度上升，肥胖率以每年 6%以上的速度上升，肥胖率增长速度高于当时世界水平。而 2018 年调查结果显示，深圳市 18 岁及以上的居民超重率为 30.34%，肥胖率为 8.22%，向心性肥胖率为 36.16%。表明近年来，采取了相应的措施，深圳市的超重增长速度得到较好控制，肥胖和向心性肥胖控制取得了较好的效果。

男性居民的超重率为 36.68%；女性居民的超重率为 24.06%；男性居民的肥胖率为 10.93%；女性居民的肥胖率为 6.56%；男性居民的向心性肥胖率为 57.13%，女性居民的向心性肥胖率为 23.48%。男性的超重率、肥胖率和向心性肥胖率均明显高于女性，与美国疾病预防控制中心的统计结果一致，与国家多项流行病学调查结果一致，这与女性在负担日常工作的同时还要承担大量的家务劳动，且注重保持身材有关，而男性在工作之余常常需要交际应酬、饮酒、吸烟、过量饮食等不良生活方式较多，因而男性成年后体重增加的速率快于女性。

二、膳食结构不合理，就餐行为不健康

随着经济快速发展和人们生活水平的极大改善，以及倡导"平衡膳食，均衡营养"的大众健康教育，2018 年调查中深圳市居民膳食结构较 2009 年调查有所改善。新鲜蔬菜和水果、禽肉、水产品和蛋类的摄入量有不同程度的提高；果汁饮料和其他饮料的食用率有所降低。但与平衡膳食宝塔相比较，仍有差距。例如，油脂的摄入量接近推荐摄入量的 2 倍；奶类的摄入量下降显著；水果摄入量未达推荐量。不平衡的膳食结构导致我们面临营养缺乏与过剩的双重挑战：一方面能量、蛋白质、脂类和钠等摄入过剩，另一方面某些营养素如核黄素、钙等出现缺乏。居民营养知识欠缺、饮食习惯和缺乏适宜技术是产生上述现象的重要原因。因此，普及营养知识、改变落后的膳食习惯和开发、普及改善不合理膳食的适宜技术手段是改善人群营养状况和预防控制相关慢性病的重要手段之一。

（一）就餐行为

有 3.20%的居民基本不吃早餐，其中男性不吃早餐的比例较女性高。不管男性、女性，随着年龄的增长，就餐的比例增加。三餐就餐地点，仅约一半居民在家就餐，女性在家就餐的比例较男性高。不论男性、女性，随着年龄的增长在家就餐的比例增加，18～44 岁年龄组早餐有 24.18%的居民在餐馆就餐，超过 10%的居民在餐馆吃午餐、晚餐。

（二）能量和营养素摄入状况及来源

深圳市居民能量摄入为 9248.6 千焦/标准人日，达到或超过 RNI 的比例为 54.6%。与 2009 年比较，深圳市居民每标准人日能量摄入量呈下降趋势。结合深圳市居民体质指数的变化，可以推断深圳市居民能量摄入是充足的。膳食结构存在不足之处，三大类供能物质中，脂肪的供能比超过了推荐量，而碳水化合物未达到推荐量。①深圳市居民每标准人日蛋白质摄入为 86.6g，其中优质蛋白质摄入比例高达 48.6%，有 73.4%的居民蛋白质摄入达到或超过 100% RNI。与 2009 年调查结果比较，蛋白质摄入量无明显变化。②2018 年调查结果中深圳市居民每标准人日膳食脂肪摄入为 91.0g，一半以上来源于食用油。与 2009 年调查结果比较，脂肪摄入量呈下降趋势，2018 年较 2009 年下降了 19.7g。③深圳市居民每标准人日碳水化合物摄入量为 271.2g。居民的碳水化合物主要来源于粮谷类。2018 年碳水化合物摄入高于 2009 年。

（三）奶类、蔬菜、盐等食物摄入状况

2018 年调查结果中深圳市居民奶类的食用率为 69.7%，食用频率为 3.0 次/周，平均奶类的摄入量是 94.8 克/标准人日，远未达到推荐标准，显著低于 2009 年调查结果中的摄入量。2018 年调查结果中居民新鲜蔬菜食用频率接近 2 次/日，每标准人日摄入量为 332.6g，与 2009 年相当，略高于推荐量标准的下限。水果的食用频率接近 1 次/日，摄入量为 192.8 克/标准人日，较 2009 年上升 20.9%，但仍未达到推荐量。居民饮料的食用率较高，低年龄组饮用率较高年龄组高。饮料的饮用量达 66.5 克/标准人日，低于 2009 年调查结果中的摄入量。调味品：食用油的摄入量高于 2009 年调查结果中的摄入量，达 53.5 克/标准人日，盐的摄入量达 6.2 克/标准人日，较 2009 年稍下降，但是仍超过推荐量标准。

三、血脂异常和代谢综合征患病率上升

（一）血脂异常

从 20 世纪 80 年代开始，以冠状动脉粥样硬化性心脏病（冠心病）和缺血性脑卒中为主要类型的动脉粥样硬化性心血管疾病（ASCVD）的疾病负担不断增加，成为危害我国居民生命和健康的首要疾病。血脂异常，特别是高胆固醇血症与 ASCVD 的发生有密切的关联，是动脉粥样硬化性病变发生、发展的主要危险因素。因此，了解血脂异常的流行情况，对有效预防和控制血脂异常的发生、发展具有重要意义。

2018 年深圳市 18 岁及以上成人血脂情况分析结果显示，血浆总胆固醇（TC）异常的比例为 9.4%；三酰甘油（TG）异常的比例为 12.8%；低密度脂蛋白-胆固醇（LDL-C）异常的比例为 10.6%；高密度脂蛋白-胆固醇（HDL-C）异常的比例为 20.7%；总的血脂异常率为 39.7%。按照 2000 年世界标准人口结构进行调整后，1997 年、2009 年和 2018 年三次横断面调查时血浆 TC、TG 呈现上升趋势，以 2009 年的平均水平最高；HDL-C 的平均水平呈现总体下降趋势。1997 年、2009 年和 2018 年三次调查结果按照 2000 年世界标准人口结构进行调整后血浆 TC 异常比例分别为 7.1%、9.2% 和 8.7%，血浆 TG 异常比例分别为 8.9%、15.7% 和 12.5%。2009 年和 2018 年血浆 LDL-C 异常比例分别为 8.4% 和 9.4%。1997 年、2009 年和 2018 年三次调查中血浆 HDL-C 异常比例分别为 11.2%、19.6% 和 20.2%，血脂异常的比例分别为 22.2%、34.5% 和 34.3%，总体呈现上升趋势。

深圳市与全国情况类似，血脂四项的平均水平均呈现上升趋势，以低 HDL-C 和高 TG 为主。尽管缺乏同期的数据，但从全国 2002 年和 2012 年的 CHNS 调查结果以及增长速度推测，2018 年调查中深圳市居民血浆 TC 的水平与同期全国水平相当或略低，TG 水平则可能低于全国水平，而 HDL-C 的水平优于全国平均水平。而 CCDRFS 的结果则可以进一步协助推测，深圳市居民血浆 TC、TG、HDL-C 异常比例可能低于同期全国水平，但血浆 LDL-C 的水平和异常比例因只有约三年增长速度的数据，不能作出推测。除 HDL-C 外，女性血脂水平呈现随着年龄的增长而升高的趋势，男性则表现出高年龄段（60 岁或 70 岁之后）略呈现下降趋势，且女性在 60 岁以后，血脂水平情况则较男性差。在总体上，男性血脂水平情况较女性差。

以冠心病和缺血性脑卒中为主的动脉粥样硬化性心血管疾病（ASCVD）在心血管疾病死亡和总死亡中的占比分别从 1990 年的 40% 和 11% 上升到 2016 年的 61% 和 25%，同期的死亡人数从 100 万/年增加到 240 万/年，严重威胁着我国人民生命健康，而保持血脂健康水平是重要的预防策略。建议加强关于血脂的健康教育，争取早期发现、早期治疗和早期控制血脂异常情况。

（二）代谢综合征

代谢综合征（MS）以代谢紊乱为特征。其至少包括以下任意 3 个临床特征：向心性肥胖、高三酰甘油、低高密度脂蛋白胆固醇血症、血压升高和血糖代谢异常。据报道，全球约 22 亿人超重，占全球总人口的 1/3，同时肥胖人群包括约 7.12 亿人（占全球总人口的 10%），其中 20%～25% 患有代谢综合征，在一些老年肥胖群体中甚至高达 50%。代谢综合征患者的糖尿病、心血管疾病的发病率约为正常人的 5 倍，严重危害人类的身心健康。①2018 年调查中深圳市居民 MS 患病率为 8.79%，中标率为 5.90%，世标率为 6.09%，与 1997 年（6.56%）和 2009 年（7.76%）比较，MS 患病率呈上升趋势。按绝对人口数计算，MS 患病人群急速增长，1997 年深圳市 15 岁以上 MS 患者约为 13.6 万人，2009 年达 97.6 万人左右，而 2018 年达 114.5 万人左右，年均增长 15.78%。②男性和女性 MS 人群标化患病率分别为11.72% 和 6.56%，男性高于女性。③女性和总人群的 MS 患病率随着年龄增加逐渐上升，在≥70 岁组达到最高（女性为 22.83%，总人群为 17.70%）。而男性 MS 患病率随着年龄增加逐渐上升，50～59 岁组达到最高值（20.93%），之后下降。深圳市居民 MS 患病情况存在较强的增龄现象，即年龄越大，患病率越高。

MS 人群是心血管疾病和糖尿病等代谢性疾病的高发人群，深圳市 MS 患病率虽较其他城市为低，但患病人数年均增长达到 15.78%。MS 中以"BMI≥25kg/m^2+血脂异常+高血压"组合的患病率最高（占 42.78%），提示深圳市居民 MS 患者具有较高的心血管病患病风险。2018 年调查结果表明，除年龄、性别以外，MS 还与吸烟、饮酒、体力活动和腰围等多个因素有关。①MS 患病人群中饮酒者的比例、酗酒者的比例均高于非 MS 患病人群。②2018年调查结果显示工作性体力活动和总静态行为时间均与 MS 无关。③MS 患病人群中腰围≥90cm 的比例高于非 MS 患病人群。老龄化、酗酒、缺乏运动和中心性肥胖是导致 MS 患病率上升的主要危险因素，应早期筛查 MS 患者，有针对性地开展健康教育，提倡低脂低盐饮食、戒烟限酒、适量锻炼的生活方式，控制体重，预防 MS 的发生。

四、慢性病流行日趋严重，疾病负担沉重

（一）高血压

高血压是心脑血管疾病最普遍和最重要的危险因素，随着我国社会经济的发展和人民生活水平的提高，人们的饮食结构和生活习惯随之改变，居民的高血压患病率在逐年升高，给人民的身体健康和经济带来了巨大的负担。

2018 年抽样调查结果显示，深圳市居民高血压表现为以下流行特征：

1. 高血压患病率快速上升 深圳市 2018 年 18 岁及以上的居民的高血压患病率为

20.74%。1997 年、2009 年、2018 年三次横断面调查总人群中 18～69 岁高血压患病粗率分别为 11.15%、14.44%、19.25%，标化率分别为 13.48%、15.60%、18.13%。

2. 男性患病率高于女性　男性居民的高血压患病率为 24.19%（中标率）；女性居民的高血压患病率为 14.24%（中标率）。其中三次调查时男性高血压患病粗率为 12.75%、17.00%、24.51%，相应的标化率为 14.46%、17.71%、23.23%；女性高血压患病粗率分别为 10.17%、12.48%、15.36%，相应的标化率为 12.49%、13.49%、13.04%。可以看出，深圳市在近 20 年来，虽然女性居民患病粗率呈现增高趋势，标化率基本无变化，提示女性患病率的增加主要是近 20 年来人口老龄化的结果。男性居民高血压患病粗率和标化率均呈现上升趋势，且粗率的上升幅度高于标化率的上升幅度，表明深圳市男性居民高血压患病率的上升除了有人口老龄化的原因外，本身各个年龄别的患病率也有较大的上升。

3. 高血压患病率随着年龄增大而逐渐增高　高血压患病率总体上男性显著高于女性。在低年龄段，男性和女性人群高血压患病率差距大，随着年龄的增长，女性人群高血压患病率的增幅明显高于男性人群，男性和女性人群高血压患病率的差距逐渐缩小。在 70 岁及以上人群，男性人群的高血压患病率达到 67.14%，女性人群高血压患病率也达到 65.10%。

4. 高血压知晓率、治疗率、控制率情况　①深圳市 2018 年 18 岁及以上居民的高血压知晓率为 54.34%，其中男性为 50.51%，女性为 58.70%。深圳市居民 1997 年、2009 年、2018 年三次调查中 18～69 岁居民高血压总人群的知晓率分别为 37.20%、59.47%、52.98%，三次调查的总人群高血压知晓率差异有统计学意义（$P<0.001$）。②高血压患者的高血压治疗率为 43.48%，其中男性居民的高血压治疗率为 38.89%，女性居民为 48.72%。在高血压知晓人群中 1997 年、2009 年、2018 年三次调查中高血压治疗率分别为缺失（1997 年无治疗率调查数据）、74.46%、79.11%。③高血压控制率为 25.21%，其中男性居民的高血压控制率为 23.74%，女性居民为 26.88%。

5. 高血压测量、控制措施指导情况　①本次分析结果显示高血压患者在<1 个月、1～<3 个月、3～6 个月内测量血压的比例分别为 59.99%、12.34%、9.16%。居民<1 个月测量血压比例在 2018 年调查中的结果高于 2009 年。②血压正常高值人群测量血压的比例分别为 35.10%、17.31%、16.42%。2018 年调查中深圳市高血压患者控制饮食措施采取率为 24.32%，运动措施采取率为 23.78%，血压监测措施采取率为 22.48%；同时采取药物+运动+控制饮食的综合措施的仅为 13.46%，其中男性为 14.28%，女性为 12.54%。高血压知晓人群的控制饮食措施采取率为 40.59%，运动措施采取率为 36.69%，血压监测措施采取率为 37.52%；同时采取药物+运动+控制饮食的综合措施的为 25.41%，其中男性为 29.13%，女性为 21.76%。

对于高血压患者除了要积极采用药物控制血压以外，还需要积极改善其生活、行为方式，倡导健康的生活方式，加强血压监测、掌握血压动态变化，可以有效辅助调节高血压治疗策略，防止高血压病情进展、恶化。

6. 高血压相关危险因素　2018 年调查结果显示，高血压人群中现在吸烟率为 19.24%，其中男性为 35.03%，女性为 1.27%；高血压人群中饮酒率为 26.25%，其中男性高血压人群饮酒率为 44.75%，女性为 5.21%；高血压中无休闲性体力活动比例为 59.83%，其中男性为 55.50%，女性为 64.76%。在高血压人群中，超重、肥胖的比例分别为 46.65%、17.02%，其中男性分别为 50.83%、18.68%，女性分别为 41.88%、15.13%；患有高脂血症的比例为 49.74%，其中男性为 59.93%，女性为 47.09%；患有高尿酸血症的比例为 29.80%，其中男性为 49.10%，女性为 7.84%；在高血压总人群中，患有糖尿病的比例为 16.53%，其中男性为 14.65%，女性为 18.68%。

深圳市高血压患者中大多缺乏休闲性体力活动，其次男性饮酒和吸烟的问题较为突出，虽然有部分人群较好地采取了戒烟措施，但高血压人群中吸烟的比例依然较大。因此，在高血压人群的管理中，还需要督促其加强改善生活方式的健康教育，并为其提供相应支持。对于高血压患者的管理，不能忽视其自身共患病或潜在共患病的影响。加强体育运动、合理膳食、控制体重、戒烟限酒、减轻精神压力、保持心理平衡、定期体检和测量血压的健康生活方式是所有慢性病的共同处方，这不仅对慢性病的早诊、早治、病情改善和控制有重要的意义，而且践行这些健康生活方式能从源头上减少和延缓高血压等慢性病的发生，从而从根本上减少疾病对健康的损害和产生的经济负担。

（二）糖尿病

我国糖尿病患者为 1.14 亿，约占全球糖尿病患者数的 1/3。糖尿病已成为我国亟待解决的重大公共卫生问题。在 2010～2016 年 2 型糖尿病规范管理人数逐年增加，2016 年我国 2 型糖尿病患者规范管理人数为 2781 万，规范管理率为 65.57%。《中国居民营养与慢性病状况报告（2015 年）》显示 18 岁及以上糖尿病患者知晓率为 36.1%，治疗率为 33.4%，控制率为 30.6%。加强糖尿病社区防治工作，定期测量血糖、规范管理和合理用药是改善人群糖尿病知晓率、治疗率和控制率的根本；同时，糖尿病也是一种与生活方式相关的疾病，认真改变不良生活方式，限盐、限酒、控制体重有利于预防和控制糖尿病。

2018 年调查结果显示，深圳市居民糖尿病流行形式较为严峻，主要表现如下。

1. 糖尿病呈现快速增长状态 2018 年深圳市 18 岁及以上居民的糖尿病患病率为 6.51%（中标率）；其中男性居民的糖尿病患病率为 7.25%（中标率），女性居民的糖尿病患病率为 5.76%（中标率）。男性、女性居民的糖尿病患病率均随年龄的增长而迅速上升，而男性上升幅度大于女性。1997 年、2009 年、2018 年三次横断面调查总人群 18～69 岁居民的糖尿病患病率标化后分别为 4.27%、5.68% 和 6.68%；其中三次调查时男性糖尿病患病的粗率标化后分别为 3.63%、6.35% 和 7.16%；女性标化后分别为 4.91%、5.00% 和 5.56%。

无论男性还是女性居民糖尿病患病的粗率均呈现增高趋势，男性 18～69 岁年龄段糖尿病患病的粗率和标化率增幅都高于女性，且 2009 年和 2018 年调查中男性糖尿病患病率也都高于女性，男性 50～59 岁的患病率陡然增加，女性亦然。这提示糖尿病患病率的增加主要是近 20 年来人口老龄化的结果，在中高年龄段上血糖的控制并不理想。深圳市男性居民糖尿病患病的粗率和标化率均呈现上升趋势，且 2009 年至 2018 年调查中粗率的上升幅度高于标化率的上升幅度，表明深圳市男性居民糖尿病患病率的上升除了有人口老龄化的原因外，本身各个年龄别的患病率也有较大的上升，表明针对深圳市男性居民糖尿病发病、患病的防控应该加强，特别是要加强 40～59 岁年龄段男性人群糖尿病发病的一级预防工作。

2. 糖尿病"三率"情况 2018 年调查中深圳市 18 岁及以上居民糖尿病患者的糖尿病知晓率、治疗率、控制率分别为 64.64%、49.43%和 30.30%；其中男性分别为 64.90%、49.64%和 28.09%；女性分别为 64.39%、49.23%和 32.24%。数据提示，深圳市糖尿病患者的糖尿病知晓率、治疗率、控制率还有较大的提升空间，防控力度还有待加强，男性和女性糖尿病患者的糖尿病知晓率和治疗率差异不大，控制率女性高于男性。目前深圳市居民糖尿病患者的糖尿病知晓率和治疗率高于全国平均水平，但是糖尿病管理中结局性的指标——糖尿病的控制率总体来说介于两项全国性研究的控制率之间，表明深圳市的糖尿病管理已有长足进步，同时糖尿病的知晓率和治疗率也取得了较好成绩。

3. 相关危险因素 2018 年调查结果显示，糖尿病人群中现在吸烟率为 19.66%，其中男性为 39.59%，女性为 2.08%；糖尿病人群中饮酒率为 33.61%，其中男性糖尿病人群饮酒率为 54.82%，女性为 14.92%；糖尿病中无休闲性体力活动者比例为 62.04%，其中男性为 55.39%，女性为 67.90%。

低体重、正常体重、超重、肥胖人群的糖尿病患病率分别为 2.33%、5.20%、9.56%和 41.23%，其中男性分别为 2.33%、6.37%、8.98%和 12.49%，女性分别为 2.33%、4.58%、10.25%和 15.31%。在糖尿病人群中，超重和肥胖的比例分别为 42.43%和 17.00%，其中男性分别为 46.19%和 17.31%，女性分别为 39.12%和 16.37%。糖尿病家族史也是不容忽视的一个问题，糖尿病人群中有糖尿病家族史的比例为 26.76%，其中男性为 25.30%，女性为 28.04%。糖尿病人群中有家族史者的比例高于无家族史者。

加强体育运动、合理膳食、控制体重、戒烟限酒、减轻精神压力、保持心理平衡、定期体检和测量血糖的健康生活方式是所有慢性病的共同处方，这不仅对慢性病的早诊、早治、改善和控制有重要的意义，而且践行这些健康生活方式能从源头上减少和延缓超重、肥胖、高血压等的发生，从而延缓糖尿病的发展，降低疾病负担，提高生命质量。

（三）心脑血管疾病

近年来，随着社会宏观环境的变化，包括社会经济发展、生活方式改变及人口老龄化进程加快，心脑血管事件持续增长引起越来越广泛的关注，以心脑血管疾病为代表的慢性病已经成为严重威胁我国居民健康的主要公共卫生问题之一。世界银行《创建健康和谐生活：遏制中国慢病流行》报告指出，2010~2030 年期间，中国的心脑血管疾病占慢性病负担的比例将超过 50%。

1. 脑卒中发病情况 深圳市脑卒中监测系统 2018 年共报告常住户籍人口脑卒中 9929 例，其中男性新发病例 5768，多集中于 85 岁及以上，平均发病年龄为（66.47±15.94）岁，女性新发病例 4161 例，多集中于 85 岁及以上，平均发病年龄为（71.22±15.78）岁；性别比为 1.39∶1。男性和女性平均发病年龄差异有统计学意义（t=14.09，P<0.01）。缺血性脑卒中为 8431 例，占全部发病的 84.91%；出血性脑卒中 1407 例，占比 14.17%；其他未分型脑卒中为 91 例，占 0.92%。2018 年深圳市户籍居民脑卒中年龄别发病率随着年龄的增长呈明显上升趋势。45 岁以上占总发病数的 93.79%。85 岁以上年龄组发病率最高，为 12 061.64/10 万，其中男性发病率为 14 383.33/10 万，女性为 10 564.71/10 万。

2. 急性心肌梗死发病情况 深圳市居民 AMI 监测系统 2018 年共报告户籍人口 AMI 事件

2476 例。常住户籍人口发病粗率为 55.68/10 万，中标率为 72.88/10 万，世标率为 88.60/10 万。其中，男性新发病例 1789 例，发病率为 80.05/10 万；女性新发病例 687 例，发病率为 31.05/10 万；性别比 2.58∶1。平均发病年龄为（66.83±15.98）岁，男性平均发病年龄为（62.48±15.08）岁，女性平均发病年龄为（78.16±12.29）岁，差异有统计学意义（t=24.33，$P<0.01$）。

多种循证医学研究表明，心脑血管疾病常见的危险因素包括高血压、糖尿病、血脂异常、吸烟和饮酒等。心脑血管疾病男性发病率普遍高于女性，且男性平均发病年龄低于女性。已有研究证明，通过合理的社区干预可有效降低心脑血管疾病的发病率。加强社区健康服务中心对高血压、糖尿病和高血脂患者进行规范化的管理能有效地延缓病情；对存在高危因素的群众进行定期的健康教育和干预，提供针对性的预防干预措施。加大力度纠正吸烟、饮酒、超重、肥胖、高血压、血脂异常、高血糖及缺乏体力活动等心脑血管疾病危险因素，改善人们生活习惯，能够有效地控制心脑血管疾病发病率，抑制心脑血管疾病发病率的上升。

第二节　深圳市慢性病防治工作现状

1997 年，在深圳市卫生局的统筹下，深圳市慢性病防治院组织开展深圳市第一次慢性非传染性疾病流行病学调查工作，并以此为起点，逐步开展了以社区健康服务中心为基础的全市高血压、糖尿病社区综合防治试点工作。经过二十余年的发展，深圳市逐步建立起以社康为基础、各区慢性病防治机构为枢纽、市慢性病防治中心为龙头的慢性病综合防治三级网络，为深圳市慢性病防治工作奠定了基础。

2007 年，高血压、糖尿病综合防治工作成为基本公共卫生服务的重要内容之一，纳入深圳市社区公共卫生服务包，市、区慢性病防治机构定期对社区工作开展绩效评估，促进了深圳市慢性病防治工作的长足发展。

在过去十年间，深圳市卫生健康委积极推进慢性病综合防治策略，制定和下发了《深圳市慢性非传染性疾病预防与控制规划（2013—2015 年）》及《深圳市防治慢性病中长期规划（2018—2025 年）》，坚持"政府主导、部门合作、社会参与"的原则，不断完善防、治、管结合的慢性病防治体系，积极推进慢性病综合防治策略，扎实推进各项防控措施，取得了一定的成绩。

一、防控体系进一步完善

建立完善了涵盖死因监测，恶性肿瘤、脑卒中和心肌梗死发病登记，慢性病危险因素监测，居民营养监测，慢性阻塞性肺疾病监测，全人群口腔疾病调查等慢性病监测体系。完善了市、区慢性病防治机构和社区健康服务中心为核心的三级综合防控网络。新建光明新区、坪山区、龙华区和大鹏新区慢性病防治机构，机构布局更加全面、合理。

二、防控服务能力明显增强

2012 年，深圳市 6 个行政区全部获得国家级"慢性病综合防控示范区"称号，2018 年全部通过国家复审，南山区获全国慢性病综合防控优秀示范区第一名；2017 年，4 个功能新区也获国家级"慢性病防控示范区"称号，率先在全国完成了慢性病综合防控示范区的全覆盖。该项工作已成为深圳市慢性病防控工作的有力抓手，各项慢性病防治工作均得到有力开展。过去 5 年间，全民健康生活方式行动扎实推进，全市共创建各类健康支持性机构 552 家，完成招募培训健康指导员千余名，有效地提升了深圳市居民的健康素养。探索家-校-卫联动学生健康教育模式，学生和家长营养知识知晓率和健康行为率明显改善。创新发展控烟新模式，启动无烟城市、无烟街道（无烟马峦）建设，完成《深圳经济特区控制吸烟条例》修订工作。通过提升基层医疗机构服务质量和服务能力，改善了高血压、糖尿病知晓率和患者满意度，为老年人提供了更全面的健康管理服务。完成了二年级小学生六龄牙免费窝沟封闭项目的全覆盖；实施"健康口腔，微笑少年""健康口腔，幸福老年"和牙周疾病早期干预项目，全方位提升了深圳市居民口腔健康。开展深圳市重点癌症早诊、早治项目，提高了居民防癌核心知识知晓率和重点癌症早诊率。

三、学科人才水平进一步提升

全面加强学科和人才队伍建设，借助"深圳市医疗卫生三名工程"项目，拓宽引才和育才渠道和平台，自主创新能力和医教科研水平明显提高，医疗设备和技术水平大幅提升。

第三节　政　策　建　议

随着我国工业化、城镇化和人口老龄化的进程不断加快，以心脑血管疾病、肿瘤、糖尿病和慢性阻塞性肺疾病为主的慢性病已成为威胁我国居民健康的重大公共卫生问题。慢性病的发病、患病和死亡人数不断增多，慢性病所导致的死亡已由 1973～1975 年的 73.0%上升到 2012 年的 86.6%，2017 年慢性病的疾病负担已占到总疾病负担的 82.6%。

有效遏制慢性病的发生和发展的迅猛势头，是现阶段卫生健康工作一项重大任务，已得到了全球的高度重视。2011 年 9 月第 66 届联合国大会非传染性疾病高级别会议通过了《关于预防和控制非传染性疾病问题高级别会议的政治宣言》。大会让世界各国开始关注慢性病及其影响因素以及对国家公共卫生、经济和社会发展的影响。2013 年世界卫生组织发布了《2013—2020 年预防控制非传染性疾病全球行动计划》和全球非传染性疾病预防控制综合监测框架（含指标）和一套自愿性全球目标（2013—2025），提出了一系列的行动目标和具体措施，并形成慢性病防控效果的评价体系和指标。2016 年 10 月，中共中央、国务院发布了《"健康中国 2030"规划纲要》，为今后 15 年推进健康中国建设制定了宏伟蓝图和行动纲领，2017 年 2 月，国务院办公厅下发《中国防治慢性病中长期规划（2017—2025 年）》，全面部署未来 5～10 年慢性病防治工作，为我国慢性病防控工作提供了指引。

根据国家的相关规划，2020 年 5 月发布的《深圳市人民政府关于打造健康中国"深圳样板"的实施意见》，描绘出一幅具体翔实的实现健康深圳的路线图，也为深圳市的慢性病防治工作发展明确了方向。

一、全面实施多部门综合防控

将慢性病防控列入优先领域并提升到全市的战略高度，加强多部门综合防控制度，以建设健康深圳为目标，以国家慢性病综合防控示范市建设为抓手，以全人群策略和高危人群策略为核心，深化政府主导、多部门协作、全社会共同参与的慢性病防控机制，共同建设持续发展的支持环境。建立多部门联席会议制度，加强跨部门合作，及时解决慢性病防控中存在的难题。不断完善慢性病防控相关的法律、法规和政策，全面推动和落实《深圳经济特区控制吸烟条例》和《营养改善条例》等相关法律法规的实施。严格落实不向未成年人出售烟酒的有关法律规定。积极推广合理膳食的理念，加强食品营养标签相关知识的宣传，引导消费者选择健康食品，提升居民平衡膳食的意识，形成健康膳食的行为。强化环境保护和监管，加强公共服务设施建设，提供完善的慢性病防控文化科普、休闲、健身等功能场所。建设和完善健康绿道、健康主题公园等支持性环境设施。巩固社会开放学校体育场馆等运动健身场所的行动，提高各类公共体育设施开放程度和利用率，形成健全的全民健身服务体系，提升居民的身体活动水平。

二、健全和完善慢性病防控体系，加快医防融合，实现全流程的健康管理

1. 加强慢性病防治队伍能力建设　优化社康规划布局，增加服务网点，提升服务水平，鼓励社会力量在大型企事业单位及商业楼宇设置全科医学诊所或健康服务站。在公立医院相关科室中设置慢性病防治岗位，引入公共卫生专业人员从事慢性病防治工作。在业务用房、医疗设备和药物品种等配置、合理用药指导、服务信息化等方面，全面提升基层医疗卫生机构能力建设。

2. 推进重大疾病防治体系建设　组建重大疾病防治中心和重大疾病防治联盟，构建立体化的重大疾病防治体系，形成"预防保健、临床诊疗、健康管理"一体化的重大疾病防治模式，建立健全重大疾病健康管理制度，全面提升重大疾病的预防救治能力。明确各类机构职责，各级各类医疗卫生机构应当按照各自功能定位、职责任务、诊疗科目开展工作，建立上下联动、分工合作关系，构建重大疾病防治闭环，全方位全周期保障市民健康。重大疾病防治中心负责建立完善重大疾病的预防、筛查、诊断、治疗、转诊、康复与健康管理等防治技术规范。基层医疗集团要健全医院与社区健康服务机构之间的分工协作机制，健全双向转诊绿色通道，推动全科与专科协同服务，按照技术规范开展防治工作。专业公

共卫生机构负责开展重大疾病监测、评估与健康管理效果评价工作。

3. 建立健康管理长效工作机制　明确政府、医疗卫生机构、家庭和个人各方责任，完善健康管理服务内容和流程。逐步将符合条件的重大慢性病早诊早治适宜技术纳入常规诊疗。探索政府购买服务等方式，鼓励企业、慈善机构、基金会、商业保险公司等参与高危人群第三方风险评估、健康咨询和健康管理，发展以个性化服务、会员制经营、整体式推进为特色的健康管理服务产业。

4. 实现健康管理模式信息化　建设完善的慢性病综合防控信息支撑平台，建立以高血压、糖尿病、口腔疾病和恶性肿瘤等为重点的"互联网+"慢性病管理模式。建立全生命周期的居民慢性病防控信息平台，以人为中心，以个人电子健康档案为基础，依托信息平台，实现基层医疗机构—慢性病防治机构—综合性医疗机构互联互通，联通个人健康信息，形成预防、诊疗、管理和流行病学调查数据共享综合格局。建立效果评估体系，为防控策略措施的制定提供循证决策依据。完善保障政策，切实减轻居民疾病负担。

三、完善医保和救助政策

1. 探索基层医疗卫生机构对慢性病患者按人头打包付费　鼓励有资质商业保险机构开发与基本医疗保险相衔接的商业健康保险，推动商业保险公司针对高血压、糖尿病、恶性肿瘤等提供补充保险，参与医疗救助。对经民政部门认定的适用社会救助政策的低收入慢性病患者，予以医疗救助。

2. 保障药品供应　完善社康药品配备和管理制度，保障药物品种与基本医疗保险药物目录、双向转诊制度相衔接，使患者在不同级别医疗机构获得相同药品供给，保障患者在社康的用药需求。老年患者可由签约医生开具长期药品处方，在保证合理规范用药前提下，探索多形式用药需求。

四、加强健康教育和健康促进，提升全市居民健康素质

1. 开展慢性病防治全民教育　多部门共同合作，各相关部门充分利用媒体在社区、企业、广场、学校等场所针对不同人群广泛开展健康宣传教育，让慢性病防控知识和技能人人可及、人人参与，知识与技能融合，并转变为全民健康促进行动。组织专家编制科学实用的慢性病防治指南，由慢性病防治机构向社会发布，广泛宣传慢性病防治科普知识。

2. 倡导健康文明生活方式　创新和丰富预防方式，贯彻零级预防理念，全面加强幼儿园、中小学生营养均衡、口腔保健、视力保护等健康知识和行为方式教育，实现预防关口前移。鼓励机关、企事业单位开展工间健身、职工运动会、健步走、健康知识竞赛等活动。依托居委会组织志愿者、社会体育指导员、健康生活方式指导员等，科学指导居民开展自我健康管理。推进全民健康生活方式行动，推广健康适宜技术和支持工具，开展"三减三健"（减盐、减油、减糖、健康口腔、健康体重、健康骨骼）等专项行动，提高居民积极性。加强各级各类健康教育基地建设，鼓励医疗卫生机构和社会力量设置健康生活体验馆等设施，开发推广健康适宜技术和支持工具，引导居民养成健康生活方式。

五、控制危险因素，营造健康的支持性环境

1. 建设健康生产、生活环境　推动绿色清洁生产，改善作业环境，严格控制尘毒危害，整洁城市卫生，优化人居环境，加强公共服务设施建设。建设社区 15 分钟健身圈，完善健身绿道、全民健身中心、健康公园、健康步道、健康一条街、社区多功能运动场和社区服务体育健身站（点）等健康支持性环境建设，人均场地面积达 $2m^2$。推进公园与健身场所共建共享。健全环境与健康监测、调查、风险评估制度，降低环境污染对健康的影响。

2. 完善政策环境，不断完善慢性病防控相关法律、法规和政策　履行世界卫生组织《烟草控制框架公约》与《全民健身条例》（中华人民共和国国务院令第 560 号），落实《深圳经济特区控制吸烟条例》等法律、法规。加大控烟执法力度，实施"创建无烟城市"行动计划。严格执行不得向未成年人出售烟酒的法律规定，减少居民有害饮酒。推动营养立法，贯彻落实国民营养计划，健全居民营养监测制度，发布居民膳食指南。加强重点人群和重点场所营养健康管理，解决重点人群盐、糖和油脂摄入过多等问题。

3. 推动慢性病综合防控示范区创新发展　以国家慢性病综合防控示范区建设为抓手，探索特色创新的慢性病综合防控模式。紧密结合健康深圳建设要求，与分级诊疗、家庭医生签约服务相融合，全面提升示范区建设质量，在强化政府主体责任、落实各部门工作职责、提供全人群全生命周期慢性病防治管理服务等方面发挥示范引领作用，带动区域慢性病防治管理水平整体提升。

六、实施早诊早治，降低高危人群发病风险

1. 促进慢性病早期发现　优化重点慢性病早诊早治流程，在所有医疗机构全面开展 35 岁首诊测血压，所有区域性社康提供血糖、血脂检测等服务，在有条件的社区和社康设立自助式健康检测点，推动慢性病早期发现和自我健康监测。逐步扩大肺癌、肝癌、食管癌、胃癌、乳腺癌、大肠癌和鼻咽癌等重点癌症的社区筛查覆盖面。加强重点慢性病临床机会性筛查。加强健康体检规范化管理，健全学生和老年人健康体检制度，制定相关慢性病健康体检指南，倡导个性化健康体检服务。推动将肺功能检测、骨密度检测和便隐血检测等项目纳入适宜人群常规健康体检内容。建立居民健康档案与老年人健康体检、职工健康体检等数据的共享机制。鼓励在社区、医院、企事业单位和公共场所开展自助检测。健全在校学生健康体检制度，开展重点人群主动筛查，推进慢性非传染性疾病和慢性传染性疾病的早期发现。

2. 针对重点人群，开展个性化健康干预　社康逐步开展高危人群的患病风险评估和干预指导，提供平衡膳食、身体活动、养生保健、体质辨识等咨询服务。鼓励患者、老年人和高危人群接种肺炎、流感、人乳头瘤病毒等的疫苗。重视老年人常见慢性病的发现和健康指导干预。

七、强化规范诊疗，提高管理效果

1. 落实分级诊疗制度　优先将慢性病患者纳入家庭医生签约服务范围，积极推进慢性

病分级诊疗制度，通过完善的区域健康信息平台，健全治疗-康复-长期护理服务链，形成基层首诊、双向转诊、上下联动、急慢分治的合理就医秩序。通过政策引导，患者逐渐首选基层医疗卫生机构就诊。对超出基层医疗卫生机构功能定位和服务能力者，由基层医疗卫生机构提供转诊服务。完善双向转诊程序，重点畅通向下转诊渠道，逐步实现不同医疗机构间有序转诊，提高协作效率和规范化管理水平。为患者提供"预防、筛查、干预、治疗、护理和康复全程管理服务"。在慢性病防治机构建立分级诊疗质量控制中心，负责质量控制和评价。

2. 提高诊疗服务质量　建设医疗质量管理与控制信息平台，加强慢性病诊疗服务实时管理与控制，提高医疗质量和安全。建立规范化临床路径和防控路径，实现医疗机构均质化服务。优化诊疗流程，缩短急性心脑血管疾病救治时间，推广癌症个体化治疗方案，降低病死率。逐步实现医疗机构检查、检验结果互认。

八、依托信息化工程，促进监测评估信息共享

1. 完善监测评估体系　整合慢性病及其危险因素监测信息系统，实现互联互通。健全死因监测和肿瘤登记报告制度，规范慢性病及其危险因素监测，整合共享多源、多维监测信息，逐步实现跨行业、跨部门、跨层级的纵向报告和横向交换。逐步实现重点慢性病发病、患病、死亡和危险因素信息实时更新和定期发布。运用大数据等技术，加强信息分析利用，掌握慢性病流行规律及特点，确定主要健康问题，为防治政策措施制定提供循证依据。明确辖区重点慢性病流行现况、影响因素和疾病负担，定期发布调查报告。开展营养和危险因素健康干预与疾病管理队列研究。

2. 依托全市信息化工程，建设区域慢性病监测信息网络报告平台　逐步实现主要慢性病发病、死亡和危险因素信息与食品、环境质量监测信息的实时更新和互联互通。创新监测技术和手段，建立基于个体、环境的全程数据采集方式和数据库。加强信息分析利用，利用大数据分析技术实现慢性病风险预警预报，实时、可视化分析，并探索多维数据融合分析等方法，建立慢性病发病风险区域预警预测体系，为防控策略制定提供科学依据。

（王一茸　雷　林）

参 考 文 献

常巍，张雪辉，汪洋，等，2018. 云南某农村高尿酸血症与血脂异常的相关性分析. 昆明医科大学学报，39（6）：124-127.

陈冯梅，郭志荣，陆虹宏，等，2017. 70 岁及以上老年人群代谢综合征患病情况及与年龄、糖尿病的关系. 中国老年学杂志，37（14）：3601-3603.

陈江鹏，彭斌，阙萍，等，2016. 重庆市体检人群代谢综合征流行状况及其组分的结构方程模型. 中国卫生统计，33（2）：231-234.

陈敏，李凌，赵否曦，等，2015. 贵州省 18 岁以上成人 2 型糖尿病和血脂异常的关系分析. 中国糖尿病杂志，23（1）：15-18.

程杨杨，曹志，侯洁，等，2019. 中国中老年人群慢性病现状调查与共病关联分析. 中华疾病控制杂志，23（6）：625-629.

丛守婧，2018. 中山市成人 II 型糖尿病现状及其危险因素分析. 广州：广东药科大学.

段丹，杨大刚，李俊良，等，2017. 贵阳市 13444 例成年体检人群代谢综合征流行现状分析. 贵州医科大学学报，42（4）：449-453.

高秀芳，李勇，2017. 2016 中国与欧洲血脂异常防治指南要点比较. 上海医学，40（4）：197-200.

葛美芳，陈悦霞，2018. 老年 2 型糖尿病患者合并心脑血管病危险因素分析. 中国慢性病预防与控制. 26（5）：364-366.

葛霞，2017. 基于健康信念模式的护理干预对维持性血液透析患者自我护理效果的研究. 沈阳：中国医科大学.

郭海健，念馨，梁友芳，等，2019. 基于多中心横断面调查的中国人群代谢综合征的流行情况及危险因素. 中华疾病控制杂志，23（7）：796-801.

郭远林，李建军，2017. 中国成人血脂异常防治指南（2016 年修订版）亮点解读. 中国医学前沿杂志（电子版），9（6）：12-14.

国家体育总局，2017. 《全民健身指南》解读. [2021-01-01]. http：//www.sport.gov.cn/n317/n10506/c819331/content.html.

胡建平，王冰，2019. 健康教育在预防心脑血管疾病中的效果. 中华全科医学，17（1）：108-110，136.

胡盛寿，高润霖，刘力生，等，2019. 《中国心血管病报告 2018》概要. 中国循环杂志，34（3）：209-220.

雷林，周海滨，彭绩，等，2015. 深圳市居民 2013—2014 年急性心肌梗死流行特征分析. 慢性病学杂志，16（5）：486-489.

雷林，周海滨，彭轲，等，2014. 深圳市居民 2008—2013 年脑卒中流行特征分析. 中国慢性病预防与控制，22（5）：564-566.

李剑虹，王丽敏，李镒冲，等，2012. 2010 年我国成年人血脂异常流行特点. 中华预防医学杂志，46（5）：414-418.

李锡坡，2019. 成人超重、肥胖的流行特征及其影响因素的决策树分析（硕士学位论文）. 衡阳：南华大学.

李亚茹，赵丽云，于冬梅，等，2019. 中国成人饮酒与代谢综合征的关系. 卫生研究，48（4）：531-536.

李永辉，岳松，王亚莎，等，2017. 联合腰围身高体重指标对代谢综合征预测价值的研究. 中国慢性病预防与控制，25（2）：100-103.

刘士勇，2018. 基于 8 省区随访人群的基本公共卫生服务糖尿病管理效果评价（硕士学位论文）. 北京：中国疾病预防控制中心.

刘小立，彭绩，周海滨，2012. 深圳市慢性非传染性疾病及其相关危险因素流行病学研究. 北京：人民卫生出版社.

刘子言，肖月，赵琨，等，2019. 国家基本公共卫生服务项目实施进展与成效. 中国公共卫生，35（6）：657-664.

孟共林，谢亮球，苏艳青，等，2013. 运用知信行模式对肥胖儿童干预效果观察. 中国妇幼保健，28（9）：1427-1430.

秘迎君，2017. 中国九省成人超重、肥胖的患病率及其与全死因死亡风险的关联研究（博士学位论文）. 石家庄：河北医科大学.

莫景富，宋秀玲，许燕君，等，2013. 广东省成人血脂异常患病率及其危险因素的相关性研究. 华南预防医学，39（2）：11-17.

芮欣忆，阮晓楠，周先锋，等，2016. 上海市浦东新区 20～74 岁居民超重、肥胖、中心性肥胖的现况调查及流行特征. 中华内分泌代谢杂志，32（3）：206-212.

深圳市统计局，国家统计局深圳调查队，2017. 深圳统计年鉴. 北京：中国统计出版社.

深圳市卫生局，1999. 深圳市慢性非传染性疾病流行学研究. 长沙：湖南科学技术出版社.

史琼，郑东鹏，2018. 血脂异常危险因素的研究进展. 上海医药，39（20）：43-46.

宋鹏坤，李红，贾珊珊，等，2016. 2010—2012 年中国城市成年居民血清总胆固醇状况. 中华预防医学杂志，50（3）：208-212.

孙睿旋，郭宝福，谢国祥，等，2019. 2010—2013 年南京市成年居民代谢综合征患病情况及流行特征. 卫生研究，48（1）：61-65，75.

王超，叶浩森，徐郁，等，2019. 珠海市成年居民高血压知晓率、治疗率、控制率及其影响因素分析. 中国公共卫生，35（1）：21-25.

王德征，沈成凤，张颖，等，2017. 天津市 15 年急性心肌梗死发病率变化趋势分析. 中华心血管病杂志，45（2）：154-159.

王丽敏，米生权，张梅，等，2012. 2010 年我国成年人血脂异常知晓率和治疗率及控制率调查. 中华预防医学杂志，46（8）：687-691.

王天歌，2014. 中国成人糖尿病流行与控制现状及危险因素研究（博士学位论文）. 上海：上海交通大学.

王彦人，田雅军，罗毅，2018. 杭州地区体检人群尿酸与血脂异常率及相关性分析. 齐齐哈尔医学院学报，39（11）：1311-1314.

王洋洋，2014. 不同肥胖指标诊断的肥胖与健康相关生命质量的关系研究（硕士学位论文）. 北京：北京中医药大学.

王颖，齐晓飞，2010. 我国各地脑卒中流行病学调查近况. 包头医学，34（1）：1-3.

王越，赵丹，徐珊，等，2018. 2013—2016 年深圳市南山区急性心肌梗死发生的流行特征. 现代预防医学，45（7）：1319-1322.

卫生部心血管病防治研究中心，2013. 中国心血管病报告 2012. 北京：中国大百科全书出版社.

吴琳，2014. 肥胖相关危害因素探讨. 实用医技杂志，21（7）：787-788.

吴文军，2016. 儿童青少年超重、肥胖知信行干预效果分析（硕士学位论文）. 银川：宁夏医科大学.

武阳丰，2003. 重视心血管病流行病学研究工作. 中华流行病学杂志，24（7）：537.

谢瑾，董忠，李航，等，2017. 北京市 18～65 岁居民血脂异常的知晓率、治疗率和控制率及知晓率影响因素分析. 中国慢性病预防与控制，25（7）：489-493.

谢文娟，卞晓嘉，何志敏，等，2017. 身体行为活动与血脂异常、高血压、糖尿病关系的研究. 实用预防医学，24（3）：319-323.

许晓丽，赵丽云，房红芸，等，2016. 2010—2012 年中国 15 岁及以上居民饮酒状况. 卫生研究，45（4）：534-537，567.

许樟荣，王爱红，2006. 糖尿病与血脂异常. 中华老年医学杂志，25（4）：311.

闫彬源，张维璐，田敏，等，2018. 1996—2016 年中国≥20 岁成年人 2 型糖尿病患病率 meta 分析. 中华老年多器官疾病杂志，17（11）：814-819.

杨菲飞，陈鑫，2018. 2012—2016 年无锡市梁溪区心肌梗死发病率趋势. 江苏预防医学，29（2）：168-170.

杨功焕，2011. 2010 全球成人烟草调查中国报告. 北京：中国三峡出版社.

杨柯君，2012.《中国 2 型糖尿病合并血脂异常防治专家共识（2011 年）》要点. 上海医药，33（22）：24.

杨天，马依彤，杨毅宁，等，2011. 新疆地区汉族、维吾尔族成年人群代谢综合征流行病学调查. 新疆医科大学学报，34（2）：129-132.

杨文英，2018. 中国糖尿病的流行特点及变化趋势. 中国科学（生命科学），48（8）：812-819.

叶平，孙晓楠，2007. 高血压与相关疾病：高血压与血脂异常. 中国实用内科杂志，（12）：914-916.

曾伟，钱雯，魏咏兰，等，2017. 2015 年成都市 18 岁以上人群超重和肥胖流行特征分析. 现代预防医学，44（3）：428-431，443.

张驰，金昱，陈园静，等，2017. 安徽省沿江地区成人居民超重肥胖流行现状及其影响因素. 中国公共卫生，33（1）：74-77.

张娟，邵瑞太，梁晓峰，2011. 日本和芬兰心脑血管疾病发展变化及其防治策略的对比研究. 中国慢性病预防与控制，19（6）：640-647.

张娜，邵永强，张沛绮，等，2015. 温州城区≥18 岁居民代谢综合征流行特征分析. 中国公共卫生，31（5）：652-654.

张永慧，马文军，2016. 广东省居民膳食营养与健康状况十年变化分析. 北京：中国标准出版社.

张誉文，2010. 超重肥胖人群健康教育和有氧运动的综合干预研究（硕士学位论文）. 天津：天津医科大学.

赵冬，2019. 新中国成立 70 年来我国人群血脂流行病学研究回顾与进展. 中国医药，14（10）：1441-1444.

赵冬，2019. 中国人群血脂异常流行趋势和治疗控制现状. 中华心血管病杂志，47（5）：341-343.

赵文华，翟屹，胡建平，等，2006. 中国超重和肥胖造成相关慢性疾病的经济负担研究. 中华流行病学杂志，27（7）：555-559.

中国超重/肥胖医学营养治疗专家共识编写委员会，2016. 中国超重/肥胖医学营养治疗专家共识（2016 年版）. 糖尿病临床，10（9）：395-398.

中国成人血脂异常防治指南修订联合委员会，2017. 中国成人血脂异常防治指南（2016 年修订版）. 中华健康管理学杂志，11（1）：7-28.

中国高血压防治指南修订委员会，2012. 中国高血压防治指南（2010 年修订版）. 中国实用乡村医生杂志，19（10）：1-12.

中国高血压防治指南修订委员会，高血压联盟（中国），中华医学会心血管病学分会，等，2019. 中国高血压防治指南（2018 年修订版）. 中国心血管杂志，24（1）：24-56.

中国营养学会，2014. 中国居民膳食营养素参考摄入量（2013 版）. 北京：科学出版社.

中国营养学会，2016. 中国居民膳食指南. 北京：人民卫生出版社.

中华人民共和国卫生部，2012. 中国吸烟危害健康报告. 北京：人民卫生出版社.

中华医学会糖尿病学分会，国家基层糖尿病防治管理办公室，2018. 国家基层糖尿病防治管理指南（2018）. 中华内科杂志，57（12）：885-893.

中华医学会糖尿病学分会代谢综合征研究协作组，2004. 中华医学会糖尿病学分会关于代谢综合征的建议. 中华糖尿病杂志，12（3）：156-161.

朱燕波，王琦，吴玉娥，等，2011. 不同体质量指数中老年高血压患者的健康相关生命质量对比分析. 中华行为医学与脑科学杂志，20（6）：499-502.

诸骏仁，高润霖，赵水平，等，2016. 中国成人血脂异常防治指南（2016年修订版）. 中国循环杂志，31（10）：937-953.

《中国高血压防治指南》修订委员会，2019. 中国高血压防治指南2018年修订版. 心脑血管病防治，19（1）：1-44.

Alberti K，Zimmet P，Shaw J，et al，2005. The metabolic syndrome—a new worldwide definition，Lancet，366（9491）：1059-1062.

Alberti K，Zimmet P，1998. Definition，diagnosis and classification of diabetes mellitus and its complications. Part 1：diagnosis and classification of diabetes mellitus provisional report of a WHO consultation. Diabetic Medicine，15（7）：539-553.

Boersma E，Mercado N，Poldermans D，et al，2003. Acute myocardial infarction. Lancet，361（9360）：847-858.

Fan L，Feng S，Han B，et al，2014. Prevalence，awareness，treatment and control of hypertension in Henan Province，China. The Australian Journal of Rural Health，22（5）：264-269.

Feng X L，Pang M F，Beard J，2014. Health system strengthening and hypertension awareness，treatment and control：data from the China Health and Retirement Longitudinal Study. Bulletin of the World Health Organization，92（1）：29-41.

Garber C E，Blissmer B，Deschenes M R，et al，2011. Quantity and quality of exercise for developing and maintaining cardiorespiratory，musculoskeletal，and neuromotor fitness in apparently healthy adults. Med Sci Sports Exerc，43：1334-1359.

Hallal P C，Andersen L B，Bull F C，et al，2012. Global physical activity levels：surveillance progress，pitfalls，and prospects. Lancet，380（9838）：247-257.

Heath G W，Parra D C，Sarmiento O L，et al，2012. Evidence-based intervention in physical activity：lessons from around the world. Lancet，380（9838）：272-281.

Hu C，Jia W，2018. Diabetes in China：epidemiology and genetic risk factors and their clinical utility in personalized medication. Diabetes，67（1）：3-11.

Hu F B，2007. Obesity and mortality：watch your waist，not just your weight. Archives of Internal Medicine，167（9）：875-876.

Hu M Q，Wan Y，Yu L F，et al，2016. Prevalence，awareness，treatment，and control of hypertension and associated risk factors among adults in Xi'an，China：a cross-sectional study. Medicine，95（34）：e4709.

Hu Y，Wang Z，Wang Y，et al，2017. Prevalence，awareness，treatment，and control of hypertension among kazakhs with high salt intake in Xinjiang，China：a community-based cross-sectional study. Scientific Reports，7：45547.

Kelly T，Yang W，Chen C S，et al，2008. Global burden of obesity in 2005 and projections to 2030. International Journal of Obesity，32（9）：1431-1437.

Khan K M，Thompson A M，Blair S N，et al，2012. Sport and exercise as contributors to the health of nations. Lancet，380（9836）：59-64.

Kostis J B，2007. The importance of managing hypertension and dyslipidemia to decrease cardiovascular disease. Cardiovascular Drugs and Therapy，21（4）：297-309.

Lee I M，Shiroma E J，Lobelo F，et al，2012. Effect of physical inactivity on major non-communicable diseases worldwide：an analysis of burden of disease and life expectancy. Lancet，380（9838）：219-229.

Li H，Yan X，Deng X，et al，2017. A cross-sectional study of the prevalence，awareness，treatment and control of hypertension in Shenzhen，China. BMJ Open，7（6）：e015206.

Li M Z，Su L，Liang B Y，et al，2013. Trends in prevalence，awareness，treatment，and control of diabetes mellitus in mainland China from 1979 to 2012. International Journal of Endocrinology，2013：753150.

Li Y，Wang L，Feng X，et al，2018. Geographical variations in hypertension prevalence，awareness，treatment and control in China：findings from a nationwide and provincially representative survey. Journal of Hypertension，36（1）：178-187.

Li Y，Yang L，Wang L，et al，2017. Burden of hypertension in China：a nationally representative survey of 174，621 adults. International Journal of Cardiology，227：516-523.

Liu X，Gu W，Li Z，et al，2017. Hypertension prevalence，awareness，treatment，control，and associated factors in Southwest China：an update. Journal of Hypertension，35（3）：637-644.

Lu J，Lu Y，Wang X，et al，2017. Prevalence，awareness，treatment，and control of hypertension in China：data from 1.7 million adults in a population-based screening study（China PEACE Million Persons Project）. Lancet，390（10112）：2549-2558.

Ma W J，Tang J L，Zhang Y H，et al，2012. Hypertension prevalence，awareness，treatment，control，and associated factors in adults in Southern China. American Journal of Hypertension，25（5）：590-596.

Nash D T，2006. The clinical implications and management of concomitant hypertension and dyslipidemia. Postgrad Med，119（2）：37-45.

Nicola J S，Craig S K，2014. Association between alcohol calorie intake and overweight and obesity in English adults. American Journal of Public Health，104（4）：629-631.

Oreopoulos A，Padwal R，Kalantar-Zadeh K，et al，2008. Body mass index and mortality in heart failure：A meta-analysis. American Heart Journal. 156（1）：13-22.

Pan Y S，Zhao X Q，Jiang Y，et al，2016. Prevalence，awareness and control of hypertension in patients with transient ischemic attacks in China. Neuroepidemiology，46（2）：84-87.

Penedo F J，Dahn J R，2005. Exercise and well-being：a review of mental and physical health benefits associated with physical activity. Curr Opin Psychiatry.18（2）：189-193.

Pratt M，Sarmiento O L，Montes F，et al，2012. The implications of megatrends in information and communication technology and transportation for changes in global physical activity. Lancet，380（9838）：282-293.

Procter K L，2007. The aetiology of childhood obesity：a review. Nutrition Research Reviews，20（1）：29-45.

Sallis J F，Cerin E，Conway T L，et al，2016. Physical activity in relation to urban environments in 14 cities worldwide：a cross-sectional study. Lancet，387（10034）：2207-2217.

Shen Y，Chang C，Zhang J R，et al，2017. Prevalence and risk factors associated with hypertension and prehypertension in a working population at high altitude in China：a cross-sectional study. Environmental Health and Preventive Medicine，22（1）：1-8.

Sheng C S，Liu M，Kang Y Y，et al，2013. Prevalence，awareness，treatment and control of hypertension in elderly Chinese. Hypertension Research：Official Journal of the Japanese Society of Hypertension，36（9）：824-828.

Søltoft F，Hammer M，Kragh N，2009. The association of body mass index and health-related quality of life in the general population：data from the 2003 Health Survey of England. Quality of Life Research，18（10）：1293-1299.

Stevens G A，Singh G M，Lu Y，et al，2012. National，regional，and global trends in adult overweight and obesity prevalences. Population Health Metrics，10（1）：1-16.

The World Bank，2011. Toward a Healthy and Harmonious Life in China：Stemming the Rising Tide of Non-Communicable Disease. Washington，Dc：the World Bank.

US Department of Health and Human Services，2008. 2008 Physical Activity Guidelines for Americans. [2021-01-01]. http：//www.health.gov/paguidelines/guidelines/default.aspx#toc.

Wang J W，Zhang L X，Wang F，et al，2014. Prevalence，awareness，treatment，and control of hypertension in China：results from a national survey. American Journal of Hypertension，27（11）：1355-1361.

Wang Z，Chen Z，Zhang L，et al，2018. Status of hypertension in China：results from the China hypertension survey，2012-2015. Circulation，137（22）：2344-2356.

WHO ISH hypertension guidelines committee，1999. 1999 world health organization international society of hypertension guideline for management of hypertension. Hyperten，17：151-183.

World Health Organization，2010. Global Recommendations on Physical Activity for Health.[2021-01-01]. http：//apps.who.int/iris/bitstream/10665/44399/1/9789241599979_eng.pdf.

World Health Organization，2013. Global health risks：mortality and burden of disease attributable to selected major risks. [2021-01-01]. https：//apps.who.int/iris/handle/10665/44203.

World Health Organization，2018. Global status report on alcohol and health 2018. [2021-01-01]. https：//www.who.int/substance_abuse/publications/global_alcohol_report/gsr_2018/en/.

Wu X，Pan B，Chen X，et al，2014. Useful information for hypertension management reform in community health care：prevalence，awareness，treatment and control among Guangzhou adults. Clinical and Experimental Hypertension，36（4）：227-235.

Wu Z，McGoogan，M J，2020. Characteristics of and important lessons from the coronavirus disease 2019（COVID-19）outbreak in China：summary of a report of 72 314 cases from the Chinese Center for Disease Control and Prevention. JAMA. 323（13）：1239-1242.

Xu B，Xu Z，Xu X，et al，2013. Prevalence，awareness，treatment，and control of hypertension among residents in Guangdong Province，China，2004 to 2007. Circulation Cardiovascular Quality and Outcomes，6（2）：217-222.

Yang G H，Wang Y，Zeng Y X，et al，2013. Rapid health transition in China，1990-2010：findings from the Global Burden of Disease Study 2010. Lancet，381（9882）：1987-2015.

Yang L，Yan J，Tang X，et al，2016. Prevalence，awareness，treatment，control and risk factors associated with hypertension among adults in Southern China, 2013. PLoS One, 11（1）: e0146181.

Yang W Y, Lu J M, Weng J P, et al, 2010. Prevalence of diabetes among men and women in China. The New England Journal of Medicine, 362（12）: 1090-1101.

Zhang F L, Xing Y Q, Wu Y H, et al, 2017. The prevalence, awareness, treatment, and control of dyslipidemia in northeast China: a population-based cross-sectional survey. Lipids in Health and Disease, 16（1）: 1-13.

Zhang M, Deng Q, Wang L, et al, 2018. Prevalence of dyslipidemia and achievement of low-density lipoprotein cholesterol targets in Chinese adults: a nationally representative survey of 163, 641 adults. International Journal of Cardiology, 260: 196-203.

附 录

附录1 深圳市慢性非传染性疾病及其相关危险因素流行病学调查方案

深圳市慢性病及其危险因素监测（2018）

工作手册

2018.05

第一部分 总体工作方案

一、背 景

随着我国社会经济的发展和人们生活方式的改变，以心脑血管疾病、恶性肿瘤、糖尿病等疾病为主的慢性非传染性疾病（以下简称"慢性病"）已成为影响我国居民健康的重要因素和社会经济发展面临的严重挑战。开展慢性病及其危险因素监测，建立慢性病及其危险因素监测数据库，动态地掌握慢性病及其危险因素、主要慢性病流行现状和变化趋势，为科学制定慢性病预防控制策略及措施，以及评价其效果奠定基础。

中共中央、国务院《关于深化医药卫生体制改革的意见》中要求，"应完善重大疾病防控体系和突发公共卫生事件应急机制，加强对严重威胁人民健康的传染病、慢性病、地方病、职业病和出生缺陷等疾病的监测与预防控制"。《中国防治慢性病中长期规划（2017—2025年）》提出建立完善的监测评估体系，定期发布慢性病相关监测信息。世界卫生组织一直把慢性病及其危险因素监测作为发展中国家慢性病预防控制的优先领域。世界卫生组织已将全球非传染性疾病综合监测框架及一套自愿性全球目标提交2013年第六十六届世界卫生大会，并已被通过，推荐各国用其监测发展趋势并评估慢性病国家战略和计划的实施方面取得的进展。

我市已分别于1997年、2009年和2018年开展了3次慢性病及其危险因素调查，随着经济社会的高速发展与转型，居民健康行为模式发生了深刻转变，面临双重疾病负担，亟须建立持续、高效的慢性病及其危险因素监测系统，分析、评价我市慢性病及其危险因素变化趋势及其影响因素，同时为制定、评价卫生政策、干预策略和措施提供科学依据。为此，深圳市卫生和计划生育委员会研究决定，由深圳市慢性病防治中心负责组织，提供技术支持，在我市建立慢性病及其危险因素监测系统，从2018年开始，每5年完成一次现场调查。

二、目 标

（一）总目标

掌握我市居民慢性病及其危险因素的流行状况和变化趋势，为确定疾病预防控制优先领域、制定慢性病预防控制策略及措施提供科学依据；为评价卫生及相关政策和慢性病防控项目的效果提供信息。通过慢性病及其危险因素监测，提高各级慢性病防控机构专业技术人员的能力。

（二）具体目标

1. 掌握我市不同人群慢性病主要危险因素（包括吸烟、饮酒、不合理膳食和身体活动不足等）的分布特点。

2. 掌握我市不同人群身高、体重、腰围、血压、血糖等指标的分布情况。

3. 掌握我市不同人群肥胖、高血压、糖尿病、血脂异常的患病及控制情况。

4. 了解不同人群主要慢性病（恶性肿瘤、心肌梗死、脑卒中）的疾病史。

5. 为制定慢性病预防控制策略和措施提供基础数据，为评估卫生和相关政策及慢性病防控项目的效果提供科学依据。

三、调 查 范 围

（一）监测点的确定

我市各区均为监测点，按照深圳市慢性病及其危险因素监测方案开展调查。

（二）调查对象及抽样方法

1. 调查对象　调查对象为调查前 12 个月内在监测点地区居住 6 个月以上，且年龄大于等于 18 岁的居民。

2. 抽样方法　以社区为基本抽样单位（PSU），各区按社区数量和人口规模，以等概率抽样原则分配到各街道社区。

四、调查内容与方法

本次监测包括询问调查、身体测量、实验室检测三部分内容。

1. 询问调查　包括家庭问卷和个人问卷。问卷由经过统一培训的调查员以面对面询问的方式进行调查，不可由调查对象自填。问卷内容包括基本情况、吸烟、饮酒、饮食、身体活动状况、健康状况等主要问题。

2. 身体测量　包括测量身高、体重、腰围和血压。

身高、腰围测量采用长度为 2.0m、精确度为 0.1cm 的皮尺；体重测量采用最大称量为 150kg、精确度为 0.1kg 的体重计；血压测量使用水银血压计。

本次部分社康需进行甲状腺 B 超检查，该检查由有相应资质的医生操作。

3. 实验室检测　本次监测采集所有调查对象空腹静脉血。检测指标包括血糖、血脂等。所有检测由监测点通过考核合格的实验室完成。对于空腹血糖检测结果在 5.5mmol/L 及以上的调查对象，建议到医疗机构进一步确诊。

五、现 场 调 查

（一）调查前准备

1. 现场宣传和动员　各监测点根据当地实际情况，采取多种形式开展宣传动员工作，向居民介绍慢性病及其危险因素监测的意义和目的。依靠当地政府和基层组织的领导和支持，掌握情况，做好预约，争取调查对象的理解、支持和配合。

2. 抽样准备　各监测点，应按照要求做好抽样工作，收集辖区各阶段抽样所需信息，及时上报区级慢性病防治机构，区慢性病防治机构对各阶段上报信息进行审核后上报市慢性病防治中心。

3. 人员培训　市慢性病防治中心负责各区骨干培训，区级慢性病防治机构负责辖区培训工作，所有参加监测工作的人员均需经过培训并考核合格后方可参加调查。

4. 调查场所　慢性病及其危险因素监测建议采取集中调查方式进行。集中调查场所应包括登记区、问卷调查区、身体测量区和采血及血样处理区。

5. 调查问卷及相关资料　调查手册、问卷资料均由市慢性病防治中心统一印制。内容包括《深圳市慢性病及其危险因素监测（2018）工作手册》、深圳市慢性病及其危险因素监测（2018）个人问卷、深圳市慢性病及其危险因素监测（2018）仪器检查结果记录表、深圳市慢性病及其危险因素监测（2018）身体测量记录表、深圳市慢性病及其危险因素监测（2018）实验室结果记录表等。

6. 编码条　为保证慢性病及其危险因素监测所有调查对象信息的可识别性，市慢性病防治中心确定统一编码原则，对监测点、街道、社区、家庭和调查对象进行统一编码。问卷和相关表格的编码条由市慢性病防治中心印制，采血管和储血管的编码条由指定的医学检验机构统一提供。

（二）现场实施

1. 任务与流程　慢性病及其危险因素监测现场实施分三步进行。第一步，预约或入户调查家庭主要成员，填写家庭问卷，抽取符合条件的调查对象，并预约调查对象参加集中现场调查。第二步，集中现场调查，首先登记、核对调查对象是否为抽样对象，确认后签署知情同意书；然后采集空腹血样；进行身体测量和（或）询问调查；回收调查问卷和体检表，审核无误后结束现场调查。第三步，血液样品需按规定送至区级慢性病机构或指定的医学检验机构；对审核后的问卷进行双录入并按要求上报。

2. 现场调查人员安排　监测点应按照现场调查任务配足慢性病及其危险因素监测和脑血管病流行病学调查各个环节所需要的工作人员，具体包括协调管理、登记、采血、血样处理、身体测量和询问调查人员。各监测点根据本地区人员、时间计划进度等进行调整。

3. 结果反馈　指定的医学检验机构在收到血样一周内将检测结果反馈给各区级慢性病防治机构，各区级慢性病防治机构将结果反馈给本辖区各监测社区。各监测社区收到结果后应及时反馈给调查对象。

六、数据录入及管理

（一）数据录入

深圳市慢性病及其危险因素监测的数据录入利用 EpiData 进行。区级慢性病防治机构采用市慢性病防治中心统一编制、下发的录入程序录入数据，并定期检查录入的数据质量，发现问题及时反馈。

（二）数据备份

区级慢性病防治机构每天应对录入的数据进行本地备份，防止意外丢失。

（三）数据反馈

各区数据上报后，市慢性病防治中心将以监测点为单位对慢性病及其危险因素监测数据进行数据清理，最后对全市数据进行汇总以备分析，并将清理后的数据库反馈给各区。

七、质 量 控 制

为保证数据的可靠性，应从以下几个环节做好质量控制工作。

（一）现场调查前期的质量控制

现场调查前期的质量控制包括监测技术方案的修订、调查问卷修订、物资准备、人员培训、抽样等环节的质控措施和质控指标。

（二）现场调查的质量控制

现场调查的质量控制包括现场调查组织管理、询问调查、身体测量、血样采集和保存及运输、实验室检测等环节的质控措施和质控指标。

（三）现场调查结束后的质量控制

现场调查结束后的质量控制包括调查问卷保存、数据审核、数据录入、数据清理和分析等环节的质控措施和质控指标。

八、项目组织实施

（一）组织形式及工作任务

深圳市卫计委负责深圳市慢性病及其危险因素监测工作的总体领导和协调，定期组织检查、督导和评估。

深圳市慢性病防治中心负责制订深圳市慢性病及其危险因素监测的工作方案、技术方案、调查问卷和培训教材；负责编制数据录入软件，汇总全市调查数据，清理和分析监测数据等；负责对现场调查提供技术指导和进行质量控制；组织师资开展市级培训。

各监测点卫计局负责领导本区慢性病及其危险因素监测工作，区级慢性病防治机构成立区级现场调查工作组，根据总体工作方案制订调查实施方案，并负责组织实施本区各项调查工作和区级培训；区级慢性病防治机构组织本辖区监测点慢性病及其危险因素监测数据录入和问卷保存，并及时上报数据至市慢性病防治中心。

（二）技术保障

市慢性病防治中心负责对慢性病及其危险因素监测工作方案以及调查问卷进行修订与论证，开展现场预试验，保证监测方案整体的科学性和可操作性。开展实验室质量控制。

（三）经费与物资

市财委安排慢性病及其危险因素监测专项经费用于支持调查工作，区级监测点筹集相应配套经费开展现场工作。

市慢性病防治中心统一印制慢性病及其危险因素监测调查问卷和工作手册，准备皮尺、采血管、储血管等采血耗材。各区慢性病防治机构或社康现场调查点准备血压计、体重计、冷链包（生物标本运送）等物资。

（四）督导与评估

市慢性病防治中心对监测工作的管理、实施、质量控制进行督导和评估；发现问题及时协调解决，保证此项工作顺利如期完成。

区慢性病防治机构负责监测点的技术指导、督导和质量控制。

九、工作时间和进度安排（附表 1-1）

附表 1-1　工作时间和进度安排

时间	项目
2018 年 7 月	人员培训、物资准备
2018 年 8～9 月	慢性病及其危险因素监测流行病学调查现场数据收集、数据录入、验收
2018 年 10～11 月	数据汇总、清理、分析及报告撰写

第二部分　抽样方案

一、抽样原则

保证监测样本代表性，即保证样本在社会经济发展状况、人口年龄和性别构成方面与各区情况尽可能一致，同时兼顾经济有效的原则和抽样方案的可行性。

二、调查地区和调查对象

我市各区为本次调查实施区域，调查对象为 18 岁及以上常住居民。本次监测常住居民定义为在调查前 12 个月内在监测地区居住 6 个月以上的中国籍居民，排除居住功能区中的居民，如工棚、军队、学生宿舍、养老院等。

三、样本量确定

为保证监测结果的区级代表性，兼顾抽样的可操作性，应调查足够样本量，并采用多阶段分层随机抽样方法等容抽取各区级抽样单元。具体样本量计算和抽样方法如下：

1. 根据 2015 年深圳市慢性病及其危险因素调查结果，以糖尿病患病率 8.3% 为样本量测算依据。

2. 允许误差 r 控制在 10% 以内，以保证精确度。

3. 置信水平取 95%（双侧），相应的 u=1.96，以保证准确度。

4. 调查效率 deff 设定为 2.0，以控制调查效率。

采用现况调查率的样本量计算公式 $N = \text{deff}\dfrac{u^2 p(1-p)}{d^2}$ 进行测算。根据以上参数取值，计算得到需调查约 8489 人，考虑 15% 的无应答率，实际调查样本量应为 9761 人，各区实际调查样本量应 ≈1000 人。

四、抽样方法与样本分配

以社区为基本抽样单位（PSU），为了扩大调查的覆盖面，减少抽样误差，按每一 PSU 调查 100 户计算，每区需要调查 10 个 PSU。各区按社区数量和人口规模，以等概率抽样原则分配到辖区街道社区。在每个抽中的居民户内，按照 KISH 表法，随机抽取 18 岁及以上常住居民 1 人。各区样本量分配见附表 2-1。

附表 2-1　各区样本量分配

区名称	街道	居委会	常住人口（万人）	社区	调查样本
福田区	10	115	150.17	10	1000
罗湖区	10	115	100.40	10	1000
盐田区	4	23	22.65	10	1000
南山区	8	105	135.63	10	1000
宝安区	6	140	301.71	10	1000
龙岗区	8	119	214.38	10	1000
龙华区	6	101	154.94	10	1000
坪山区	2	30	40.79	10	1000
光明新区	2	28	56.08	10	1000
大鹏新区	3	25	14.09	10	1000
合计	74	801	1190.84	100	10000

注：人口数据引自《深圳市统计年鉴（2017）》。

五、抽样实施过程

由市慢性病防治中心在区级慢性病防治机构配合下完成。市慢性病防治中心负责抽取街道和社区，并将样本名单反馈给区级慢性病防治机构。区级慢性病防治机构根据反馈的第一阶段抽样名单，收集居民名单及居民户数和常住人口数（过去 12 个月在本地居住累计 6 个月以上，但不包括单位集体户），并经社区核实去除无人居住户后，将住户名单上报市慢性病防治中心。市慢性病防治中心根据"调查户名单"，为每一个调查户随机分配 KISH 表号码，将结果反馈到区级慢性病防治机构和社区健康服务中心。

六、居民户置换

在危险因素监测现场调查时，如果抽取的居民户不符合条件或无法进行调查，需要对居民户进行置换。抽取的居民户不符合条件或无法进行调查，视为无应答。

（一）置换原则

按照居住就近置换原则，选取与调查户在同一村民/居民小组中未被抽中的居民户，或相邻村民/居民小组中的居民户进行置换，置换居民户的家庭结构要与原居民户相似。

需要注意的是，应直接置换居民户，而不是在原居民户中改换另一名调查对象。对于置换户，沿用分配给原居民户的 KISH 表号码确定调查对象。置换的百分比不能超过 15%。

（二）发生以下情况时，需对抽取的居民户进行置换

住房拆除：调查时抽取的居民户住房被拆除，则置换居民户。

无人居住：调查时抽取的居民户如果无人居住（如原住户已搬走），则予以住户改变；调查时老住户已搬离，搬入了新住户，如果该新住户的成员满足 18 岁及以上常住居民条件，则新住户为被调查户，否则，对居民户进行置换。

不符合调查条件：抽取的居民户中没有 18 岁及以上常住居民，则对居民户进行置换。

调查对象不在家：与当地村/居委会联系或直接与该户联系，重新预约调查时间；必须至少进行三次联系，同一天中的多次联系只算一次。如已确知在调查时间内，不可能获得调查对象，则置换居民户。

调查对象拒绝调查：尽量说服调查对象配合调查，如调查对象始终不予配合，则与当地村/居委会联系，重新安排时间，由调查队长亲自联系或安排另一位更有经验的调查员调查。如仍旧不配合，则予以置换。

调查对象因健康原因不能接受调查，如孕妇，存在认知或语言障碍等无法正常接受调查者，需进行置换。如果调查对象有可能在调查期间内康复（如感冒、发热），则预约第二次调查时间。

七、确定调查对象

按照 KISH 表法，在样本户内选取一名 18 岁及以上的常住居民作为调查对象。

（一）调查对象范畴的说明

危险因素监测调查对象为在监测点地区过去 12 个月内居住 6 个月及以上的中国籍居民，不包含港澳台居民、聋哑人和妊娠期妇女。需要注意的是，在调查户内共同居住的保姆、雇工等非亲缘关系的成员也属于调查对象范畴。

（二）用 KISH 表法确定调查对象

调查员收集调查户中所有常住居民信息，按照先男性、后女性，年龄从大到小的顺序，填写家庭登记表，并对 18 岁及以上的常住居民按顺序填写家庭成员编号。根据分配给该户的 KISH 表代码，查询相应的 KISH 表，确定一名成员接受调查。

填写调查对象登记表，报市慢性病防治中心。

（三）其他情况下调查对象的确定

两户合居一单元房的情况，按老住户抽样时，老住户搬离，而有两家新住户住在该地址内，或者该住户将自己家中某几间房租给他人居住，则将所有的 18 岁及以上常住居民列出，只确定 1 名调查对象。确定调查对象流程见附图 2-1。

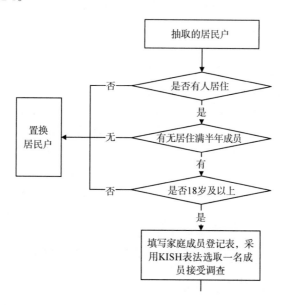

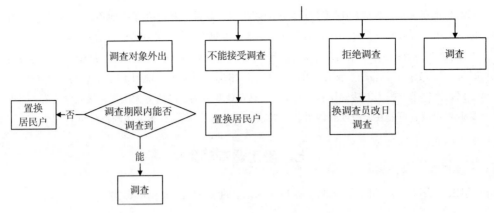

附图 2-1　调查对象确认流程

第三部分　现场调查工作内容及方法

本次调查工作内容较为复杂，环节众多，需要监测点合理安排调查工作流程和内容，科学安排调查人员和分工，严格进行现场调查各阶段的质量控制，做好各项调查内容之间的衔接。

一、询问调查工作内容及方法

（一）询问调查内容

个人问卷包括基本情况、吸烟、饮酒、饮食、身体活动、体重、血压、血糖、血脂、主要慢性病疾病史等内容，做甲状腺 B 超的调查对象需完成甲状腺疾病附加问卷。

（二）询问调查方法

家庭问卷和个人问卷均由经过统一培训的调查员面对面询问填写，不可由调查对象自己填写。

（三）询问调查的注意事项

1. 使用统一的调查问卷，调查问卷由市慢性病防治中心统一提供。对调查员进行统一培训、调查员需进行实习及考核，调查员考核合格后方能参加现场调查工作。

2. 各区级慢性病防治机构质量控制组对 10% 的调查问卷进行抽查，检查问卷的填写情况，发现问题及时与监测点负责人及调查员交换意见，并确定解决办法，同时将结果记录在质控记录表上。

3. 监测点质量控制员每天检查所有调查问卷是否缺项、漏项，发现问题及时纠正，并在最后签字。

4. 调查员要熟悉问卷内容和填写说明，认真填写调查问卷，在完成调查后必须对自己填写的问卷做一次全面检查，检查有无缺项、漏项、错填、逻辑错误等问题，发现问题及时纠正。检查内容包括问卷封面填写是否完整，是否按照要求填写；个人问卷的跳转问题是否正确，是否存在逻辑错误等。

5. 不允许调查员在发现明显是因为自己的疏忽而出现的错误时，没有重新询问调查对象就擅自更正。

二、身体测量工作内容及方法

测量内容包括身高、体重、腰围和血压。

体重、腰围的测量需在清晨空腹状态下进行，应在体检前一天通知调查对象。体检所用设备采用指定型号产品。每种体检项目需由两名调查员完成。

（一）身高的测量

1. 测量仪器　长度为 2.0m、最小刻度为 0.1cm 的皮尺。各监测点使用的皮尺由市慢性病防治中心统一采购。

2. 测量环境要求　安静宽敞，地表水平、坚固。

3. 测量前调试　保证皮尺与地面垂直。

4. 测量步骤

（1）测量时，要求被测者脱去鞋、帽、外衣，女性解开发辫。取立正姿势，立于与贴有皮尺的墙壁垂直的地面，收腹挺胸，两臂自然下垂，脚跟靠拢，脚尖分开约 60°，双膝并拢挺直，两眼平视正前方，眼眶下缘点与外耳门上缘点保持在同一水平。脚跟、臀部和两肩胛角间三个点同时接触立柱，头部保持正立，用直角三角尺测量身高。

（2）观察被测者姿势是否正确，确认姿势正确后读取皮尺所示数字，以厘米为单位，记录到小数点后一位，注意测量者的眼睛与三角板在一个水平面上。

（二）体重的测量

1. 测量仪器　各监测点使用的体重秤均要求为同一品牌、同一型号，并为经质检部门检验合格的产品。体重秤刻度精确到 0.1kg，最大称量 150kg。

2. 测量环境要求　安静宽敞，地表水平、坚固。

3. 测量步骤

（1）被测者脱去鞋、帽子及外套，仅穿单层衣服。取出随身携带的物品，如钱包、手机等。

（2）将体重秤放在平整的地面上，观察指针是否居中，若不居中，应调节平衡。当体重计改变放置位置时应重新检查"0"点。

（3）被测者平静站于体重秤上，两脚位置左右对称。身体直立，双臂自然下垂，放松置于身体两侧，头部直立，双眼平视。

（4）待体重秤读数稳定后，调查员记录读数，注意嘱咐被测者保持直立状态。

4. 注意事项

（1）测量时注意轻上轻下。

（2）注意不要把体重秤放置在过于潮湿的环境中，尤其注意避免水浸。

（三）腰围的测量

1. 测量工具　腰围测量均使用同一品牌、同一型号、长度为 1.5～2.0m、宽度为 1cm、最小刻度为 0.1cm 的腰围尺。

2. 测量环境要求　安静宽敞，相对隔离，避免旁人围观；地表水平、坚固。

3. 测量方法

（1）被测者直立，腹部放松，双臂自然下垂，位于身体两侧，双脚合并（两腿均匀负重），露出腹部皮肤，测量时平缓呼吸，不要收腹或屏气。

（2）测量员立于被测者正前方，以腋中线肋弓下缘和髂嵴连线中点的水平位置为测量点。调查员目光与皮尺刻度在同一水平面上，记录读数，具体数值精确到0.1cm。在双侧测量点做标记，重复测两遍，在确保两次测量误差小于2cm后，记录第二次测量值。

4. 注意事项　测量时将皮尺轻轻贴住皮肤，经过双测量点标记处，勿压入软组织，应在调查对象平静呼气末读数。调查对象在被测量时身体应尽量保持静止状态，特别是双臂不能将衣服撩起或去下意识地提裤子，而应该自然下垂，位于身体两侧，掌心朝向大腿。

（四）血压的测量

1. 测量仪器　调查点使用统一型号水银血压计，精确到2mmHg。所有血压计经过厂家统一校正，并由国家质检部门检验合格。

2. 测量要求

（1）血压测量要求有独立、安静的房间，室内等待测量的调查对象不超过3人，其他调查对象应在等候区等候，以便在安静环境中进行测量。

（2）血压测量应在温暖舒适的房间进行，理想的室内温度在25℃左右。应将事先准备的温度计放置在血压测量现场，并在每位调查对象测量血压前将当时的室内温度填写在问卷上。

（3）被测者测量前1小时内应避免剧烈的运动或锻炼以及进食、喝饮料（水除外），特别是含咖啡因的饮料，如茶、咖啡；避免长时间暴露于过高或过低的温度下。测量前30分钟应停止吸烟，精神放松，排空膀胱，安静休息5分钟。

（4）测量时被测者应精神放松，避免用力、说话和移动。

（5）血压测量要求在上午进行。

3. 测量步骤

（1）询问被测者之前是否做过血压测量。如果没有做过，则告诉对方测量时臂带会膨胀并轻微压迫手臂，不要紧张。第一次测量前，要求被测者静坐5分钟。

（2）被测者坐在调查员左侧对面，左手肘部平置在桌上，双脚平置不交叉（左侧手臂有疾患的换用右侧手臂测量）。

（3）确认将臂带的空气管插头插入血压计的空气管插孔，并将臂带缠在左臂上（最好是将袖带缠在裸露的肌肤上，若有较厚的上衣，测量时应脱去上衣，切勿卷起衣袖）。

（4）确定臂带的位置。被测者左手手掌向上，臂带从上方缠绕，臂带底部应位于上臂肘关节内侧往上1~2cm，臂带不可覆盖肘关节部，空气管应在中指的延长线上。

（5）缠上臂带。沿着上臂的形状将臂带缠紧（手臂与臂带间无缝隙），用布搭扣固定。

（6）手臂放置位置：手心向上，轻轻松开，臂带的中心处与心脏保持在同一水平位置。若手臂过低，应将手臂垫起使得臂带中心与心脏保持水平。

（7）完成一次测量后，松开臂带，可让测量对象稍微活动一下手臂，静坐1分钟，进行下一次测量。总共测量3次，每次测量间隔1分钟。

（五）身体测量的注意事项

1. 身高、体重、腰围测量按照统一方法进行，所有测量员参加统一培训及考试，合格者方可参加测量工作。

2. 正式调查前，在培训中，对测量员测量质量进行判定，分析和找出问题的原因，从而提高测定的准确性和精确性。

3. 现场调查中，区级慢性病机构质控人员对 10% 的身体测量表进行审核，对于填写不合理的数据要及时追查原因以纠正。质控员应与不合格数据的测量员进行讨论，必要时进行再培训，以保证测量质量。

4. 现场调查中，调查点质控人员应做到：

（1）每天应检查身高、体重、腰围测量员工作过程。

（2）应保证每一测量项目配备 2 人，便于纠正姿势、核对读数、防止产生差错。

（3）每天审核体检表，对于填写不合理的数据要及时追查原因并进行纠正。

三、仪　器　检　查

仪器检查在部分指定的社区健康服务中心进行，仪器检查前需到护士站登记并采血。甲状腺 B 超检查后将检查结果及时填入调查表中，同时附 B 超检查结果报告单。

四、实验室检测内容及方法

实验室检测工作包括现场血样和尿样的采集和处理，生物样本的保存和运输以及血常规、血糖、血脂、肌酐、尿酸的检测等工作。各监测点实验室只有在通过实验室性能验证后才能进行血糖检测。

（一）血样采集与处理

1. 准备采血管　1 支 EDTA 抗凝管 5ml、1 支草酸钾-氟化钠采血管 5ml；1 支非抗凝真空采血管 8ml（做 B 超者抽取）。

2. 贴采血编码条　在登记处由专人在调查对象个人问卷右下方贴好采血编码条。

3. 空腹静脉血采集　调查对象在登记处登记后，进行空腹静脉血采集（空腹 10～12 小时）。

（1）草酸钾-氟化钠采血管：采血后置于 2～8℃ 低温保存，在 2 小时内送达实验室，并以 3000 转/分的速度离心 5 分钟，分离血清，24 小时内完成空腹血糖、血脂等指标的测定。检测完成后血样需按要求分装 4 管（每管约 1ml）在–80℃ 的冰箱内保存。

（2）EDTA 抗凝管：采血后摇匀并置于 2～8℃ 低温保存，和草酸钾-氟化钠采血管一并送达指定实验室，用于血常规检测。检测完成后血样按要求分装 4 管（每管约 1ml）在–80℃ 的冰箱内保存。

（3）非抗凝管（指定社区）：采血 8ml，现场离心，以 3000 转/分的速度离心 5 分钟后，血清分装 4 管（每管约 1ml）置于 2～8℃ 低温保存，1 管用于甲功 7 项检测，其余 3 管按要求存入–80℃ 的冰箱内。

（二）尿样采集与处理（指定社区）

1. 密封尿杯 1 个，40ml。

2. 贴编码条：在登记处由专人在调查对象个人问卷右下方贴好尿样编码条。

3. 尿液采集和处理：提前一天发放尿杯并登记，调查对象自取空腹晨尿中段尿不少于 30ml，密封后交调查人员，置于 2～8℃ 低温保存，同 8ml 血样一并转运到指定实验室。尿样转运至实验室后，完成尿常规检测，剩余尿样处理（如有肉眼可见细胞和其他杂质，需离心分离沉渣和上清液）后分装，分装尿液样本 3 管，每管约 10ml，存入 –80℃的冰箱内备用。

（三）生物样本的保存和运输

所有生物样本处理后，核对编号无误，由监测点安排人员冷链运送到指定的医学检验机构。做好生物样本的交接工作，并填写生物样本储存运送记录表（附表 3-1）。

（四）生化指标的测定方法及质量控制

生化检测由指定的检测机构统一测定。检测采用统一的试剂、仪器、测定方法和质量控制原则。

（五）实验室检测结果的反馈

检测结果：于调查结束 2 周内反馈给调查对象。

附表 3-1　调查点生物样本储存运送记录表

单位：　　　区　　　街道　　　社区

调查点：		调查日期：	
样品起止编号：			
草酸钾-氟化钠管血样：　　　份数		EDTA 管血样：　　　份数	
尿杯：　　　份数			
缺号：			
起运时间：		运送方式：	
保温方式：			
到达地点：		到达时间：	
样品状况：		是否冻存：	
送样人：		收样人：	
交接时间：			
备注：			

质控员：

五、现场调查工作流程

现场调查开始前，要做好充分的准备工作，取得当地社区的支持和调查对象的配合，做好现场调查的场所、物资等方面的准备工作。

现场调查工作分两步进行：第一步，预约家庭主要成员或入户调查，填写家庭问卷，抽取符合条件的调查对象，并预约调查对象参加集中现场调查。第二步，集中现场调查，首先登记、核对调查对象是否为抽样对象，确认后填写知情同意书，然后采集空腹血样，开始身体测量和询问调查，回收调查问卷和体检表，并核对信息是否完整和准确，审核无误后结束现场调查。现场调查工作流程参见附图 3-1。

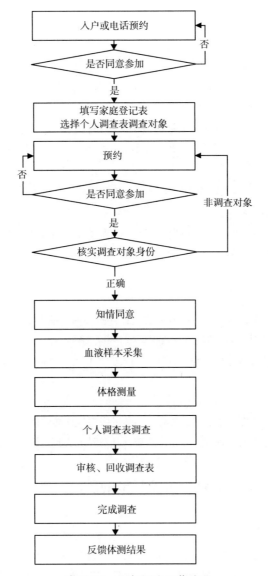

附图 3-1　现场调查工作流程

第四部分　质量控制

　　数据质量是调查工作的生命。影响数据质量的因素、环节众多，从整个调查的过程看，从调查方案的设计与修订、抽样、培训、现场调查到数据录入和处理各个环节均可能产生误差，降低调查数据的质量。因此，明确调查中不同人员的职责，控制每个环节影响数据质量的关键因素，可以大大提高数据质量。

一、各级的质量控制职责

（一）市级

1. 负责全部调查过程的质量控制工作。

2. 负责调查物资准备环节的质量控制，制定调查方案及调查表、统一印刷调查表、采购体测工具、并统一分发至调查点。

3. 负责对各区骨干人员的培训、考核。

4. 负责对各调查点工作的督导检查，合理安排督导员参与现场质量控制。

5. 负责数据处理环节的质量控制工作。

掌握各调查点质量控制人员联络方式，通过电话、电子邮件、现场督导等手段向区级、调查点质控负责人和调查系统基层工作人员进行资料收集，发现问题及时反馈给调查点负责人，要求其及时对错误进行纠正。

（二）区级

1. 负责辖区调查员培训、考核。

2. 负责辖区相关质控指标的收集，并负责协调配合市级工作组与调查点之间质控工作的开展。

3. 进行复核调查，计算符合率。

（三）调查点

1. 现场调查采用多阶段分层随机整群抽样的方法，各阶段抽样都需要有准确的人口资料为基础。因此要求各调查点对上报的人口资料应严格审核，保证资料的准确性。

2. 严格按照调查方案的要求选取参与调查的各类人员，尤其对调查队负责人、调查员、质控员的选择应严格把关。

3. 合理安排调查进度。

4. 按照质量控制方案，收集现场信息，及时反馈给区级慢性病防治机构。

5. 负责收集本调查点完成的所有调查表和体测表，并及时上交到区级慢性病防治机构。

二、调查准备环节的质量控制

（一）调查动员

正式调查开始之前，应积极寻求多种途径（如政府红头文件、新媒体、宣传栏、广播等）宣传慢性病及其危险因素调查的目的及其重要意义，争取各级相关部门和各阶层群众的理解、支持和配合。

（二）调查人员选择

1. 调查队长

（1）社区健康服务中心主办医院或社区健康服务中心在职人员。具有中级及以上职称，有多年基层工作经验和现场流行病调查经验，对调查地区情况十分熟悉；敬业，有责任心，最好有管理经历。

（2）对调查队进行总体管理。负责具体联系、质量监督、复查及现场工作的总协调等。

2. 调查员

（1）所有调查员应具有医学中专以上学历，具备较强的工作责任心，有良好的语言表达能力。

（2）调查表调查人员应参加过市级培训，掌握正确填写调查表的技术，并经考核合格。

（3）身体测量人员应从事医疗卫生工作 2 年以上，有相应的身体测量经验并参加市级培训，掌握正确的身体测量方法，并经考核合格。

3. 质量控制员

（1）现场质量控制人员应具有中级及以上职称。

（2）参加市级培训，并掌握调查表填写要点及身体测量要点。

（3）熟悉调查表，能够迅速、准确地发现调查表填写及身体测量过程中存在的问题。

（4）负责每日审核已完成的调查表，发现问题及时反馈给调查员。

（三）调查工具准备

本次调查所需工具由深圳市慢性病防治中心统一提供，并负责各种工具的质量控制，按照规定的数量分发到各区慢病医院。

1. 质控措施

（1）统一采购国家质检合格的产品，减少因仪器来源、品牌不同而造成的偏差。

（2）工作手册、调查表等文字材料由市慢性病防治中心统一校对、印刷。

（3）制作调查工具清单，建立信息收发与反馈制度，各调查点指定质量控制人员专人负责接收，并验收数量及质量，反馈信息到市慢性病防治中心，出现偏差及时纠正。

（4）市统一配发调查工具，调查小队设专人保管调查工具，负责每天分发和回收，减少调查工具的遗漏和丢失。

2. 质控指标

（1）测量器械是否统一采购，是否有合格证书，是否通过计量认证。

（2）调查表是否统一校对、印刷，数量是否充足。

（3）是否建立分发、验收、反馈、保管制度。

三、培训阶段的质量控制

培训是影响整个调查结局的关键环节，在现场实施中，从抽样到现场询问和身体测量，都需要工作人员对整体调查技术的充分理解和掌握，尤其针对责任心、调查技巧的培训，是整个调查成功与否的关键。因此各级质量控制人员要对每个环节进行控制，以保证培训质量。

（一）质控措施

1. 对师资提出统一的要求：熟悉调查内容，具有良好的沟通技巧和一定的培训经验；培训结束后由培训对象对师资培训效果进行评价。

2. 各调查点按本方案中对各类调查人员的资质要求严格选派培训对象。

3. 市慢性病防治中心编制深圳市慢性非传染性疾病及其相关危险因素流行病学调查培训材料，并制订统一的培训方案，合理安排教学内容。

4. 选择培训场所、制订教学器材清单（附表4-1），以免遗漏。

附表4-1　培训场所及教学设备清单

	物资	数量	是否满足要求（是，打√）
培训场所	面积		
	桌、椅		
	是否具备模拟练习条件		

物资		数量	是否满足要求（是，打√）
教学设备	1. 笔记本电脑		
	2. 多媒体投影仪		
	3. 音响设备		
	4. 体重计		
	5. 三角板		
	6. 测量皮尺		
	7. 血压计		
培训材料	1. 调查工作手册		
	2. 参训人员登记表		
	3. 考试试卷		

注：此表为各级培训的场所和设施准备提供了参考，由培训负责人在开展培训前进行逐项检查，发现遗漏立即补充完善。

5. 培训过程必须严格遵守纪律及考勤制度，培训应该重点突出，学练结合；尤其注重保证调查表调查及身体测量调查的练习时间，以使调查员熟悉调查内容并掌握相关的调查技能和技巧。

6. 严格考核制度及合格证发放制度。组织编写一组试卷并对要求掌握的理论知识进行考核。

（二）质控指标

1. 培训对象是否达到要求的标准。
2. 培训的考核情况，一次合格率应达到100%。

四、抽样阶段的质量控制

是否按照抽样方案准确确定调查对象是调查工作的一个重要环节，而顺利完成抽样的关键在于基础人口资料是否准确。

（一）第一阶段抽样——街道、社区的抽取

1. 质控措施

（1）要求各调查点提供准确的样本街道、社区人口资料。

（2）市慢性病防治中心统一负责抽样，并将抽样结果反馈至各调查点。

2. 质控指标　调查点样本居委会的人口资料及抽样结果。

（二）调查户的抽取及调查对象的确定

1. 质控措施

（1）调查点在抽样前收集样本居委会住户名单，注意剔除集体户、无人居住户、过去一年在深居住6个月以下住户。由市慢性病防治中心负责调查户的确定。

（2）各调查点按市慢性病防治中心随机分配的 KISH 码确定调查对象。在抽样前核实被抽取的居委会各户家庭成员资料，剔除不符合常住人口条件的家庭成员，增补遗漏的成员。

（3）必须熟悉并正确使用 KISH 表法，严格按照 KISH 表法使用说明进行抽样。

（4）对特殊情况严格按照置换原则进行置换。

2. 质控指标

（1）住户名单及抽样结果。

（2）调查对象名单。

五、现场调查阶段的质量控制

此次调查工作量大，持续时间长，为了有利于质量控制，根据调查时间顺序将现场调查环节的质量控制分三个小环节：一是调查前质量控制，二是现场调查质量控制，三是调查后质量控制。

（一）调查前质量控制

1. 质控措施

（1）召开各居委会相关人员动员会，在当地新闻媒体上宣传，调动基层人员工作积极性。

（2）调查点负责人要熟悉并掌握调查方案，合理制订实施计划。

（3）一定要进行预约并保证较高的一次预约成功率。要求至少三次预约未成功才可放弃，并且一天之内的多次预约只计为一次。

（4）下现场前按现场调查物资清单清点调查工具，每队设专人负责调查工具的管理。

2. 质控指标　预约记录。

（二）现场调查质量控制

1. 质控措施

（1）现场调查要加强组织领导和协调，明确工作流程，合理安排调查进度。调查队成员应相对稳定，所负责的工作应相对固定，其性别和年龄搭配合理。

（2）集中调查时，问卷调查与身体测量需分开在不同的房间进行。询问调查员之间应保持 3m 以上距离以避免相互干扰。身体测量的房间需相对隔绝、室温适宜。如条件允许，身体测量分男女测量间进行，测量时注意保护好被调查者的隐私。

（3）调查队长核实调查对象，判断调查员询问顺序是否正确，调查所花的时间，调查表填写是否规范、正确；对拒绝回答者，判断是什么原因所致，由调查队长再访；判断身体测量员测量方法是否正确；把发现的问题告诉调查员和身体测量员，帮助其改进，提高工作责任心。

（4）调查表调查员如遇到疑问及无法自行解决的问题应及时向调查队长反映，调查队长应及时解决，当时解决不了的，应请示市慢性病防治中心后予以解决。调查员应注意问题的跳转，避免遗漏问题；调查员不能做任何倾向性的提示和诱导，在被调查者拒绝回答时，适当探查以获得答案，不能轻易放弃；调查员根据调查对象情况选用调查语言，如果使用方言调查，应严格准确表述调查表问题，忠于问题原意，不得随意解释。每完成对一个调查对象的调查，调查员应对调查表进行自查，检查调查表是否有错项、漏项及明显逻辑错误，及时纠正。

（5）身体测量员应严格按照各类测量要求进行测量。每天调查结束后，要检查、登记体检仪器，尤其是体重计和血压计的情况。发现问题及时记录并上报区级调查组。

（6）质控员每天调查结束后应做好调查表的回收和保管工作，检查调查表是否丢失，及时复查、审核调查员完成的调查表，检查是否有缺漏项并进行记录，对发现的问题及时处理。当日审核率应达到100%。

（7）区级慢性病防治机构派督导员随各调查点进入现场督导，对调查员的询问技术和测量技术进行现场把关，发现问题及时纠正，帮助调查员提高技术和责任心。

（8）市慢性病防治中心根据调查点的工作制订督导计划，在调查的前、中、后期都要对现场进行督导，提供技术支持和咨询，及时解决现场调查中出现的问题，并了解调查进展情况。市级督导员应以调查点为单位，抽查至少5名实际参与调查的工作人员的资质及培训情况，了解调查人员的情况；抽取5%的调查户，核实其家庭成员的情况，确认是否正确选择调查对象；于调查的前、中、后期共抽取10%的调查表，了解调查表完成情况，同时询问调查表中的几个问题进行二次调查，计算二次符合率，发现问题及时纠正。

（9）根据需要及时召开现场总结会，收集调查中遇到的问题，予以解决，并把结果及时反馈给市、区慢性病防治机构。

2. 质控指标

（1）督导员抽查调查表情况，完整率应达到90%，合格率达到95%。

（2）督导员现场核查调查员资质及培训情况。

（3）督导员抽查调查对象资格，二次符合率应为100%。

（4）核查调查表二次符合情况，二次符合率应为100%。

3. 相关指标计算方法

$$完整率 = \frac{按照要求完整填写的调查表份数}{抽查调查表总份数} \times 100\%$$

$$合格率 = \frac{不超出5项缺失的调查表份数}{抽查调查表总份数} \times 100\%$$

（三）调查后质量控制

1. 质控措施

（1）调查点应该设专人负责调查表的收集、整理、装订和保存，并按要求及时交到区慢性病防治机构。

（2）各调查点及时进行总结，并撰写工作总结提交至区慢性病防治机构。

（3）区慢性病防治机构严格审核各调查点资料，按要求及时送交至市慢性病防治中心。

2. 质控指标

（1）是否有专人负责调查表的收集、整理。

（2）是否及时上报。

六、身体测量的质量控制

（一）身高、体重、腰围测量的质量控制

1. 身高、体重、腰围测量按照统一方法进行，所有测量员参加统一培训并考核合格。

2. 由市慢性病防治中心统一提供体重计，所有体重计在使用前均需通过计量部门认证。

3. 区级质量控制工作组对调查点测量员的身高、体重、腰围测量数据进行抽样复核。

（1）每次对测量员每项指标（身高、体重、腰围）的复核人数为5人，复核结果记录在医学体检质量控制检查结果记录单上。

（2）结果评价：将测量员与质量控制员的测量结果进行比较，5 个身高读数至少有 3 个读数的差值在 ±1cm 为合格；5 个体重读数至少有 3 个读数的差值在 ±0.5kg 为合格；5 个腰围读数至少有 3 个读数的差值在 ±2cm 为合格；质控员应与不合格测量员进行讨论，必要时进行再培训，以保证测量质量。

（3）区质量控制组在调查开始前和调查中应校准体重计。

（4）区质量控制组应于体检当天审核体检表，对于填写不合理的数据要及时追查原因纠正。

（5）市质量控制组对 10% 的医学体检表进行审核，对于填写不合理的数据要及时追查原因以纠正。

（二）血压测量的质量控制

1. 血压计的选用及校准

（1）血压计的选用：本次流行病学调查选用每格 2mmHg 的水银血压计。按照国际惯例血压不用奇数表示，而对尾数的检验也多采用 0、2、4、6、8 五个数字。

（2）气囊袖带的选择：使用大小合适的袖带，袖带气囊至少应包裹 80% 的上臂。《中国高血压防治指南》推荐使用长 35cm，宽 12~13cm 规格的气囊袖带。肥胖者或臂围大者应使用大规格袖带。血压计袖带气囊的长短和宽窄会直接影响血压测定的结果。按常规，袖带绑在上臂，其高度大约与心脏在同一水平，手掌向上，袖带的下缘放置在肘关节前自然皱褶上方 1~2cm 处，袖带要平整舒适地绑在上臂，不能太松或太紧，使充气的气囊中心正好位于肱动脉的部位。如果袖带太松，测得的血压将偏低；袖带太紧，测得的血压将偏高。

（3）血压计的校准

1）使用前，血压计均经技术监督部门检定，并贴有计量合格证方可投入使用。

2）每次测量前，为了使血压计处于良好的工作状况，要有专业人员对血压计进行检查。检查下列几方面的内容：①检查血压计玻璃管的清洁性。污尘或氧化的水银（汞）常沉积在管内部而形成一层能遮蔽标记的膜，影响观察常规血压计的读数。如沉积在零点附近，则很难看清水银柱的半月面，不易精确校对零点，这时要进行清洁。②检查血压计水银柱的零点。将血压计平放在桌子上，拔下充气皮管，水银柱凸面的圆顶部应当指在压力计的零点标记线上。如果读数高出零点，则需要取出水银，低于零点要加入水银。③空气泄漏。将充气系统接上，把袖套卷紧系上，关闭气流系统的阀门，充气到 240mmHg，慢慢松开气流阀门使水银柱降到 200mmHg 后关闭阀门，水银柱应保持恒定。如果水银柱继续保持下降，说明有漏气的地方。应采取如下步骤进行校正：再充气到 200mmHg，从血压计一端逐渐向充气皮球的方向捏皮管，以确定漏气的部位。根据情况，适当地替换皮管、袖带或活瓣。④水银的漏出。使血压计充气到达超过标定刻度的水平，检查有无水银漏出，如果有水银漏出，可能原因包括：玻璃管顶端的螺丝帽松动或有漏洞；水银柱玻璃管有裂缝或缺口；玻璃管安装不适合；玻璃管的垫片有漏洞。查找以上原因后必须调整或修理。

2. 血压测量人员的培训和资格审查

（1）血压测量人员的培训：①向受训人员介绍有关血压产生、生理意义等一般常识；②血压测量的方法；③影响血压测量结果的因素。

（2）血压测量人员的资格审查

1）血压测量资格审核笔试。目的是检测血压测量人员对血压知识以及对培训课程中测量技术细节的理解，要求所有测量人员必须能准确回答全部的测验试题。笔试内容见血压测量资格审查表（附表 4-2）。

附表 4-2　血压测量资格审查表

血压测量资格审核笔试卷

测压者姓名：　　　　　日期：　　　年　　月　　日

笔试内容如下：

1. 本次调查使用_____式血压计。

2. 血压测量前受检者应停止以下活动：_____。

3. 测压前需_____位休息_____分钟。

4. 确定最高充气水平。充气记下脉搏消失时水银读数，此读数_____。

5. 袖带放气速度应接近每秒_____mmHg。

6. 读水银柱凸面读数时精确到_____mmHg。

7. 两次测量血压之间需休息_____秒。

8. 成人袖带（气囊）宽度应是_____cm，长度应能够包绕上臂的_____。

9. 需用较大袖带气囊而仍用通常成人袖带会得到偏_____的血压读数；需用较小的袖带气囊，而仍用通常成人袖带会得到偏_____的血压读数。

10. 测量血压，扎袖带时袖带下缘要位于肘窝上_____cm，舒张压记录第_____期音。

　　2）血压测量者的检查。血压测量人员按规定在测量血压过程中准确完成测量步骤，按顺序准确填写项目表上的每一栏，测量步骤的考核成绩达到良好以上方为合格。检查内容见血压测量检查表（附表 4-3）。

附表 4-3　血压测量检查表

血压测量检查

　　　　血压测量员姓名：　　　　　日期：　　　年　　月　　日

	是	否
1. 向被测试者解释血压测量手续，同时请受测者双腿不交叉，静坐 5 分钟，如刚刚吸过烟需静坐 15 分钟。	（　）	（　）
2. 袖带大、小是否合适。	（　）	（　）
3. 询问受测者是否刚刚吸过烟（测量前 15 分钟不可吸烟）。	（　）	（　）
4. 袖带是否舒适地绑在上臂上，约与心脏平齐，气囊压在肱动脉上。	（　）	（　）
5. 连接血压计的皮管在上臂的两侧，袖带下缘在肘窝上 2.5cm。	（　）	（　）
6. 测 15 秒脉搏。	（　）	（　）
7. 测定脉搏消失时的压力读数（Pop）。	（　）	（　）
8. Pop 加 30mmHg 为最高充气水平。	（　）	（　）
9. 袖带完成放气后，等 30 秒。	（　）	（　）
10. 听诊器头放在肱动脉跳动最强的部位，通常在肘窝稍近身处。	（　）	（　）
11. 听诊器头正在袖带下，但不接触袖带和皮管。	（　）	（　）
12. 关闭拇指活瓣。	（　）	（　）
13. 两眼与刻度玻璃管中段平齐，用最快连续的速度充气，达到充气顶点，放气维持稳定约 2mmHg/s。	（　）	（　）

审核结果评估：优秀、良好、尚可、不及格

　　　　　　　　质量控制员签名：

（血压测量检查表由培训老师在观察学员血压测量的操作过程时填写。）

　　3）血压测量人员考核。在成功地完成上述内容之后，被考核者接受世界卫生组织血压考核录像测试，测试录像包括 10 个案例。血压测试达标标准：10 个收缩压和舒张压读数必须 100% 在正确读数±2mmHg 以内（附表 4-4）。

附表 4-4 血压测量考核表

案例	第一次		第二次	
	收缩压（mmHg）	舒张压（mmHg）	收缩压（mmHg）	舒张压（mmHg）
1				
2				
3				
4				
5				
6				
7				
8				
9				
10				

社区： 测量员姓名：

3. 血压测量现场质量控制

（1）成立以心血管专家组成的血压测量质量控制小组，各调查点指定质量控制人员，其职责如下

1）负责参与血压测量人员的培训和考核。

2）负责现场调查血压测量的质量控制。质控人员每天都要对本调查点的血压测量人员进行抽查，并将抽查时测得的血压读数记录在质量控制表格中，检查偏倚情况，以便及时纠正调查中出现的问题。

3）调查结束后及时总结血压测量的质控情况、血压计使用情况等原始资料，交到市质控小组。

（2）创造良好测血压环境和稳定的测血压条件

1）室内环境：保持安静明亮，温度适中，控制室温在 25℃ 左右，不宜过冷或过热。

2）受检者：测血压前需安静休息 5 分钟，精神放松；受检前 30 分钟应停止吸烟，测血压前避免饮茶、饮咖啡等。

（3）测量过程中的质量控制

1）质控人员对每个血压计进行编号，并建立档案。

2）质控人员应在现场观察血压测定人员的测压情况，及时发现和纠正测血压过程中的偏差。

3）质控人员审核血压测量人员的资格。

4）及时发现和分析血压测量的偏向性，发现问题及时纠正。

第五部分　工　作　准　则

一、调查员工作准则

1. 调查员必须接受培训，熟悉调查表及工作手册的内容，掌握调查方法。

2. 调查员入户调查前，要事先与被调查户联系。向被调查户解释调查目的和意义，经调查对象同意后，方可调查家庭问卷。调查员必须为住户保密，不得将调查内容外传。

3. 进行问卷调查前，向被调查对象发放知情同意书，在取得同意并签字后，方可进行调查。问卷中的内容应由被调查对象亲自回答，不能由他人代答。

4. 调查员要按问卷中所有问题的原设计向被调查人提问。如遇到被调查人由于文化水平较低或语言障碍不能理解原意时，调查员可做适当解释，但是解释要忠于原意。

5. 调查员要按问卷中问题的顺序及表中跳转指示逐项询问，并按被调查人的回答逐项认真如实填写，以防漏填或错填。调查员不得诱导性提问，不应自己主观猜测，甚至是估计代答。

6. 调查问卷的各个部分是互相关联，有机结合在一起的。一部分的调查结果将涉及另一部分的分析，一部分数据的质量关系到整个分析的结论，因此必须认真对待每一部分，尽力避免数据缺失。

二、质控员工作准则

1. 质控员要熟悉项目质量控制方案，遵守质量控制的原则，按时、按质完成所负责项目的质量控制工作。各种质控工作记录表要填写清楚，并在现场调查结束后，以区为单位上报市慢性病防治中心。市级质量控制工作队在赴调查点工作时，按对区级质控工作要求完成相应数量质控工作。

2. 区级质控组应对本区调查点的调查工作开展全面质控。包括现场组织与管理、数据录入与上报，并按照项目内容的分项质控要求进行质控工作。

3. 调查点质控组应对本点调查工作进行全面质控。包括人员培训、现场动员、组织实施、实验室检测、数据上报等。

第六部分　现场调查技巧

一、调查员的态度和举止

1. 调查员的衣着要整洁得体、举止端庄大方，态度友好、面带微笑。调查员要正对被访者，身体稍往前倾，相隔距离50~80cm，目光接触并认真听取被访者的回答，适当点头给予肯定。

2. 要想取得被调查者的信任，调查员必须首先要自我介绍，说明本次调查的目的和意义，希望被调查者配合，并强调这是由卫生部门开展的调查，而不是公司商业行为。

3. 如果被调查者看上去有点犹豫的话，调查员应向被调查者保证调查是匿名的，结果是保密的，解释调查的重要性，寻求配合。

4. 问第一个问题的时候不能有停顿。停顿会给人一种印象，调查员在等待被调查者同意或者拒绝，同时也给被调查者时间来拒绝调查。调查员不能这样问："我可以问你一些问题吗？"或者"你现在有时间吗？"

5. 调查员不能一味求快，而应强调全面和准确。如果表现得急急忙忙，尤其是在做介绍的时候，就会显得缺乏自信，同时也会造成误解。提问题时应不急不缓，既要保证被调查者正确理解又要有效率。

6. 调查时应保证客观中立，让被调查者感觉到真实、全面回答问题是很自然的事。尽可能不要影响被调查者的意见，避免诱导回答。

7. 调查员的举止和言语不能流露出吃惊、讥讽、赞成或者反对等态度。

二、调查员询问的语气与顺序

1. 调查员的声调不同有时候会造成调查顺利进行或中断两种截然不同的结果。因此，调查员问问题时应该用一种友好、自然、耐心的方式。

2. 对被调查者的称呼要得体。称呼前先要分析对方的年龄、性别、文化、性格等，选择适合对方的称呼，缩短两者距离。

3. 把握好询问沟通的尺度，对诸如被调查对象的家庭背景、婚姻状况、心理问题、经济收入、是否患病等敏感问题的了解要循序渐进，要注意语调、语气，使调查对象感到温暖。

4. 调查员应吐字清楚，尽可能用低调提问题。声调过高有时候会引起被调查者的不快。低一点头可以帮助降低声调。

5. 调查员严格按照调查问卷上的问题提问，必要时可以转换成当地方言提问，但不可任意增添语言或改变句子的结构，以确保原意。

6. 调查员必须询问被调查者所有符合条件的问题。有时候，调查员在问一个问题时，被调查者会回答出问卷后面另一个问题的答案。如果发生了这种情况，调查员仍然要问这个问题，一方面可以避免遗漏，另一方面也可以验证被调查者前后回答是否一致。

7. 按照调查问卷问题的顺序问每一个问题；问卷中的问题顺序是为获得想了解的信息而排定的。改变调查问题的顺序，可能会使被调查人感到混淆。特别是有些问题，是根据特定的顺序设置的，例如，你最早是什么情况，近 1 年是什么情况，近 30 天是什么情况，若任意改变顺序，可能会使被调查人对问题的理解不统一，从而使调查结果有偏差。

8. 调查员不能跳过问题，即使是某个答案看上去似乎很明显。这时问题可以验证信息。而且，在特定内容中的某个问题的答案可能在其他情况下并非如此。

三、语 气 巩 固

语气巩固有助于建立信任感。如"谢谢""我知道了""这个信息对我们很有帮助"这样的话就是很好的语气巩固。但是，语气巩固只能在合适的时候用，过分使用会显得做作和虚伪。更为重要的是，语气巩固不能是判断性的。例如：

调查员："您现在吸烟吗，每天吸、不是每天吸、还是不吸？"

被调查者："不吸。"

调查员："很好"。

像这样的回答就不是语气巩固，会导致被调查者迎合调查员来回答，而不是回答真实的情况。

四、探　　查

探查是通过一些语言和技巧来获得更多的信息，是询问过程中的一个重要方面，也是调查中不容易被掌握的。

当被调查者的答案不是很充分，或者被调查者对答案感到不肯定的时候，需要调查员寻找更多的信息，这时候需要使用到探查技术。

原则上，探查必须是中立的，以免影响被调查者的回答，具体说来，提问的问题应没有倾向性，没有暗示，如"你能再解释一下你的意思吗？""请你具体描述一下，好吗？"。但是，探查时，调查员要避免质疑调查对象，这样会伤害被调查者。

当被调查者不能决定选择哪一个答案，或者没能理解问题，或是误解了问题，那么整个问题都应重复一遍。被调查者可能在第一次时没有完整地听清问题，错过了一些关键信息。

探查有时候不一定要说话。停顿或迟疑可以传递这样的信息：需要更多和更好的信息。

被调查者通常说"不知道"来逃避问题。因此当最初回答"不知道"时调查员要使用探查语句。如果被调查者出于某种原因不想回答时，调查员多些耐心往往能获得答案。如果被调查者真的不知道时，则选择相应的答案和代码。

五、说服被调查者配合调查

现场调查中，被调查者不愿意参加调查，多数情况下是因为被调查者自身对调查感到疑虑或对调查不感兴趣。因此，拒访并不是判断调查员工作质量的唯一指标，但是，耐心解释和有效的技巧能将这种情况减少到最低程度。

调查员应充满自信，态度友好，向被调查者解释调查的目的和意义，强调被调查者参与的重要性。

如果被调查者仍旧表现得犹豫，可以从以下几方面进一步解释。

1. 调查的信息是保密的，只用于分析该地区人群总的情况，与被调查者个人不会发生直接联系。

2. 该项调查是深圳市的"慢性病及其危险因素监测"，负责单位是市卫生与计划生育委员会。如果政府已在报上公布了该项调查活动，可以出示报纸。

个别被调查者经上述解释后，依然不满足，实际上属于不好合作或是一些难沟通，对调查内容或调查员不尊重的人，他们可能提出若干特殊的问题，或干脆拒绝，在这种情况下，调查员应迅速作出判断，应给予哪些解释或采用什么途径进行解释，才能使被调查者愿意合作？调查员可依赖自己对该调查的理解和现场工作的经验，用自己的语言，因势利导地进行说服。以下是一些可能的理由及参考的处置办法。

（1）这个调查需要花多长时间？

回答：这个调查一般来说需30分钟左右，更取决于被调查者的配合。

（2）我没有时间。

处理办法：首先要判断被调查者是否真没有时间，是现在没时间，还是说永远没有时间，从而相机处理。

（3）我不想告诉你我自己和我家庭的事。

回答：这主要是与健康有关的知识、态度和行为的调查，一般不涉及个人的私事。所有的调查信息都不记名。最后的统计报告是总的百分比（率），假若调查员私下散布个人的隐私，将会受到法律的惩罚，并赔偿经济损失。每一名调查对象的合作，对这个调查的成功是很关键的。

（4）我认为这种调查毫无意义，纯属浪费钱。

回答：这种调查是为了解人的健康生活方式和疾病之间的关系，以备政府制定决策所需，国际上的经验证明这种调查是有用的，也许以前的调查仅止于调查，但这个调查，由卫生部门监督，是用于制定干预措施和评价干预措施而进行的调查。

（5）调查既然是保密的，你们又如何发表结果？

回答：告诉被调查者结果的发表方式，显示调查表无姓名记录。

调查员针对问题进行解释时，适宜采用这样的语气："是的，您说的有一定道理，但是……"，避免针锋相对，造成抵触。当个别被调查者完全拒绝接受调查时，则由当地社区工作人员安排下次调查时间，更换调查员再次入户调查。

附件1　深圳市慢性病及其危险因素监测个人问卷

知情同意书

被调查者姓名：　　　　　　　　被调查者编号：□□□□□□□

调查日期：□□□□/□□/□□

　　本项"深圳市慢性病及其危险因素监测"是在深圳市卫生和计划生育委员会的领导下开展的，目的是通过流行病学调查了解慢性病及其相关危险因素在全市不同地区、不同人群中的流行状况，分析我市慢性病相关危险因素流行水平，探索主要慢性病与其危险因素之间的内在联系，预测慢性病流行趋势，为制定和评价卫生政策、干预措施提供基础数据。

　　参与本调查的被调查者将免费接受身体测量、实验室检查和问卷调查：

　　所有测量和实验室检测项目对您的身体不会造成损害，并通过伦理委员会审查。您若有疑问可向调查者提出疑问并将得到解释。

被调查者签名　　　　日期　　年　月　日

（表示同意参与本调查）

调查者签名　　　　日期　　年　月　日

感谢您的合作！

问卷编码＿＿＿＿＿＿

　　《中华人民共和国统计法》第三章第二十五条规定："统计调查中获得的能够识别或者推断单个统计调查对象身份的资料，任何单位和个人不得对外提供、泄露，不得用于统计以外的目的。"

深圳市慢性病及其危险因素监测

个人问卷

调查对象姓名：_____	电话：_____
监测点名称（区）：	监测点代码：□
街道名称：	街道代码：□□
社区名称：	社区代码：□
家庭代码：□□□	
调查户置换情况：	1 未置换 2 被置换的调查户 3 置换后的调查户
调查员签名：_____	日期：□□□□年□□月□□日
监测点质控员签名：_____	日期：□□□□年□□月□□日
督导员签名：_____	日期：□□□□年□□月□□日

深圳市慢性病防治中心

2018.5

贴采血编码条处

贴尿样编码条处

家庭登记表

在以下家庭成员登记表中的每一行填写一位调查户家庭成员的信息（包括户籍在调查户但并未在调查户居住的人）。按照先男性、后女性，年龄从大到小填写。参照以下条件，筛选出不符合个人问卷调查的家庭成员，在 HR7 中填写未入选调查的原因。对符合个人问卷调查资格的家庭成员按先男性、后女性，年龄从大到小进行编号，填写在 HR8 中。

* 与户主的关系：1=户主；2=配偶；3=儿子或女儿；4=儿媳或女婿；5=孙子女或外孙子女；6=父母；7=公婆/岳父母；8=兄弟或姐妹；9=祖/外祖父母；10=其他亲属；11=无亲属关系（朋友、服务人员、寄宿者、投宿者、其他）。

** 户籍所在地：1=在本县（区）；2=在本地市其他区；3=在本地市其他县；4=在本省（自治区、直辖市）其他地市；5=在其他省（自治区、直辖市）。

*** 未入选调查的原因：1=年龄＜18 岁；2=过去 12 个月内在调查家庭居住＜6 个月；3=孕妇，或者聋哑人或存在其他认知障碍；4=户籍在调查户但未在调查户居住。

HR1	HR2	HR3	HR4	HR5	HR6	HR7	HR8
家庭成员顺序编码	姓名	与户主的关系*	性别（1=男 2=女）	年龄	户籍所在地**	未入选调查的原因***	家庭成员编号
A							

续表

HR1	HR2	HR3	HR4	HR5	HR6	HR7	HR8
B							
C							
D							
E							
F							
G							
H							

查询分配给该家庭的 KISH 表，选定接受个人问卷调查的家庭成员。

HR9	分配给该家庭的 KISH 表 A、B1、B2、C、D、E1、E2、F	□□
HR10	入选的家庭成员编号	□□

个人联系记录

IC1	个人问卷调查对象姓名	_____		
		a. 第一次	b. 第二次	c. 第三次
	联系日期	___月___日	___月___日	___月___日
IC2	详细填写每一次联系个人问卷调查对象的情况。联系方式可以是电话、入户预约等。注意预约联系的日期若与现场调查日期不在同一天，请填写预约联系的日期。如 5 月 1 日联系该调查对象于 5 月 3 日参加集中现场调查，则联系日期应填写"5 月 1 日"。			
	联系时间			
	1 工作日白天	1	1	1
IC3	2 工作日晚上	2	2	2
	3 节假日	3	3	3
	对于三次预约联系失败需置换的调查户，三次联系的时间应在各不相同的时间段。			
	被联系人			
IC4	1 调查对象	1	1	1
	2 调查对象家人	2	2	2
	8 其他人，请说明：	8	8	8
	联系（调查）结果			
	1 调查对象接受并完成调查	1	1	1
	2 部分完成	2	2	2
	3 调查对象不确定是否接受调查	3	3	3
	4 调查对象拒绝调查	4	4	4
IC5	5 家人阻止调查对象接受调查	5	5	5
	6 调查对象不在家	6	6	6
	8 其他，请说明：	8	8	8
	根据预约或调查结果填写。若预约成功，暂时不需选择结果，待个人问卷调查完成，则圈选为"1"；若调查中断且当日无法继续接受调查，则圈选为"2"，需再次预约该调查户择日入户调查。若预约不成功，则根据情况圈选结果 3~8 中的一项，记录预约不成功的主要原因。			

续表

调查开始时间（24 小时制）：□□时□□分

第一部分基本信息

A1	您的出生日期（以身份证为准）	□□□□年□□月□□日
A2	性别	1 男　　2 女
	根据观察圈选答案，可不询问调查对象。男性为 1，女性为 2。	
A3	您的民族	1 汉族　2 其他民族
	圈选相应答案。如果不是汉族，选择"其他民族"。	
A4	您的文化程度	1 未接受正规学校教育　　2 小学未毕业 3 小学毕业　　　　　　　4 初中毕业 5 高中/中专/技校毕业　　6 大专毕业 7 本科毕业　　　　　　　8 研究生毕业及以上

A4

文化程度指调查对象接受国内、外教育所取得的最高学历或现有文化水平相当的学历，对于尚未毕业的学生或肄业的调查对象，则指的是已经获得的学历，如调查对象是一个高一学生，则选择选项"初中毕业"。

1 未接受正规学校教育：指从未上过学，或不能阅读通俗书报，不能写便条的人。

2 小学未毕业：指接受小学教育，但没有毕业的人，也包括能阅读通俗书报、写便条，达到扫盲标准的人。

3 小学毕业：指小学毕业，未接受初中教育及以上教育，或者接受初中教育的肄业及在校生。

4 初中毕业：指初中毕业，未接受高中及以上教育，或者接受高中教育的肄业及在校生。

5 高中/中专/技校毕业：指接受高中（包括普通高中、职业中学和中等专业学校）教育的毕业生，以及接受大学本科或专科教育的肄业或在校生。

6 大专毕业：指接受国家大学专科等高等教育的毕业生。

7 本科毕业：指接受国家大学本科高等教育的毕业生，国家承认的自考、夜大、电大、函大和其他形式的授予本科学位的大学也在此类。以及接受硕士研究生教育的肄业或在校生。

8 研究生毕业及以上：指接受过硕士、博士研究生教育的毕业生。

A5	您目前的婚姻状况	1 未婚　2 已婚　3 同居　4 丧偶　5 离婚　6 分居　8 其他

A5

1 未婚：指从未结过婚者。

2 已婚：处于无婚姻问题的在婚状态，包括因工作等原因两地分居的情况。

3 同居：没有婚姻关系，与他人同居。

4 丧偶：丧偶且未再婚。

5 离婚：离异且未再婚。

6 分居：目前有配偶，但因婚姻出现问题与配偶分开居住。

A6	您的职业	1 农林牧渔水利业生产人员 2 生产、运输设备操作人员及有关人员 3 商业、服务业人员 4 国家机关、党群组织、企业、事业单位负责人 5 办事人员和有关人员 6 专业技术人员 7 军人 8 其他劳动者 9 在校学生 10 未就业人员 11 家务人员 12 离退休人员

A6	包括在业人员和不在业人员。对于同时从事几种职业（兼职）的在业人员，以工作时间最为固定、收入为主要经济来源的职业为调查对象的职业。对于离退休后又工作的，如果工作时间超过 1 年的，算在业人员并以目前职业计。 在业人员： 1 农林渔牧水利业生产人员：从事农业、林业、畜牧业、渔业及水利业生产、管理、产品初加工的人员。 2 生产、运输设备操作人员及有关人员：从事矿产勘查、开采，产品生产制造，工程施工和运输设备操作的人员及有关人员。 3 商业、服务业人员：从事商业、餐饮、旅游娱乐、运输、医疗辅助及社会和居民生活等服务工作的人员。 4 国家机关、党群组织、企业、事业单位负责人：在中国共产党中央委员会和地方各级党组织，各级人民代表大会常务委员会，人民政协，人民法院，人民检察院，国家行政机关，各民主党派、工会、共青团、妇联等人民团体，群众自治组织和其他社团组织及其工作机构，企业、事业单位中担任领导职务并具有决策、管理权的人员。 5 办事人员和有关人员：在国家机关、党群组织、企业、事业单位中从事行政业务、行政事务工作的人员和从事安全保卫、消防、邮电等业务的人员。 6 专业技术人员：从事科学研究和专业技术工作的人员，包括科学研究人员、科技管理和辅助人员、飞机和船舶技术人员、医疗卫生人员、法律工作人员、经济管理专业人员、教师、教学辅助人员、文艺和体育工作人员。 7 军人：指在军队、武警部队正在服役的军人。 8 其他劳动者：不便分类的其他从业人员。	
A7	您目前参加了哪种医疗保险？（可多选） 调查员注意：须读出答案。	1 城镇职工基本医疗保险 2 城镇居民基本医疗保险 3 新型农村合作医疗 4 商业医疗保险 5 其他，_____ 6 没参加
A7	调查员读出答案，根据被调查者的职业状况综合判断调查对象的回答正确与否。 1 城镇职工基本医疗保险：城镇用人单位及其职工都要参加的基本社会医疗保险形式，通常是城镇地区拥有固定工作的居民参加的。 2 城镇居民医疗保险：以没有参加城镇职工医疗保险的城镇未成年人和没有工作的居民为主要参保对象的医疗保险制度。 3 新型农村合作医疗：由政府组织、引导、支持，农民自愿参加，个人、集体和政府多方筹资，以大病统筹为主的农民医疗互助共济制度。 4 商业医疗保险：包括各种商业保险。 5 其他：如大病救助等。 6 没参加：指没有参加任何形式的医疗保险。	
A8	您的户籍所在地是？	1 本区 2 本市其他区 3 本省所属其他地市 4 外省
A9	您在深居住时间为？	□□年
A9	累积时间，填写整数。	

经济状况

续表

A10	2017 年，您的家庭总收入是多少？ 调查员注意：年收入和月收入只记录其中 1 项。	1□□□，□□□元/月 2□□□，□□□元/年 7 不知道具体收入额 9 拒绝回答
	若子女不与父母同住，子女给父母的赡养费应该算作家庭收入。 不知道或不清楚具体收入圈选"7"，拒绝回答圈选"9"。	
A11	2017 年，您的家庭总支出是多少？ 调查员注意：年支出和月支出只记录其中 1 项。	1□□□，□□□元/月 2□□□，□□□元/年 7 不知道具体支出额 9 拒绝回答
	生活消费支出包括食品、衣着、居住、家庭设备和用品及服务、医疗保健、交通通信、文教娱乐用品及服务、其他商品和服务等的支出总额。 不知道或不清楚具体支出圈选"7"，拒绝回答圈选"9"。	
A12	2017 年，您的家庭医疗保健支出是多少？	1□□□，□□□元/月 2□□□，□□□元/年 7 不知道具体支出额 9 拒绝回答

第二部分　吸烟情况

现在吸烟情况

B1	您是否吸烟（每天吸一支以上并连续或累计 6 个月以上者定义为吸烟）？	1 是的，每天吸 2 是的，但不是每天都吸…………（B3 3 以前吸，但现在不吸…………（B6 4 从不吸…………（B7
	每天吸一支以上并连续或累计 6 个月以上者定义为吸烟。	
B2	您是从什么时候开始每天吸烟的？ 调查员注意："记不清"填"–9"	□□周岁
	对目前每天都吸烟的现在吸烟者提问该问题。询问并记录答案。"每天"是指一个月或者更长时间内每天或者几乎每天都至少吸食一种烟草产品。强调开始每天吸烟，不是开始吸烟。	
B3	如果您仍在吸烟或曾吸烟，平均每天吸烟多少支（1 两烟叶≈50 支卷烟）？	□□支/天
B4	如果您仍在吸烟或曾吸烟，扣除戒烟年数，共吸烟多少年（不足一年按一年计）？	□□年

戒烟行为

B5	在过去的 12 个月内，您看病时，医护人员是否建议您戒烟？	1 没有看过病 2 看病时医生曾建议戒烟 3 看病时医生没有建议戒烟
B6	如果您目前已戒烟，这次戒烟已持续多少年（指完全戒烟）？	a□□年 b□□月

二手烟暴露		
B7	通常情况下，您每周接触二手烟的天数是？（二手烟是指吸烟时，吸烟者呼出的以及卷烟末端散发出的烟雾）	1 每天 2 平均每周有 4～6 天 3 平均每周有 1～3 天 4 没有 9 不知道/记不清

第三部分　饮酒情况

C1	过去 12 个月里，您喝过酒吗？	1 喝过，在过去 30 天以前 2 喝过，在 30 天内 3 没喝过……………………（D1
	酒是指各类购买或自制的含有乙醇成分的饮料，具体包括白酒、啤酒、红酒、葡萄酒、果酒、黄酒、糯米酒和青稞酒等，既可散装也可瓶装或罐装等；如服用含有乙醇成分的以治疗疾病为目的的药物，则不算饮酒，但用中药材和酒泡制的保健酒算作饮酒。 不需要限制喝酒的量，只要调查对象喝过极少的酒也记为喝过酒。	

C2	过去 12 个月里，您饮酒的频率如何？ 调查员注意：须读出选项。	1 每天 2 5～6 天/周 3 3～4 天/周 4 1～2 天/周 5 1～3 天/月 6 少于 1 天/月
	询问在过去 12 个月里喝过酒的调查对象的饮酒频率。可向对方读出供选择的时间。 注意不考虑每次饮酒量，只要喝酒就算一次饮酒。	

请回答：过去 12 个月里，下列酒类您通常的饮用频率，通常一天喝多少？

调查员注意：记不清在小数点前靠右填 "–9"，没有饮用则不填饮用频率和饮用量。

C3		a 是否饮用 1 是，2 否	b 饮用频率（只填其中 1 项）			过去 12 个月中饮酒的日子里，通常一天的饮用量
			b1 天/周	b2 天/月	b3 天/12 个月	
	a. 白酒（≥42 度）	□	□	□□	□□□	□□.□两
	b. 白酒（＜42 度）	□	□	□□	□□□	□□.□两
	c. 啤酒（580ml/瓶，4 度）	□	□	□□	□□□	□□.□两
	d. 黄酒（18 度）	□	□	□□	□□□	□□.□两
	e. 米酒（18 度）	□	□	□□	□□□	□□.□两
	f. 葡萄酒（10 度）	□	□	□□	□□□	□□.□两
	g. 青稞酒（3 度）	□	□	□□	□□□	□□.□两

调查时需先询问饮酒者是否饮用 C3 所列的各种酒，若不饮则不用填写饮用频率和饮用量。如果通常一天喝不止一种酒，则填写该类型酒通常的饮用频率，以及日饮用这些酒的一般量。

若饮酒者每周都饮酒，则填 b1；每月饮酒但不是每周都饮酒，则填 b2；过去 12 个月饮过，但不是每月都饮，则填 b3；若是饮酒存在明显季节偏好，如冬天喝白酒，夏天喝啤酒，则统一填 b3。b1、b2、b3 只填 1 项。记不清在小数点前靠右填 "–9"。

如果调查对象通常饮用的啤酒规格不是 580ml/瓶，则按 580ml/瓶的规格进行一定的换算；如果通常饮用易拉罐装（330ml/罐）或小瓶装（330ml/小瓶）的啤酒，则每 1.5 罐算作一瓶 580ml 的酒。

续表

C4	a. 对男性: 过去 12 个月里,您一次喝酒超过 2.5 两高度白酒,或 3.5 两低度白酒,或 3 瓶啤酒,或 5 个易拉罐啤酒,或 7.5 两黄酒/米酒,或 1 斤半葡萄酒,或 3 斤青稞酒的频率如何?	1 每天或几乎每天(≥5 天/周) 2 1~4 天/周 3 1~3 天/月 4 低于 1 天/月 5 从未
	询问男性调查对象在过去 12 个月里,单次饮酒超过 5 个标准饮酒单位的天数。标准饮酒单位的换算参见示例表。	
	b. 对女性: 过去 12 个月里,您一次喝酒超过 2 两高度白酒,或 3 两低度白酒,或 2.5 瓶啤酒,或 4 个易拉罐啤酒,或 6 两黄酒/米酒,或 1 斤 2 两葡萄酒,或 2.5 斤青稞酒的频率如何?	1 每天或几乎每天(≥5 天/周) 2 1~4 天/周 3 1~3 天/月 4 低于 1 天/月 5 从未
	询问女性调查对象在过去 12 个月里,单次饮酒超过 4 个标准饮酒单位的天数。标准饮酒单位的换算参见示例表。	

第四部分　饮食情况

D1	过去 12 个月里,您通常一天吃几顿饭?　　□顿
	这里指通常情况,即最一般、最常见的情况。询问调查对象在过去 12 个月里,通常一天的进餐习惯,填写具体进餐次数。

		就餐地点		
		a 家	b 食堂	c 餐馆
D2	过去 12 个月里,您通常一周在不同就餐地点吃早餐的天数?	□天	□天	□天
D3	过去 12 个月里,您通常一周在不同就餐地点吃午餐的天数?	□天	□天	□天
D4	过去 12 个月里,您通常一周在不同就餐地点吃晚餐的天数?	□天	□天	□天

请回忆在过去 12 个月里通常情况下,您是否吃过下列食物,并估计各类食物的食用频率和食用量。

		a 是否食用	b 食用频率(只填其中 1 项)				c 平均每次
		1 是, 2 否	b1 次/天	b2 次/周	b3 次/月	b4 次/年	食用量
D5	粮谷类	□	□	□	□	□□	□□.□两
D6	畜肉(按生重记录)	□	□	□	□	□□	□□.□两
	指未经特殊加工(如腌/酱/熏等)的新鲜或冷冻的牛、猪、羊肉等。						
D7	蛋类(如鸡蛋、鸭蛋等)	□	□	□	□	□□	□□.□两
D8	禽肉(按生重记录)	□	□	□	□	□□	□□.□两
	指未经特殊加工(如腌/酱/熏等)的新鲜或冷冻的鸡、鸭、鹅肉等。						
D9	淡水鱼(如鲮鱼、鲩鱼、鳊鱼、鲥鱼、鲢鱼、草鱼、青鱼、黄鳝、泥鳅)	□	□	□	□	□□	□□.□两
D10	海鱼(如带鱼、红杉鱼、鲳鱼)	□	□	□	□	□□	□□.□两
	D9、D10 指未经特殊加工(如腌/酱/熏等)的新鲜或冷冻的各种鱼类。						

续表

D11	其他海产品（如紫菜、小虾米、海带、螃蟹、花甲）	□	□	□	□	□□	□□.□两
D12	液态奶及奶粉	□	□	□	□	□□	□□.□两
	全脂液体奶和低脂、脱脂液体奶部分相对密度均按1来估计，如250ml全脂奶视为250g；奶粉鲜奶折算比例为1∶7，即1g奶粉相当7g鲜奶。						
D13	奶制品（奶酪、黄油）	□	□	□	□	□□	□□.□两
D14	新鲜蔬菜	□	□	□	□	□□	□□.□两
	询问调查对象通常食用新鲜蔬菜的情况，排除节日、出差等特殊日子。蔬菜指各类未经加工过的新鲜蔬菜。经腌、泡、晒制过的蔬菜不算在内。						
D15	新鲜水果	□	□	□	□	□□	□□.□两
	询问调查对象通常食用新鲜水果的情况，排除节日、出差等特殊日子。水果指各类未经加工过的新鲜水果。水果罐头、果脯等加工后的水果不算在内。						
D16	含糖碳酸饮料（250ml/杯）	□	□	□	□	□□	□□.□杯
	指市面上常见的瓶装、听装等含糖碳酸饮料，如可乐、水果味碳酸饮料等，但不包括苏打水、啤酒、无糖汽水等其他不含糖或低糖的碳酸饮料。						
D17	果汁/果味饮料（250ml/杯）	□	□	□	□	□□	□□.□杯
	任何使用果蔬汁和糖、人工添加剂、人工香料调制的果味、蔬菜味饮料，不包括现制的鲜榨果汁。						

此部分针对各类食物的食用频率及部分食物的食用量，反映过去12个月里的基本情况，询问时注意排除节假日等特殊时期时的饮食特征。

针对每类食物，如在过去12个月里食用过，则在a栏填写"1"，并根据情况在b栏填写食用频率。平均每天食用1次以上的食物在"天"一栏填写，每周食用1～6次的食物在"周"一栏填写，每月食用1～3次的食物在"月"一栏填写，过去12个月里食用1～11次的食物在"年"一栏填写。天、周、月、年栏只填其中1项，不是4项都填。对于一些明显季节性食用的食物，则只需记录1年食用的次数。对于平均每次食用量，若记不清则在小数点前靠右填写"–9"。如在过去12个月里没有食用过，则在a栏填写2。

D18	过去12个月里，您家里就餐的人数通常为几人？	□□人
D19	通常情况下，您家通常一个月食用的食盐为多少？	□□两
D20	您是否采取过减盐措施？如果是，您具体采取了哪些措施？（可多选）	1 未采取任何减盐措施 2 减少外出吃饭 3 烹调食物时少放盐 4 少吃含盐高的食物，如腌制食品、豆腐乳、咸鸭蛋、大酱、黄酱等 5 在餐桌上吃饭时不再额外加任何盐 6 使用限盐工具，如控盐勺 7 使用低钠盐 8 其他
D21	通常情况下，您家通常一个月食用的食用油为多少？	□□斤
D22	您是否采取过控油措施？如果是，您具体采取了哪些措施？（可多选）	1 未采取任何控油措施 2 减少外出吃饭 3 烹调食物时少放油 4 使用控油工具，如控油壶 5 少用动物油 8 其他

第五部分　身体活动

下列问题是通常一周您进行各类身体活动（包括干农活、工作、家务、交通相关的身体活动、休闲性锻炼或运动等）的情况。请回答：

工作性身体活动

如果是学生，其学习期间的身体活动属于本部分；如果是运动员，其日常训练活动应归为工作性身体活动；如果是步行或骑自行车送递物品/货物的邮递人员、快递人员，其步行或骑车活动计入工作性身体活动。

回答问题时，"高强度活动"指活动要求付出的体力很大或者能够引起呼吸或心率显著增加的活动，"中等强度活动"指活动要求付出的体力中等或者引起呼吸或心率轻度增加。

E1	在您的工作、农活及家务活动中，有没有高强度活动，并且活动时间持续 10 分钟以上？（高强度活动是指如搬运重物、挖掘等需要付出较大体力，或引起呼吸、心跳显著增加的活动） 调查员注意：可出示身体活动分类表。	1 有 2 没有………………………（E4
	对于某些较长时间进行高强度活动的职业人群，如建筑工人、职业运动员等，进行高强度活动时即使没有呼吸、心跳的显著增加，也按高强度活动计算。	
E2	在您的工作、农活及家务活动中，通常一周内有多少天会进行上述高强度活动？	□天
	"通常一周内"是指进行高强度活动的那一周，而不是一个时间段的平均情况。 1～7 天为有效回答。	
E3	在您的工作、干农活及家务活动中，通常一天内累计有多长时间进行上述高强度活动？ 调查员注意：每次活动时间若少于 10 分钟，则不计算在内。	□□小时□□分钟
	考虑调查对象能回忆起来的典型一天的情况。只考虑持续 10 分钟或以上的高强度活动。不足 10 分钟的活动不计入。对于农业性身体活动时间，尤其注意排除中途休息的时间。 注意应该是各种高强度活动的累计时间。例如，某人通常一天工作中的高强度活动时间约 20 分钟，回家后做高强度家务劳动 15 分钟，则他累计一天的高强度活动时间应该为 35 分钟。 核实调查对象的回答有无夸大（如时间超过 4 小时）。	
E4	在您的工作、农活及家务活动中，有没有中等强度活动，并且活动时间持续 10 分钟以上？（中等强度活动指如锯木头、洗衣服、打扫卫生等需要付出中等体力，或引起呼吸、心跳轻度增加的活动） 调查员注意：可出示身体活动分类表。	1 有 2 没有………………………（E7
	如果活动引起呼吸和心率轻度增加，就认为是中等强度活动。	
E5	在您的工作、农活及家务活动中，通常一周内有多少天会进行上述中等强度活动？	□天
	"通常一周内 "是指进行中等强度活动的那一周，而不是一个时间段的平均情况。 1～7 天为有效回答。	
E6	在您的工作、农活及家务活动中，通常一天内累计有多长时间进行上述中等强度活动？ 调查员注意：每次活动时间若少于 10 分钟，则不计算在内。	□□小时□□分钟

E6	考虑调查对象能回忆起来的典型一天的情况。只考虑持续 10 分钟或以上中等强度的活动。不足 10 分钟的活动不计入。对于农业性身体活动时间，尤其注意排除中途休息的时间。 注意应该是各种中等强度活动的累计时间。例如，某人通常一天工作中的中等强度活动时间约 1 小时，回家后做中等强度家务劳动 15 分钟，则他累计一天的中等强度活动时间应该为 1 小时 15 分钟。 核实调查对象的回答有无夸大（如时间超过 4 小时）。

交通性身体活动

以下问题不包括上述已提及的农业性身体活动和工作及家务性身体活动。

在开始询问前一定要向调查对象介绍与交通相关的身体活动。如，步行或骑车上/下班或上/下学、去购物、探访亲朋等，或是到田里劳动。

E7	您在外出时，有没有步行或骑自行车持续至少 10 分钟的情况？	1 有 2 没有……………………（E10
	必须是持续至少 10 分钟的步行或骑自行车。对于步行或骑自行车送递物品/货物的邮递人员、快递人员，其步行或骑车活动计入工作性身体活动。对于以锻炼身体为目的的步行或骑自行车，计入休闲性身体活动。 如果回答"没有"，则转到 E10。	
E8	通常一周内，您有多少天外出时步行或骑自行车持续至少 10 分钟？	□天
	1～7 天为有效回答。	
E9	通常一天内，您步行或骑自行车多长时间？	□□小时□□分钟
	指调查对象步行或骑自行车至少持续 10 分钟的日子里，一天内步行或骑自行车活动的累计时间。 核实调查对象的回答有无夸大（如时间超过 4 小时）。	

休闲性身体活动

以下问题不包括上述已提及的农业性、工作、家务和交通性身体活动。

向调查对象介绍休闲性身体活动情况，包括所有不以竞赛为目的的运动和锻炼。需要注意的是，这里所指的是经常性的而非偶尔进行的活动，并且不包括上面已经询问过的任何活动。

E10	您是否进行持续至少 10 分钟，引起呼吸、心跳显著增加的高强度活动？如长跑、游泳、踢足球等。 调查员注意：可出示身体活动分类表。	1 有 2 没有……………………（E13
	如果活动能够引起呼吸和心率显著增加，就认为是高强度活动。 如果回答"2 没有"则转到 E13。	
E11	通常一周内，您有多少天进行上述高强度的运动或休闲活动？	□天
	1～7 天为有效回答。	
E12	通常一天内，您累计有多长时间进行上述高强度运动或休闲活动？	□□小时□□分钟
	指调查对象进行至少持续 10 分钟的高强度休闲性身体活动的日子里，一天内进行高强度休闲活动的累计时间。 核实调查对象的回答有无夸大（如时间超过 4 小时）。	
E13	您是否进行持续至少 10 分钟，引起呼吸、心跳轻度增加的中等强度运动和休闲活动？如快步走、打太极拳等。 调查员注意：可出示身体活动分类表。	1 有 2 没有……………………（E16
	如果活动引起呼吸和心率轻度增加，就认为是中等强度活动。	

续表

E14	通常一周内，您有多少天进行上述中等强度的运动或休闲活动？	□天
	1～7 天为有效回答。	
E15	通常一天内，您累计有多长时间进行上述中等强度的运动或休闲活动？ 调查员注意：每次活动时间若少于 10 分钟，则不计算在内。	□□小时□□分钟
	指调查对象进行至少持续 10 分钟的中等强度休闲性身体活动的日子里，一天内进行中等强度休闲活动的累计时间。 核实调查对象的回答有无夸大（如时间超过 4 小时）。	

总静态行为

E16	通常一天内，您累计有多少时间坐着、靠着或躺着？ （包括坐着工作、学习、阅读、看电视、用电脑、休息等所有静态行为的时间，但不包括睡觉时间）	□□小时□□分钟
	考虑坐着工作、办公、阅读、看电视、使用电脑、休息等所花费的总时间，但不包括睡觉的时间。	

业余时间静态行为

E17a	您在业余时间里，平均每天坐着、靠着或躺着看电视的时间为多少？	□□小时□□分钟
	坐着、靠着或躺着看电视的累积时间，不包括在做事或在运动的同时看电视的时间。	
E17b	您在业余时间里，平均每天坐着、靠着或躺着使用电脑（包括台式电脑、笔记本电脑、平板电脑等）的时间为多少？	□□小时□□分钟
	包括业余时间使用电脑上网、玩游戏、看电影、办公等静态的电脑使用行为。不包括站立不动的情况。电脑包括台式电脑、笔记本电脑、平板电脑、电子书、MP4 等。	
E17c	您在业余时间里，平均每天坐着、靠着或躺着使用手机的时间为多少？	□□小时□□分钟
	包括业余时间使用手机打电话、上网、玩游戏、阅读等静态的手机使用行为。不包括站立不动的情况。	
E17d	您在业余时间里，平均每天坐着、靠着或躺着阅读（纸质读物）的时间为多少？	□□小时□□分钟
	这里仅指阅读纸质书籍、报刊、资料的静态行为。不包括站立不动的情况。	

睡眠行为

E18	通常一天内，您睡觉累计时间为多少？	□□小时□□分钟
	填写一般情况下，一天内睡眠的累计时间长度，包括午觉。	

第六部分　体重、血压、血糖、血脂等信息

F1 体重及其控制

F1a	您的体重与 12 个月之前比有什么变化吗？	1 增加了 2.5 公斤（kg）或以上 2 基本保持不变（增减在 2.5 公斤以内） 3 下降了 2.5 公斤以上 99 不知道

F1b	过去 12 个月里，您是否采取过措施控制体重？	1 采取了措施来减轻体重
		2 采取了措施来保持体重
		3 采取了措施来增加体重…………（F2a
		4 未采取任何措施………………（F2a
	采取措施指有计划地、主动地，以控制体重为目的的一系列行为，持续时间不应低于 1 周。	
F1c	您控制或减轻体重的方法有哪些？ （可多选）	1 控制饮食
		2 锻炼
		3 药物
		88 其他
	控制饮食：减少碳水化合物、脂类的摄入，增加蔬果摄入，调整膳食结构等。 锻炼：主要指有规律的体育锻炼，偶尔进行一次不能计入。 药物：就医后遵医嘱服药，或自行购买药物服药控制体重的方式。 所有措施都应该是以控制体重作为最终目的的，如果是其他目的的附属行为，不能算作控制体重的方法。	
F2 血压及其控制		
F2a	您最近一次测量血压的时间距今多久？（只填 　其中一项）	1 □□□月
		2 □□□天
	包括用任何类型的血压计测量血压，可以是医生测量，也可以为自测。	
F2b	您是否知道自己的血压情况？	1 高于正常范围
		2 属于正常范围
		3 低于正常范围
		99 不知道
	调查对象对自己血压的知晓情况。	
F2c	您有没有被医生诊断过高血压？	1 有
		2 没有…………………………（F3a
	在医疗卫生机构看病时医生作出的诊断。	
F2d	您被确诊高血压的最高级别医疗单位为：	1 省级及以上医院
		2 地区级（市）医院
		3 县级（区）医院
		4 街道医院
		5 社区健康服务中心、私人诊所
		99 不知道
	单选题，填写为调查对象诊断高血压的医疗单位的最高级别。	
F2e	您首次确诊为高血压的时间？（哪年哪月或者 　多大年龄时）	□□□□年□□月或□□周岁
F2f	您采取了什么措施来控制血压？ （可多选）	1 未采取任何措施
		2 按医嘱服药
		3 有症状时服药
		4 控制饮食
		5 运动
		6 血压监测
		88 其他

F2g	最近2周，您是否服用了降压药？	1 是 2 否
F2h	您是否参加了社区健康服务中心提供的高血压病随访管理？（指在社区健康服务中心接受定期或不定期检查、治疗、合理膳食和运动等指导）	1 是 2 否……………………………（F3a 99 不知道………………………（F3a
	从患者的角度了解基层医疗卫生机构对高血压患者的随访管理情况。包括基层医疗卫生机构主动为患者提供管理（如电话、家访、面访等）及患者自己去基层医疗卫生机构咨询、就诊时医生为其提供的指导。回答否或不知道，跳转至F3a。	
F2i	过去12个月内，社区健康服务中心医生是否为您提供过以下检查或指导？（可多选）	1 测量血压，□□□次/年 2 用药指导，□□次/年 3 饮食指导 4 身体活动指导 5 戒烟或少吸烟 6 戒酒或少饮酒 7 上述检查或指导均没有

F3　血糖及其控制

F3a	您最近一次测量血糖距离现在有多长时间？（只填其中一项）	1 □□□月 2 □□□天 3 从来没测过血糖………………（F4a
	包括在家自测和去医疗机构检测。	
F3b	您是否知道自己的血糖情况？	1 高于正常范围 2 属于正常范围 3 低于正常范围 99 不知道
	指通常情况下的空腹或餐后血糖值。知道任一值的大概水平即为知道。	
F3c	您有没有被医生诊断患有糖尿病？ 调查员注意：不包括妊娠期糖尿病。	1 有 2 没有……………………………（F4a
	应由医疗机构的医生诊断。如果是女性调查对象回答患有糖尿病，应询问是否是在怀孕期间患病。如果是，则不认为其患有糖尿病。	
F3d	您被确诊糖尿病的最高级别医疗单位为：	1 省级及以上医院 2 地区级（市）医院 3 县级（区）医院 4 街道医院 5 社区健康服务中心、私人诊所 99 不知道
	单选题，填写为调查对象诊断糖尿病的医疗单位的最高级别。	
F3e	您首次确诊为糖尿病的时间？（哪年哪月或者多大年龄时）	□□□□年□□月或□□周岁

F3f	您采取了什么措施来控制血糖？ （可多选）	1 未采取任何措施 2 口服药 3 胰岛素注射 4 控制饮食 5 运动 6 血糖监测 88 其他
F3g	您是否参加了社区健康服务中心提供的糖尿病随访管理？（指在社区健康服务中心接受定期或不定期检查、治疗、合理膳食和运动等指导）	1 是 2 否……………………（F4a 99 不知道……………………（F4a
	从患者的角度了解基层医疗卫生机构对糖尿病患者的随访管理情况。包括基层医疗卫生服务机构主动为患者提供管理（如电话、家访、面访等）及患者自己去基层医疗卫生服务机构咨询、就医等的时候医生为其提供的指导。回答否或不知道，跳转至 F4a。	
F3h	过去 12 个月内，社区健康服务中心医生是否为您提供过以下检查或指导？ （可多选）	1 测量血糖，□□□次/年 2 用药指导，□□次/年 3 饮食指导 4 身体活动指导 5 戒烟或少吸烟 6 戒酒或少饮酒 7 上述检查或指导均没有
F4 血脂及其控制		
F4a	您最近一次测量血脂距离现在有多长时间？ （只填其中一项）	1 □□□月 2 □□□天 3 从来没测过血脂……………（F5a
F4b	您有没有被社区健康服务中心或以上级别医疗机构医生诊断为血脂异常或高血脂？	1 有 2 没有……………………（F5a
	必须由街道医院或社区健康服务中心或以上级别医院的医生诊断。	
F4c	您采取了什么措施来控制血脂？ （可多选）	1 未采取任何措施 2 按医嘱服药 3 控制饮食 4 运动 5 血脂监测 88 其他
F5 心脑血管事件		
F5a	您是否曾被县/区级及以上医疗机构医生诊断有心脏病？	1 心肌梗死 2 房颤 3 心绞痛 4 其他 5 否……………………（F5c

续表

F5b	您首次确诊为心脏病的时间？（哪年哪月或者多大年龄时）	□□□□年□□月或□□周岁		
F5c	您是否曾被县/区级及以上医疗机构医生诊断为脑卒中？	1 脑出血 2 脑梗死 3 否……………………………………（F6a）		
F5d	您首次确诊为脑卒中的时间？（哪年哪月或者多大年龄时）	□□□□年□□月或□□周岁		

F6 其他慢性病

F6a	您是否曾被县/区级及以上医疗机构诊断为恶性肿瘤（包括全身恶性肿瘤和颅脑良性肿瘤）？ 如果有，是什么部位的肿瘤？	1 未被诊断过　　2 肺癌　　　3 胃癌 4 食管癌　　　5 肝癌　　　6 结直肠癌 7 乳腺癌　　　8 宫颈癌　　　9 甲状腺癌 88 其他
F6b	您是否曾被乡镇卫生院或社区卫生服务中心或以上级别医疗机构医生诊断为肾脏疾病？	1 肾炎 2 糖尿病肾病 3 高血压肾损害 4 多囊肾 5 肾结石 6 其他
F6c	您是否曾被乡镇卫生院或社区卫生服务中心或以上级别医疗机构医生诊断为慢性阻塞性肺疾病？	1 慢性支气管炎 2 肺气肿

F7 家族史

F7a	您的祖（外祖）父母、父母和兄弟姐妹中有没有被社区或以上医院的医生诊断过患下列慢性病？（可多选）		有	没有
		1 高血压	□	□
		2 冠心病	□	□
		3 脑血管疾病	□	□
		4 糖尿病	□	□
		5 恶性肿瘤	□	□

第七部分　伤害发生情况

H1	过去 12 个月内，您是否有受伤接受医生或护士的诊疗或者休工、休学（活动受限）一天及以上的情况？	1 是 2 否（结束调查）		
	原因包括交通事故、跌倒、击伤、咬伤、溺水、烧伤或烫伤、中毒、他伤、自害等。			
H2	若有，过去 12 个月内共有几次？	＿＿＿＿次		
H3	最后一次受伤的原因：	1 交通事故　　　2 跌倒/坠落　　　3 钝器伤 4 火器伤　　　　5 刀/锐器伤　　　6 烧烫伤 7 窒息/悬吊　　　8 溺水　　　　　9 中毒 10 动物伤　　　11 性侵犯　　　12 其他		

续表

H4	最后一次受伤部位：（选择最严重的一种）	1 头部　　2 上肢　　　3 下肢　　　4 躯干 5 多部位　6 全身广泛受伤　　　7 其他_____
H5	最后一次受伤性质：（选择最严重的一种）	1 骨折　　　　　　　　　2 扭伤/拉伤 3 锐器伤、咬伤、开放伤　　4 挫伤、擦伤 5 烧烫伤　　　　　　　　6 脑震荡、脑挫裂伤 7 内脏器官伤　　　　　　8 其他_____
H6	最后一次受伤发生的地点：	1 道路　　2 劳动/工作场所　　　3 家庭 4 学校　　5 公共场所　　　　6 其他
H7	是否故意：	1 非故意（意外事故）　　2 自残/自杀 3 故意（暴力、攻击）　4 不清楚
H8	最后一次受伤的严重程度：	1 轻微，不需要住院治疗 2 中等，需住院治疗 3 严重，需住院治疗，且有残疾（后遗症）
H9	最后一次受伤如何处理：	1 没有处理　　2 自己/他人处理　　3 社区健康服务中心处理 4 医院门诊处理　　5 住院处理　　6 其他_____

调查结束时间（24 小时制）：□□ 时□□ 分

附件 2　深圳市慢性病及其危险因素监测附加问卷

深圳市慢性病及其危险因素监测

甲状腺 B 超检查者附加问卷

第八部分　甲状腺疾病相关情况

室外环境

K1	您的居住地室外是否存在空气污染（如工业区、交通干线附近等）？	1 是　2 否	
K2	您居住地室外生活环境污染程度？	有	没有
		1 垃圾焚烧污染　□	□
		2 汽车尾气　□	□
		3 噪声污染　□	□
		4 餐饮业油烟气　□	□
		5 河道水体污染　□	□
		6 工业区企业排放废气　□	□
		7 生活垃圾堆放污染　□	□
		8 电子、电镀厂　□	□
		9 其他环境问题　□	□
K3	您居住小区附近是否有高压线、变电站、信号塔等（可多选）？	1 高压电线，距离_____米 2 变电站，距离_____米 3 信号发射塔，距离_____米 4 无	

工作环境

K4	您目前工作从事的行业是否存在职业暴露？	1 是 2 否……………（K7	
	指从事化工、电子制造、废弃物处理、服装制造、医药、运输、印染、电镀、建筑、机械和餐饮等可能接触到危害身体健康的有毒有害物质的行业。		
K5	您从事该职业的年限？	□□年	
K6	您工作中接触毒物的种类？	化学品_____，防护措施：1 无　2 有，_____ 放射性_____，防护措施：1 无　2 有，_____	
K7	您工作中是否需要经常用到电脑？	1 笔记本电脑，每天_____小时 2 台式机电脑，每天_____小时 3 否	
K8	您工作/生活中是否使用手机？	1 是，使用年限_____年，每天频次_____次/天，每次通话时长_____分钟 2 否	

续表

K9	您工作/生活中是否涉及烟花爆竹的生产、销售和燃放等？	1 是，频次_____天/年，共_____天；_____个月/年，共_____年 2 否

室内环境

K10	您现居住房屋是否有新装修？ 指过去 5 年内是否装修。	1 是 2 无新装修……………（K16
K11	装修后多长时间入住	1 立刻入住 2 一周之后 3 三个月后 4 一年以后
K12	您的房屋入住后是否有刺激性气味？	1 有，持续时间_____ 2 无
K13	您室内装饰材料	1 墙面漆 2 涂料
K14	是否使用墙面贴纸？	1 纸基壁纸 2 纺织物壁纸 3 塑料壁纸 4 未使用
K15	您装修使用的地面材料？	1 大理石地板 2 陶瓷地板 3 木质地板 4 塑料地板 5 水泥地板
K16	您居室的通风情况？	1 差　2 好
K17	您厨房的通风情况？	1 差　2 好
K18	您的厨房卧室是否分开？	1 是　2 否
K19	您是否经常烹调？	1 是　2 否
K20	您居室的室内油烟？	1 多　2 少　3 无
K21	您家现在做饭用的最主要燃料？ 若有两种或以上主要燃料，以使用频率最高的为主。	1 电磁炉、电饭煲、微波炉 2 液化气、煤气 3 蜂窝煤、煤球 4 柴草木炭 5 其他

饮食习惯

K22	您的膳食习惯如何？（可多选）	1 荤素均衡　　2 荤食为主　　3 素食为主 4 嗜盐　　　　5 嗜油　　　　6 嗜糖
K23	您家里饮用的饮用水？	1 自来水 2 品牌桶装纯净水 3 小区净水机接的水

续表

K24	您是否有饮茶的习惯?	1 是，饮茶□□年　　2 否
	饮茶习惯指平均每周至少3次，连续6个月以上。	
K25	您家食盐加碘情况?	1 加碘盐
		2 无碘盐
		3 无碘盐和加碘盐换着食用
K26	您家里烹饪使用主要的食用油是什么?	1 植物油　　2 动物油

精神状况

K27	您的睡眠质量如何?	1 好　　2 一般　3 差
K28	您是否有下列心理状态?	1 紧张，频次＿＿＿＿
		2 抑郁，频次＿＿＿＿
		3 焦虑，频次＿＿＿＿
		4 正常
K29	您是否感觉工作或生活压力很大?	1 从未　2 很少　3 有时　4 经常　5 总是

生物因素

K30	您是否曾被县/区级及以上医疗机构诊断为甲状腺疾病?	1 甲亢
		2 甲减（甲低）
		3 无
K31	您的血缘亲属中，是否有人曾经被县/区级及以上医疗机构诊断为其他癌症?	1 有，＿＿＿＿
		2 否

接触农药及其他有害因素

| K32 | 您的家里面有否使用过杀虫药? 如杀蟑螂、蚊虫、苍蝇的药物。 | 1 是　　　2 否 |
| | | 如果有，请注明杀虫剂名称：＿＿＿＿ |

附件 3 深圳市慢性病及其危险因素监测身体测量记录表

深圳市慢性病及其危险因素监测

身体测量记录表

个人编码：□□□□□□□

身高、体重、腰围询问

您好，下面我们会问您几个关于身高、体重、腰围的问题。

I1	您知道自己的身高吗？	1 知道，为□□□.□厘米（cm） 99 不知道
I2	您知道自己的体重吗？	1 知道，为□□□.□公斤（kg） 99 不知道
I3	您知道自己的腰围吗？	1 知道，为□□□.□厘米（cm） 99 不知道

身体测量

您好，下面我们将测量您的身高、体重、腰围和血压，请您配合。

M1a	测量员姓名 1	＿＿＿＿＿＿＿＿＿	
M1b	测量员姓名 2	＿＿＿＿＿＿＿＿＿	
M2	身高 调查员注意：身高如果超过量程，记录–9。	□□□.□厘米（cm）	
M3	体重 调查员注意：体重如果超过量程，记录–9。	□□□.□公斤（kg）	
M4	腰围 调查员注意：腰围如果超过量程，记录–9。	□□□.□厘米（cm）	

血压和心率

M5	室内温度	□□.□℃	
M6	测量员姓名	＿＿＿＿＿＿＿＿＿	
M7a	第 1 次读数	收缩压	□□□mmHg
M7b	调查员注意：测量对象休息 5 分钟后第 1 次测量并记	舒张压	□□□mmHg
M7c	录血压，休息 1 分钟后第 2 次测量血压和心率。	心率	□□□次/分
M8a	第 2 次读数	收缩压	□□□mmHg
M8b	调查员注意：记录第 2 次测量结果，待测量对象再	舒张压	□□□mmHg
M8c	休息 1 分钟后第 3 次测量血压和心率。	心率	□□□次/分
M9a	第 3 次读数	收缩压	□□□mmHg
M9b		舒张压	□□□mmHg
M9c	记录第 3 次测量结果	心率	□□□次/分

附件4 深圳市慢性病及其危险因素监测仪器检查结果记录表

深圳市慢性病及其危险因素监测

仪器检查结果记录表

个人编码：□□□□□□□
N1 B超（甲状腺）

诊断：   医师签名：

附件 5 深圳市慢性病及其危险因素监测实验室结果记录表

深圳市慢性病及其危险因素监测

实验室结果记录表

个人编码：□□□□□□□

血糖和血脂结果

J1	空腹血糖	□□□.□mmol/L
J2	餐后血糖	□□□.□mmol/L
J3	总胆固醇	□□□.□mmol/L
J4	总三酰甘油	□□□.□mmol/L
J5	低密度脂蛋白胆固醇	□□□.□mmol/L
J6	高密度脂蛋白胆固醇	□□□.□mmol/L
J7	肌酐	□□□.□mmol/L
J8	尿酸	□□□.□mmol/L

附件6 编码原则及填表说明

为保证调查对象信息的可识别性，深圳市慢性病防治中心确定统一编码原则，并对监测点、街道、社区、调查对象（调查家庭）进行统一编码。

一、编 码 原 则

编码由监测点县（区）行政区划代码、街道代码、社区代码和问卷代码/采血代码四部分组成，共12位数字。编码的各位数字的含意如下：

编码前4位为年份代码"2018"。

（一）监测点行政区划代码

编码左起第5~6位数字为监测点行政区划代码，取值范围为01~99。

（二）街道代码

编码第7~8位数为街道代码，取值范围为01~99，01代表第一个街道，02代表第二个街道，以此类推。

（三）社区代码

编码第9位数为社区代码，取值范围为1~9，1代表第一个社区，2代表第二个社区，以此类推。

（四）问卷代码/采血代码

编码的第10~12位数字为问卷代码/采血代码，共3位（假设该社区调查任务数为100，则取值范围为001~100，其中101~150为备用的问卷代码/采血代码）。调查员根据各社区抽取的调查家庭和调查对象预约情况进行问卷编码，现场调查时可根据调查对象采血顺序进行采血编码，也可以采取采血编码与问卷编码一致的原则。

二、编码条类别及使用方法

本次调查共需印制问卷和采血两大类编码条，均为一维编码条。问卷编码条使用黄色普通纸打印，编码条由市慢性病防治中心统一设计和印制。采血编码条由指定的医学检验机构根据方案要求统一提供。

三、问卷填写总体要求

1. 问卷上所有的信息均由调查员在询问调查的同时将调查结果填写在问卷上。
2. 问卷的填写，必须使用钢笔、圆珠笔或签字笔，字迹要端正清楚，不得潦草模糊、随意涂改，阿拉伯数字必须按正楷体书写，不得使用自由体。

3. 选择题的答案直接圈选相应选项的编号，不得自行采用划"√"等方式。对于"88 其他，请说明＿＿"的选项，圈选 88 后，在横线上以正楷字填写答案。

4. 除题干中标注"可多选"的题目以外，所有选择题都应为单选题。

5. 在指定的方格内填写相应的文字。数字一律由右至左按个十百千万填写，非 0 整数左边的空格不用填 0。数字答案按指定单位的整数或小数位数填，小数后面的"0"不能省略填写。如体重 59kg，正确的填法为 59.0 。对于"不清楚""不知道""记不清"且需要填写入方框内的情况，统一用"–9"在小数点前靠右填写，填写时应保证"–9"在小数点前，小数点后不用填 0，如 –9.0。如遇到没有所问情况，只需靠右在小数点前填写一个"0"，小数点后不用填 0，如 0.0。

6. 除有特殊说明外，逻辑上不用调查的问题不填任何数字或文字。

7. 所有时间格式为 24 小时制。

8. 问卷填错后的更正方法：先在错误项的文字或数字上用横线划去，在划线上方另行填写正确文字或数字，切勿在原数码上涂改。例如，将 105 改成 103：

正确的改法为 1⁰³5̶

9. 问卷中所列问题原则上应按照顺序逐个调查，但当遇到特殊说明时，应按说明的指示或继续询问下一个问题，或跳过下一个或几个问题进行调查。不应询问的不要填写任何记号，应该询问的不要漏填。

10. 与问题相应的字母编号是供计算机录入使用，不一定是按顺序编排，调查员不必追究。

附录2 深圳市慢性非传染性疾病及其相关危险因素流行病学调查人员名单

（排名不分先后）

张 敏	马剑平	王长义	徐 珊	彭晓琳	赵 丹	陈洪恩	林海波	赵卫杰	梁亚萍	董 晓
李 振	郭传印	陈建鹏	李 萍	黄宇航	钟亿华	曾 敏	罗敏涛	孙文娟	荣 蓉	徐丽芬
刘 林	赖淑婷	郭文静	张晓丽	罗燕菲	李伟略	彭玉梅	李炽锋	洪秋娜	章红艳	吴燕准
缪丽辉	郭小红	何水清	彭 莉	蓝宇阳	张永健	钟正荣	潘冬青	王文惠	童亮宇	徐 锐
叶宜娟	肖菊贵	李文文	谢鹤敏	陈志颖	王仁平	李林霞	肖翠红	陈鹏宇	李文杰	赖 略
叶晓春	吴施宇	米艳凤	杨淑梅	李佳霖	李千桃	宋醒醒	李观红	刘永清	莫 军	郭丹莉
曹美玲	纛华燕	志 宏	王 帆	陈 奇	羊昀蕃	陈燕敏	刘 红	许 慧	蓝宇阳	陈力宾
朱利英	林芳园	徐 彤	邓秀娟	侯中权	曹 翔	伍治中	彭碧莲	覃林珍	阮贤丰	李桂炼
杜东鄂	冯 敏	刘志慧	谢永军	周小娟	胡 双	李 琪	吴秀梅	杨 阳	郑燕鹏	温伟强
刘李辉	刘小香	叶丽娜	唐琴芳	解金枝	刘玉玲	方 亚	刘则已	邓伟莲	王春莲	汪 叶
任洁敏	王雪雁	欧杨静	张洪玉	徐 达	吴文华	何晓静	陈轶玲	王雅妮	黄菊芳	郑文玉
曹翠丽	刘 凤	苏金萍	席贞君	牛立鑫	彭中平	张 瑜	何海艳	刘曼妮	李锡坡	谢 延
曾念彬	马锦济	刘 婷	李秀萍	翟芬芬	彭柳媚	刘连英	赵 瑜	万 献	陈 倩	莫绮华
黄丽丝	楚斯垠	李健明	黄歆珊	卢娟玲	宋琦伟	黎清湛	温晓凤	申 敏	陈岳生	董 宁
程小群	顾 青	廖苏婵	王正容	蒋 彦	苏 华	胡 芹	马万成	谢 奎	付 莹	黄文婷
王 简	黄喜梅	邓 珊	林 丹	陈文丹	朱 舒	刘文华	胡必廷	王露雯	唐 宁	叶 睿
刘伟杰	王小玲	黄宇伦	张利兵	黄永健	张海霞	吴天龙	黄毅辉	郑 茵	李志存	陈思婷
刘慧红	王亚筑	杨云端	廖丽英	殷 娟	丘娟娟	陈伟娟	李明霞	唐利琴	程蕊容	张 敏
周翠珍	马晓华	姚金兰	吴龙艳	邹云怡	汪茜茜	郭志红	郭秀琪	温伟军	刘结华	宋亚娟
黄江宁	杨 欣	张婷婷	曾立中	赵 毅	甘清娴	张 红	曾燕茹	梁先敏	刘 洋	庄燕珊
旷萌琦	黄国伍	李金华	罗亮兴	黄坚玲	韩胜华	张孝龙	黄俏光	赵晓敏	吴 美	李招阳
张 慧	张丽文	刘文军	林惠敏	钟静静	邹雅静	严新凤	赵劭娟	于传宁	罗 译	陈健东
周建龙	余晓萱	章庆萍	刘晓玲	陈志康	李子阳	刘振超	李慧娜	刘奕延	刘丽娜	张咏仪
蔡日东	袁 青	邓勇峥	郭艳芳	刘 峥	徐 英	赵仁成	何向阳	李志学	林子棠	张 哲
马 艳	李毅文	王禹贤	蔡枫敏	何梅亮	余卫军	孙盼盼	刘 海	薛 慧	黄先达	陈秀文
尚莉苹	陈嘉怡	王素平	任 静	杨晓霞	唐 蓉	高 蕾	吴素红	张雪珍	温文娜	刘旭辉
钟健湖	赖观容	文丽欢	刘媛玲	甘 虎	任欢欢	杨 青	郭远明	罗丽玲	梅换明	孙云才
周海军	陈剑鸿	陈 强	张 峰	李松倩	贾慧萍	曾卓斌	刘 震	高 芳	余道兵	胡 娟
夏 凯	彭国强	谭嘉萍	王选平	冯浓萍	黎冰玲	张元昊	宋美嘉	邓成华	翁世美	黄仕春
黄 珊	温菊芬	潘姣姣	练志芳	黄春霞	罗翠娟	陈泽秋	周艳红	陈学智	张 彬	崔志勇
徐亚珍	张佳琪	周燕敏	李远昌	刘婷芳	张美容	郑健民	张立梅	黎 鹏	朱春娥	冼雄光
邓泗沐	陈佳丽	陈立平	王永红	邱健聪	沙思雅	曾远堂	廖惠萍	杨吾林	成 婷	杨冬梅
曾惠如	袁婉珠	王锦标	陈瑞如	周东敏	罗慈恩	梁海苑	叶秀媚	廖四妹	巫宇红	刘宇文
罗 茹	王 果	张淑贞	何锦华	曾国文	关业涛	郑鸿光	张志杰	李宅符	魏立蔚	钟严伟

朱 聪	陈佳丽	邝宇彬	曾远红	吴永雄	陈耿波	罗慈恩	石卫军	王铁强	刘 义	易 超
邹晓春	胡艳丽	陈小良	韩晓洁	翟禹晗	岑家佼	徐德源	余 燕	马 静	罗苑芬	曾国环
麦金英	卜业安	吴 光	李财俊	刘德福	袁雄英	徐列栋	黎慧莲	罗芝芝	廖志芬	陈惠清
王智勇	陈宙凡	陈依璐	曾浩源	麦秀君	何妙娴	李敏诗	麦楚仪	张宝旗	陈 炜	王必其
陈笑辉	王 颖	彭娉婷	张艳艳	甘雅薇	黄婷玉	何 英	麦焕芳	麦彩英	麦爱霞	麦国英
麦润华	麦凤仙	刘运英	徐亚作	陈 燕	邓海镖	欧阳玲	邓淑华	袁子安	陈柏桂	何少云
梁颖诗	周惠君	曾翠碧	麦间欢	蔡婵娟	蔡春玉	熊晓芳	吴书琴	何 冰	曾满坤	麦红芬
陆平涛	朱振洲	尧志红	曾 红	邓长江	朱慧丽	曾 凯	余春霞	陈桂雄	徐 梅	肖生林
陈楚周	吴怡婷	何彩嫦	黄艳芳	麦天恩	张晓霞	麦颖枝	麦建超	麦杰威	陈玉英	蔡换龙
赖信芳	谢玉华	贺美燕	丁振平	杨灼良	张思兰	吴灵敏	王海燕	麦梓欣	陈慧玲	黄美如
张丽红	陈玉梅	陈嘉明	陈泽豪	凌玉英	李秋燕	彭秋平	杨旭州	梁国森	朱其东	林美琴
叶亚南	朱其麟	林 丽	刘小容	何发强	蒙健波	吴裕强	邹周光	徐子晨	曾晓英	区景芳
吴丽娟	郑涪丹	陈慧明	麦佩琳	麦湘儿	梁美群	麦艳媚	钱嘉敏	高倩谊	容建清	时 亮
陈 碧	曾焕文	熊志琴	麦合欢	周华杰	唐玉芳	蔡司琪	张碧清	赵秀连	麦海斌	杨转佳
麦雪雯	廖海彬	赵 琳	叶秀芳	阮 婷	麦丽芬	李 衡	林 凯	徐震东	王 露	于海航
陈淑婷	洪文腾	黎秀娟	廖志立	陈伟森	冯玉乔	方 婷	陈嘉琳	罗诗丽	甘 静	周德华
严 剑	赵 艳	韩远源	张雅丽	张泽钦	张立恒	武朝珍	周文艺	张小珍	李丽梅	王 泓
段 鹏	吴能简	符茂真	李文君	彭珊璐	何福兴	周春云	曾玉冰	蔡映芳	邹海珍	周翠娇
李秋苑	方丽维	黎观琴	关安贵	王小英	卢秋平	王 凡	陈 萍	刘澎清	黎芳敏	林晓珍
钟秀琴	文雪言	吴仲辉	黄翠怡	潘海华	张 莹	叶运璋	黄 鸿	张 鹏	陈 波	叶小兰
钟春新	张传科	吴桂华	李小英	陈苑华	彭肖欢	汤晓林	刘泽源	黄中成	程正林	吴永英
任 浩	苏小春	吴妮娜	钟华娟	周永红	蔡传波	廖云彪	罗新玲	卢惠琴	邱秋红	罗远媚
范群兵	黄巧玲	李丽媛	梁 亨	邓志强	黄子霞	陈秋燕	杨忠萍	张伟红	刘佳丽	刘素婷
陈素霞	张淑梅	林远胜	曾焕雄	罗山花	杨运英	张 萍	蓝艳芬	黄艺诗	江宗玲	师学敏
叶燕君	郑荣杰	温耿峰	罗俊群	付 雪	冯十红	曾爱红	张小花	柳红娟	钟利霞	赖万玉
赖谊萍	蔡炼东	徐春发	韦淑玲	吴幼贤	陈惠力	刘瑞豪	黄威婷	李 婷	黄敏玲	陈洁玲
方燕华	谢汉东	刘杏宜	杨 双	魏惠平	邓奕鑫	刘剑锋	缪裕敏	王菲菲	朱小平	周辉林
石金霞	周文雄	吴志懂	陈 泉	陈飞武	罗利娟	杨小丁	范锦芳	丘凤霞	罗 婕	罗娘桃
李新凤	陈小燕	陈冬梅	曾晓婵	廖冬霞	许云炜	温 婷	段雅之	范晓娟	利秋娴	吴楚汎
李昀骏	宋建萍	陈锐亮	曾纪鹏	罗群秀	宋建萍	李 莉	林利娟	洪振春	蒋开杰	唐 振
朱 莹	林榕娃	黄曼娜	王 平	罗桂珍	颜艳魁	徐 丽	袁 锐	黄荣荣	陆来兴	杨飞飞
何岱林	成先群	曾梦嫣	邓冬丽	廖建欢	肖春红	杨 琴	刘宇平	吴利旋	陈振辉	汪远林
黄海燕	钟雪娟	李 娟	黄续业	王炳森	冯国英	朱晓燕	黄飞丁	廖朗声	叶 科	梁森森
杨雯芳	陈巧华	凌利美	陈志墙	陈碧銮	黄小燕	刘 萍	苏章星	田山林	黄 璐	缪紫兰
高 鑫	钟伟平									